DK 儿童人体百科全书

Human Body a children's encyclopedia

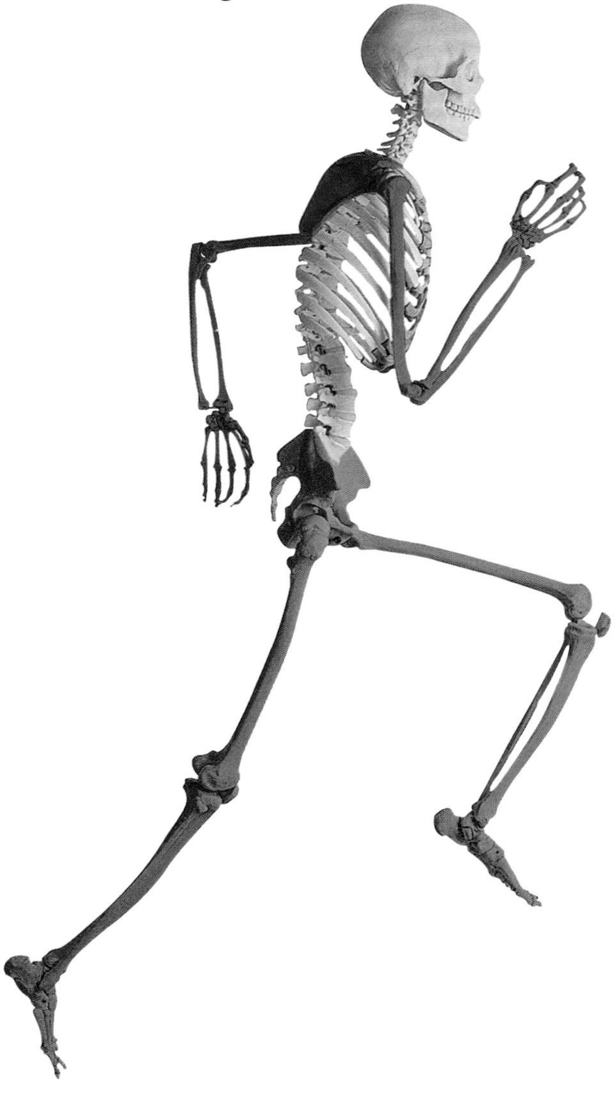

郑伯承 译

中国大百科全书出版社
Encyclopedia of China Publishing House

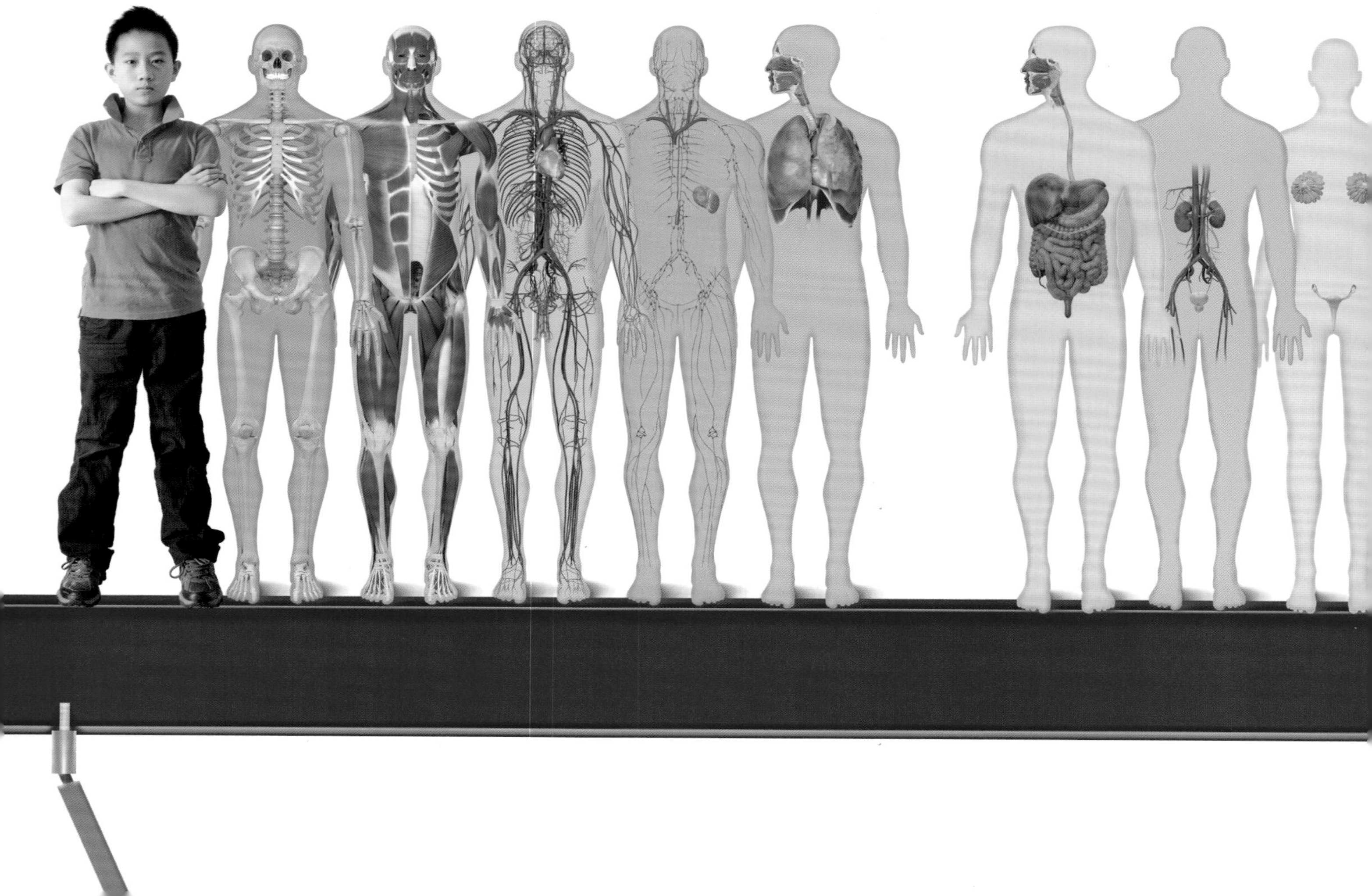

DK 儿童人体百科全书

Human Body a children's encyclopedia

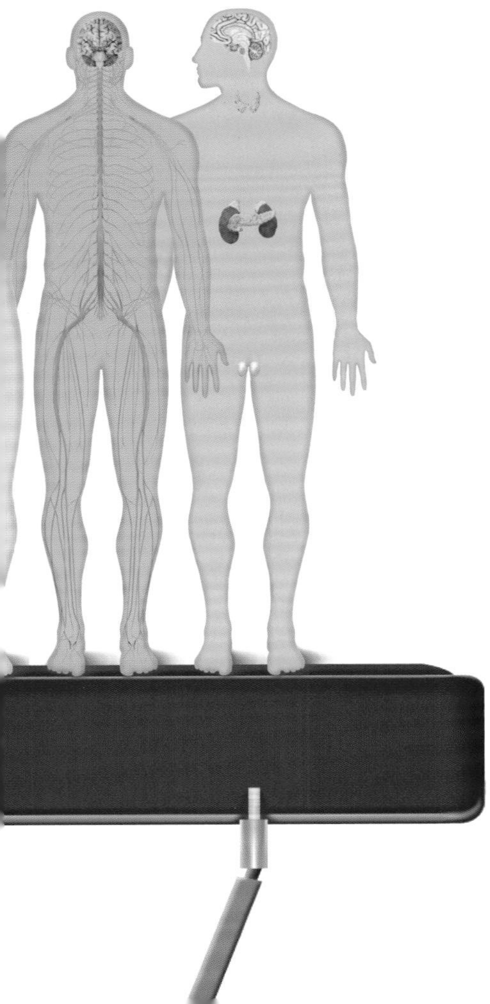

DK | Penguin Random House

Original Title: Human Body a Children's Encyclopedia

北京市版权登记号：图字 01-2023-1368

图书在版编目（CIP）数据

DK儿童人体百科全书 / 英国DK公司编著；郑伯承译.—2版.—北京：中国大百科全书出版社，2023.4
书名原文：Human Body a Children's Encyclopedia
ISBN 978-7-5202-1320-2

Ⅰ. ①D… Ⅱ. ①英… ②郑… Ⅲ. ①人体—儿童读物 Ⅳ. ①R32-49

中国国家版本馆CIP数据核字（2023）第054133号

译　　者：郑伯承

专业审定：肖吾开提

策 划 人：杨　振
责任编辑：付立新
封面设计：邹流昊

DK儿童人体百科全书
中国大百科全书出版社出版发行
（北京阜成门北大街17号　邮编 100037）
http://www.ecph.com.cn
新华书店经销
北京华联印刷有限公司印制
开本：889毫米×1194毫米　1/16　印张：16
2023年4月第2版　2023年4月第1次印刷
ISBN 978-7-5202-1320-2
定价：198.00元

混合产品 纸张 | 支持负责任林业 FSC® C018179

For the curious
www.dk.com

目录

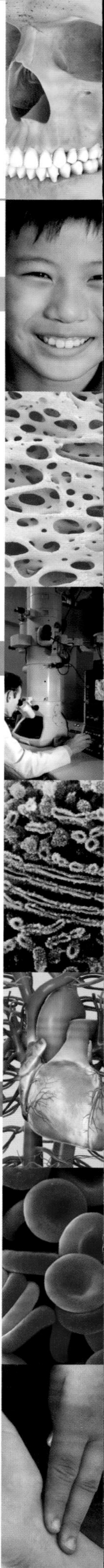

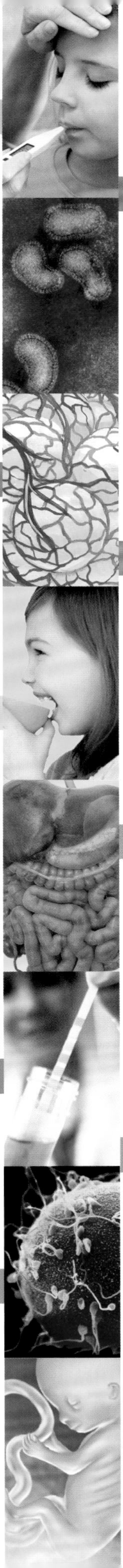

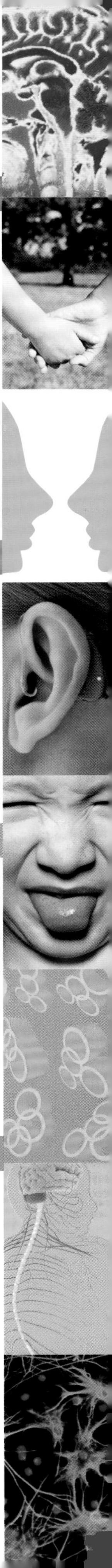

人体的基本知识

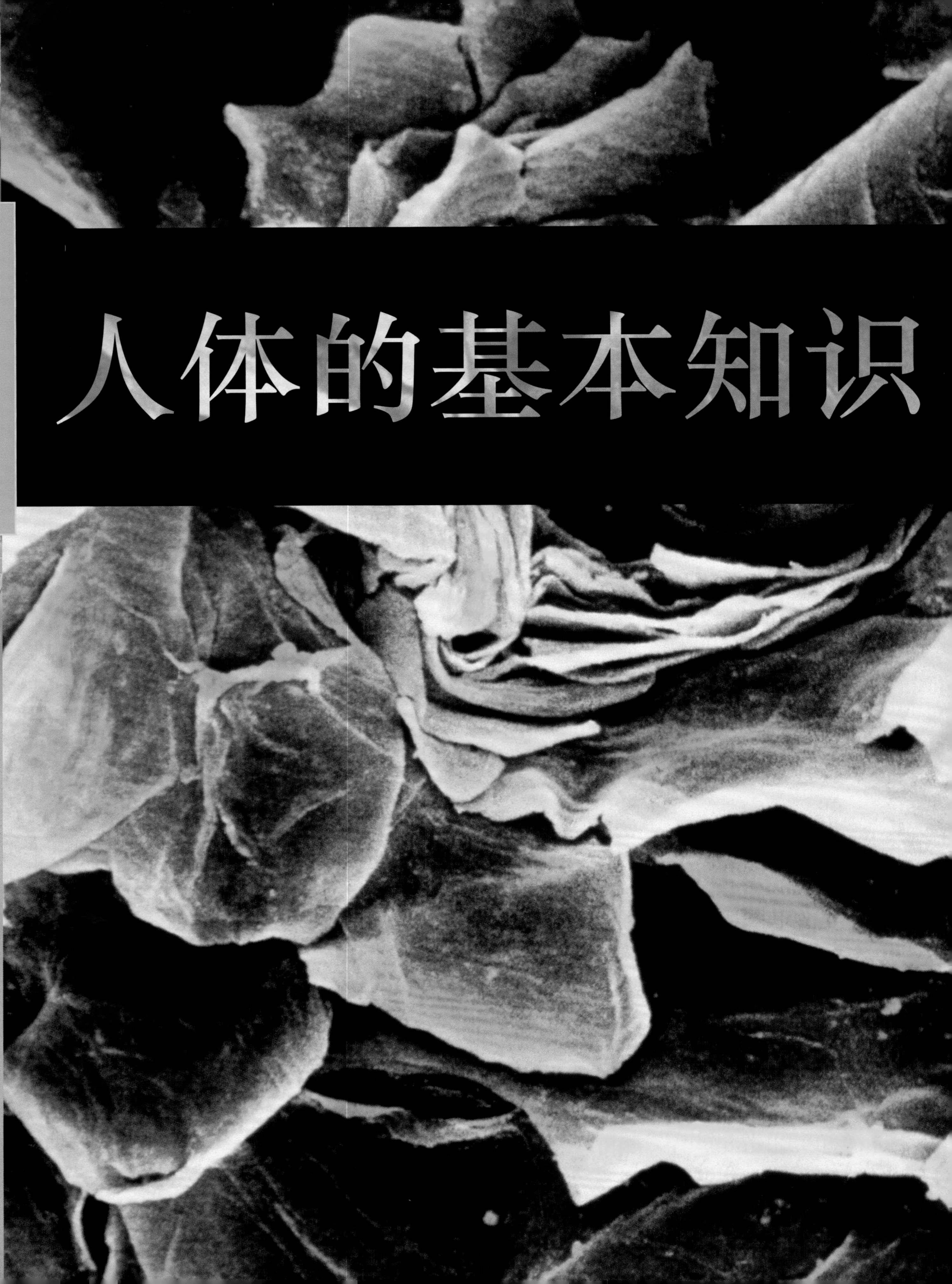

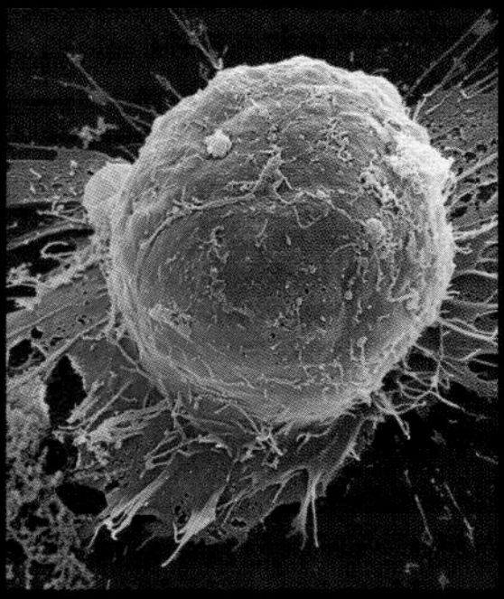

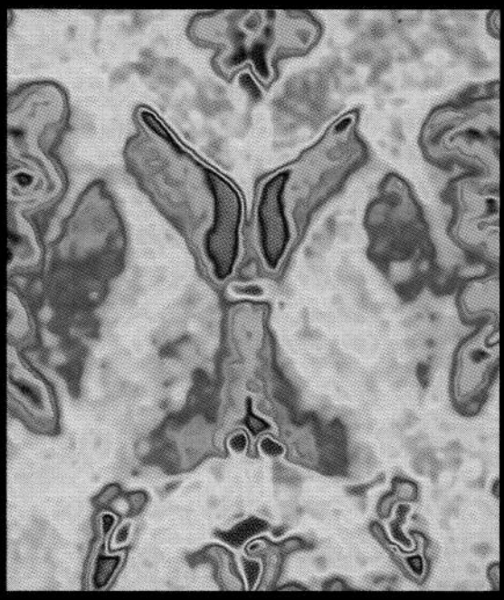

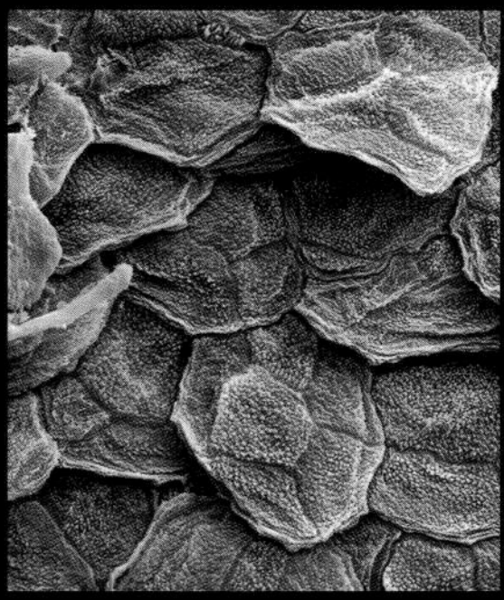

就像拼图游戏一样，你的身体也是由成千上万个部件构成的。在身体最外面的皮肤保护层下是数以万亿计的微小细胞。这些细胞有序地排列，构成发挥不同效用的组织，你就是由这些组织构成的。

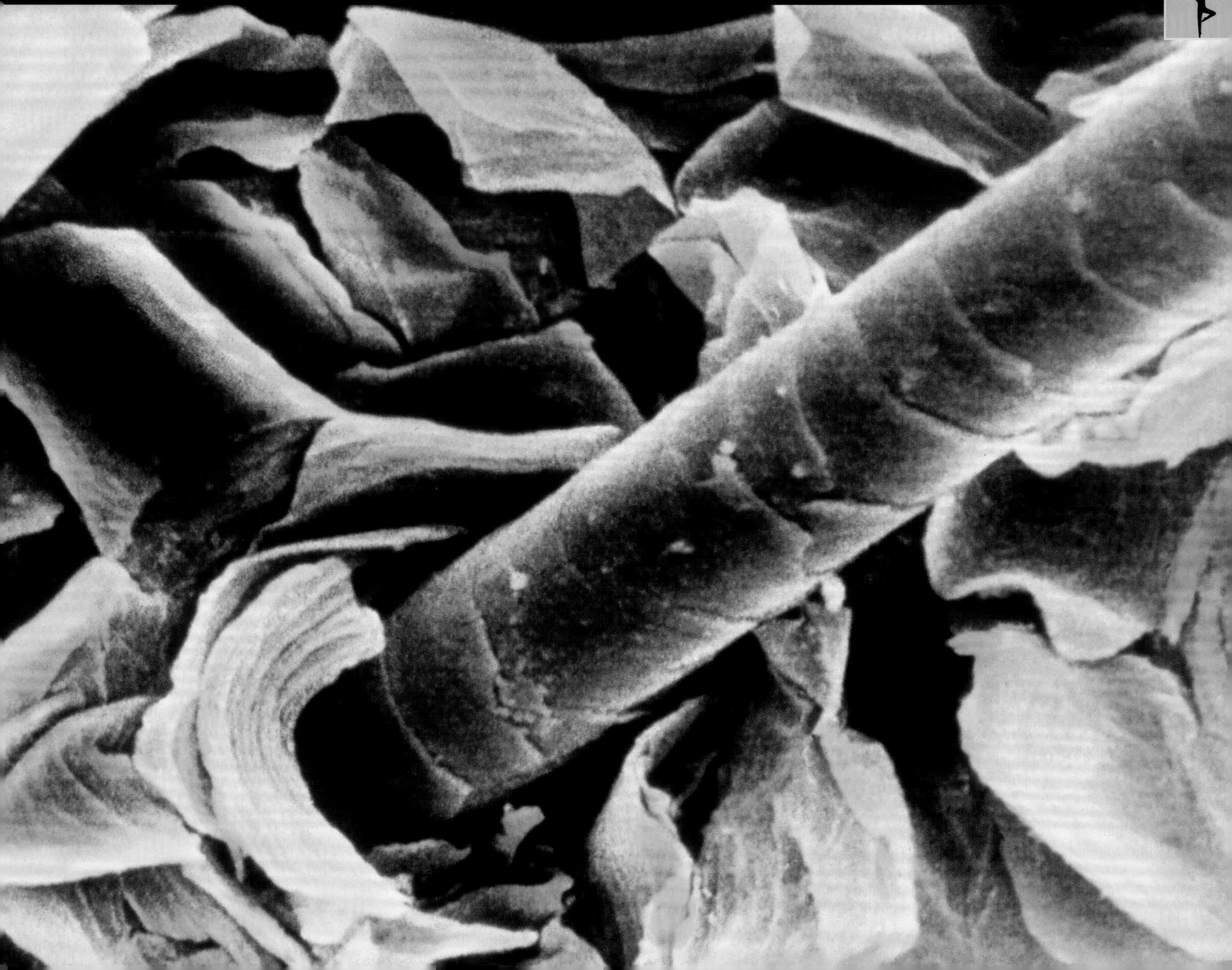

搞清人体的构造和功能

人的身体复杂得难以置信。早在几千年前，人们就开始努力搞清人体是怎样工作的——那时还没有医学院校，也没有能帮助医生观察身体内部的医学仪器。到了今天，我们借助于科学技术的巨大进展，在身体活动规律方面不断有新的发现。

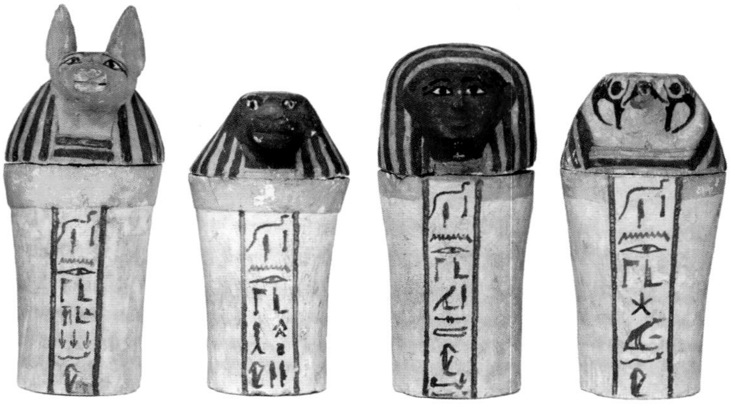

◀ **礼葬瓮** 古代的埃及人把死者的内脏器官放进石头或陶瓷的广口坛子里面。主要的器官——肺、胃、肝和肠子被分别放进不同的坛子里。

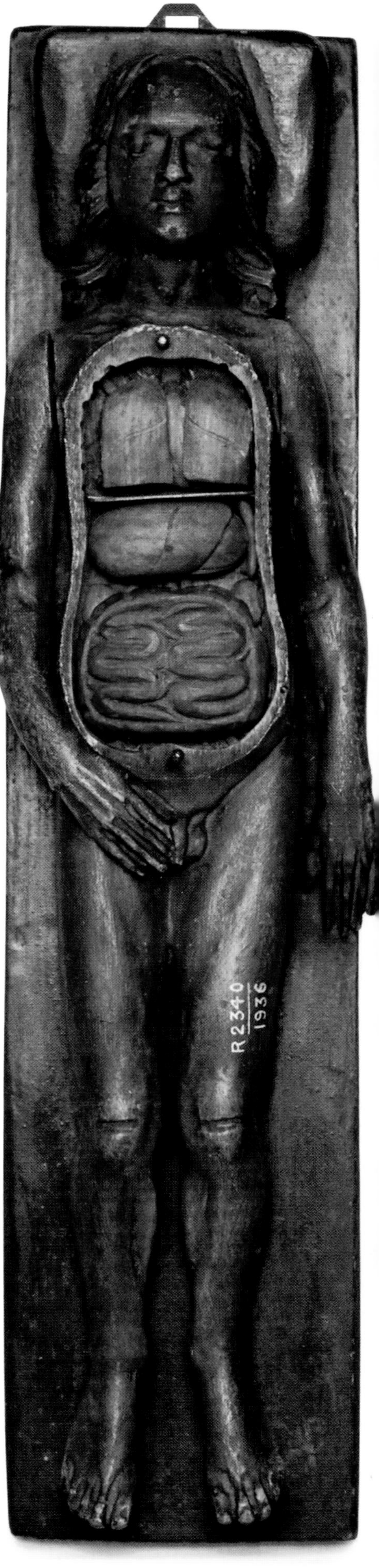
R2340
1936

古人的智慧

许多古代的文化帮助我们进一步了解到身体是怎样工作的。例如，古埃及人已认识到心脏位于一个用来驱动血液的系统的中心，认识到脉搏与心搏是有关系的。他们在把尸体做成木乃伊（木乃伊化）的过程中，获得了一些身体内部器官的知识。这个过程包括把尸体的主要器官从身体里移出来，保存在坛子里，然后与尸体一起摆进坟墓。

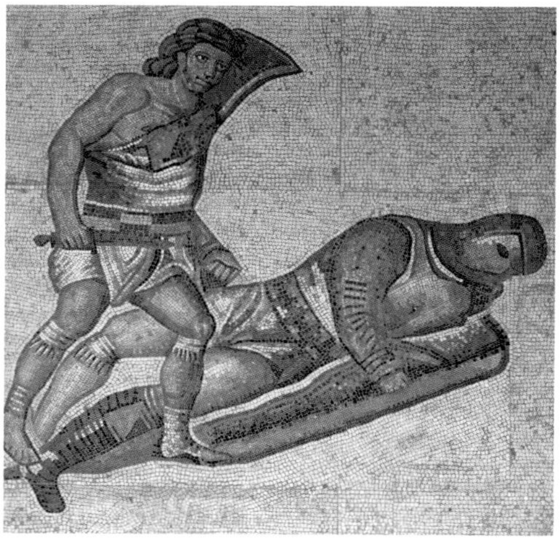

角斗士的医生

克劳狄乌斯·盖伦是一位重要的古罗马外科医生，也是一位哲学家。在公元1世纪60年代早期，他受命治疗受伤的角斗士。盖伦学习了许多有关人体的知识。尽管他的许多认识是错误的，但他发现了动脉能用来运送血液，尿是在肾里面制造的。

◀ **古罗马镶嵌画** 在古罗马，角斗士往往搏斗直至死亡。输赢双方的身上都留下可怕的伤口。

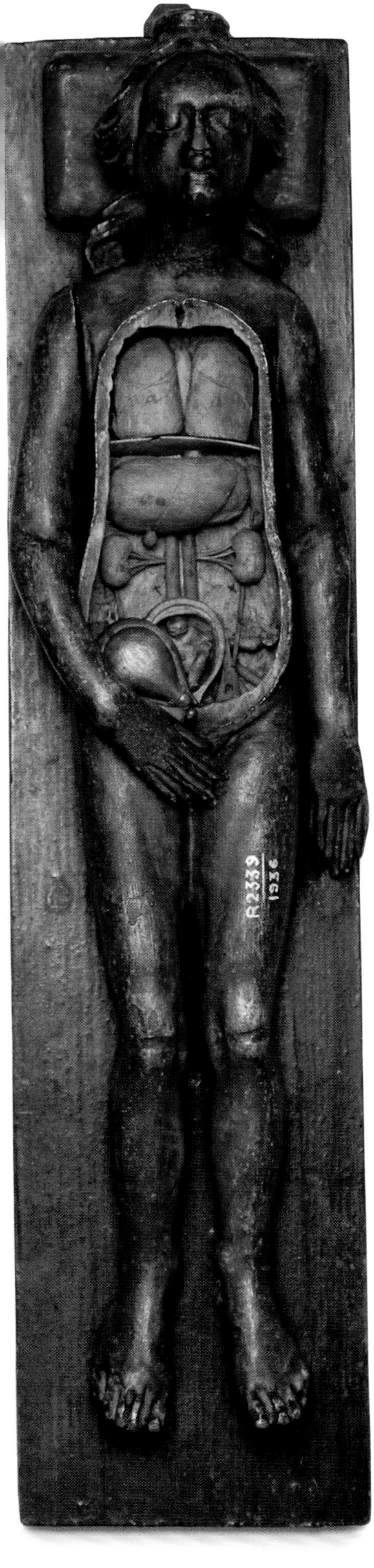
R2339
1936

中世纪的认识

在中世纪早期，关于身体如何工作的知识大部分还以盖伦的许多理论为基础。15 世纪以前，一些国家限制解剖尸体的禁令放宽了，这时解剖学家才能研究人体，并试图搞清骨骼、肌肉和身体各个系统是怎么工作的。

哇哦！

1750～1850年，在某些国家，这样的行径司空见惯：从坟墓里挖出并盗走尸体，供医学生解剖之用。

◀ **教授解剖学** 在 15 世纪，木头做的解剖模型（如左侧两张插图所示）被用作医学教具。

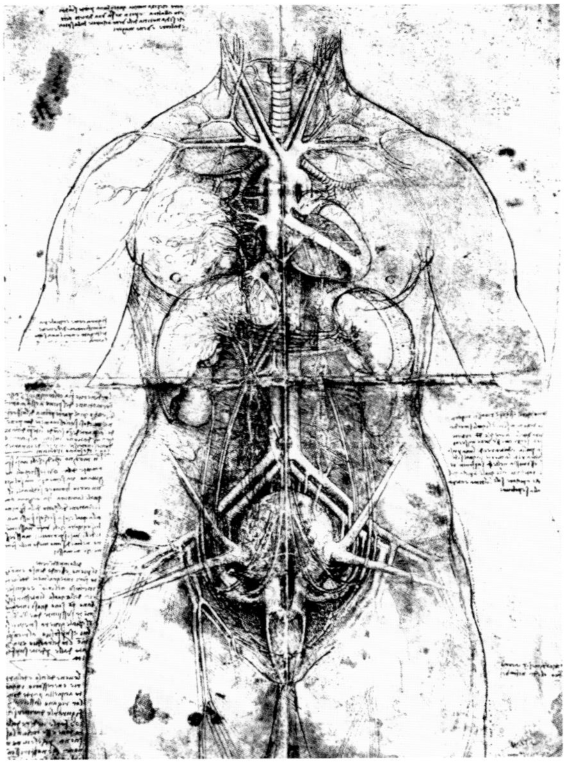

人体艺术

在 15 世纪后期，意大利艺术家列奥纳多・达・芬奇被允许解剖尸体，他应用他的技能画了许多从解剖学角度来看十分精确的图画。当时印刷机才刚刚发明，因此达・芬奇的这些画作并不为世人所知。1543 年，佛兰德斯医生安德列阿斯・维萨里出版了《人体构造论》。这部划时代的著作为人们提供了一本有价值的医学参考书。

◀ **伟大的女士** 这幅由达·芬奇所画的名为《伟大的女士》的图画非常详细地展示了人体的内部器官。

蜡像艺术品

18 世纪，用以给医学生讲授人体解剖学的精细的解剖蜡像模型流行起来。这些色彩鲜艳的模型，把肌肉、神经、血管和内脏器官都以三维重建的方式展示得清清楚楚。最早、最著名的解剖蜡像模型收藏于欧洲最古老的科学博物馆——意大利佛罗伦萨的斯佩科拉博物馆。

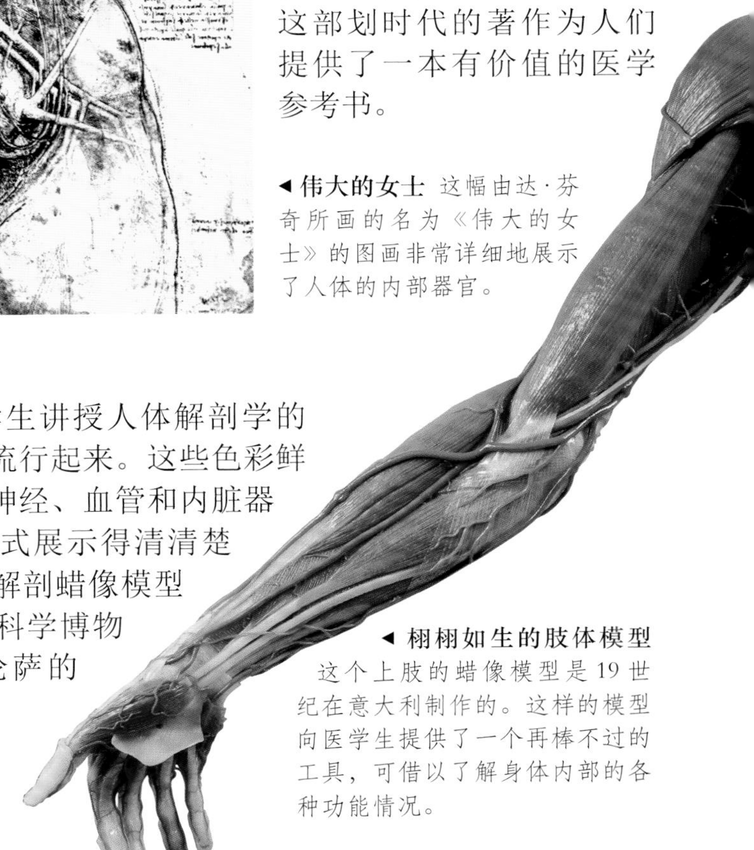

◀ **栩栩如生的肢体模型** 这个上肢的蜡像模型是 19 世纪在意大利制作的。这样的模型向医学生提供了一个再棒不过的工具，可借以了解身体内部的各种功能情况。

看透身体内部

想从身体表面搞清身体里头到底发生了什么，身体不大会给你提供一点儿线索。想搞明白身体如何工作，方法之一就是利用一些令人惊讶的医学技术，让医生透过一个人身体的表面看到身体内部的情况，而又不会伤害他。这些技术也能帮助医生找出任何隐藏的损伤或疾病的征象。

X 射线

当 X 射线在 1895 年末被发现时，医生们破天荒地第一次用眼睛看到了活生生的身体内部，而不用把它切开。这种影像技术让发射出的 X 射线穿过身体的某个部位，射到一张照相底片上。身体里坚硬、致密的部分，如骨骼，能吸收这些射线，因此能在底片上留下清晰的影像。身体里比较柔软的组织能被 X 射线穿透，所以无法在底片上留下可见的影像。

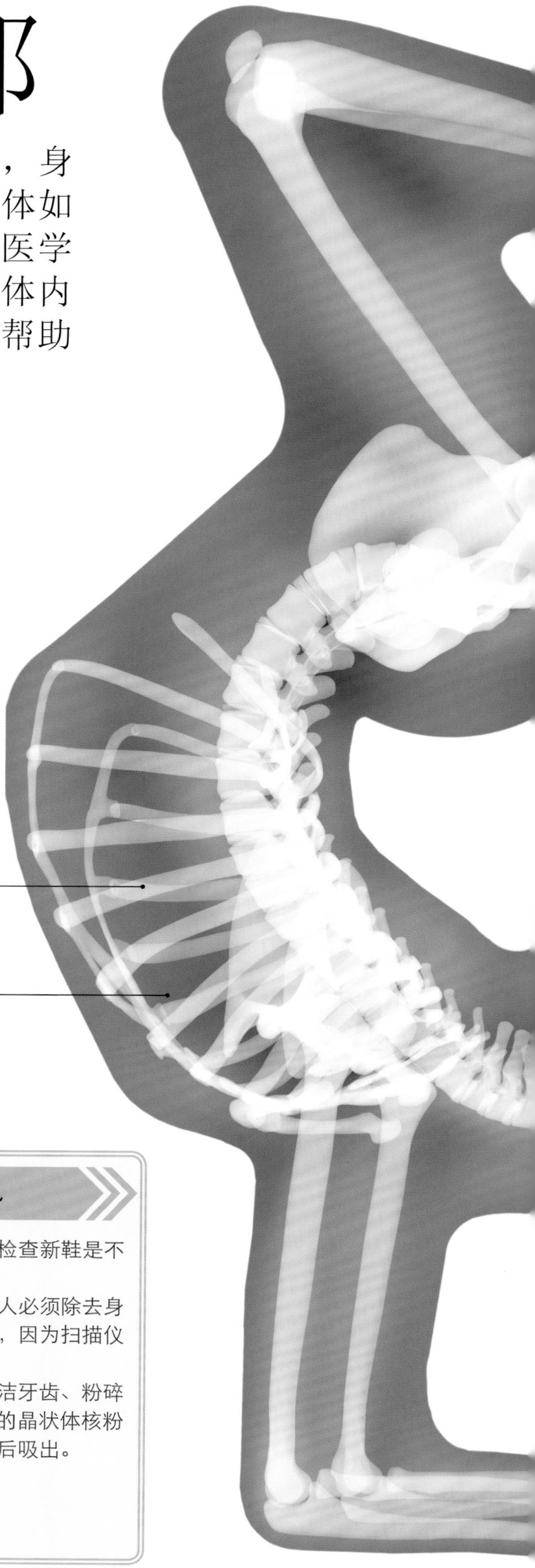

坚硬的组织，如骨骼，表现为白色的区域。

在 X 射线照片（简称 X 线片）上，较柔软的内部器官显示为灰色或黑色的区域。

计算机断层扫描

在计算机断层扫描（CT）中，成束的 X 射线穿透身体，经计算机分析，得到一张张身体的“切片”影像。这些切片组合起来，能够形成三维图像，从而给出一个器官的全面的影像。CT 能发现的问题比普通 X 射线多得多，因为它能更细致地反映软组织的情况。

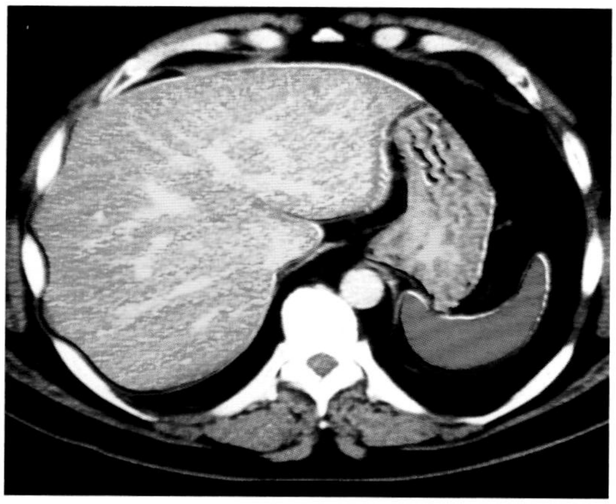

▲ **CT 断面图** 这幅 CT 图像展示了一个通过腹部的切面，显示肝（橙色）、胃（绿色）和脾（紫红色）。

快速资讯

- X 射线一度用于鞋店检查新鞋是不是合顾客的脚。
- 接受磁共振检查的病人必须除去身上的金属物品，如首饰，因为扫描仪的磁性极强。
- 医学上用超声波来清洁牙齿、粉碎肾结石，还能把白内障的晶状体核粉碎，使它呈乳糜状，然后吸出。

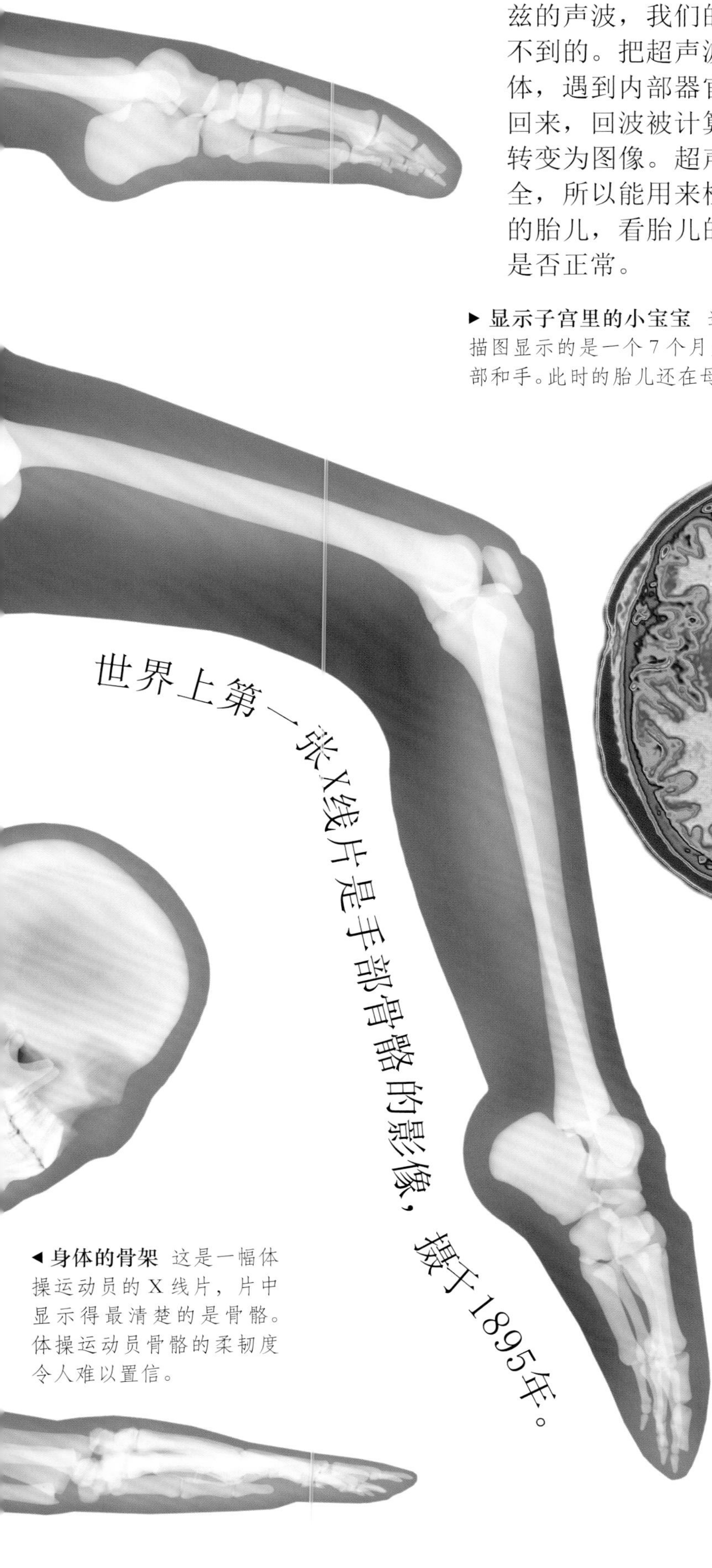

世界上第一张X线片是手部骨骼的影像，摄于1895年。

◀ **身体的骨架** 这是一幅体操运动员的X线片，片中显示得最清楚的是骨骼。体操运动员骨骼的柔韧度令人难以置信。

超声波

超声波是频率高于20000赫兹的声波，我们的耳朵是听不到的。把超声波发射到人体，遇到内部器官就会反射回来，回波被计算机接收并转变为图像。超声波非常安全，所以能用来检查子宫内的胎儿，看胎儿的生长发育是否正常。

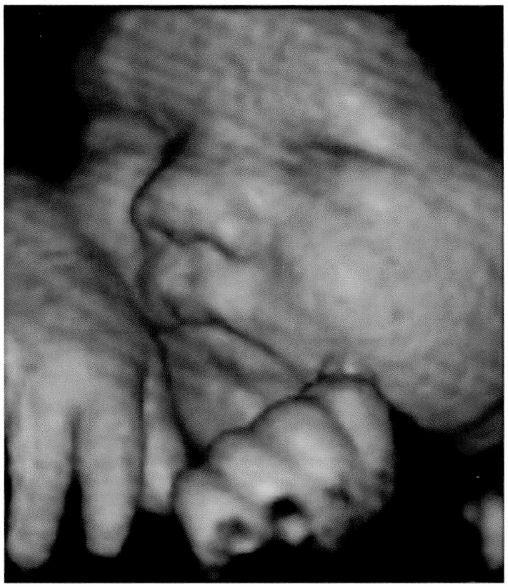

▶ **显示子宫里的小宝宝** 这幅超声波扫描图显示的是一个7个月大的胎儿的面部和手。此时的胎儿还在母亲的子宫里。

磁共振成像

接受磁共振成像（MRI）检查的人被放到隧道状的扫描仪里。当身体里的水分子暴露于强磁场时被“快速翻转”，引起氢原子核共振并吸收能量，随后发出射电信号。射电信号被扫描仪收录，经电子计算机处理转变为图像。

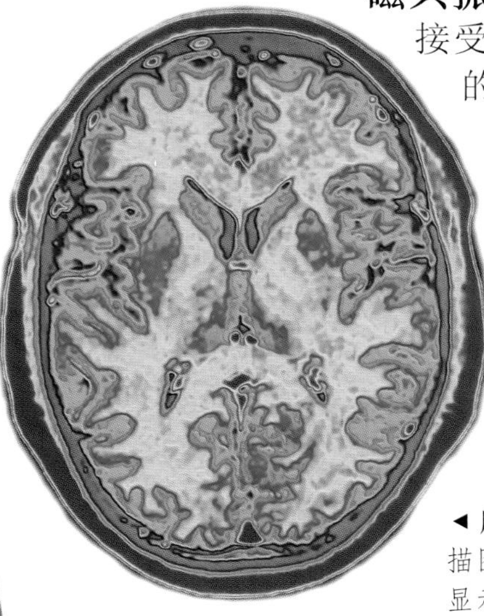

◀ **脑的磁共振成像** 这幅磁共振扫描图显示头部的一个断面。脑组织显示为不同的颜色。

内镜检查

内镜是一条有弹性的管子，一端带有一台摄影机。内镜可以通过一个开口，如嘴，被送进身体里。它自带光源，用来照亮体腔。光信号转换成电信号后由电缆传输到视频处理器，可从屏幕上看到。

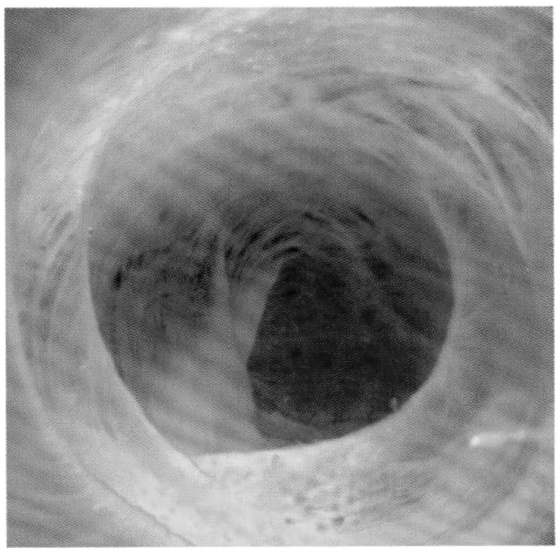

▶ **用内镜检查获得的小肠内视图** 用内镜技术检查梗阻和新生物，这是一个理想的方法。

构成身体的积木

你的身体是由数以万亿计的细胞构成的。细胞是极为微小的有生命的积木。本跨页所示的细胞都是在高倍显微镜下拍摄到的，这样我们才能看清它们。细胞在不断分裂，产生新的细胞，这样你的身体才能生长和得到修复。

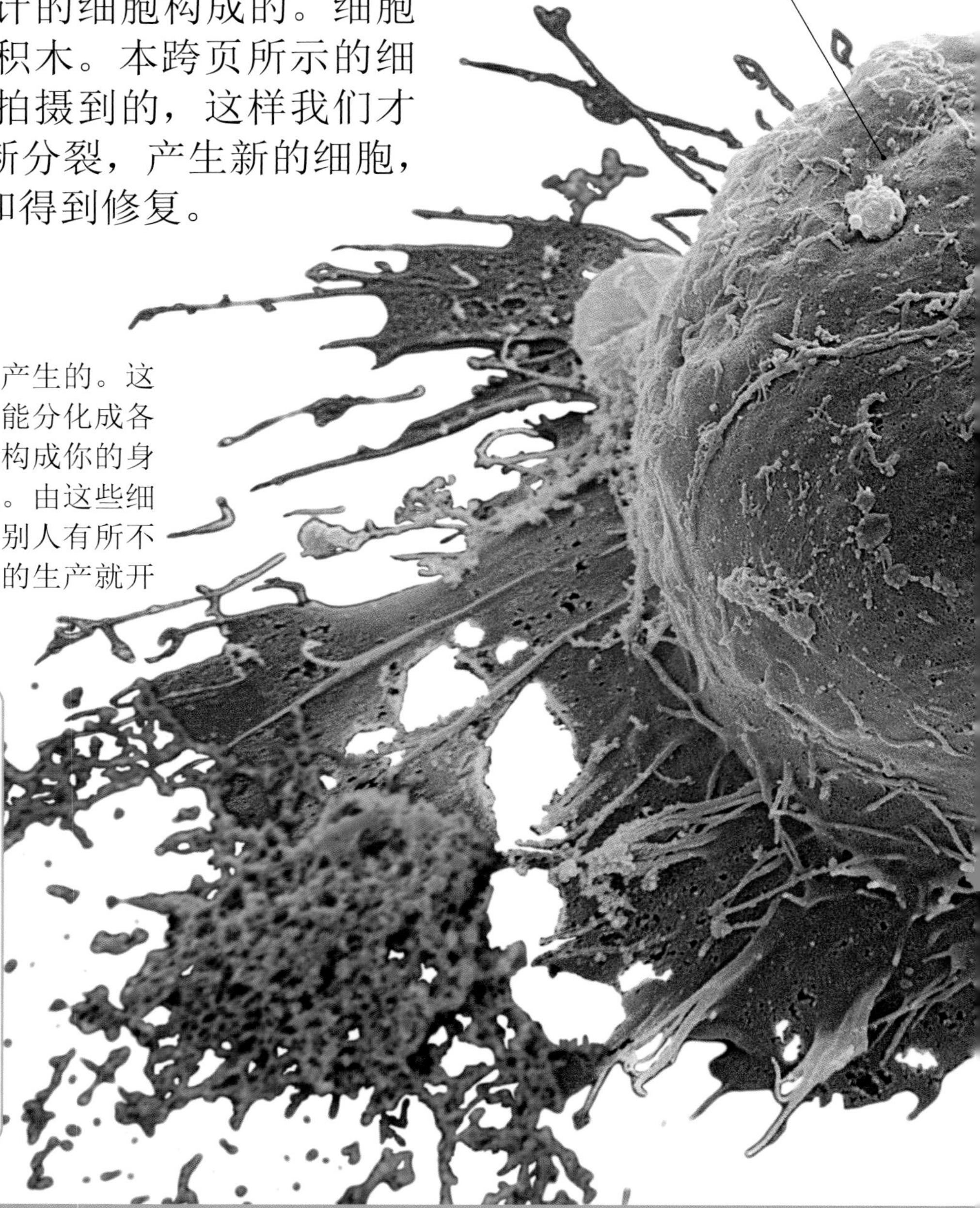

干细胞与身体里的其他细胞都不同，它们并没有特别的形态，因为它们还没有形成特化的功能。

细胞工厂

你身体里的细胞都是由干细胞产生的。这些干细胞非常独特，因为它们能分化成各种不同类型的细胞。这些细胞构成你的身体，包括皮肤、肌肉和血细胞。由这些细胞构成的你的身体看起来也与别人有所不同。从生命的最早阶段，细胞的生产就开始了。

快速资讯

- 身体里最大的细胞是卵细胞，直径有 0.1 毫米，不用显微镜刚刚可以看到。
- 身体里最小的细胞在大脑里，长度只有 0.004 毫米。
- 把 40 个平均大小的细胞排成一排，其长度与这句话的句号拉直后的长度相当。

细胞的类型

人体里的细胞大约有 200 多种类型，这里展示了其中的 6 种。每一种类型的细胞都有它具体的形态和功能。例如，神经细胞又细又长，适于携带电信号。脂肪细胞则填满了脂肪滴，可以为身体提供能量，能使身体与外界隔绝，使你觉得暖和。

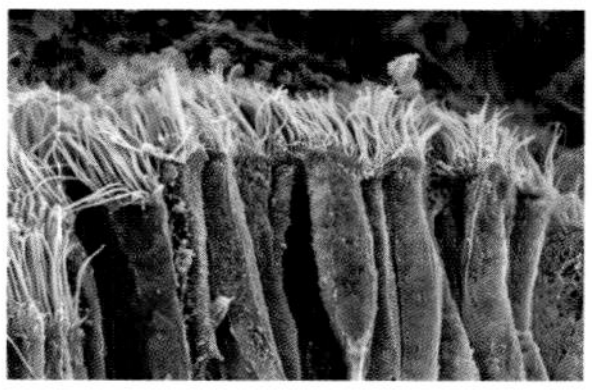

▲ **上皮细胞** 上皮细胞有保护作用，它分布在呼吸道和许多器官的平坦的表面上。

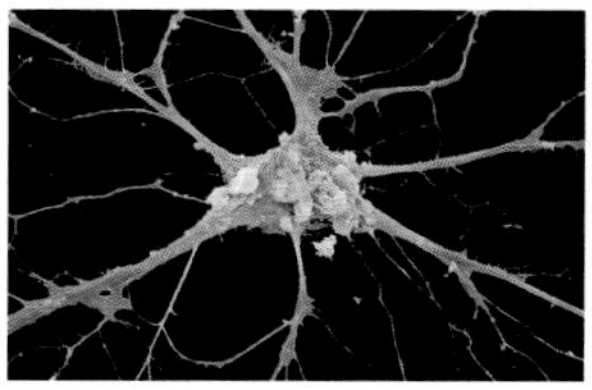

▲ **神经细胞** 像电线一样的神经细胞（神经元）能够携带电信号，构成神经系统。

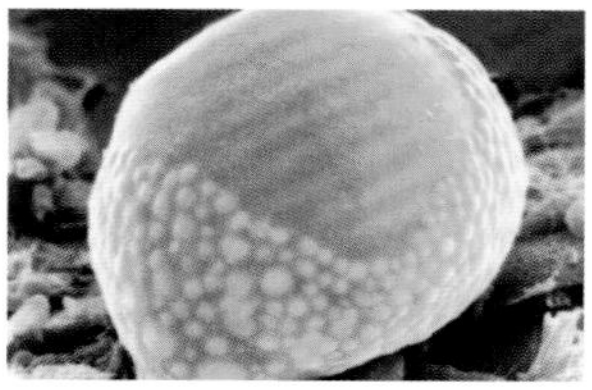

▲ **脂肪细胞** 脂肪细胞是圆形的，用来储藏脂肪，是身体的能源之一。

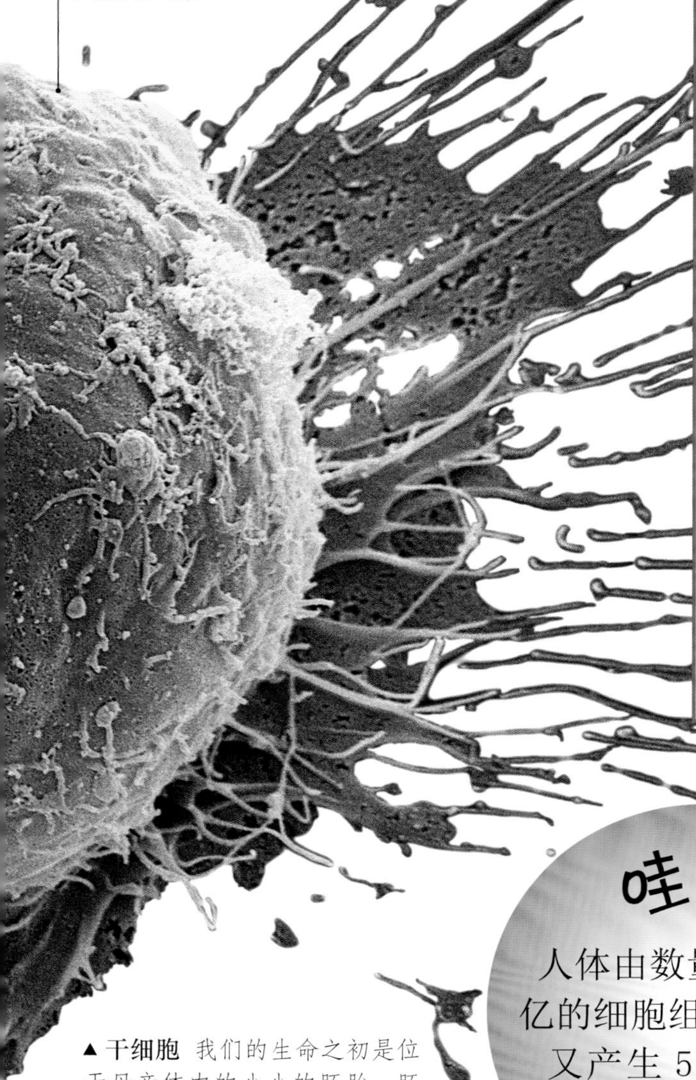

干细胞的表面围绕着细胞膜，用来保护细胞，并把细胞的内容物裹在一起。

制造新的细胞

细胞总是在不断分裂，以取代已经老旧的细胞，这个过程称为有丝分裂。细胞核是细胞的控制中心，里面含有染色体，染色体携带着制造细胞和管理细胞功能所需要的指令。细胞分裂前，染色体在细胞核里复制。随后，细胞分裂成两个一模一样的细胞，其中的每一个都包含着一整套的指令。

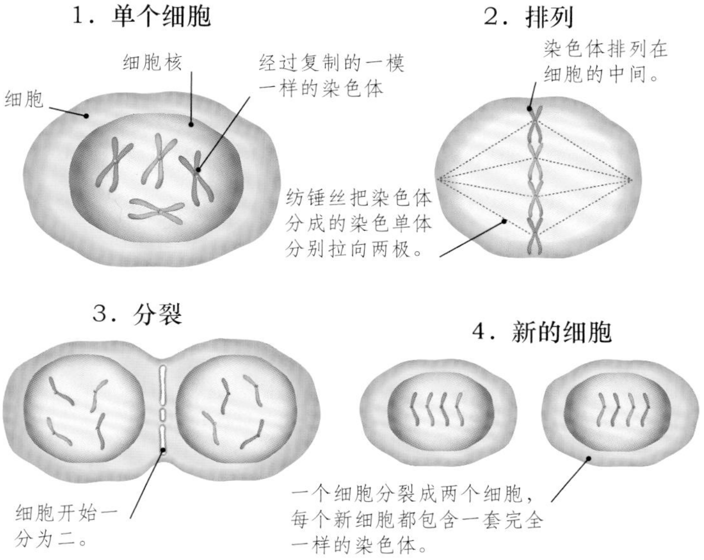

1．单个细胞
细胞核
经过复制的一模一样的染色体
细胞
2．排列
染色体排列在细胞的中间。
纺锤丝把染色体分成的染色单体分别拉向两极。
3．分裂
4．新的细胞
细胞开始一分为二。
一个细胞分裂成两个细胞，每个新细胞都包含一套完全一样的染色体。

▲ **干细胞** 我们的生命之初是位于母亲体内的小小的胚胎。胚胎包含着许多干细胞，就像图中所示的这个细胞，身体里能找到的任何细胞都是由干细胞分化而成的。

哇哦！

人体由数量达到百万亿的细胞组成，每秒钟又产生 500 万个细胞，以取代那些死去的细胞。

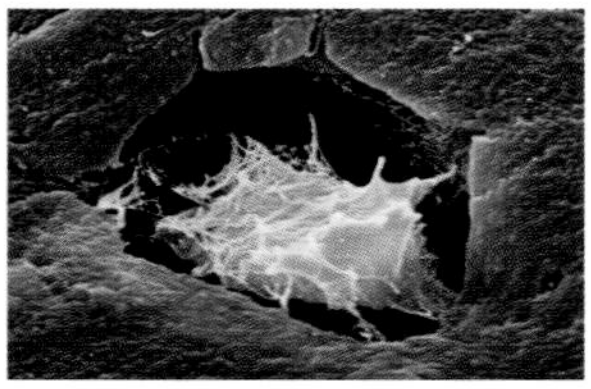

▲ **骨细胞** 用以维持围绕着它的骨组织（图中褐色的部分）。

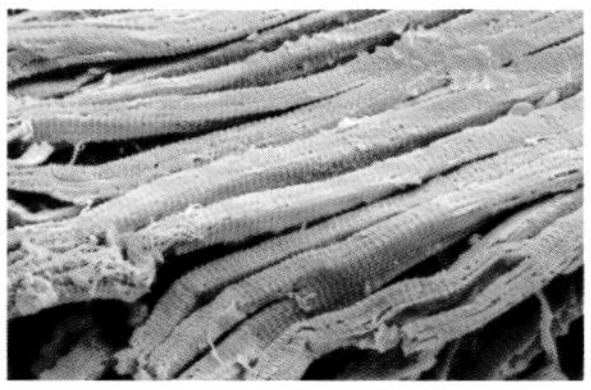

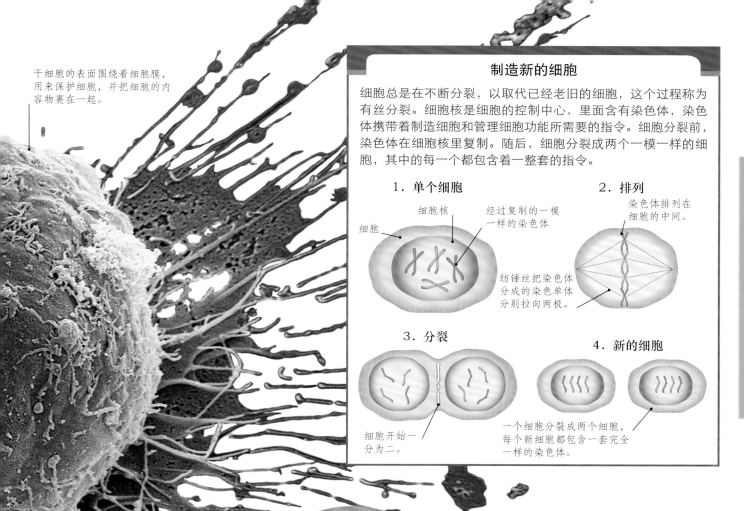

▲ **肌肉细胞** 所有的身体运动都是由肌肉产生的。心脏的搏动就是由如图所示的心肌细胞产生的。

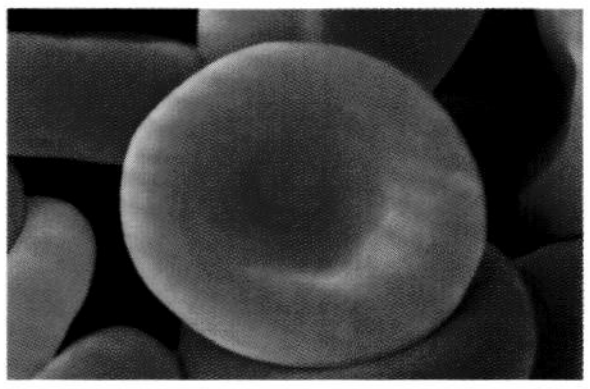

▲ **红细胞** 这些形状很小且中间有酒窝状凹陷的红细胞能将氧气从肺运送到其他身体组织。

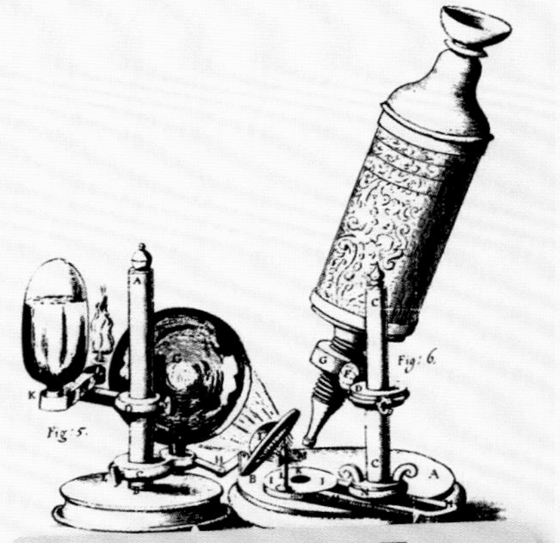

看到微小的世界

17 世纪，显微镜的发明给英国科学家罗伯特·胡克打开了一个隐蔽的世界。他设计了一台显微镜（见上图），用来研究植物、昆虫之类的微小的物体。1665 年，他在其具有独创性的《显微图谱》一书中记录了他的发现。他也发明了“cell”（细胞）一词，用来描述生命的基本单位。

细胞的内部

现在，你身体里面数以万亿计的细胞正在忙于工作。每个小小的细胞里面都有许多不同的部件，用来制造各种物质、释放能量和把不能再用的物质进行再循环。虽然身体细胞的形状和大小各异，但它们有着相同的基本构造。

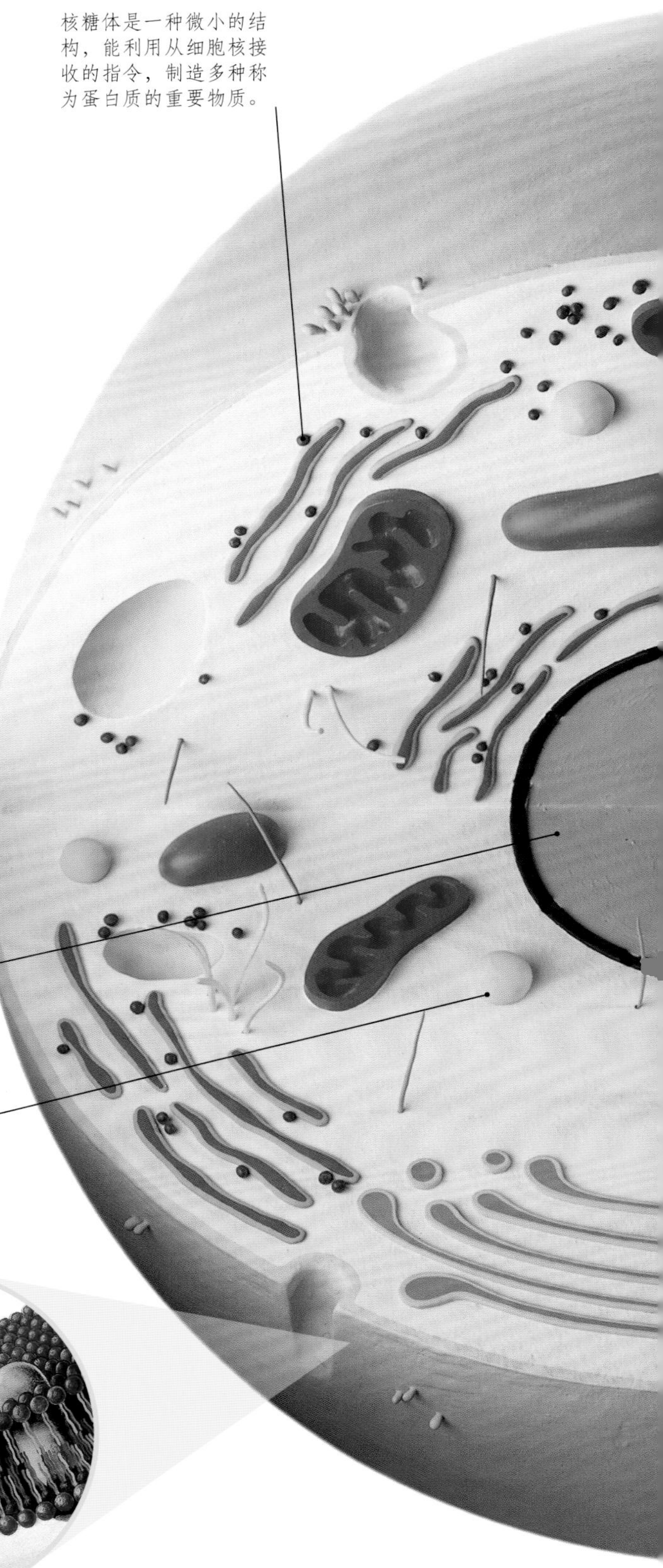
核糖体是一种微小的结构，能利用从细胞核接收的指令，制造多种称为蛋白质的重要物质。
细胞核是细胞里最大的细胞器。
溶酶体把衰老的细胞器破坏、消化，使之进入再循环。

分工负责

除了红细胞外，你身体里的每个细胞都有一个控制中心，称为细胞核。细胞核里包含着有关制造细胞成分、维持细胞功能和管理细胞活动的非常重要的指令。在发挥控制功能的细胞核之外便是细胞质。细胞质是清亮的果冻一样的液体物质，里面包含着细胞器。每种细胞器都有它自己具体的任务。

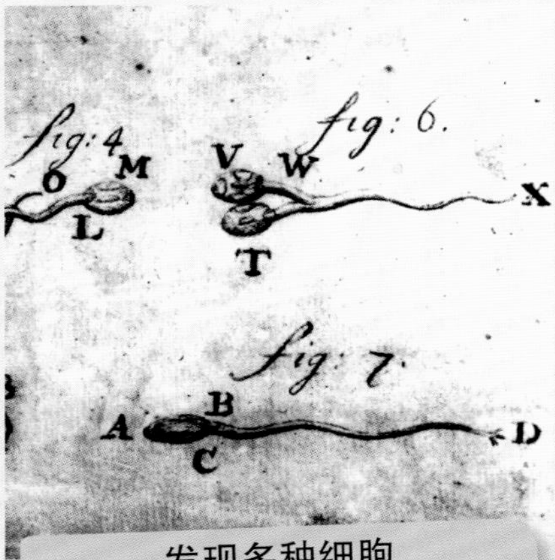
fig:4
M
L
fig: 6.
V
W
X
T
fig: 7
A
B
C
D

发现多种细胞

17 世纪 70 年代，荷兰的纺织品商人安东尼·范·列文虎克用他那台虽然简单，但放大倍数很高的显微镜获得了一些惊人的发现。他的兴趣是研究有生命的事物，结果他发现了细菌、红细胞和精子（上图是他画的精子图）。

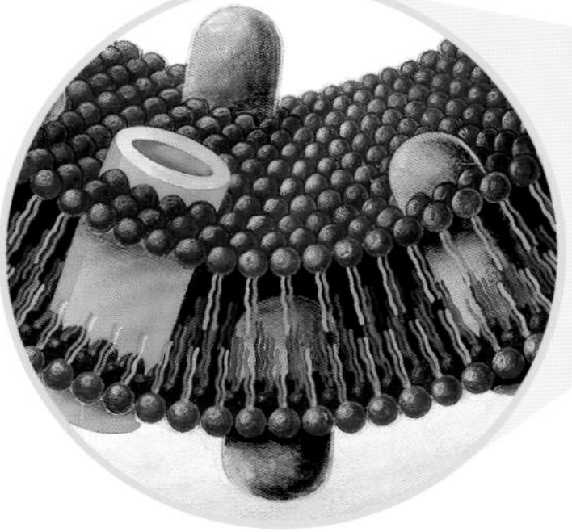

▲ **细胞膜** 细胞膜是一层起保护作用的膜，用来保护细胞的内容物。它由许多不同的部分构成，可以帮助控制各种物质进出细胞。

▲ **细胞的近视图** 这是一个典型的细胞模式图，显示各种用高倍电子显微镜才能看到的特征。

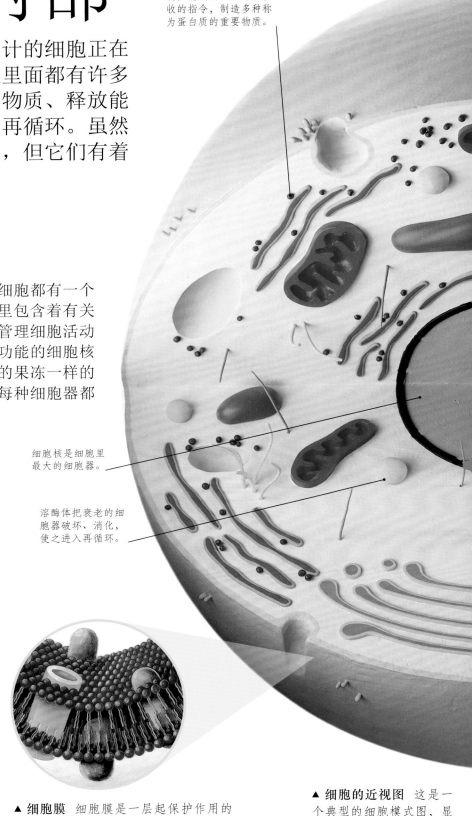

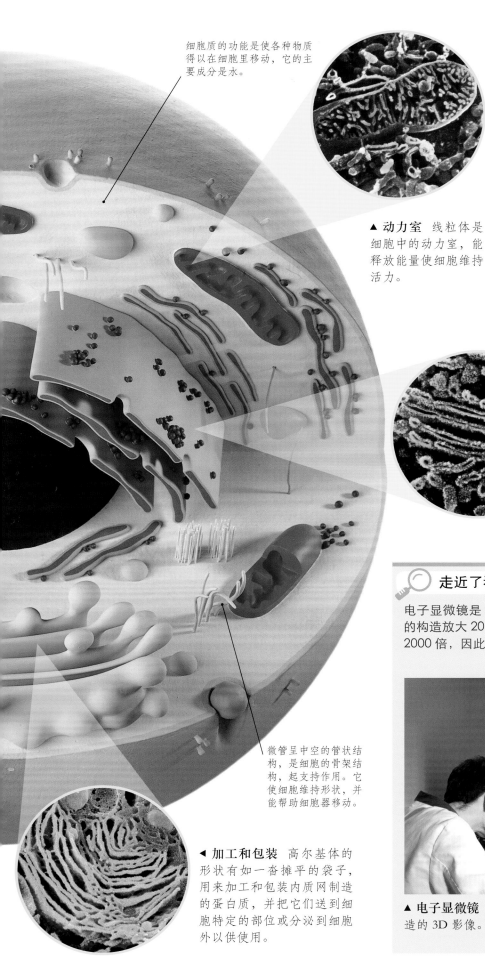

细胞质的功能是使各种物质得以在细胞里移动，它的主要成分是水。
微管呈中空的管状结构，是细胞的骨架结构，起支持作用。它使细胞维持形状，并能帮助细胞器移动。

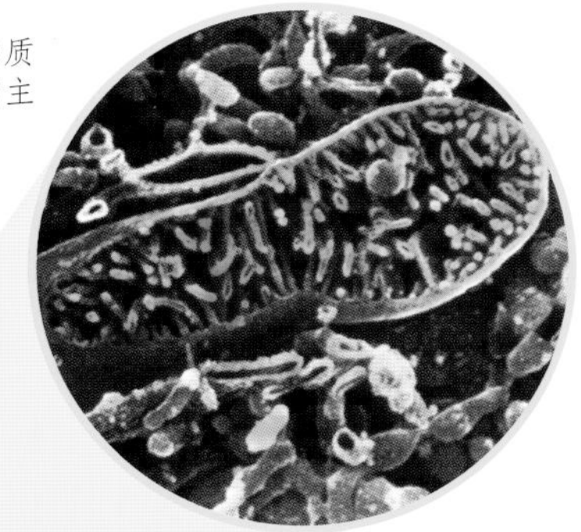

▲ **动力室** 线粒体是细胞中的动力室，能释放能量使细胞维持活力。

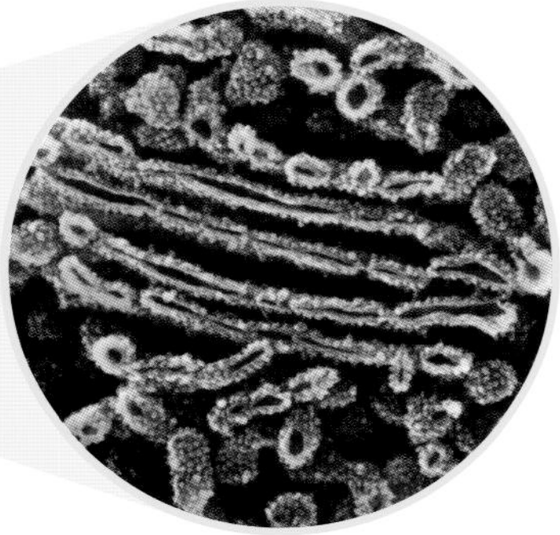

◀ **蛋白质工厂** 内质网这种细胞器是细胞里最忙碌的。它的表面附着有能制造蛋白质的核糖体，内质网则能帮助蛋白质移动和储存。

◀ **加工和包装** 高尔基体的形状有如一沓摊平的袋子，用来加工和包装内质网制造的蛋白质，并把它们送到细胞特定的部位或分泌到细胞外以供使用。

快速资讯

- 人的生命之初只是一个细胞，它不断分裂，产生数以万亿计的细胞，这些细胞就构成一个人体。
- 所有生物，包括动物和植物，都是由细胞构成的。某些生物，如细菌，只由一个细胞构成。
- 寿命最短的细胞是覆盖在小肠表面的细胞。它们的寿命只有 36 小时。而脑细胞的寿命与人的寿命一样长。

走近了看：看到放得很大的物体

电子显微镜是 20 世纪 30 年代发明的，它能把细胞内部的构造放大 20 万倍。普通的光学显微镜只能把物体放大 2000 倍，因此它不能揭示特别微小的结构。

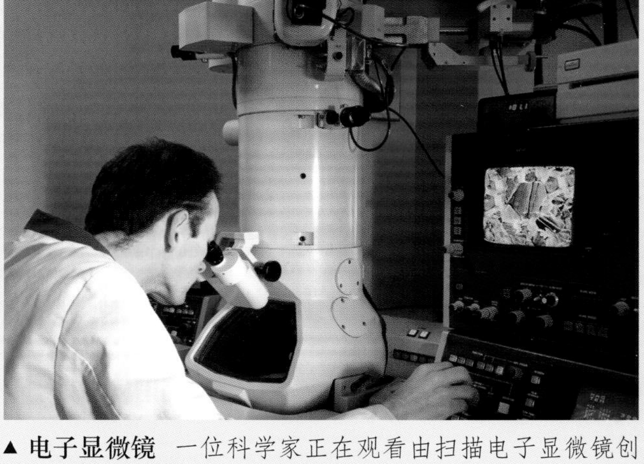

▲ **电子显微镜** 一位科学家正在观看由扫描电子显微镜创造的 3D 影像。此影像也能在监视器的屏幕上看到。

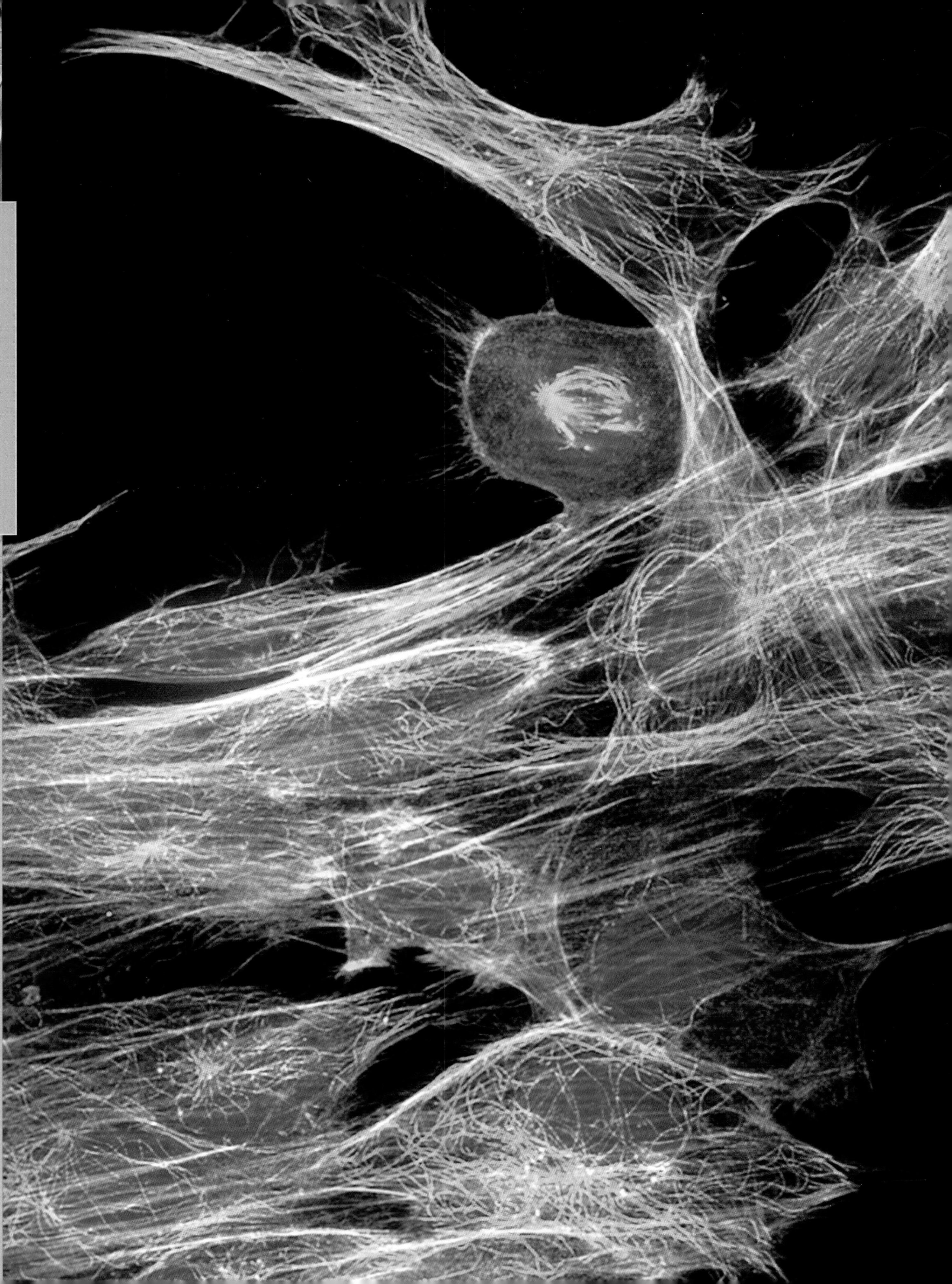

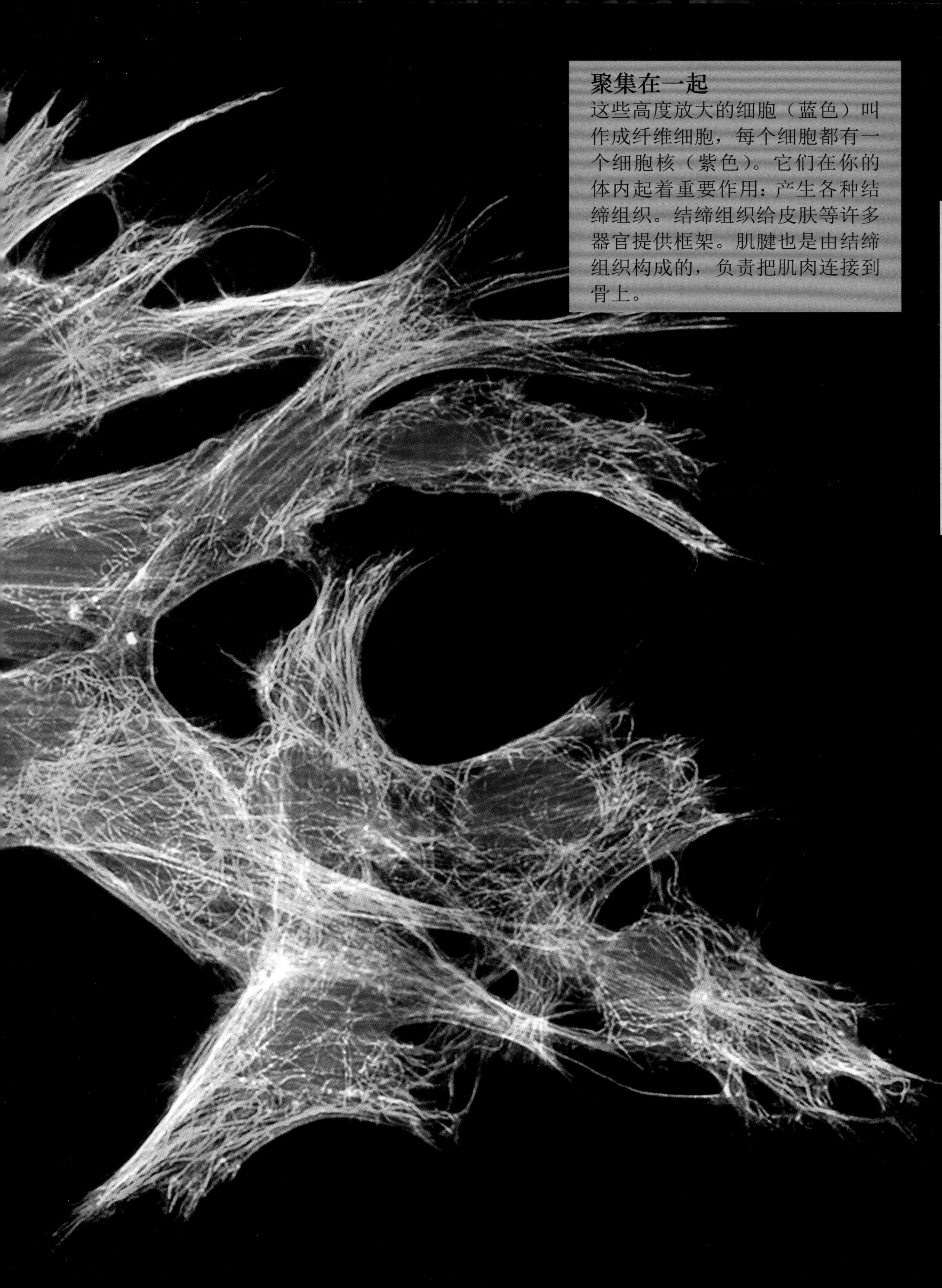

聚集在一起

这些高度放大的细胞（蓝色）叫作成纤维细胞，每个细胞都有一个细胞核（紫色）。它们在你的体内起着重要作用：产生各种结缔组织。结缔组织给皮肤等许多器官提供框架。肌腱也是由结缔组织构成的，负责把肌肉连接到骨上。

身体拼图

将你身体里数以万亿计的细胞拼合起来，组成复杂得难以置信的结构，使你得以成为你那个样子，使你的身体得以行使功能。如果这些细胞不是有规律地拼合起来，你就不过是一大团乱七八糟地堆在一起的潮乎乎的细胞而已。具有同样功能的细胞组合成各种各样的工作组，称为组织。当许多组织连接在一起，用以完成一项具体的工作时，它们就构成了器官。

组织类型

你的身体里有 4 种基本的组织类型。上皮组织是一薄层细胞，覆盖在你的器官的内表面，并构成你身体外面的皮肤。结缔组织含有纤维，用来将各个器官和其他身体结构结合在一起。肌肉组织通过收缩和舒张使你得以移动。神经组织构成一个网络，用来把信息传遍全身。

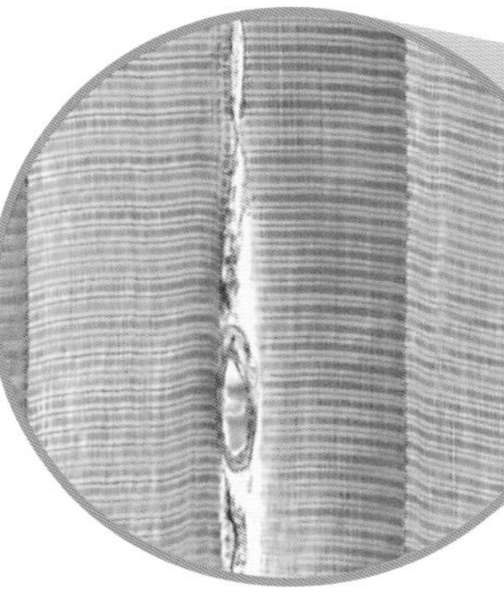

▶ **肌肉组织** 肌肉细胞构成细长的有横纹的骨骼肌组织，它牵拉骨，使你得以运动。

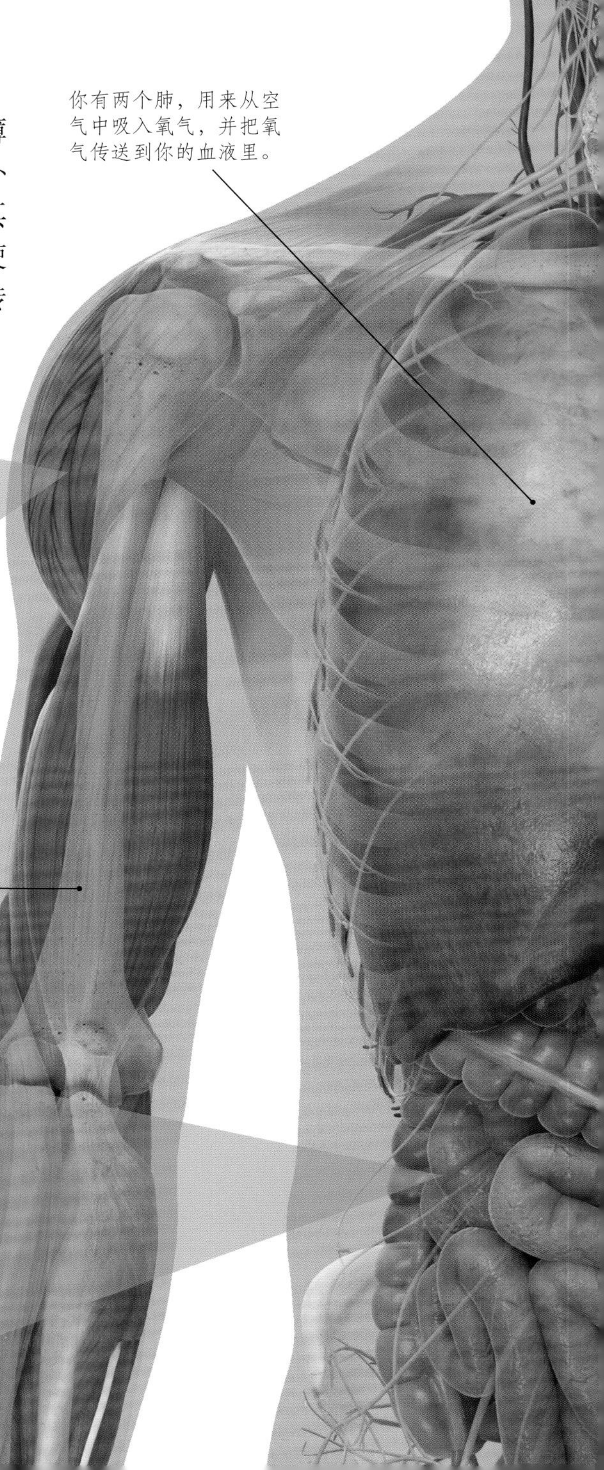

你有两个肺，用来从空气中吸入氧气，并把氧气传送到你的血液里。

你的骨主要由坚硬的结缔组织构成。

哇哦！

你身体里最大、最重的器官是覆盖在你身体所有其他部分外面的器官——你的皮肤！

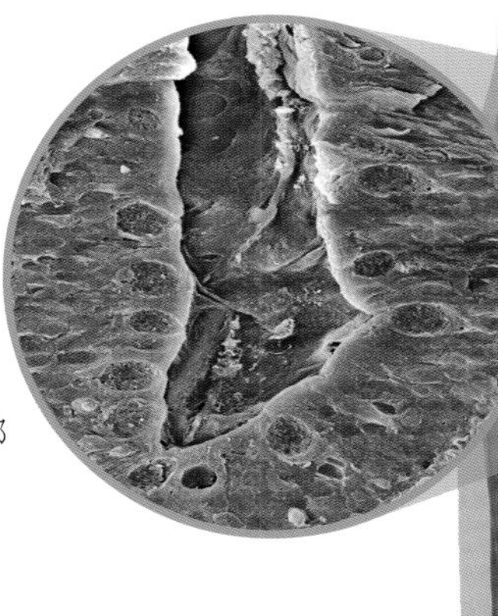

▶ **上皮组织** 这些细胞（粉红色）紧紧地挤在一起，构成小肠（消化系统的一部分）的内衬。

特别的系统

每个身体系统都包含一组维持生命必不可少的器官，它们执行着特定的任务。这些系统并不是自顾自地完成任务，而是一起工作，以维持一个健康、高效的身体。例如，所有系统都需要得到不断的氧气供应，氧气来自呼吸系统，通过心血管系统运输到身体各处。

快速资讯

- 你皮肤的外层每个月会被新细胞彻底更换一次。
- 我们的呼吸系统每天呼吸约 30000 次。呼出的空气足以吹胀 3750 个气球。
- 按人的平均寿命计算，我们的泌尿系统在一生的时间里，会产生和排出约 40000 升的尿，足以灌满一个小型游泳池。

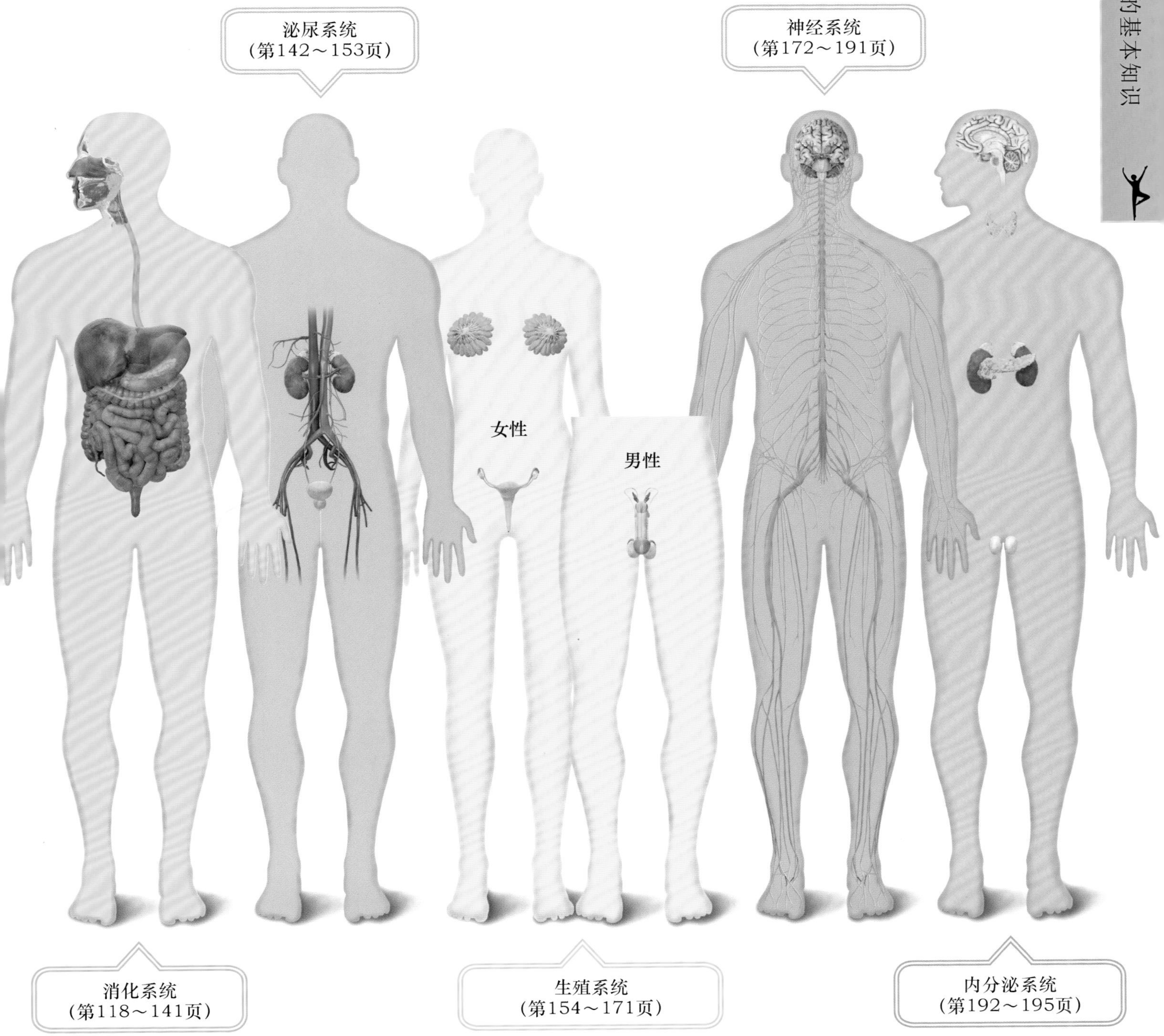
泌尿系统
(第142～153页)
神经系统
(第172～191页)
女性
男性
消化系统
(第118～141页)
生殖系统
(第154～171页)
内分泌系统
(第192～195页)

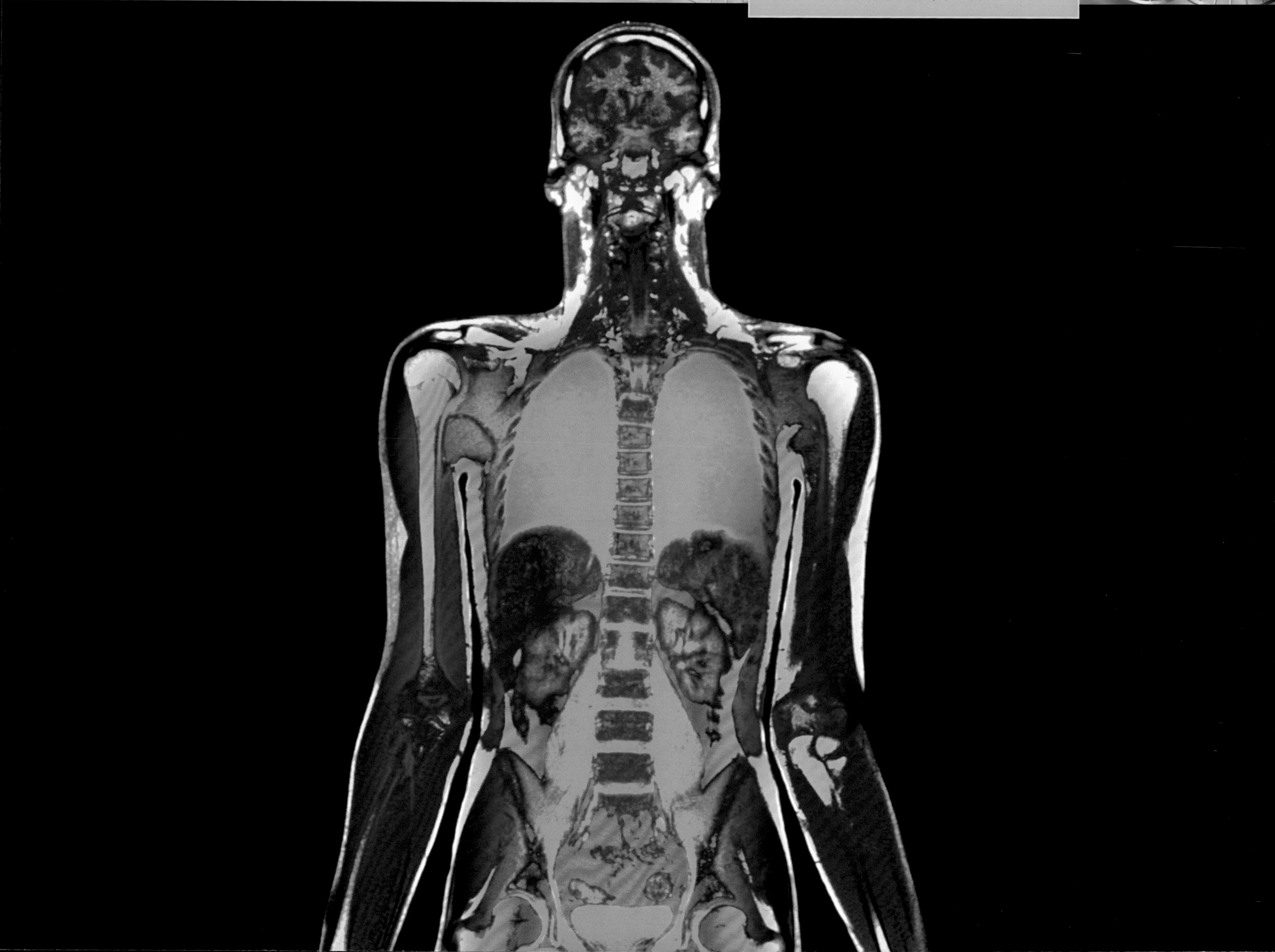

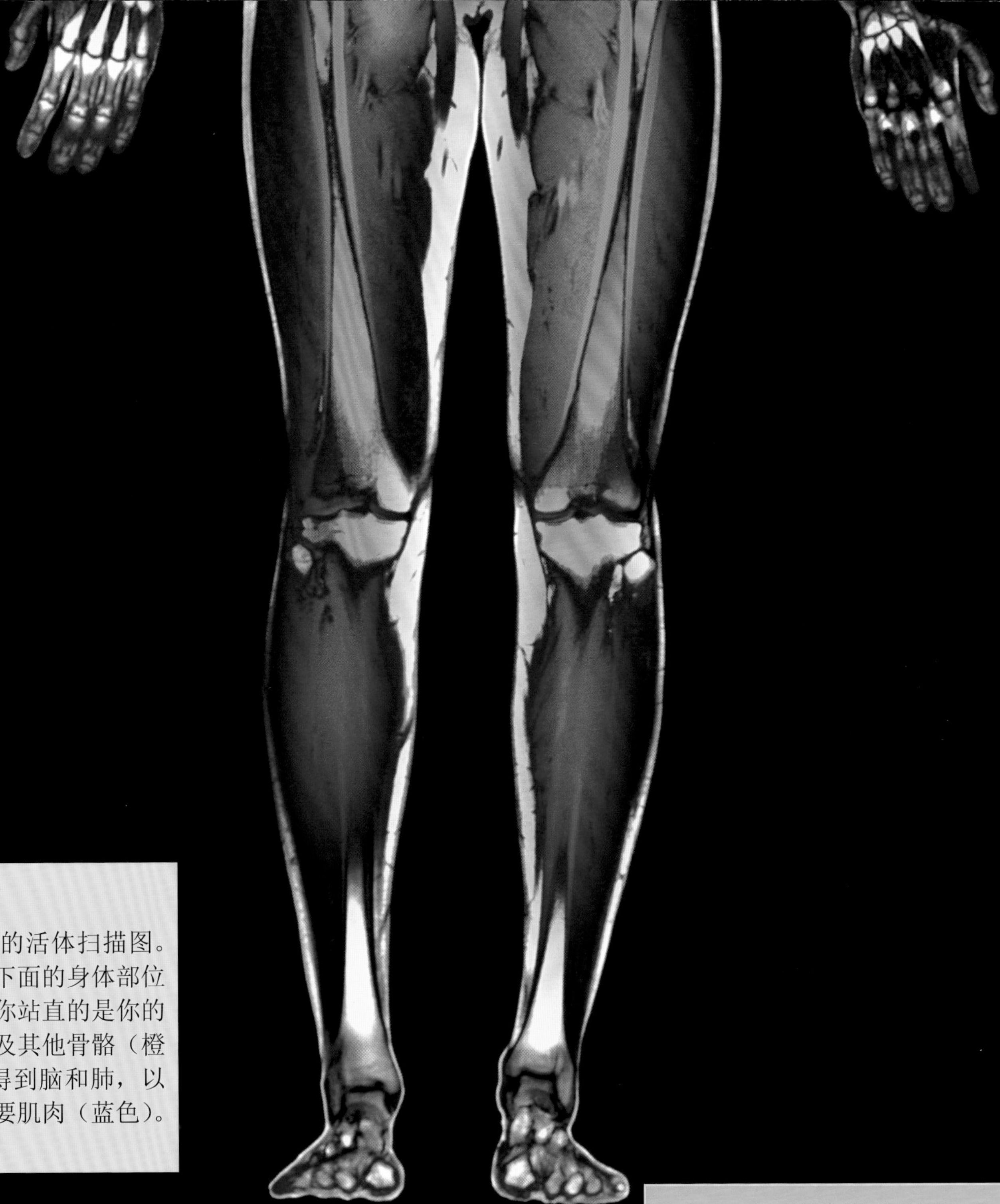

所有都暴露无遗

这是一张令人吃惊的活体扫描图。它把隐藏在你皮肤下面的身体部位全都暴露出来。帮你站直的是你的脊柱（紫红色）以及其他骨骼（橙色）。图上也能看得到脑和肺，以及上肢和下肢的主要肌肉（蓝色）。

身体表面的屏障

你的皮肤如同一件起保护作用的外套，包裹着你的身体，在你的身体内部和外部世界之间形成一道屏障。你的皮肤不透水，把病菌挡在体外，还能自我修复。它能把太阳光中的有害光线滤掉；它具有感觉作用，能使你感觉周围的环境；还能帮助你控制体温。

皮肤下面

皮肤是你身体里最大的器官，它只有几毫米厚。皮肤有两层——表皮和真皮。表皮基底部的细胞在不断分裂，产生出来的细胞向表面移动，形态变得更平，充满一种坚韧、不透水的蛋白质，称为角蛋白。真皮比表皮厚，包含汗腺、血管和其他结构，皮肤的许多功能靠它们完成。

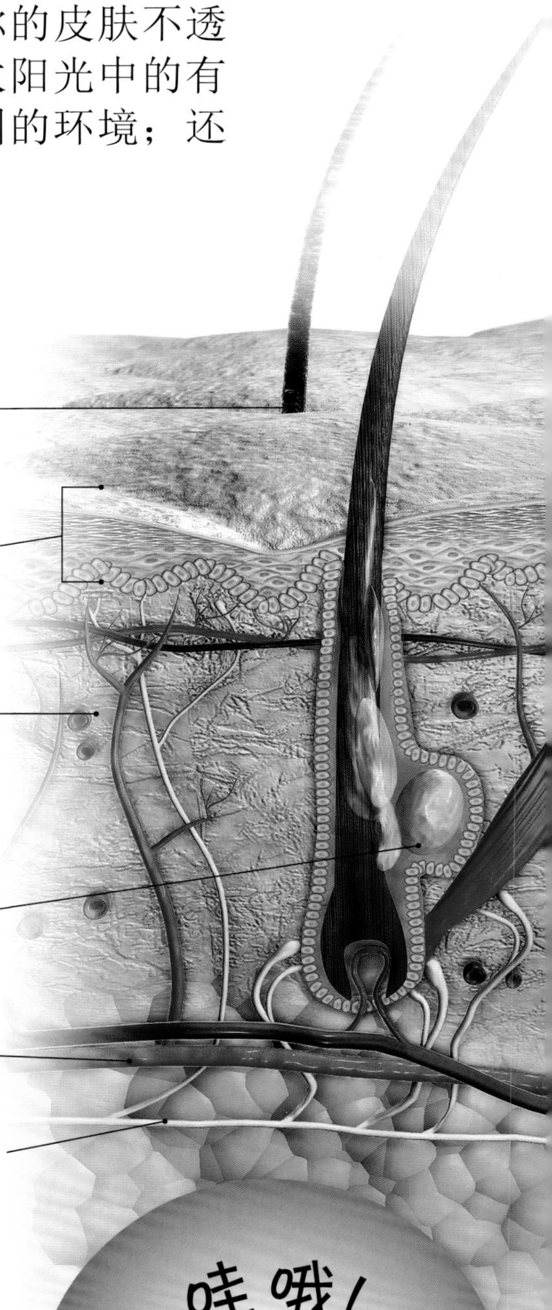

毛发从毛根生出，毛根在皮肤表面下方深处。
表皮是皮肤的上层部分，它又可以分为几层。
真皮是皮肤的下层部分，其中包含血管。
皮脂腺分泌的皮脂是一种油状物质，可使毛发和皮肤变软。
动脉把养分和氧气送到皮肤细胞。
神经把来自触觉感受器的信号带到大脑。

走近了看：体温控制

皮肤起着一个重要作用：使你的体温稳定在37℃。环境炎热时，皮肤里的血管就会扩张，以散发多余的热量；汗液也会从皮肤蒸发，以冷却身体。环境变冷时，皮肤里的血管就会变得狭窄，以预防热量逃逸；每根毛发下面的立毛肌收缩，使毛发直立，好把温热的空气保持在其中，于是皮肤上就出现鸡皮疙瘩。

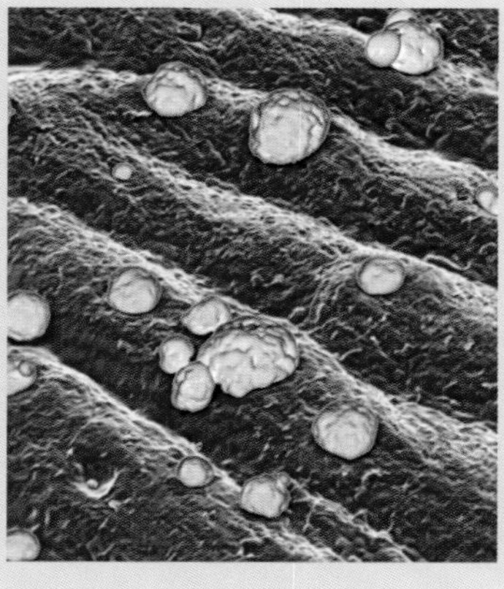

▲**汗** 这幅放大的图像显示了指尖上微小的汗滴。

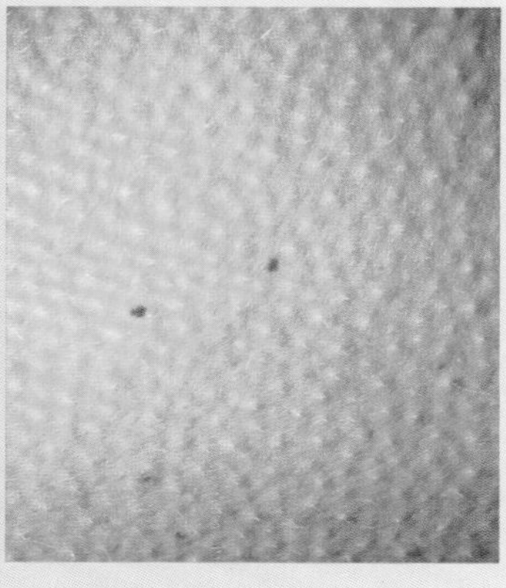

▲**鸡皮疙瘩** 当我们觉得很冷时，皮肤表面会出现许多像鸡皮那样的小隆起。

哇哦！

我们每分钟丢失50000片皮屑，一生中丢失的皮屑达到20千克。

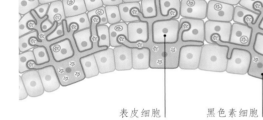

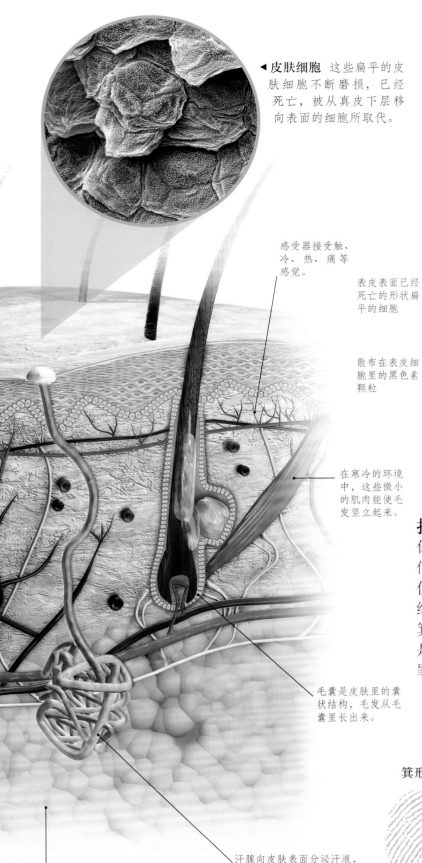

◀**皮肤细胞** 这些扁平的皮肤细胞不断磨损，已经死亡，被从真皮下层移向表面的细胞所取代。

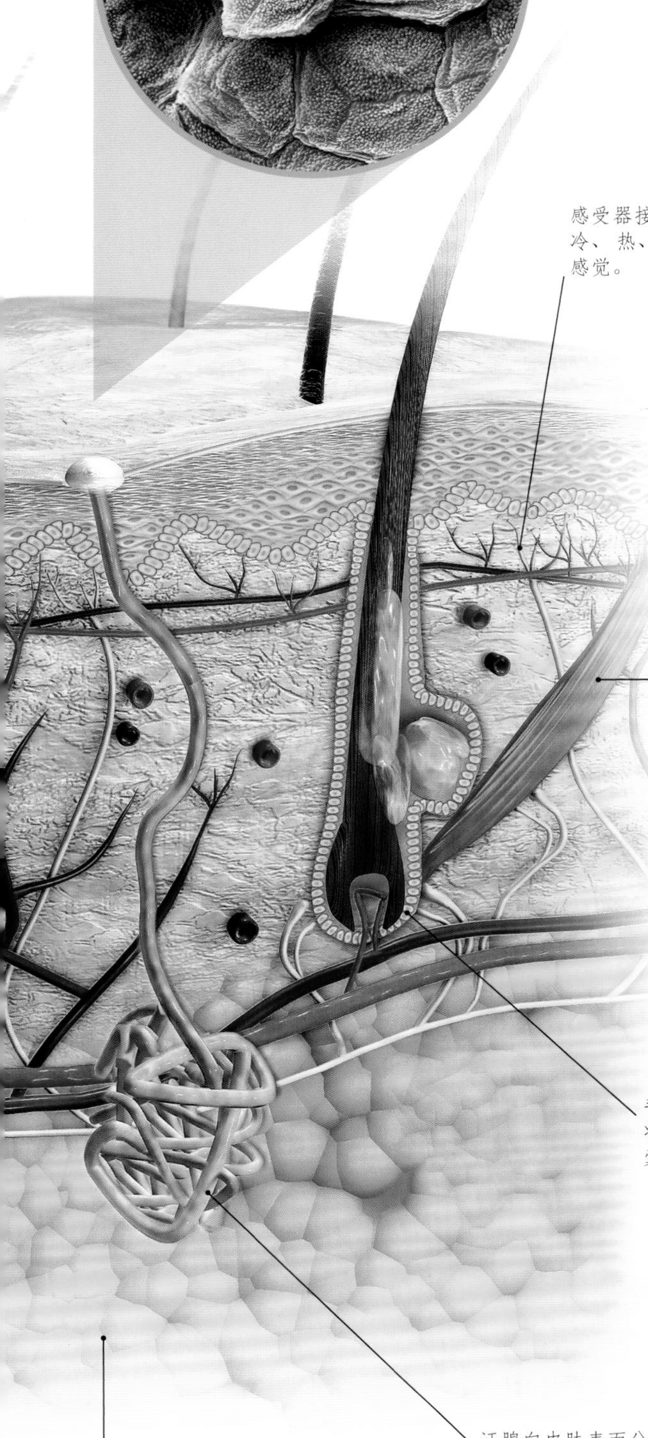
感受器接受触、冷、热、痛等感觉。
在寒冷的环境中，这些微小的肌肉能使毛发竖立起来。
毛囊是皮肤里的囊状结构，毛发从毛囊里长出来。
汗腺向皮肤表面分泌汗液，以降低你的体温。
皮肤下面有脂肪组织，用来储存能量，保持你的体温。

预防日光晒伤

太阳光包含有害的紫外线，它能损害皮肤细胞。皮肤里有一些特别的细胞，称为黑色素细胞，起防御性屏障的作用。这些细胞产生的黑色素——一种褐色的自然色素，能透入真皮细胞里。在这里，黑色素细胞形成一个屏障，把紫外线遮挡住。在阳光充足的天气情况下，黑色素的产生增多，人们就说皮肤晒黑了。

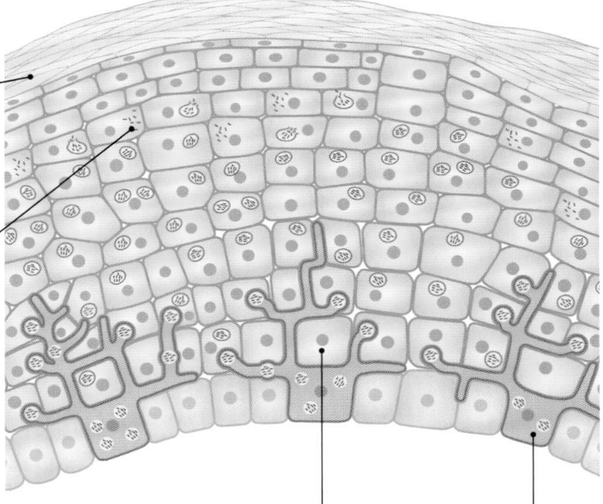
表皮表面已经死亡的形状扁平的细胞
散布在表皮细胞里的黑色素颗粒
表皮细胞
黑色素细胞

指纹

你的手指上满是感受器，感觉灵敏得难以置信。手指又有许多微小的细纹，可帮助你抓住物体。在坚硬的物体（如玻璃）上，这些细纹会留下纹样。指纹主要有 3 种类型——箕形纹、斗形纹和弓形纹，每个人的指纹都是独一无二的。为什么警察能用指纹来鉴定罪犯，原因就在这里。

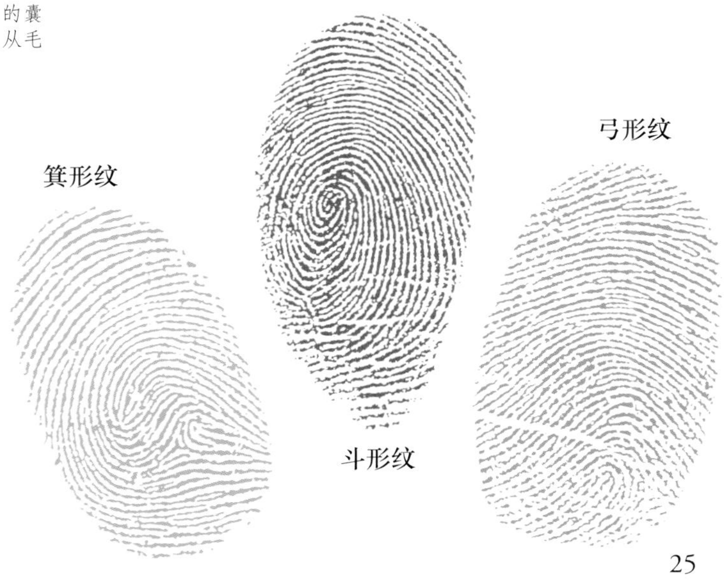
箕形纹
斗形纹
弓形纹

毛发和指(趾)甲

毛发和指（趾）甲都从皮肤长出来，它们由死去的细胞构成，这些细胞里充满一种坚韧的物质，称为角蛋白。你的身体上有数以百万计的毛发，包括比较粗的头发和分布在全身各处的毫毛或汗毛。指（趾）甲覆盖着你手指和脚趾的末端，当你捡起小物体时，指甲能帮助你抓牢它们。

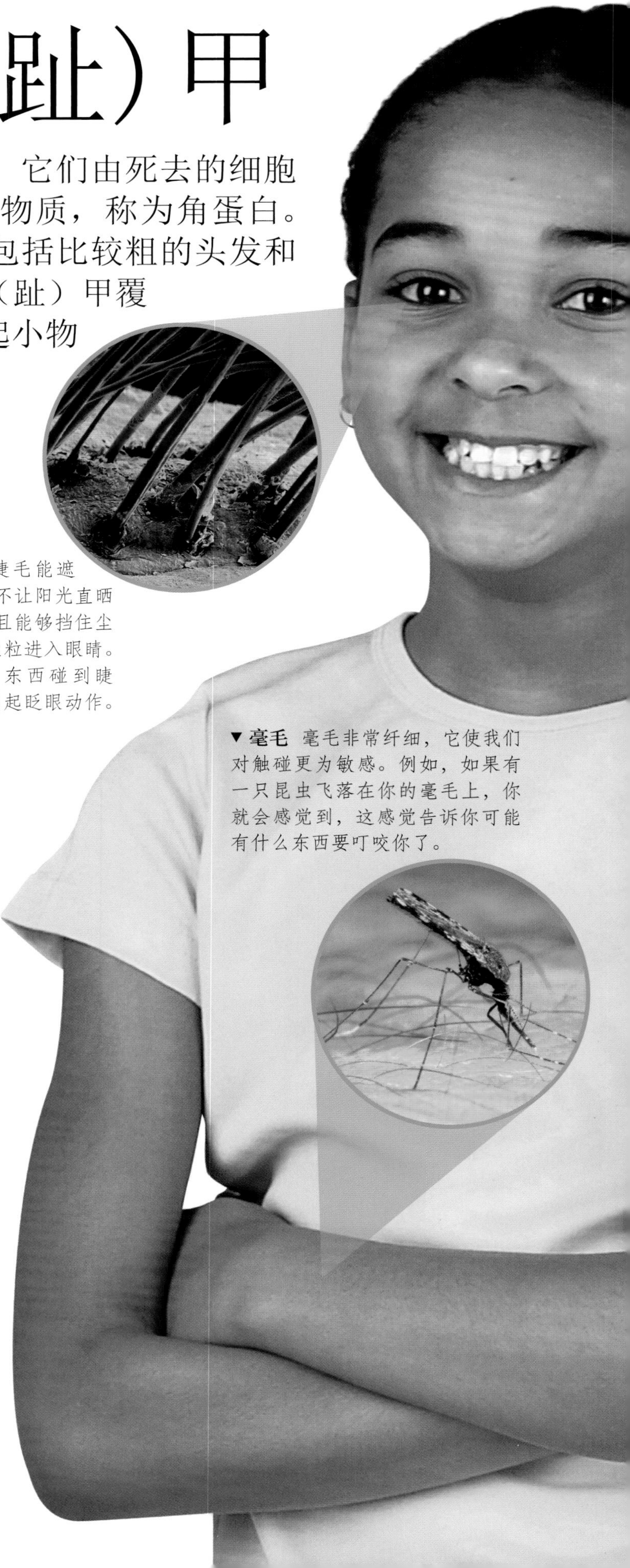

▶ **睫毛** 睫毛能遮蔽阳光，不让阳光直晒眼睛，并且能够挡住尘粒，不让尘粒进入眼睛。无论什么东西碰到睫毛，都会引起眨眼动作。

保护身体

毛发外形细长，容易弯曲。它们生长在不同的部位，起到不同的保护作用。例如，生长在头皮上的头发，可以保护头部免受阳光暴晒。指甲和趾甲都呈板片状，质地坚硬，它们保护并支持你们手指和脚趾敏感的尖端。毛发和指（趾）甲都由已经死亡的细胞构成，所以当你理发和剪指（趾）甲时都不会感觉到痛。

▼**毫毛** 毫毛非常纤细，它使我们对触碰更为敏感。例如，如果有一只昆虫飞落在你的毫毛上，你就会感觉到，这感觉告诉你可能有什么东西要叮咬你了。

直的、波浪形的，还是卷曲的?

你的头发是什么类型，取决于你头发的形状。直发的毛干是圆形的，波浪发的毛干是卵圆形的，而鬈发的毛干是扁平的。头发的形状决定于它们是从圆形、卵圆形，还是扁平的毛囊里生长出来的。

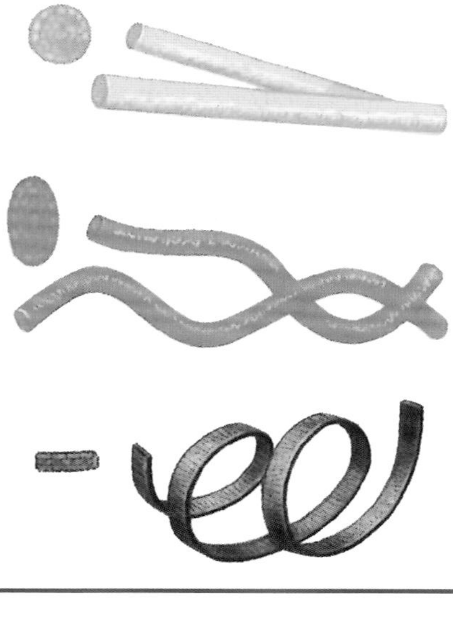

直发

波浪发

鬈发

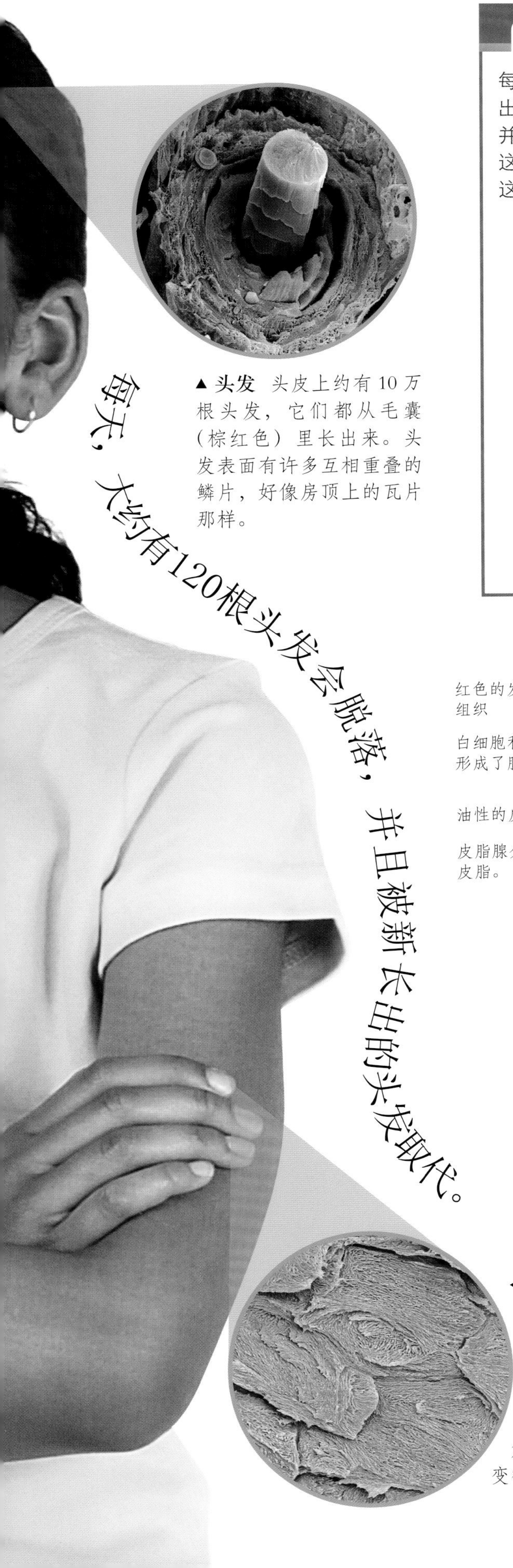

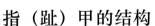

▲**头发** 头皮上约有10万根头发，它们都从毛囊（棕红色）里长出来。头发表面有许多互相重叠的鳞片，好像房顶上的瓦片那样。

每天，大约有120根头发会脱落，并且被新长出的头发取代。

毛发是怎样生长的？

每根毛发都是从一个狭窄的孔洞——毛囊里生长出来的。在毛发的基底部，活的细胞进行分裂，并被推向上方，使毛干越来越长。在此过程中，这些细胞充满角蛋白并死亡。在一个生长阶段后，这根毛发就被取代它的新生的毛发推了出去。

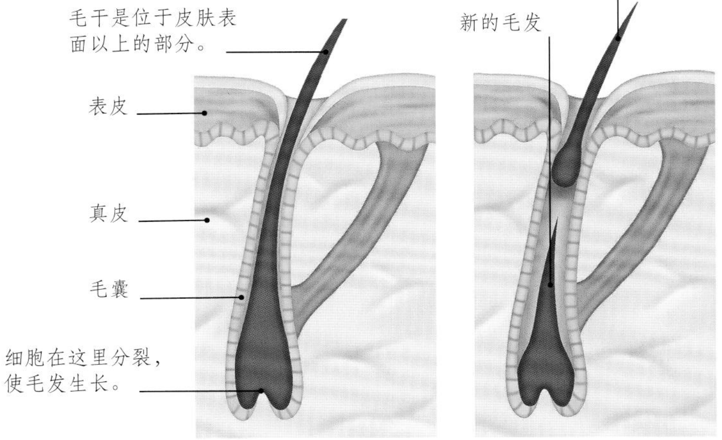
老的毛发被新的毛发推到毛囊以外。
毛干是位于皮肤表面以上的部分。
新的毛发
表皮
真皮
毛囊
细胞在这里分裂，使毛发生长。

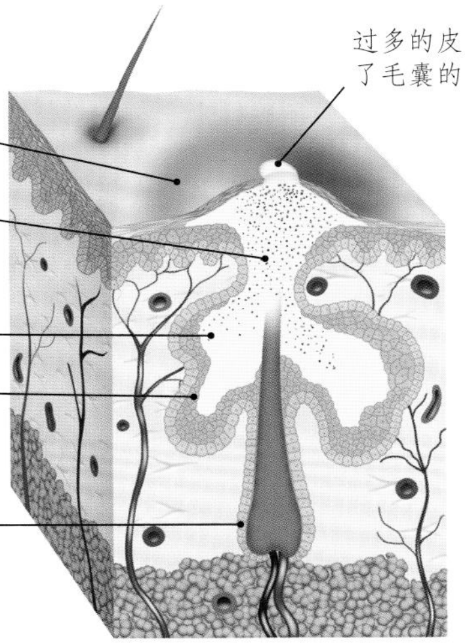
过多的皮脂堵塞了毛囊的开口。
红色的发炎组织
白细胞和细菌形成了脓液。
油性的皮脂
皮脂腺分泌皮脂。
毛囊

皮肤为什么会长包？

皮脂是皮肤分泌的天然的油脂，释放到毛囊里用来使毛发变软。但是，如果皮脂分泌过多，就会堵塞毛囊，使皮肤长粉刺。皮脂堵在毛囊里出不来，会被细菌感染，白细胞又会攻击这些细菌。于是，毛囊会变红、疼痛，并且充满奶油色的脓液。

指（趾）甲的结构

这是一幅指（趾）甲的剖面图，从图可见，指（趾）甲有甲根、甲体和游离缘3部分。甲根后面基质里的活细胞不断分裂。新生成的细胞把甲体向前推，同时细胞里渐渐充满角蛋白，然后细胞死去。这使指（趾）甲的游离缘每个月生长大约3毫米。

◀**指（趾）甲** 从显微镜下可以看到这些构成指（趾）甲的平坦的死细胞。这些细胞呈板片状，互相纠结在一起，里面充满角蛋白，使指（趾）甲变得非常坚硬。

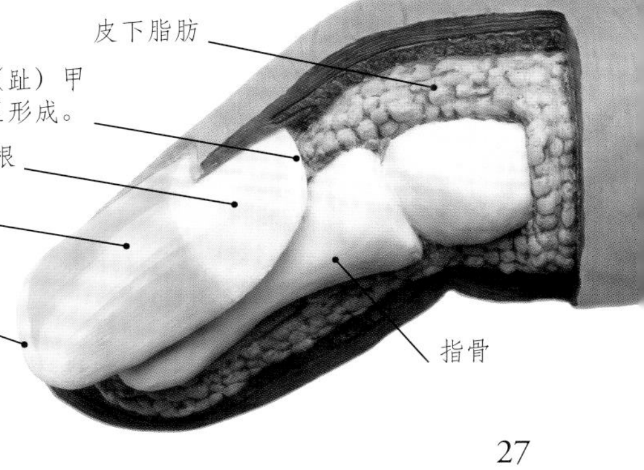
皮下脂肪
新的指（趾）甲在基质里形成。
甲根
甲体
指（趾）甲的游离缘
指骨

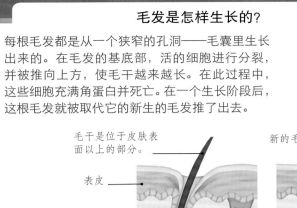

我们身体上的生物

你的皮肤又暖和又潮湿，这对细菌和小虫子来说真是一个完美的家园。这些细菌和小虫子太小了，小到肉眼根本看不到。无论是白天还是黑夜，我们在不知不觉中把它们带来带去。这些细菌和小虫子中，许多以我们的皮肤细胞和油脂为食，另一些则吸我们的血。幸而这些被我们带着走来走去的小生命通常对我们无害，其中有一些甚至能保护我们免受危险的微生物的侵害。

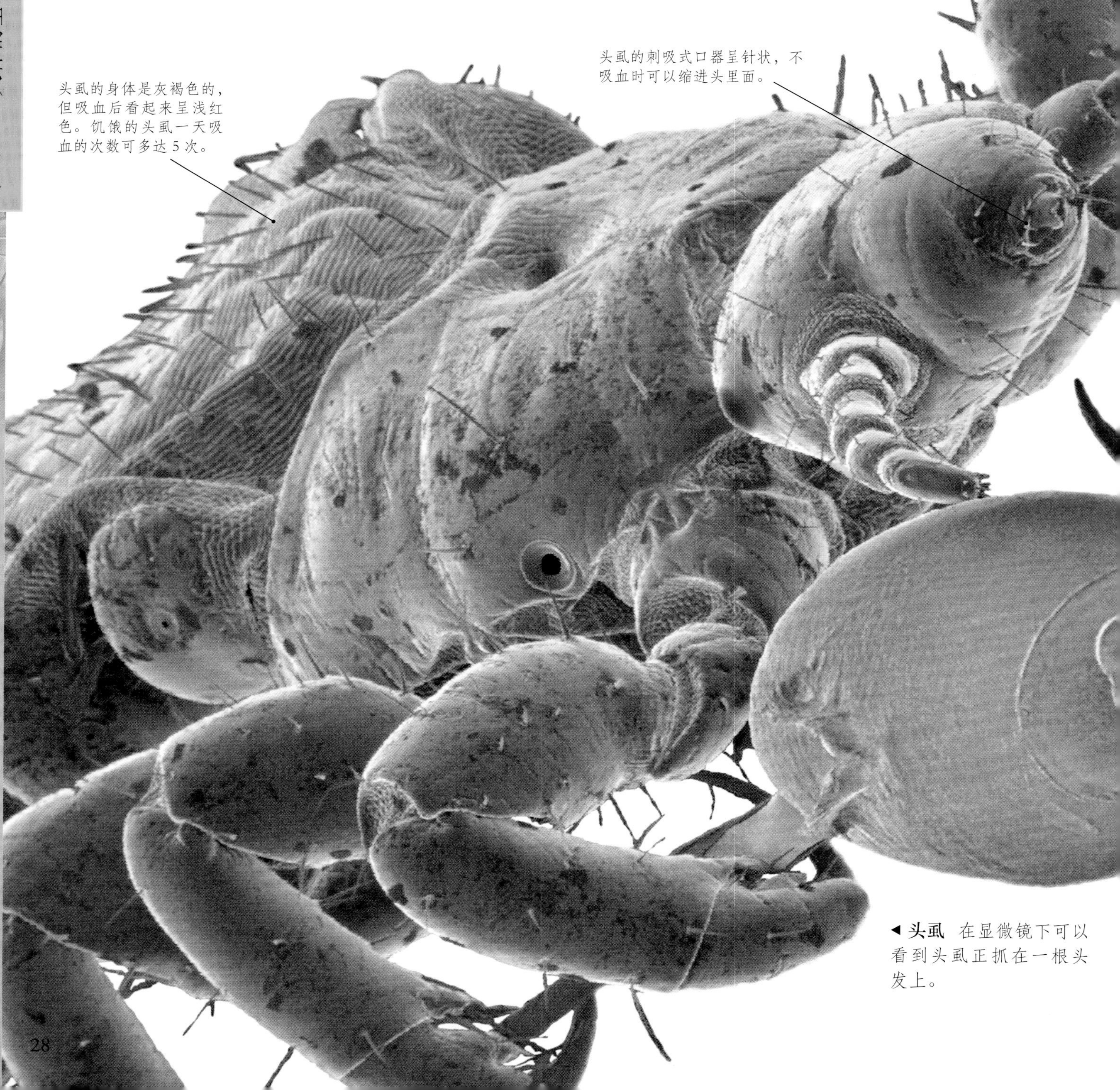
头虱的身体是灰褐色的，但吸血后看起来呈浅红色。饥饿的头虱一天吸血的次数可多达5次。
头虱的刺吸式口器呈针状，不吸血时可以缩进头里面。

◀ **头虱** 在显微镜下可以看到头虱正抓在一根头发上。

紧紧抓住毛发的头虱

头虱非常小，没有翅膀，身体扁平，两端稍尖，它们的爪善于抓住头发。头虱在头发之间爬行，用它们的口器刺穿皮肤吸血。不吸血时，头虱紧紧抓住头发，你很难把它们洗下来或者梳下来。头虱常侵染儿童，可以通过头与头的接触传播。

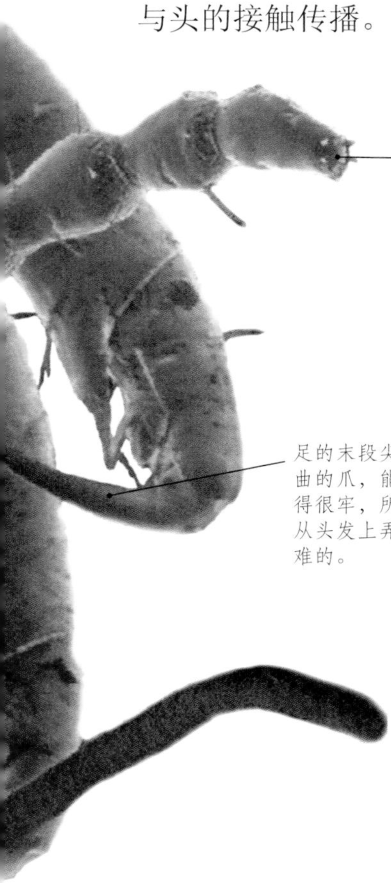

头虱用它的触角感受气温的变化，气温适合时就出来活动。触角还有嗅觉功能。

足的末段尖细，有弯曲的爪，能把头发抓得很牢，所以把头虱从头发上弄下来是很难的。

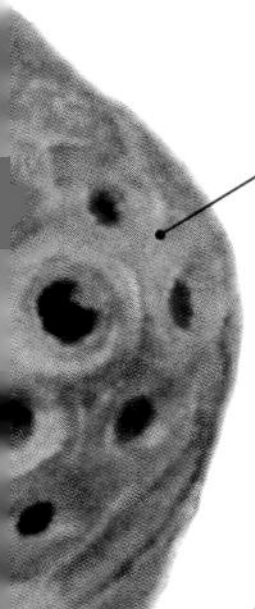

一粒头虱的卵牢牢地粘在头发上。一只雌性头虱一天的产卵量可多达10粒。

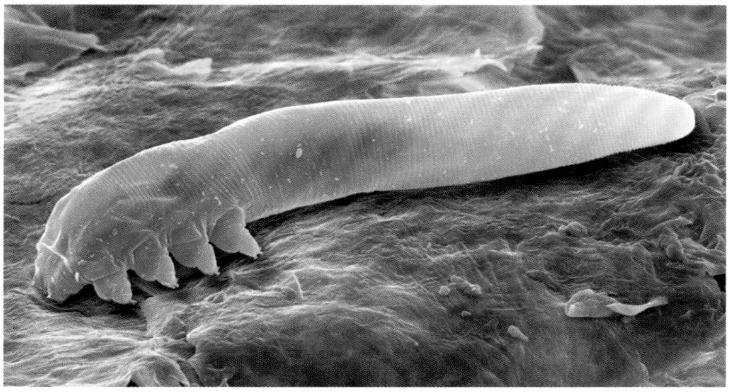

穴居的螨

睫毛螨形状像蠕虫，头朝下生活在睫毛的毛囊里。它们在这里吃油性的皮脂和死去的皮肤细胞。你看不到也感觉不到它们，而且它们通常是无害的。夜里，它们会从寄居的地方钻出来，在皮肤上游荡，正如这幅放大图所示的那样。

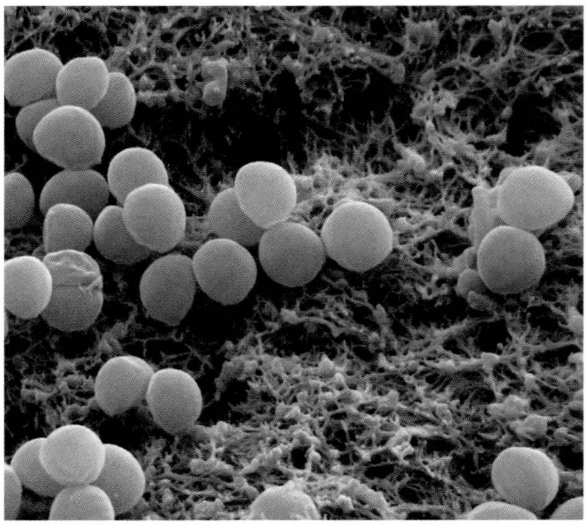

友好的细菌

数以百万计的微生物生活在你的身体上，图中那些球形的称为葡萄球菌的细菌就是这样。它们喜欢潮湿、温暖的地方，比如腋窝。有许多微生物能阻止有害细菌在你身体表面定居下来。但是，如果你的皮肤被划破，细菌就能钻到身体里，迅速繁殖并导致感染。

臭虫

臭虫没有翅膀，它们能感觉到人的体温，从而找到他们。它们多半在夜里活动，那时人睡着了，臭虫从躲藏的地方出来，刺穿人的皮肤，吸人的血，在刺穿皮肤的地方留下发痒的红疹和咬痕。它们每次吸血的时间大约是5分钟，吸血后身体变得圆滚滚的，然后急忙跑回躲藏的地方，好消化吸来的血。

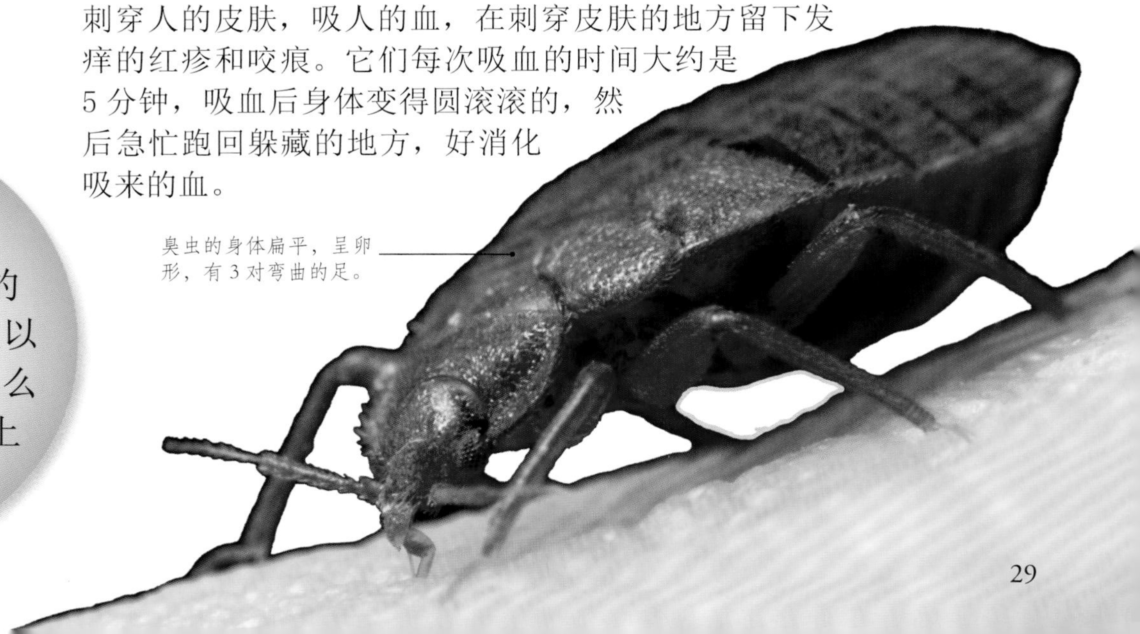

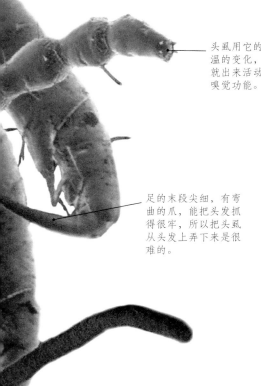

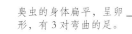

臭虫的身体扁平，呈卵形，有3对弯曲的足。

哇哦！

如果这个句子后面的句号里能容纳得下数以千计的皮肤细菌，那么想象一下，你皮肤上有多少细菌呢？

骨和肌肉

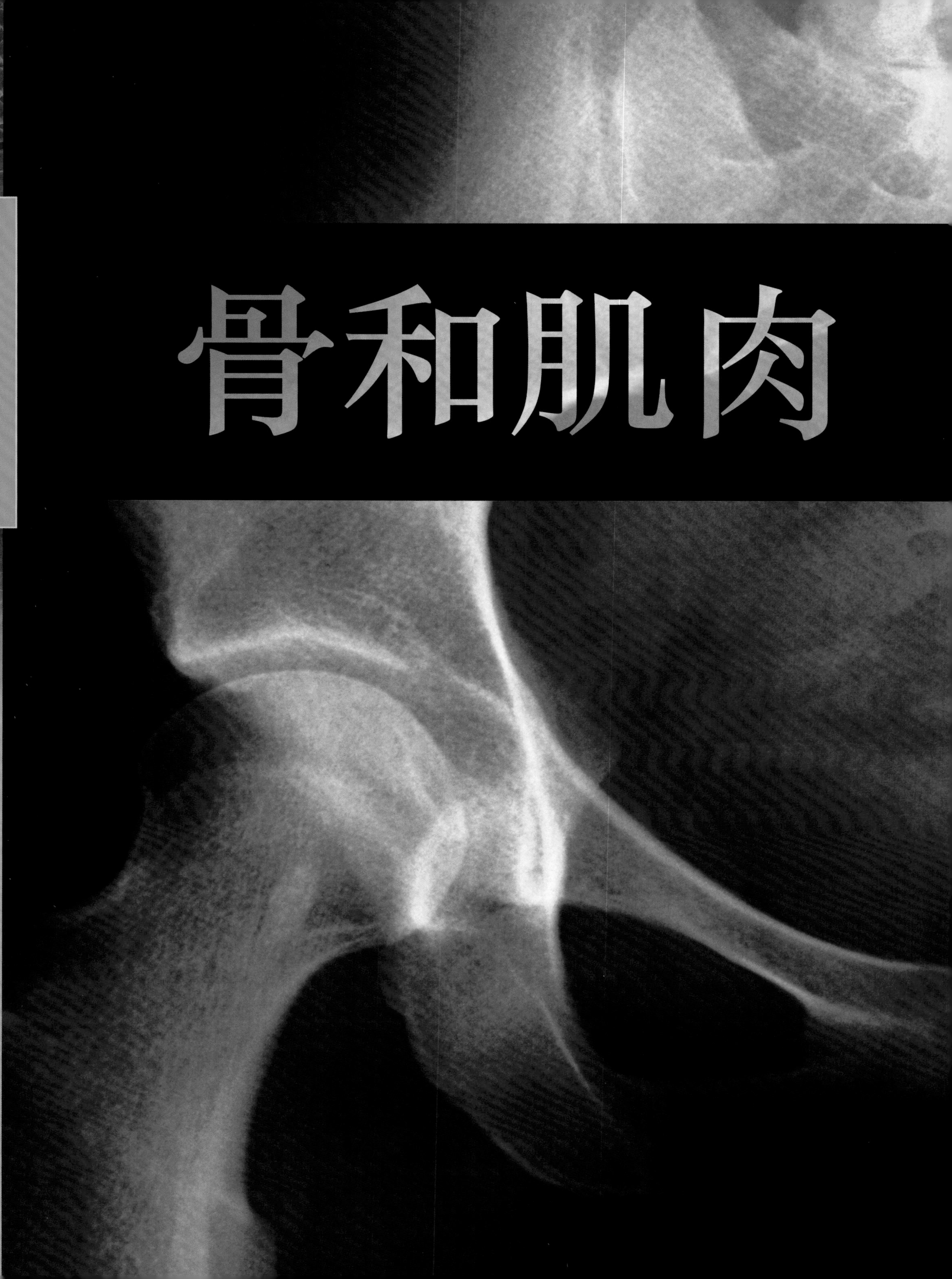

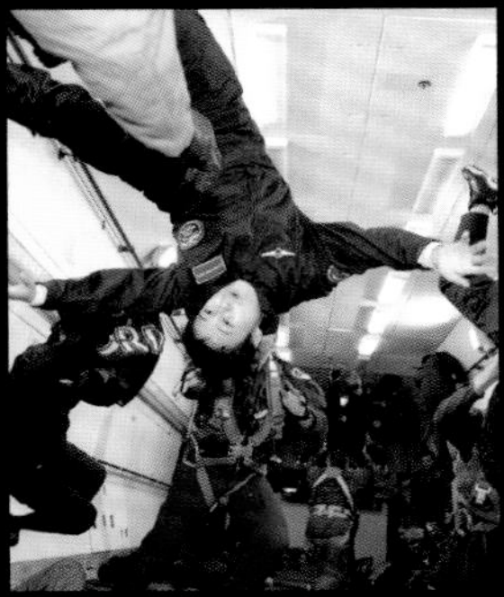

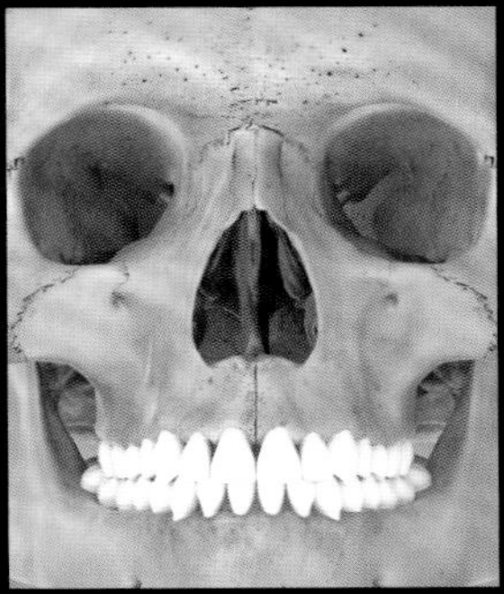

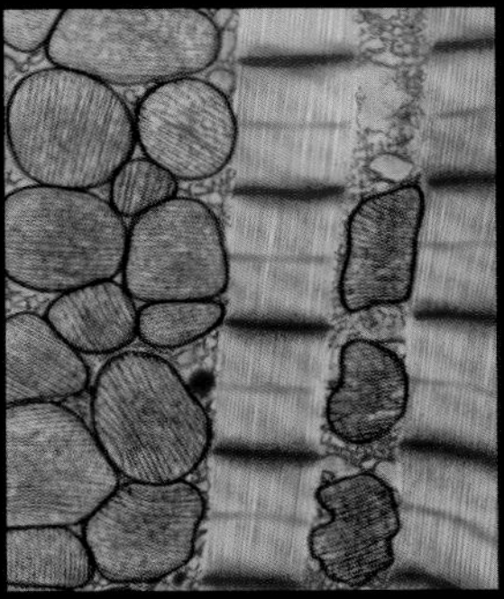

搞清你的骨骼、肌肉和关节是怎样互相配合，以支持你的身体，使你的身体运动的——从投球、踢球，到做出不同的面部表情。

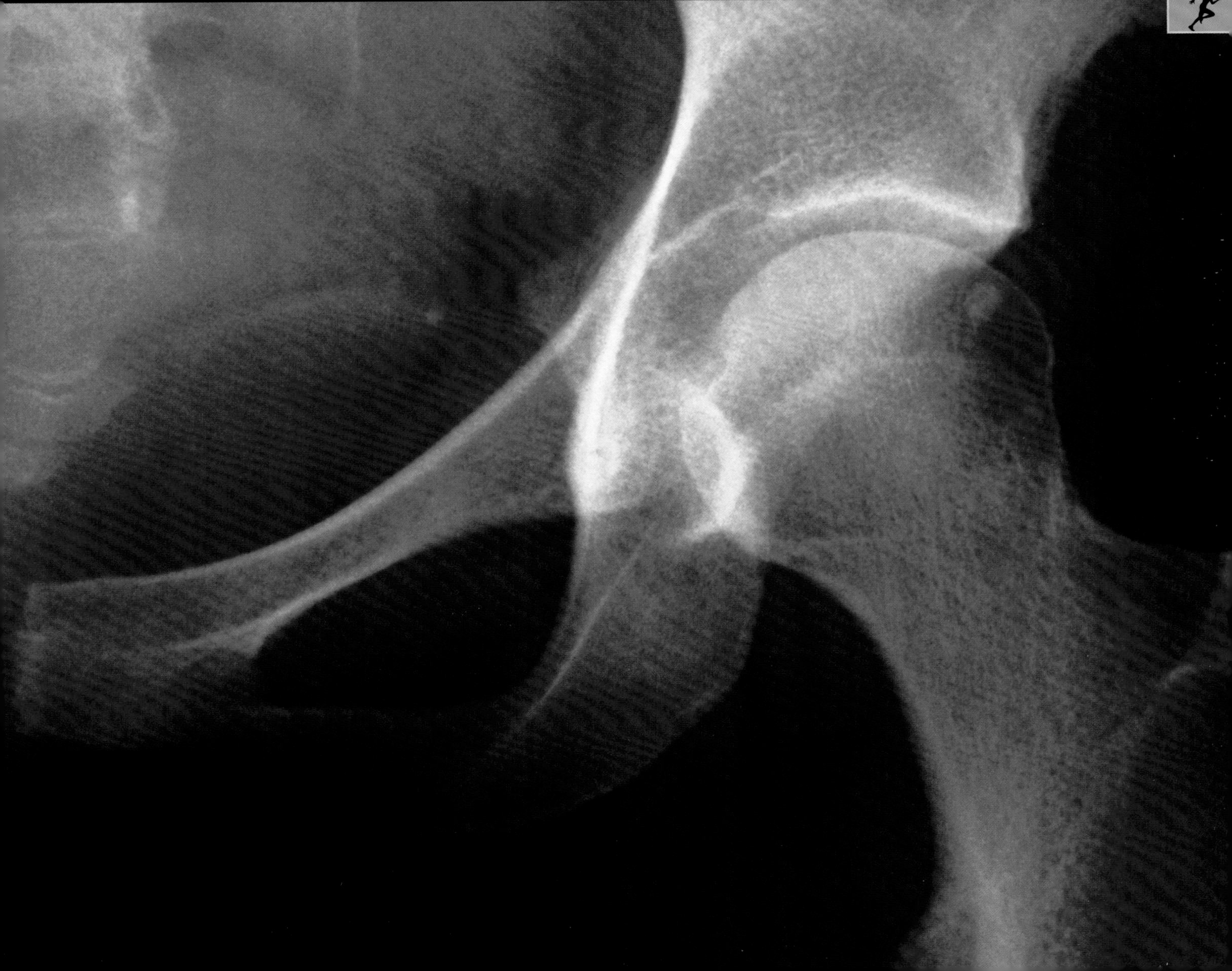

支持身体的骨骼

如果没有骨骼，你的身体就会坍塌在地上，变为一堆不成形的肉。骨骼是由许多坚硬、强固的骨组织构成的，它不但能支撑你的身体，还能使你的身体活动。骨骼包围着许多器官，如大脑和心脏，并且保护这些器官免受撞击和震动的伤害，而撞击和震动每天都会发生。你的骨组织也能制造血细胞并储存钙质。钙是一种矿物质，对维护牙齿健康是必不可少的。

中轴骨和附肢骨

骨骼可以分为两大部分。中轴骨（奶油色）由脊柱、颅骨、肋骨和胸骨组成，位于身体的中央，从上到下排列，用以支撑和保护重要的器官。附肢骨（蓝色）由臂骨（自由上肢骨）、腿骨（自由下肢骨）以及将它们连到中轴骨的肢带骨组成。

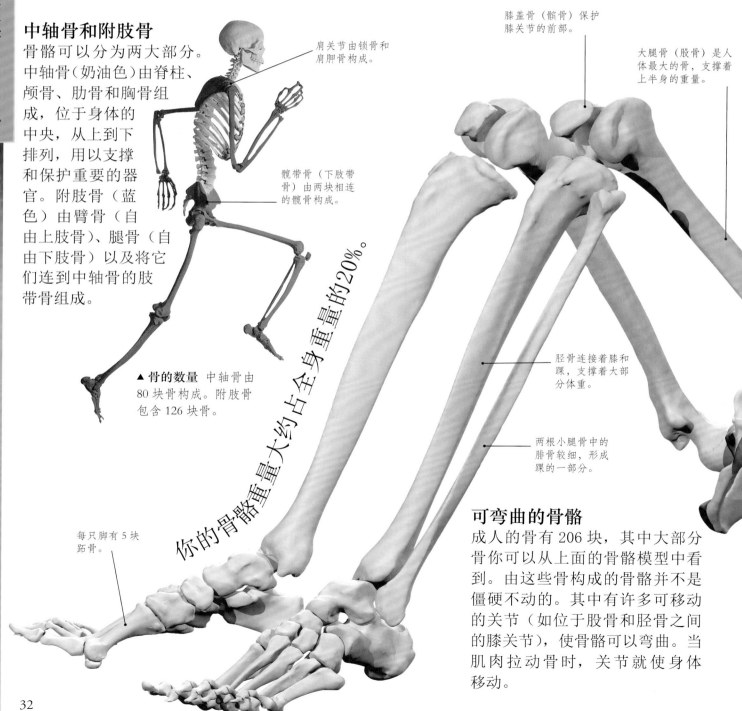

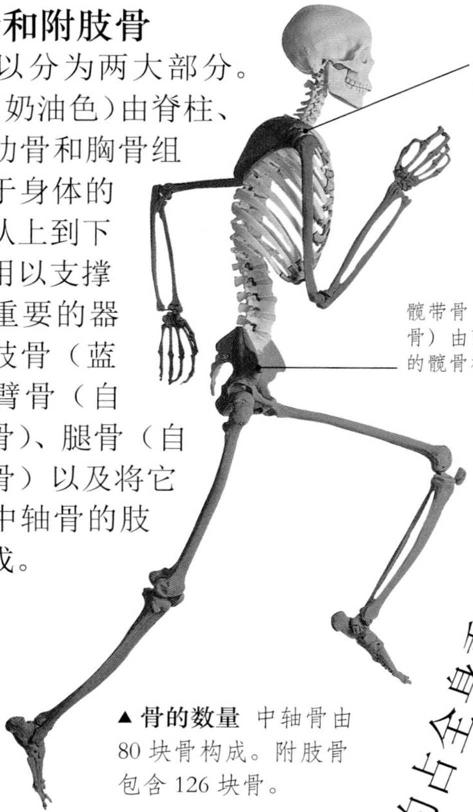
肩关节由锁骨和肩胛骨构成。
髋带骨（下肢带骨）由两块相连的髋骨构成。

▲**骨的数量** 中轴骨由80块骨构成。附肢骨包含126块骨。

你的骨骼重量大约占全身重量的20%。

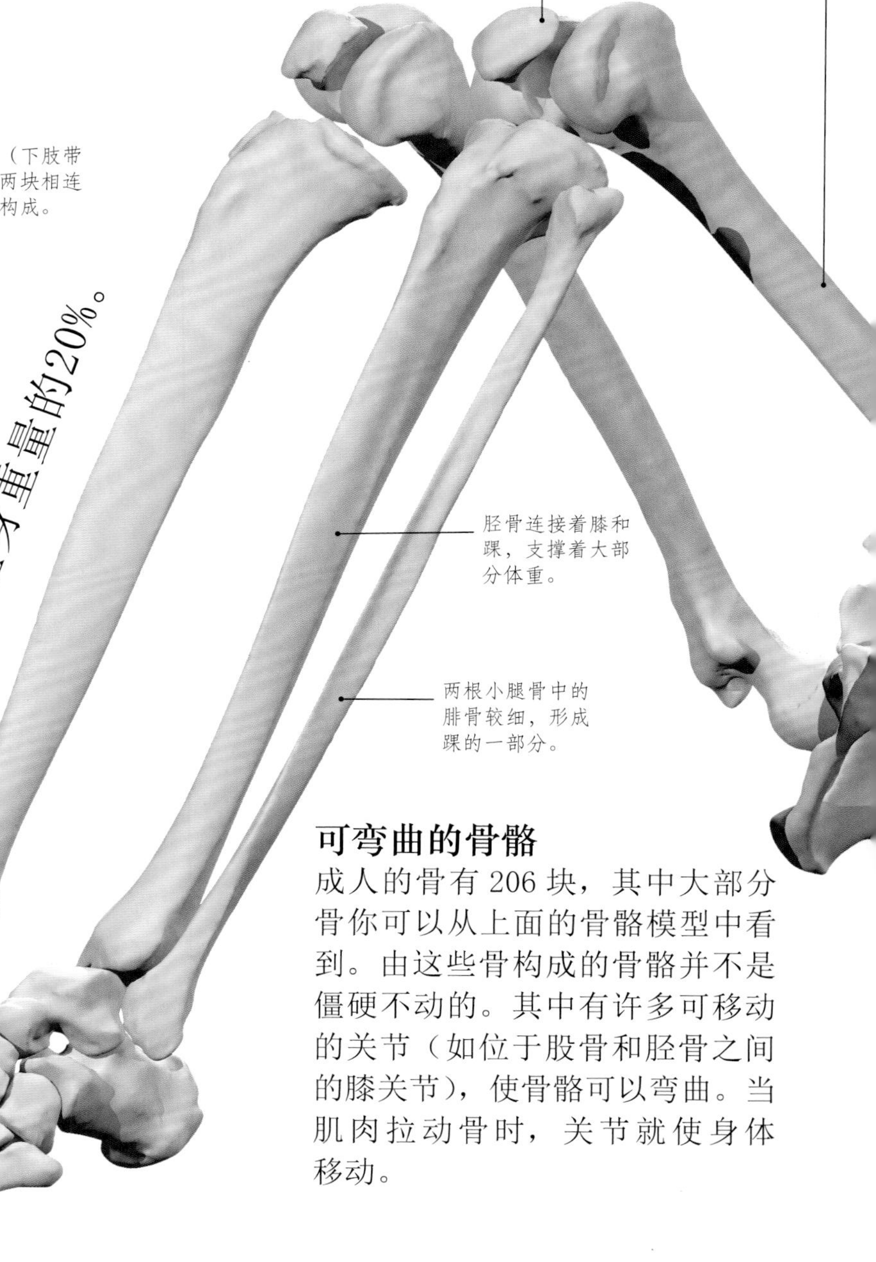
膝盖骨（髌骨）保护膝关节的前部。
大腿骨（股骨）是人体最大的骨，支撑着上半身的重量。
胫骨连接着膝和踝，支撑着大部分体重。
两根小腿骨中的腓骨较细，形成踝的一部分。
每只脚有5块跖骨。

可弯曲的骨骼

成人的骨有206块，其中大部分骨你可以从上面的骨骼模型中看到。由这些骨构成的骨骼并不是僵硬不动的。其中有许多可移动的关节（如位于股骨和胫骨之间的膝关节），使骨骼可以弯曲。当肌肉拉动骨时，关节就使身体移动。

快速资讯

- 骨组织像钢一样坚硬，但重量像铝一样轻。
- 你身体里的骨，一半以上在你的手和脚里。
- 你刚出生时，你的骨骼都由可弯曲的软骨构成。当你长大一些以后，这些软骨就成了骨。

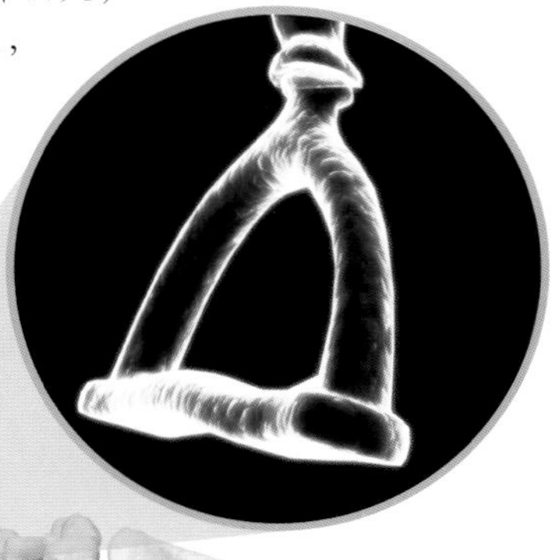

▶ **人体最小的骨** 镫骨像米粒那么大，是人体最小的骨，位于中耳里，是 3 块听小骨中的一块。

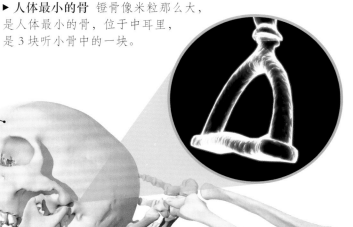

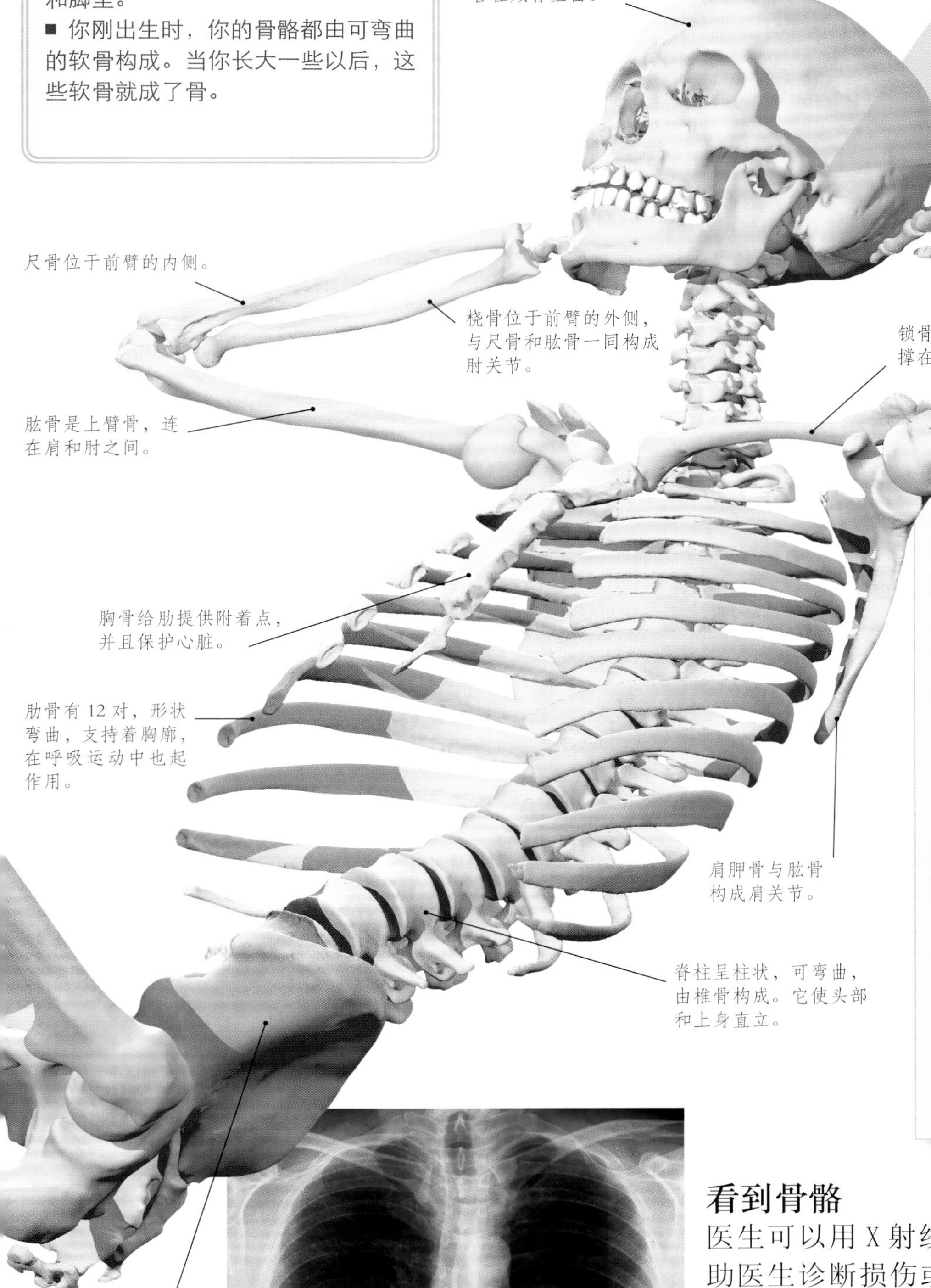
颅骨决定了头部和面部的形态，包围并保护着脑，眼睛及中耳、内耳也包含在颅骨里面。
尺骨位于前臂的内侧。
桡骨位于前臂的外侧，与尺骨和肱骨一同构成肘关节。
锁骨把肩和上肢支撑在身体两侧。
肱骨是上臂骨，连在肩和肘之间。
胸骨给肋提供附着点，并且保护心脏。
肋骨有 12 对，形状弯曲，支持着胸廓，在呼吸运动中也起作用。
肩胛骨与肱骨构成肩关节。
脊柱呈柱状，可弯曲，由椎骨构成。它使头部和上身直立。
髋带骨支持着下腹部的器官，并与股骨构成髋关节。

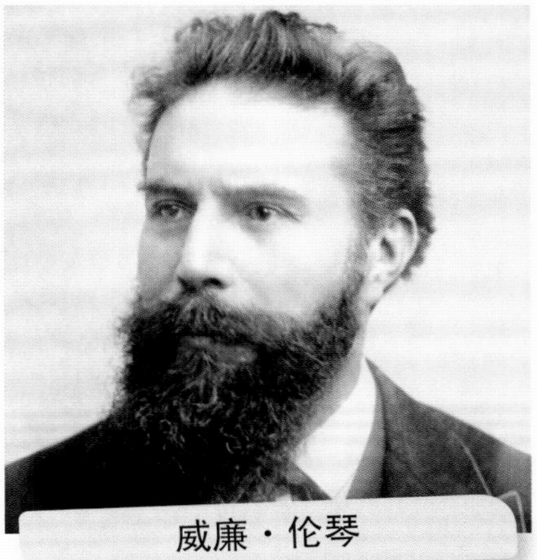

威廉·伦琴

1895 年，德国物理学家威廉·伦琴发现了 X 射线。他发现，当 X 射线穿过身体，投射到照相底片上时，能产生清晰的骨影像。

看到骨骼

医生可以用 X 射线看到身体里的骨骼。X 射线帮助医生诊断损伤或折断的骨。X 射线也能揭示有些骨，如肋，是如何对柔软的器官起包绕和保护作用的。

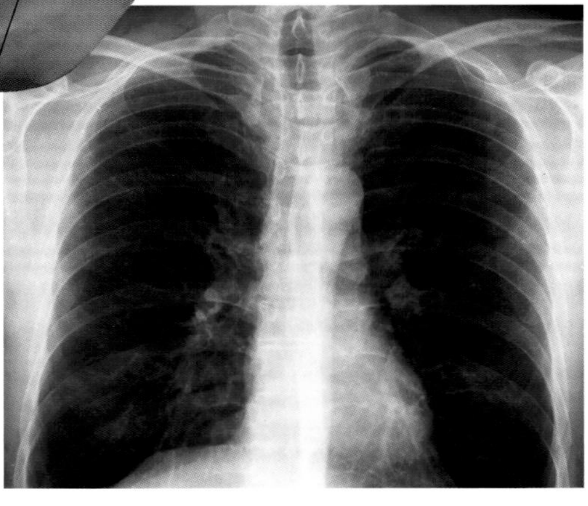

◀ **胸部 X 射线** 这张 X 线片显示了人的健康的肺部（黑色）和心脏（浅蓝色）被肋（浅色的条带状）所包绕。

骨的内部

就如你的心脏和眼睛一样，你的骨也是器官。骨由细胞以及一些物质的混合物组成，这些混合物使骨变得又硬又韧，还有一点弹性。这样的结构使骨坚硬得足以支撑你的身体，但又足够轻，不会把你压垮。

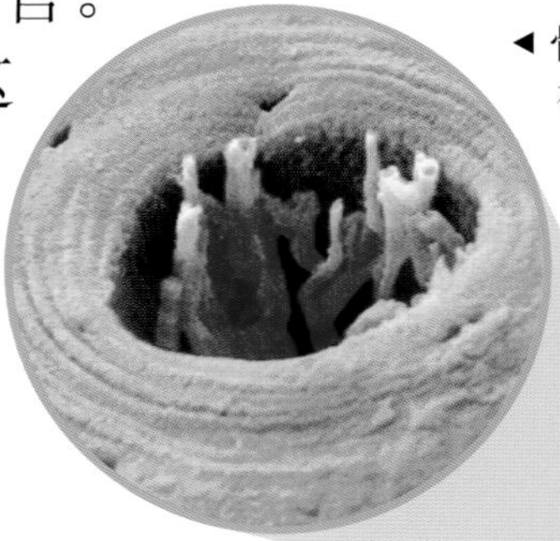

◀ **骨密质** 骨密质的外层由坚硬的骨组织构成，排列成圆柱状，沿骨的长径走行。骨密质的中心有血管（红色）。

关于骨的知识

虽然骨的形状、大小不同，但所有骨的基本结构却是一样的。骨的外层是硬实、坚韧的骨密质，中间布满着质地比较疏松的骨松质。骨里面有许多血管，组成网状，把必需的营养物质提供给骨，使其保持活力。有些骨的中央还有一个空腔，里面充满着胶冻样的物质，称为骨髓。

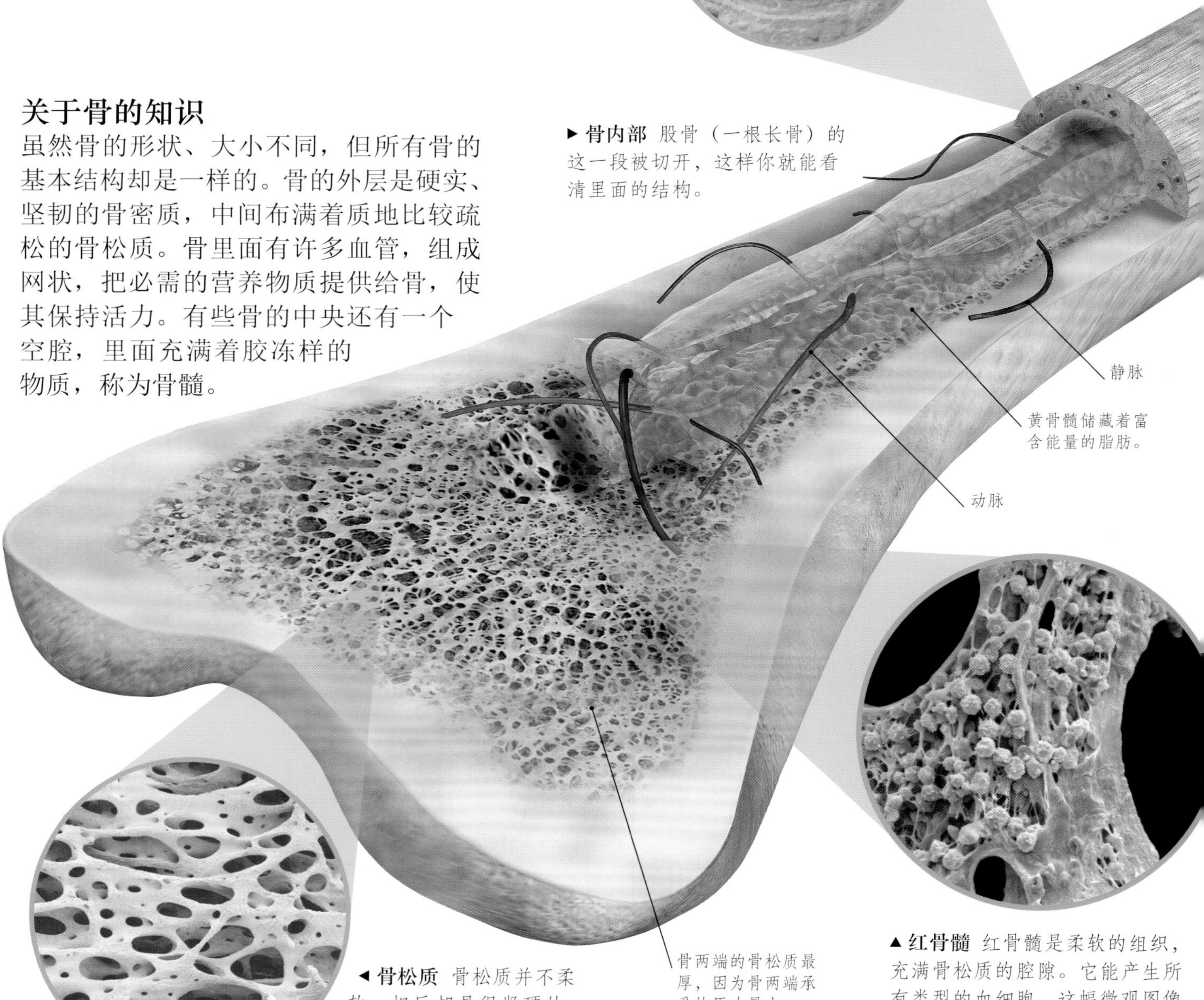
静脉
黄骨髓储藏着富含能量的脂肪。
动脉
骨两端的骨松质最厚，因为骨两端承受的压力最大。

▶ **骨内部** 股骨（一根长骨）的这一段被切开，这样你就能看清里面的结构。

◀ **骨松质** 骨松质并不柔软，相反却是很坚硬的。骨松质的质地比骨密质疏松，这样有助于减轻整块骨的重量。

▲ **红骨髓** 红骨髓是柔软的组织，充满骨松质的腔隙。它能产生所有类型的血细胞。这幅微观图像显示红骨髓里的红细胞（红色）和白细胞（蓝色）。

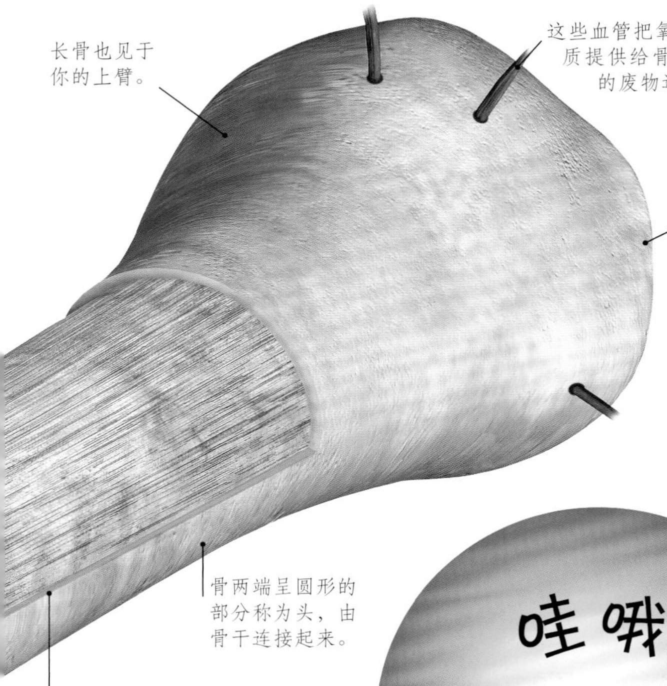
长骨也见于
你的上臂。
这些血管把氧气和营养物
质提供给骨，并把骨里
的废物运走。
骨表面有一层坚韧
的骨膜，起保护作
用，并给肌肉提供
附着点。
骨两端呈圆形的
部分称为头，由
骨干连接起来。
骨组织内含钙质，钙质来自
牛奶、奶酪等食物。

哇哦！

你的红骨髓以每秒钟约 200 万个的速率制造红细胞。

使骨坚硬的内部结构

你的骨比混凝土和钢铁都坚硬得多，也轻得多。如果你的骨骼是由钢构成的，那么它的重量会是现在的 5 倍，那时你就没法走动了。骨里面有许多空腔，微细的骨小梁又组成蜂窝状，这样的结构真是巧妙。这种“设计”被许多人造的结构所模仿。

走近了看：造骨还是破骨？

你的骨在不断破坏，又在不断建造，这样它们才会尽可能地坚硬。在这过程中有两类细胞在起作用：一种是成骨细胞，一种是破骨细胞。

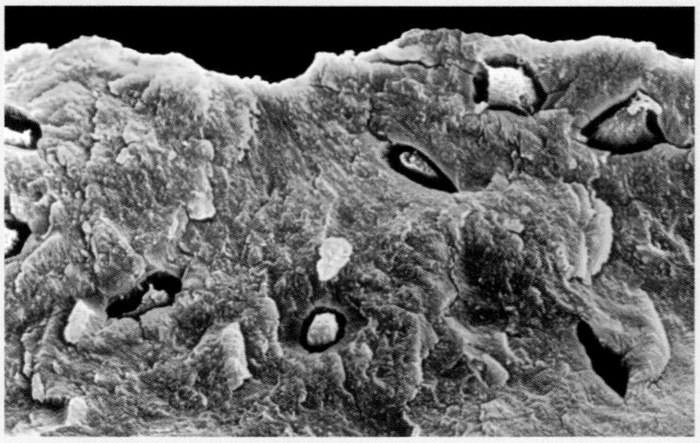

▲ **成骨细胞** 成骨细胞见于骨的表面。图中的成骨细胞被它们刚制造的骨组织（橙色）所包围。

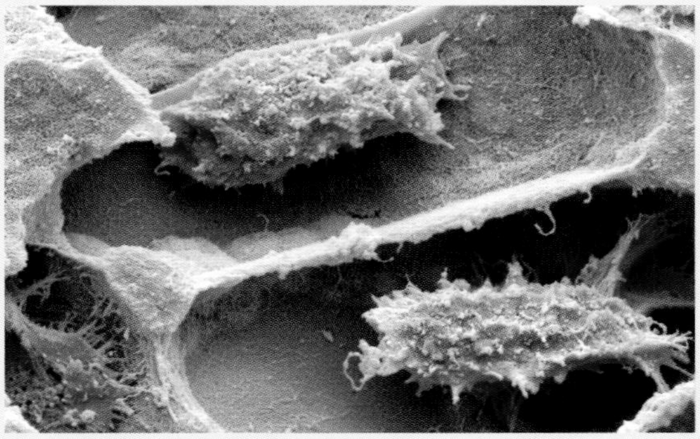

▲ **破骨细胞** 破骨细胞（粉红色）把老旧的骨组织破坏。图中的破骨细胞正忙于吞噬掉周围的组织（奶油色）。

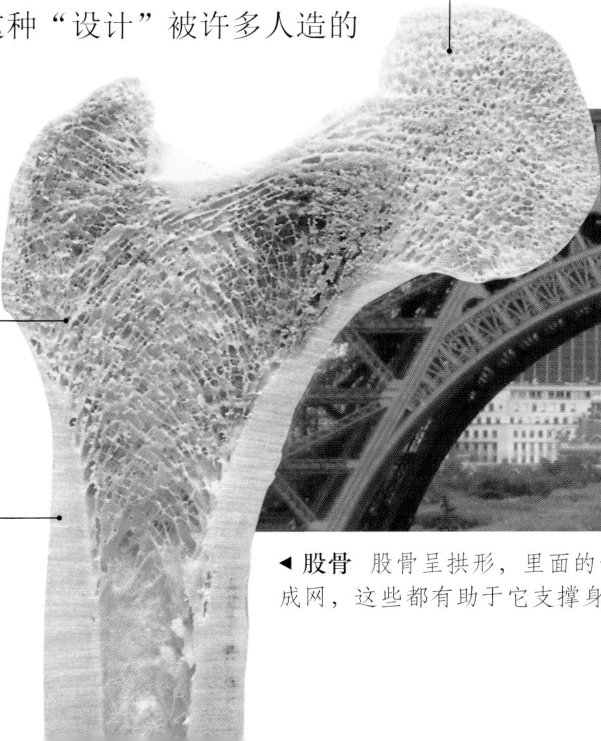

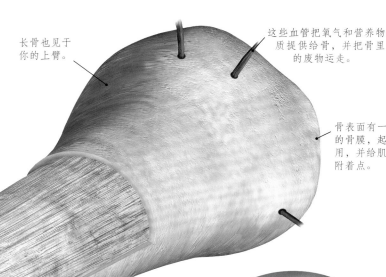
股骨头支撑着
身体的重量。
骨松质里的骨小梁
交叉排列，它们的
排列方式使骨能提
供最大的支撑力。
骨密质既坚韧又致
密，因此在压力下
不易变形。

◀ **股骨** 股骨呈拱形，里面的骨小梁交织成网，这些都有助于它支撑身体的重量。

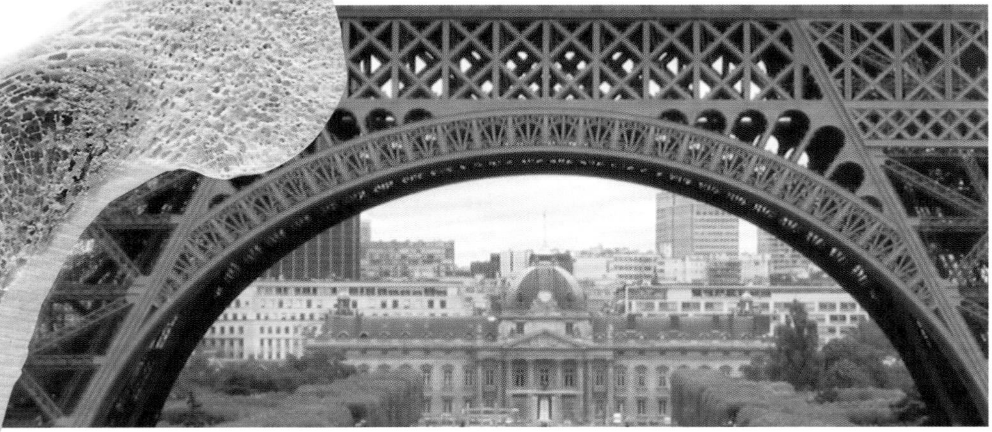

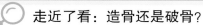

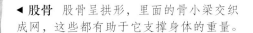

▲ **法国的埃菲尔铁塔** 埃菲尔铁塔基部的拱形结构，在十字交叉排列的金属支柱的帮助下，支撑着铁塔的重量。

有生命的骨骼

你的骨骼可不是无生命的东西。骨里面满是血管、神经和各种细胞，被切割时会出血。骨骼自己能生长，也能修复。小宝宝在妈妈的子宫里开始发育后几个星期，骨骼就出现了。小宝宝出生后，在整个儿童期骨骼仍在生长，直到成年早期。

▼ 在子宫里 胎儿在17周时，骨骼已经生长到一定程度。依靠这些骨骼，还没出生的胎儿就已经能动了。

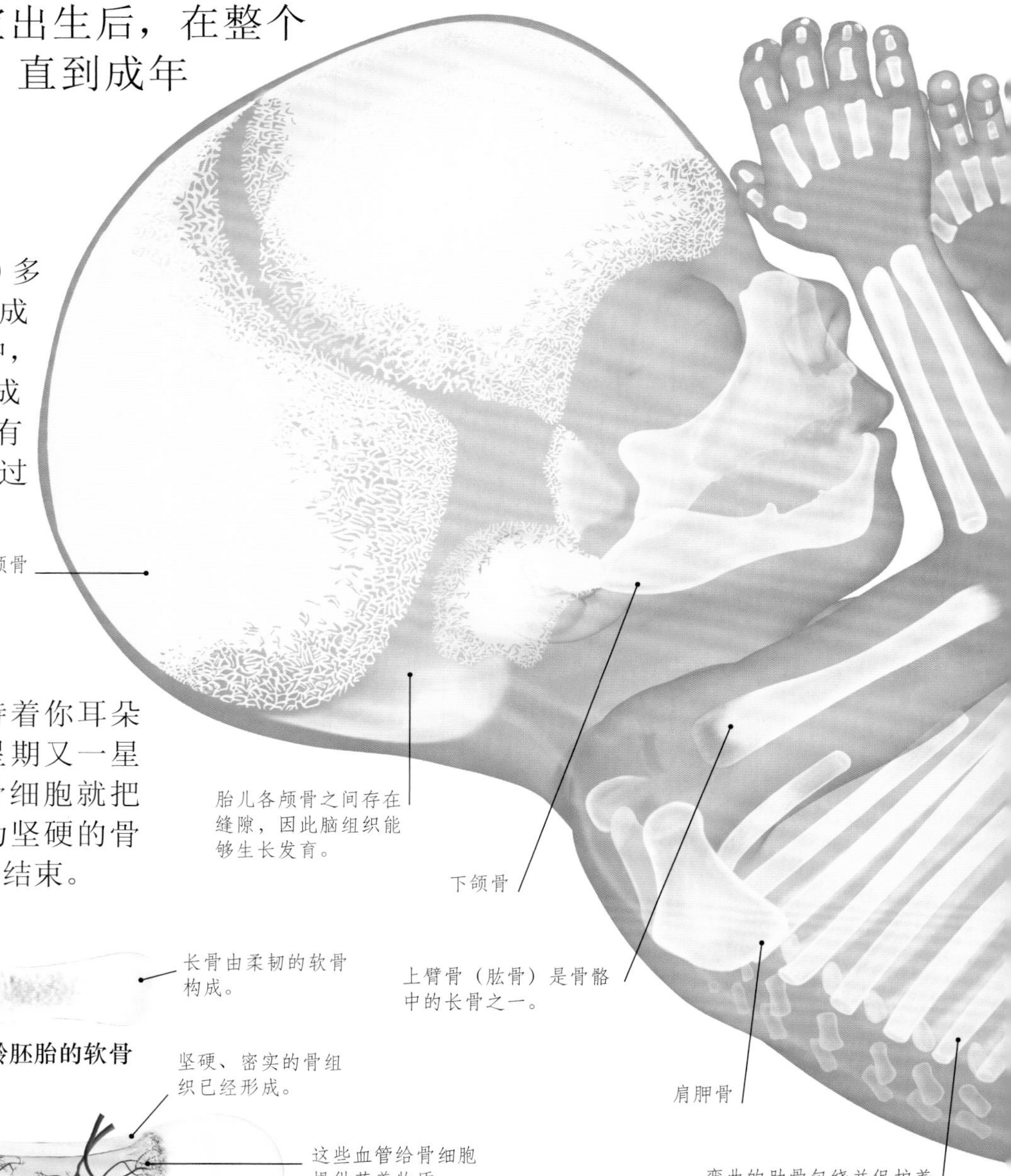

骨
软骨
坚硬、平坦的颅骨用来保护大脑。
胎儿各颅骨之间存在缝隙，因此脑组织能够生长发育。
下颌骨
上臂骨（肱骨）是骨骼中的长骨之一。
肩胛骨
弯曲的肋骨包绕并保护着娇弱的器官，避免它们受到挤压。

早期的骨骼

小宝宝出生时，全身有300多块骨，但这些骨都没有完全成形。在小宝宝生长的过程中，其中一些骨会融合起来，形成比较大的骨。胎儿的颅骨是有弹性的，因此在母亲分娩的过程中能通过产道。

骨骼是怎样生长的？

骨骼刚形成时，主要为像支持着你耳朵那样的柔软的软骨。时间一星期又一星期、一年又一年地过去了，骨细胞就把这些柔软的软骨框架变成更为坚硬的骨了。这个过程最终在20岁左右结束。

▶ 从软骨演变成骨 下面的组图显示长骨的发育过程。

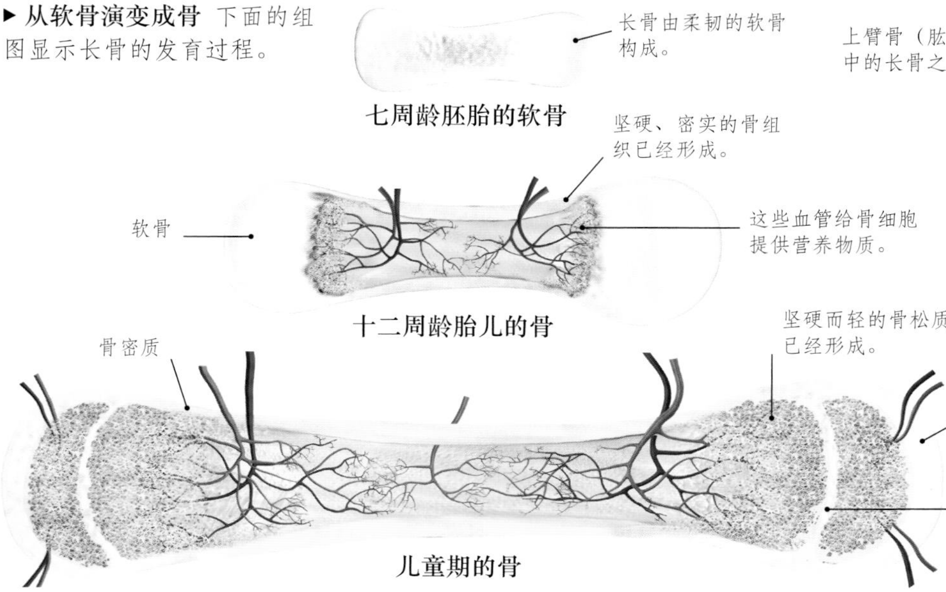

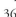

长骨由柔韧的软骨构成。
七周龄胚胎的软骨
坚硬、密实的骨组织已经形成。
软骨
这些血管给骨细胞提供营养物质。
十二周龄胎儿的骨
坚硬而轻的骨松质已经形成。
骨密质
软骨保护着骨的两端。
长骨上有由软骨组成的生长区，可使骨变得更长。
儿童期的骨

骨的愈合

一旦骨受损或折断，愈合过程就开始了。在右面的图中你看到的是一段骨折的长骨。骨折断几小时内，血凝块就已形成，并堵住骨折处的血管，使出血停止。然后，重建过程就开始了。软骨被用作临时的修复组织，并且渐渐被质地更硬的骨细胞所取代。整个愈合过程大约需要12个星期，但支持体重的腿骨折断时修复过程要更长一些。

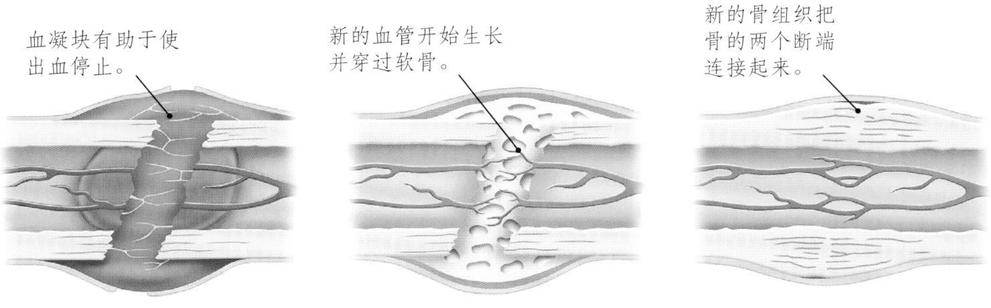
血凝块有助于使出血停止。
新的血管开始生长并穿过软骨。
新的骨组织把骨的两个断端连接起来。

▲**3小时** 几小时内血凝块就在骨的两个断端之间形成。

▲**3个星期** 软骨取代了血凝块，充填了骨的两个断端之间的空隙。

▲**3个月** 骨质取代了软骨，于是骨的断裂处就得到了修复。

在你的一生中，你身体里的骨都在重建。

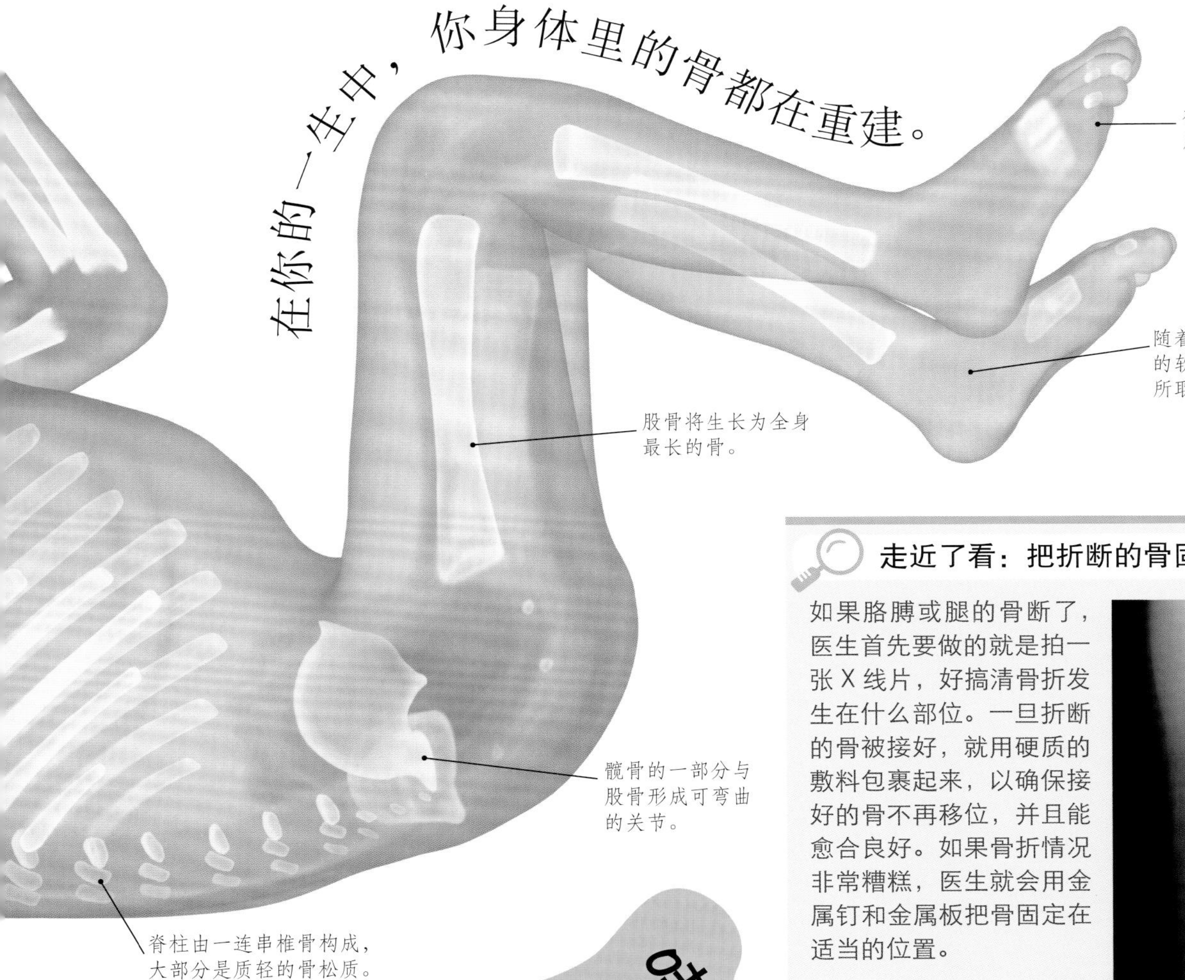
在母亲的子宫里，软骨构成胎儿骨骼的很多部分。
随着小宝宝的不断成长，这里的软骨就被小的多段的短状骨所取代。
股骨将生长为全身最长的骨。
髋骨的一部分与股骨形成可弯曲的关节。
脊柱由一连串椎骨构成，大部分是质轻的骨松质。

哇哦！

骨折最常见的部位是手指、手腕和上肢。

走近了看：把折断的骨固定起来

如果胳膊或腿的骨断了，医生首先要做的就是拍一张X线片，好搞清骨折发生在什么部位。一旦折断的骨被接好，就用硬质的敷料包裹起来，以确保接好的骨不再移位，并且能愈合良好。如果骨折情况非常糟糕，医生就会用金属钉和金属板把骨固定在适当的位置。

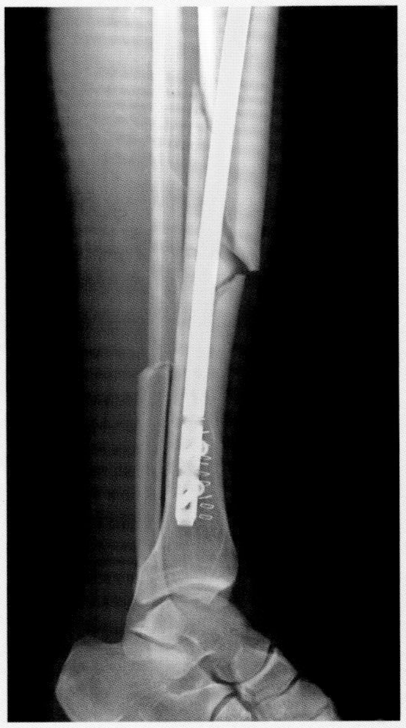

▶**打了金属钉的骨**
这张X线片显示，折断的小腿骨被几枚小金属钉和一块金属板（黄色）固定起来。

能活动的关节

在你的骨骼中，每当两块骨相遇时，它们就形成关节。有一些关节是固定、僵硬的。但是，大部分关节是能够自由活动的，它们赋予骨骼令人难以置信的灵活性，让你能够完成跑、写以及许多其他活动。关节也把你的骨连接在一起，从而使你的骨骼具有稳定性。

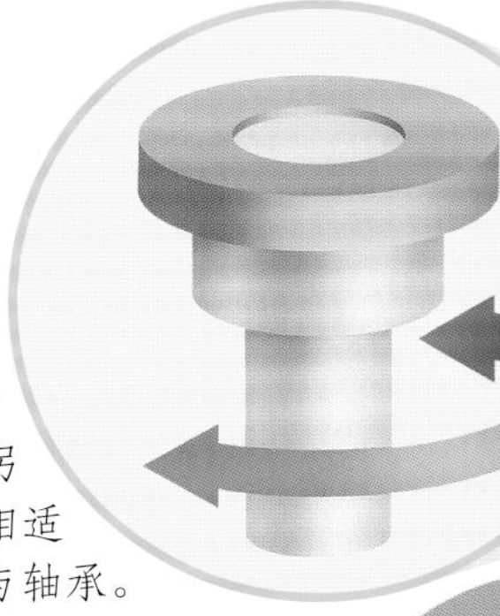

▶ **车轴关节** 车轴关节中，一块骨的圆形末端，与另一块骨的关节窝相适合，就好像车轴与轴承。这种关节见于颈部上端的寰枢关节，该关节使你的头能旋转。

柔韧的关节

你身体里有六类能自由活动的关节（滑膜关节）。每个类型的关节都有自己的活动范围，这取决于关节里骨之间的关系。例如，你的髋关节是球窝关节，它允许你的腿向几乎所有方向活动，而你的肘关节是屈戌关节，它只允许你的手臂向一个方向活动。

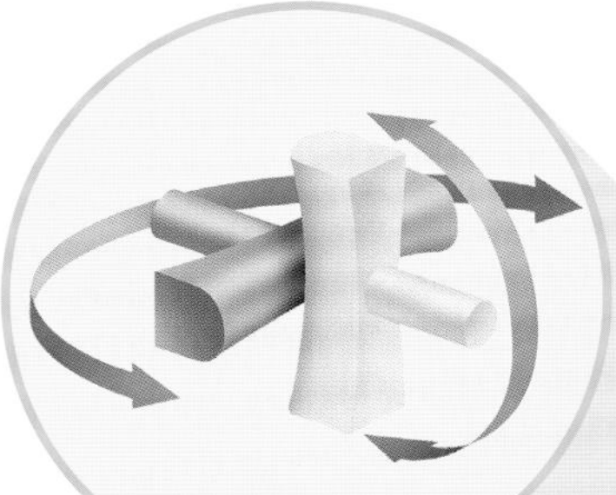

▲ **鞍状关节** 你身体里唯一一个鞍状关节就是拇指关节，位于拇指根处，可做两个方向的运动：屈、伸和内收、外展。这使你的拇指比其他手指更加灵活。

关节是怎样工作的?

下图是一个滑膜关节的内面观。关节由坚韧的纤维质的关节囊紧紧连接在一起。参与构成关节的骨端覆盖着一种有弹性的、橡胶样的组织，称为软骨。骨端之间隔以滑液，滑液的功能是帮助润滑关节。这些结构共同使关节得以平滑地移动。

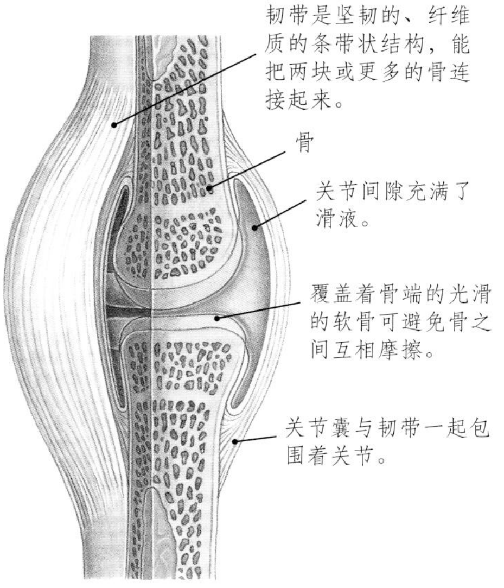
韧带是坚韧的、纤维质的条带状结构，能把两块或更多的骨连接起来。
骨
关节间隙充满了滑液。
覆盖着骨端的光滑的软骨可避免骨之间互相摩擦。
关节囊与韧带一起包围着关节。

哇哦!

人体里大约有 400 个关节。250 个以上的关节是能自由移动的滑膜关节。

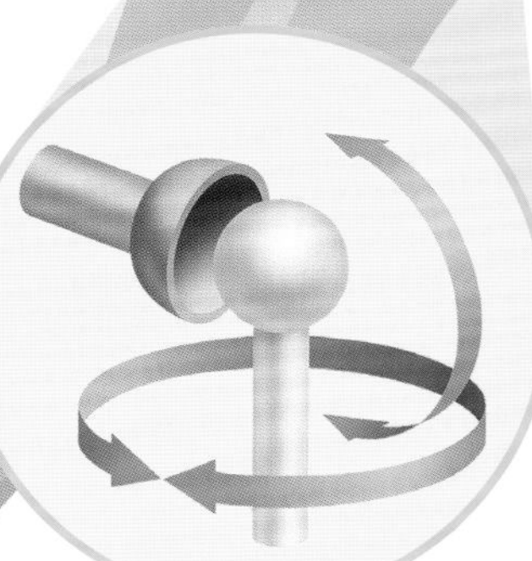

▲ **球窝关节** 关节头是球形的，关节窝很浅，呈杯形。可做多方向运动，如髋关节、肩关节，因此你的臂和腿能向大部分方向做摆动动作。

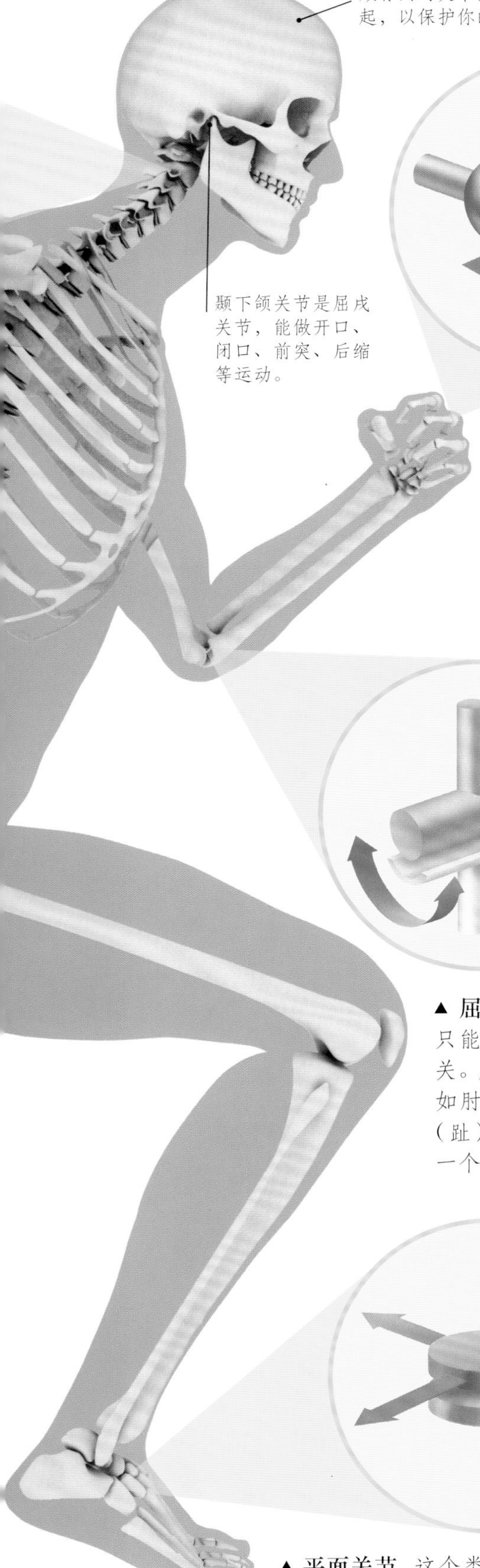
颅骨间的关节融合在一起，以保护你的脑。
颞下颌关节是屈戌关节，能做开口、闭口、前突、后缩等运动。

▲ **椭圆关节** 关节头为椭圆球面，穹顶状，关节窝为椭圆形凹面。椭圆关节能沿着水平冠状轴（长轴）做屈伸运动，又可沿水平矢状轴（短轴）做收展运动，如桡腕关节。

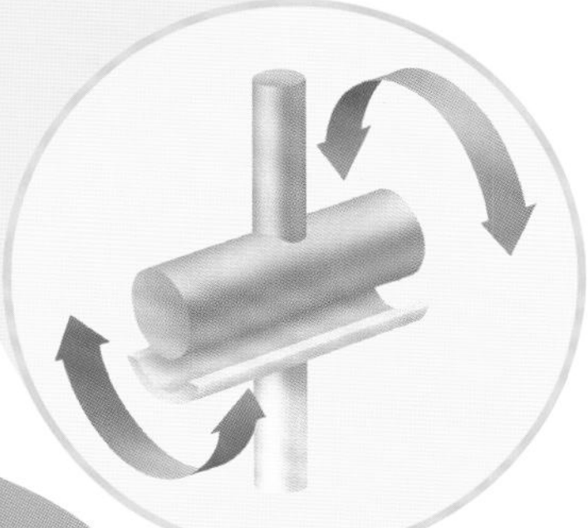

▲ **屈戌关节** 门的合页只能让门向一个方向开关。屈戌关节也是这样，如肘关节、膝关节、指（趾）间关节，只能向一个方向做屈伸运动。

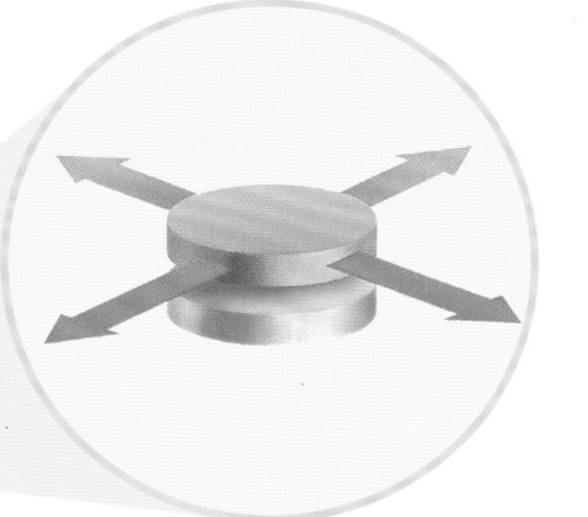

▲ **平面关节** 这个类型的关节只允许你做小幅度的运动。两个扁平的骨端紧密契合，就组成平面关节，如腕骨和跖骨间的关节。

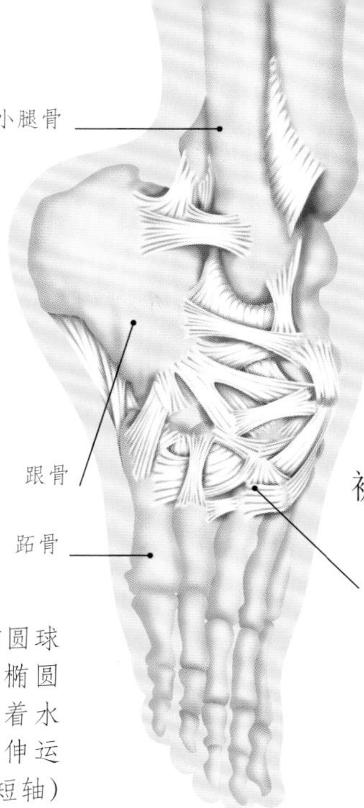
小腿骨
跟骨
跖骨
10 多条韧带附着在你的踝关节、跟骨和跖骨上，既提供支持，也提供稳定。

紧紧地团在一起

许多关节，如足骨和腿骨间的关节，由坚韧的纤维组织条带——韧带牢牢地团在一起。这些韧带既允许各关节活动，又能预防各块骨被拉开。

超级柔韧

人们常说身体极为柔韧的人具有双重关节。其实他们的关节数量并不比平常人多，只是他们的韧带弹性更强，使他们的关节更加柔韧。特别是体操运动员，他们关节的柔韧性异乎寻常，但是为了保持这种柔韧性，他们必须经常训练。

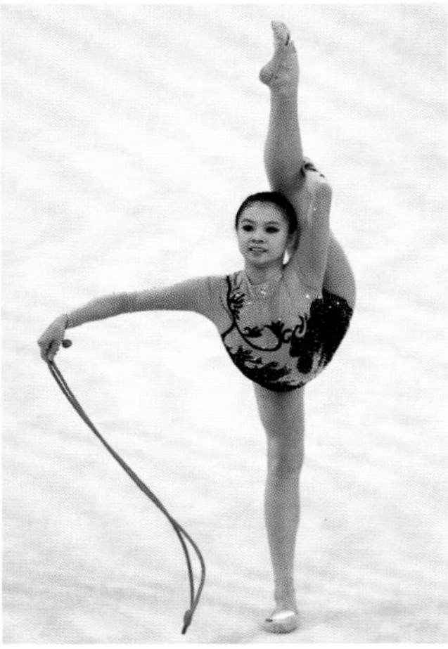

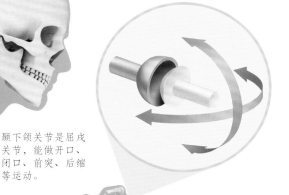

走近了看：关节脱位

有时，突然的碰撞和打击会使骨离开正常的位置，这时我们就说骨之间的关节脱位了。医生通过用外力使骨移回正确的位置来治疗脱位。

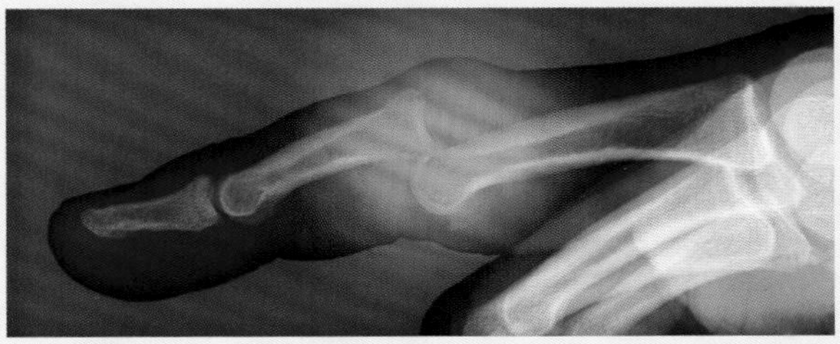

▲ **脱位的指间关节** 这幅 X 线片显示两根指骨在指间关节处被拉开。

坚硬的头部

你的头颅是骨骼中结构最复杂的部分。它由 23 块骨构成，但只有下颌骨能活动。其他的颅骨都紧密地结合在一起，形成一个超级牢固的容器，保护着你的脑组织和主要的感觉器官。它也形成你面部的基础，决定着你长什么样。

哇哦！

你下颌里有一块舌骨，它是你身体里唯一一块不与其他骨相连的骨。它的功能是给舌头提供一个运动的平台。

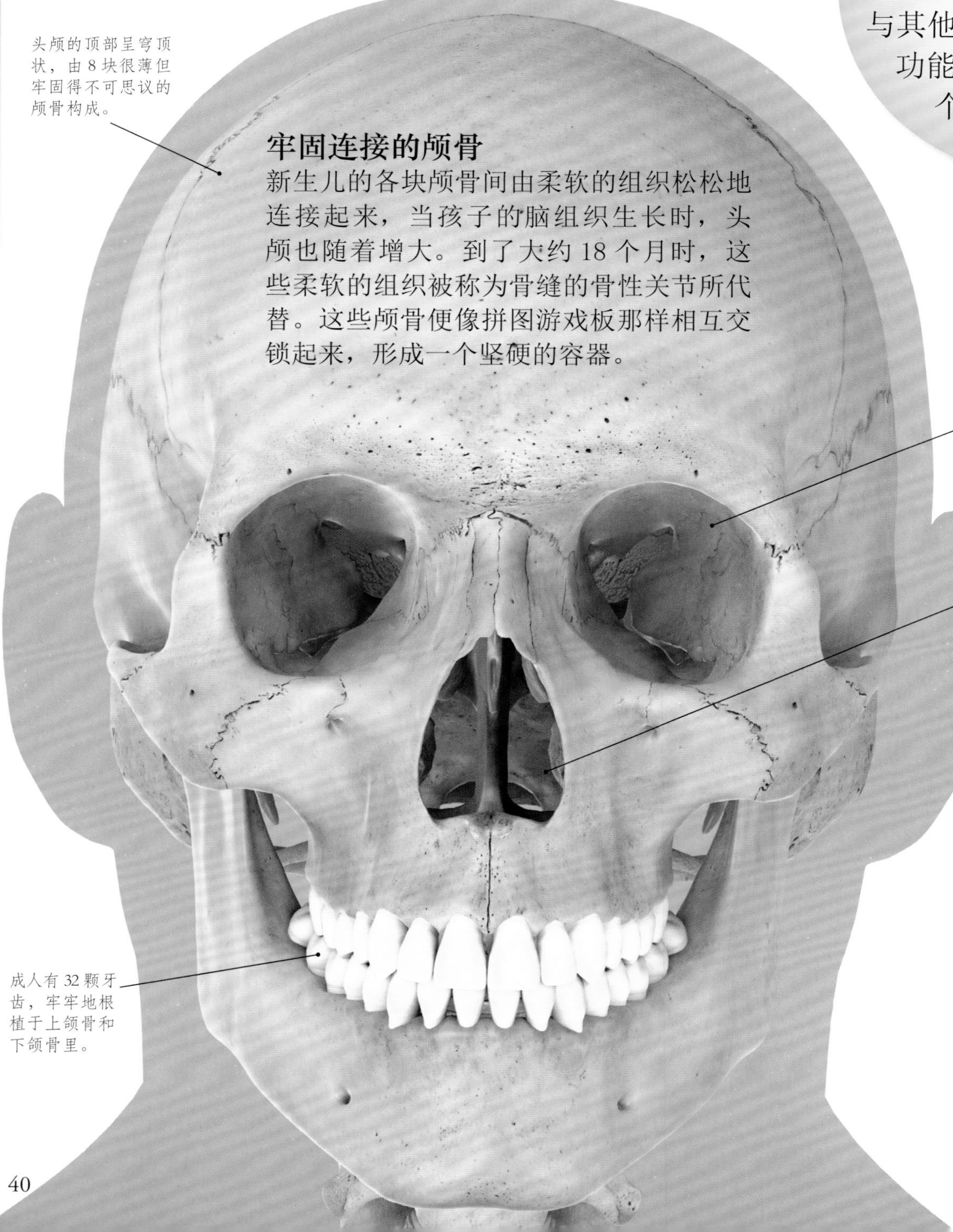

头颅的顶部呈穹顶状，由 8 块很薄但牢固得不可思议的颅骨构成。

牢固连接的颅骨

新生儿的各块颅骨间由柔软的组织松松地连接起来，当孩子的脑组织生长时，头颅也随着增大。到了大约 18 个月时，这些柔软的组织被称为骨缝的骨性关节所代替。这些颅骨便像拼图游戏板那样相互交锁起来，形成一个坚硬的容器。

眼窝是一个球形的洞，后侧有一个孔，视神经从这里穿过。视神经把来自眼睛的信息送到你的大脑中。

头颅前侧有一个三角形的孔洞，通向位于鼻子后方的气道，称为鼻腔。

成人有 32 颗牙齿，牢牢地根植于上颌骨和下颌骨里。

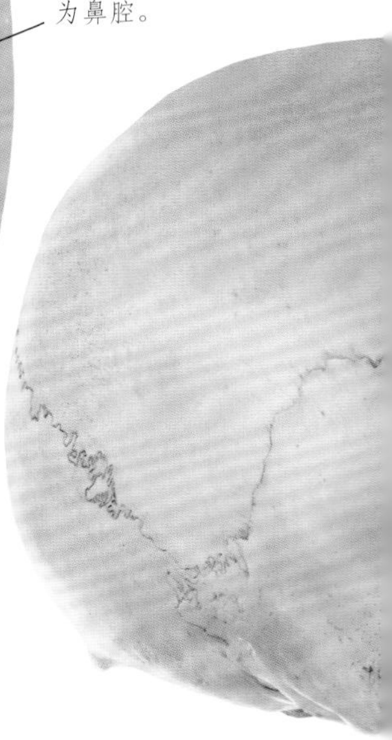

▲ **侧面观** 从头颅的侧面看过去，大部分颅骨之间连接处的骨缝都可以看得很清楚。

头颅

如果你把头颅中的各块骨都拆分开来，你就会发现：大部分形状较大的骨是脑颅骨，它们围成一个骨质容器（颅腔），围绕并保护着你的大脑。其他的骨称为面颅骨，牙齿就长在面颅骨上。你面部的肌肉也附着在面颅骨上，依靠这些面肌，你的面部才能有丰富的表情。

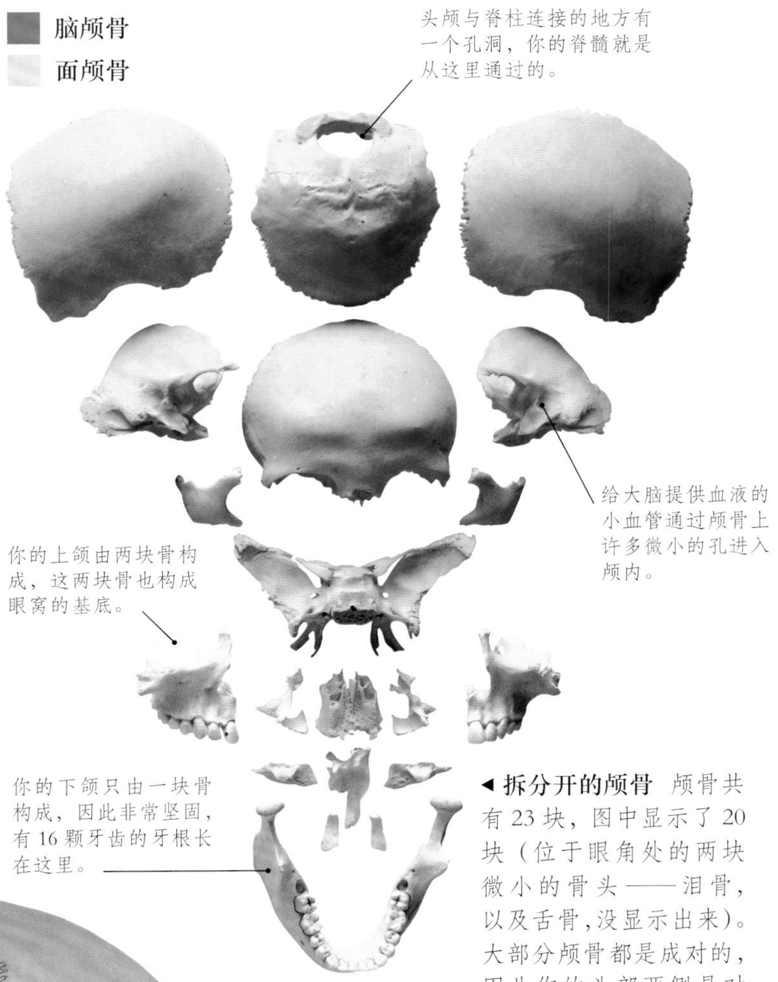

脑颅骨
面颅骨
头颅与脊柱连接的地方有一个孔洞，你的脊髓就是从这里通过的。
给大脑提供血液的小血管通过颅骨上许多微小的孔进入颅内。
你的上颌由两块骨构成，这两块骨也构成眼窝的基底。
你的下颌只由一块骨构成，因此非常坚固，有16颗牙齿的牙根长在这里。

◀ **拆分开的颅骨** 颅骨共有23块，图中显示了20块（位于眼角处的两块微小的骨头——泪骨，以及舌骨，没显示出来）。大部分颅骨都是成对的，因此你的头部两侧是对称的。

双重保护

脑是你身体的控制中心。它具有双重的保护以避免损伤。首先，头颅是圆形的，因此特别坚固，就像摩托车手戴的防撞头盔。其次，在头颅里还有一层能吸收冲击力的软垫。

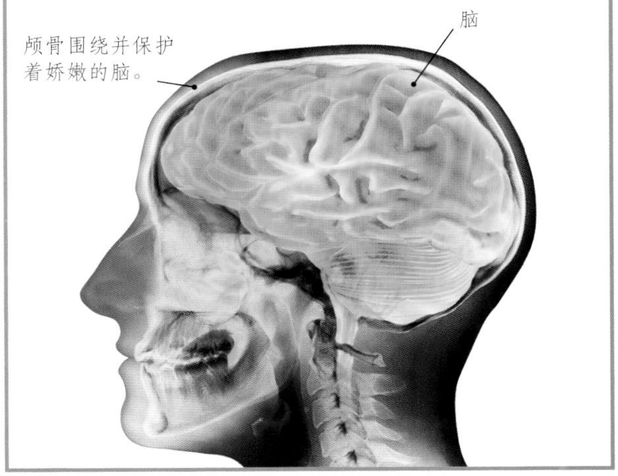

颅骨围绕并保护着娇嫩的脑。
脑

支持鼻子的组织

你鼻子的大部分结构不是靠骨支持的，而是靠柔韧、可弯曲的软骨。支持你耳朵的物质也是同样的纤维软骨，所以你的耳朵能任意弯曲。软骨也在你的关节里形成有弹性的垫状结构，来防止两根骨的末端互相摩擦。

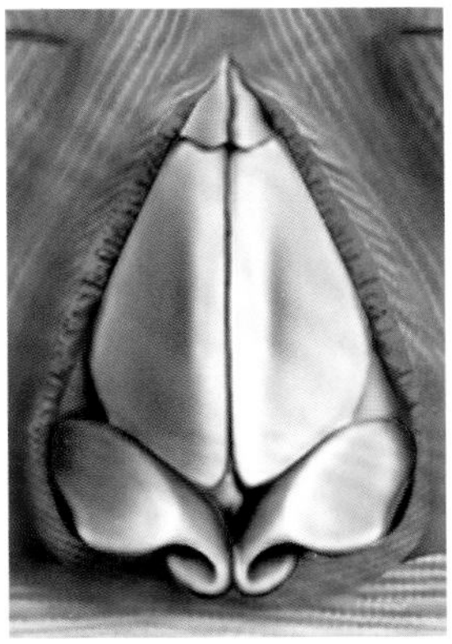

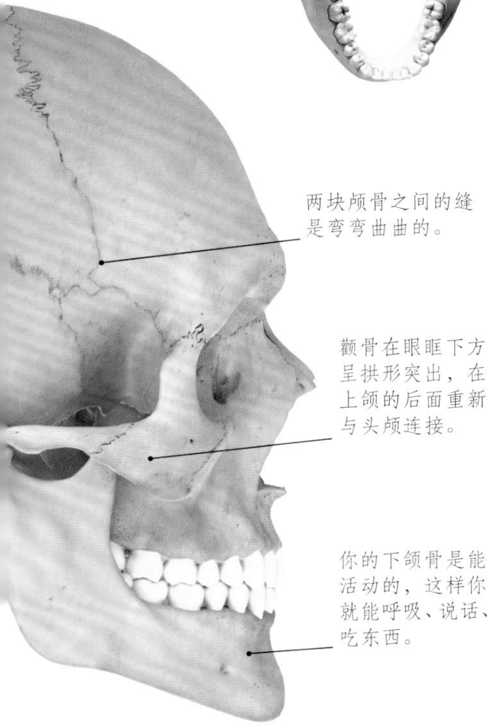

两块颅骨之间的缝是弯弯曲曲的。
颧骨在眼眶下方呈拱形突出，在上颌的后面重新与头颅连接。
你的下颌骨是能活动的，这样你就能呼吸、说话、吃东西。

减轻头颅重量的结构

你鼻子周围的一些颅骨里面含有充满空气的腔洞，称为鼻旁窦。这些腔洞有助于减轻头颅的重量，也可以用作共鸣箱，使你的声音具有独特的音色。鼻旁窦通过一些微小的开口与你的鼻腔相通，如果你患了重感冒，这些开口会被堵塞。

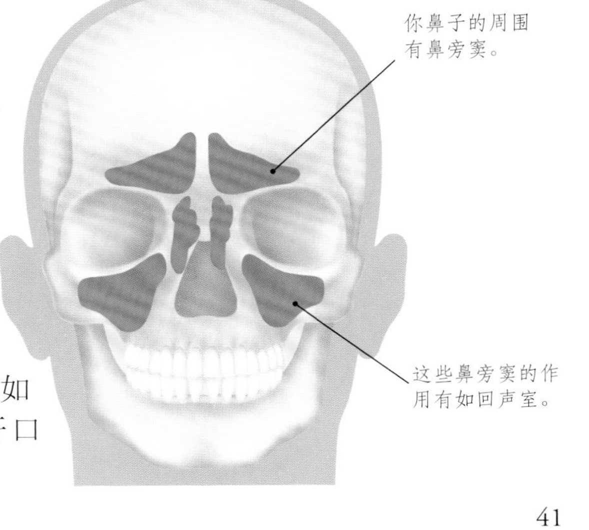

你鼻子的周围有鼻旁窦。
这些鼻旁窦的作用有如回声室。

可弯曲的脊柱

一个像长链的骨骼群从你的头颅向下排列，直到你的髋部，它们就构成你的脊柱。这个由骨骼群构成的柱状结构非常坚固，使你的头和身体能直立起来，但同时你的颈部和腰背部也能扭转和弯曲。脊柱还能保护你娇嫩的脊髓——这是一根很粗的神经纤维束，它在你的脑与身体其他部分之间来回传递信息。

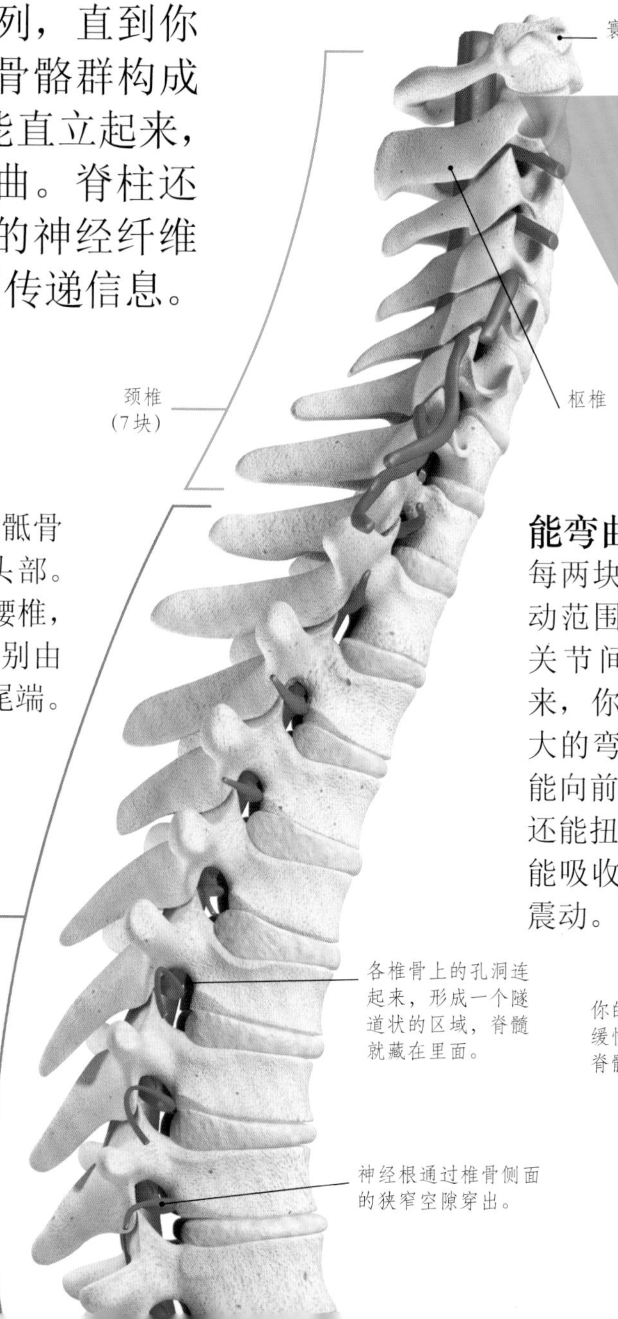

寰椎
枢椎
颈椎
（7块）
胸椎
（12块）
各椎骨上的孔洞连起来，形成一个隧道状的区域，脊髓就藏在里面。
神经根通过椎骨侧面的狭窄空隙穿出。

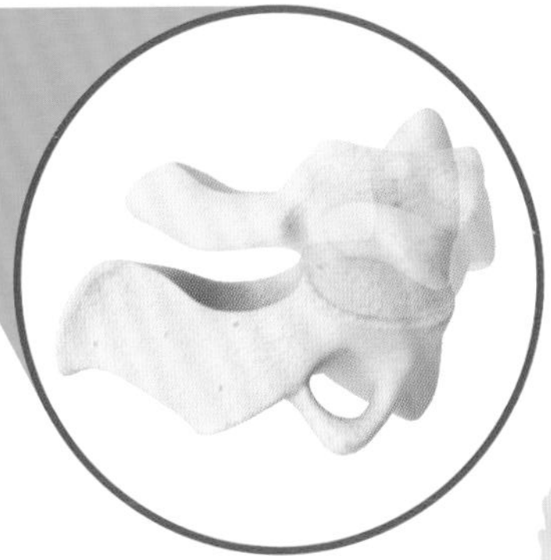

▼ **寰椎和枢椎** 寰椎是位置最靠上的椎骨，有了它你才能点头。枢椎在寰椎的下面，寰椎能在枢椎上旋转，这样你的头才能向左右转动。

椎骨

你的脊柱呈 S 形，由 24 块呈环状的椎骨、1 块骶骨和 1 块尾骨构成。颈椎有 7 块，支持着你的头部。胸椎有 12 块，与你的肋骨相连。你的腰部有 5 块腰椎，支持着你上体的大部分重量。骶骨和尾骨，分别由一组形状较小的椎骨融合而成，构成你脊柱的尾端。

能弯曲的脊柱

每两块椎骨之间的关节，运动范围都极为有限。但把各关节间的有限运动叠加起来，你的脊柱就能做范围很大的弯曲动作了。你的脊柱能向前弯，向后弯，向侧弯，还能扭转。脊柱是有弹性的，能吸收你身体活动时产生的震动。

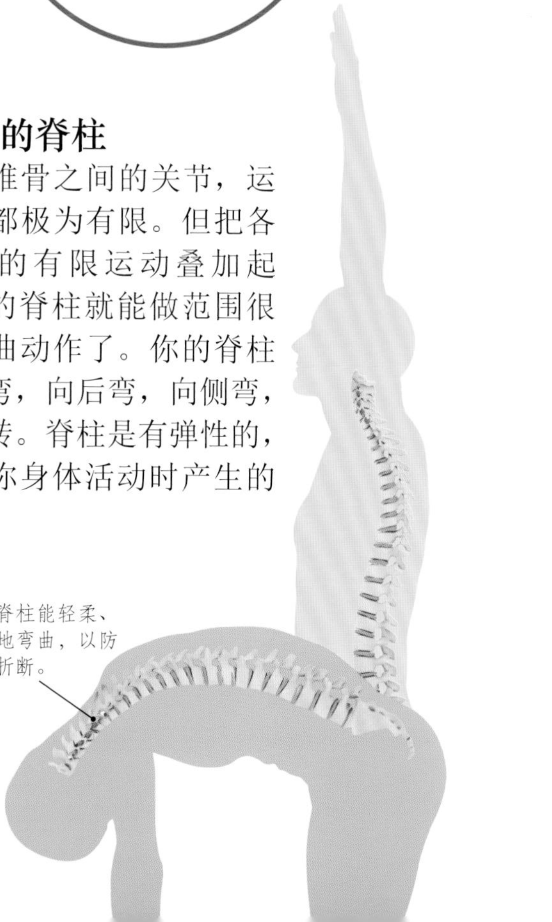

你的脊柱能轻柔、缓慢地弯曲，以防脊髓折断。

哇哦！

你的颈椎数量与长颈鹿的相同，不同之处只在于长颈鹿的每一块颈椎都比你的长得多。

▶ **腰椎** 腰椎非常牢固，具有一个很大的环形区域，有助于支撑从你上身压下来的重量。

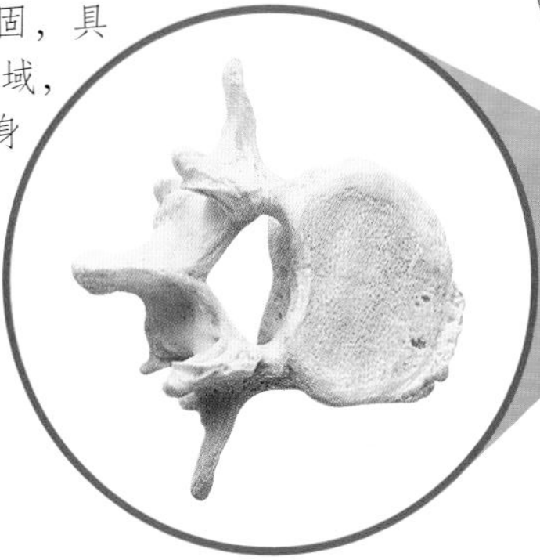

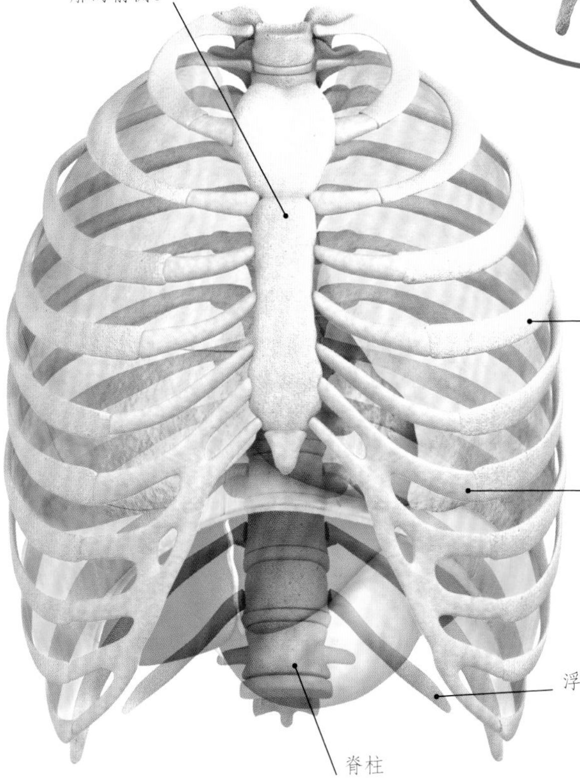
胸骨位于胸廓的前侧。
肋骨从脊柱向前弯曲。
每根肋骨都通过可弯曲的肋软骨与胸骨相连。
浮肋不与胸骨相连。
脊柱

娇嫩器官的保护者

你的脊柱给胸廓提供了一个牢靠的固定场所。胸廓形似一个笼子，由 12 对弯曲的肋（由肋骨和肋软骨组成）组成，每根肋都附着在脊柱上。胸廓有助于保护你的娇嫩器官，如心脏、肺和肝。

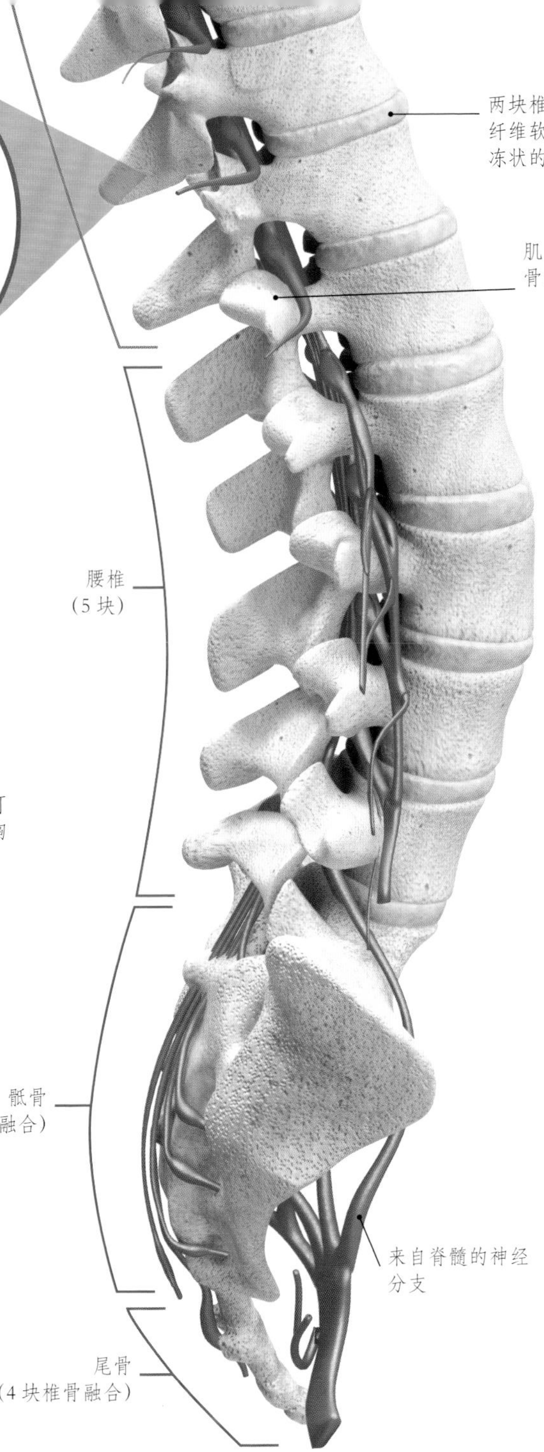
两块椎骨间的椎间盘，由纤维软骨构成，中心有胶冻状的物质。
肌肉和韧带附着于椎骨的背侧。
腰椎
（5 块）
骶骨
（5 块椎骨融合）
尾骨
（4 块椎骨融合）
来自脊髓的神经分支

能吸收震动的结构

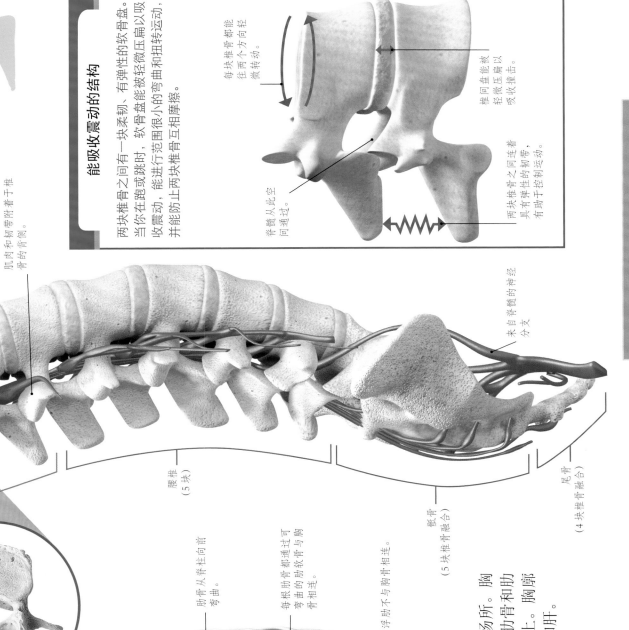

两块椎骨之间有一块柔韧、有弹性的软骨盘。当你在跑或跳时，软骨盘能被轻微压扁以吸收震动，能进行范围很小的弯曲和扭转运动，并能防止两块椎骨互相摩擦。

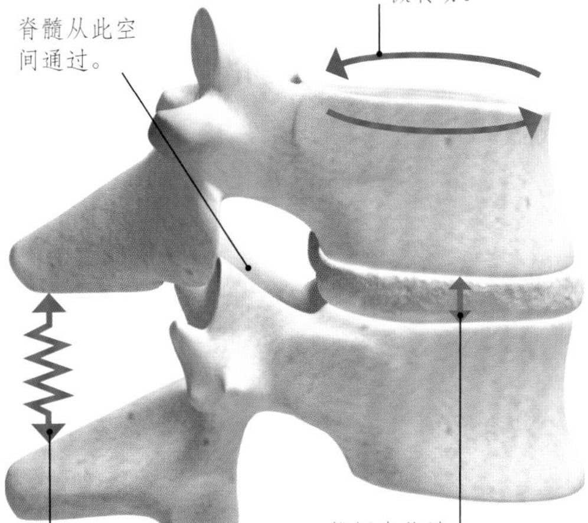
每块椎骨都能往两个方向轻微转动。
脊髓从此空间通过。
两块椎骨之间连着具有弹性的韧带，有助于控制运动。
椎间盘能被轻微压扁以吸收撞击。

超级柔韧

柔术家是指那些关节异常柔韧的人，他们能把身体扭成难以置信的形状。人们常描述他们具有双重关节，但事实上，他们的关节数量与其他人并没有不同。他们只是从小就刻苦训练，使关节的柔韧性增大。

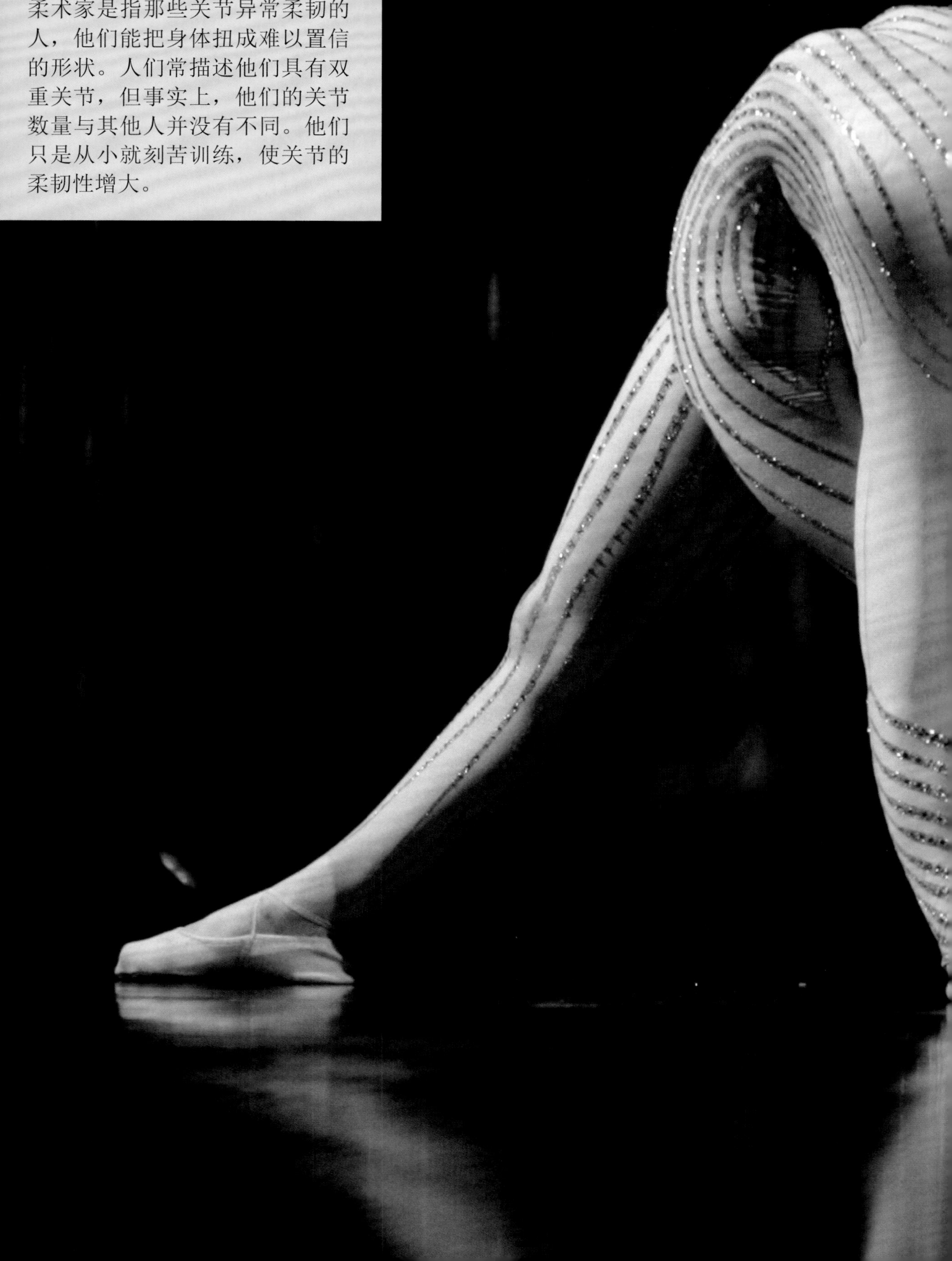

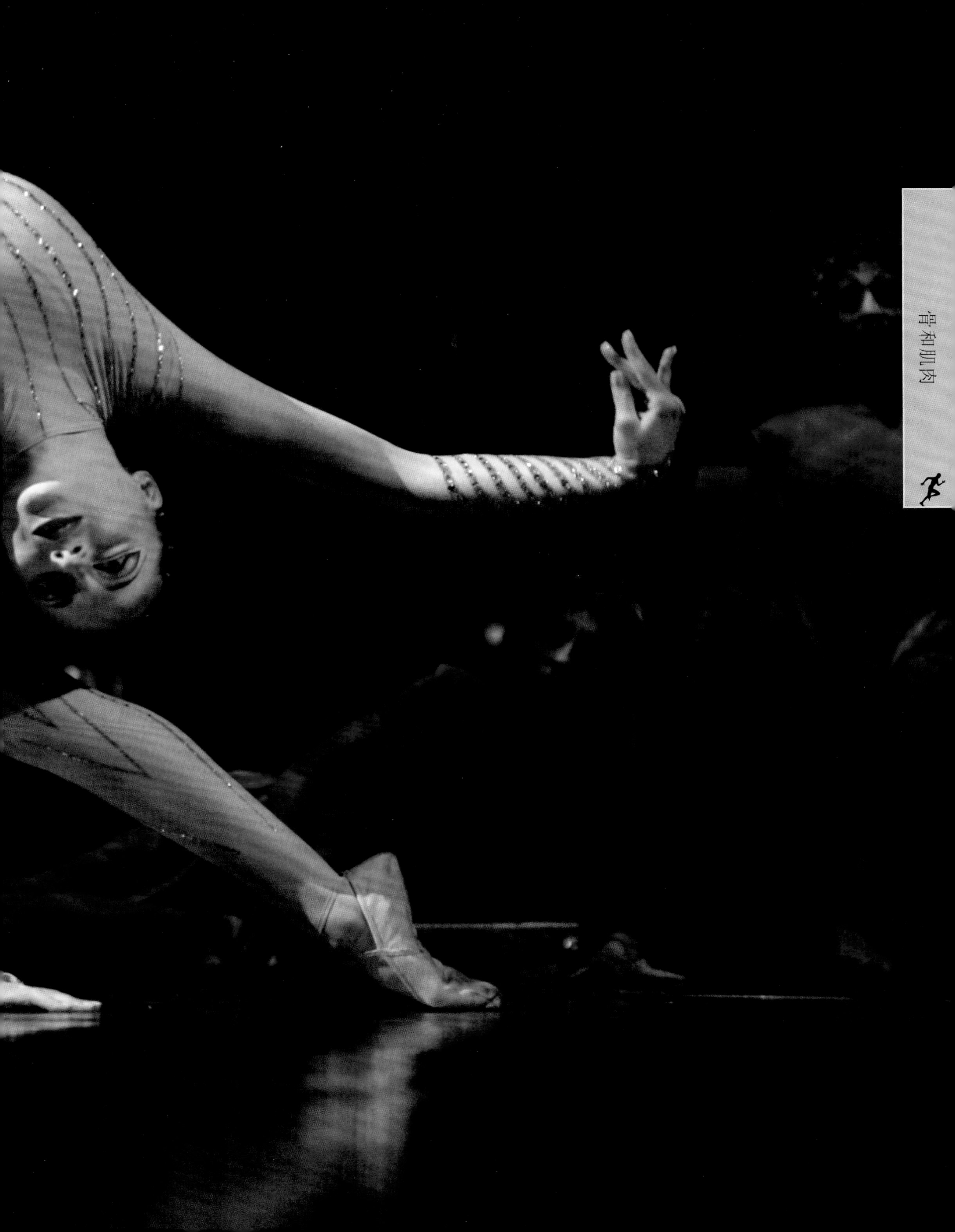

肌肉机器

你之所以能动，是因为你有肌肉——一种肉质的“机器”，能把能量转化为动作，使你的骨骼移动位置。有些肌肉是受你的意识控制的，比如当你决定用手来翻开这本书时，手上的肌肉是听你的意识指挥的。可是，还有许多肌肉不受你意识的控制，它们使你的身体充满生机，保持健康，不会倒下。

肌肉的类型

你的身体里有3种类型的肌肉。下图是这些肌肉的显微图像。骨骼肌用来使你的臂膀和腿运动；心肌用来使心脏搏动；平滑肌用来使食物通过消化道等。

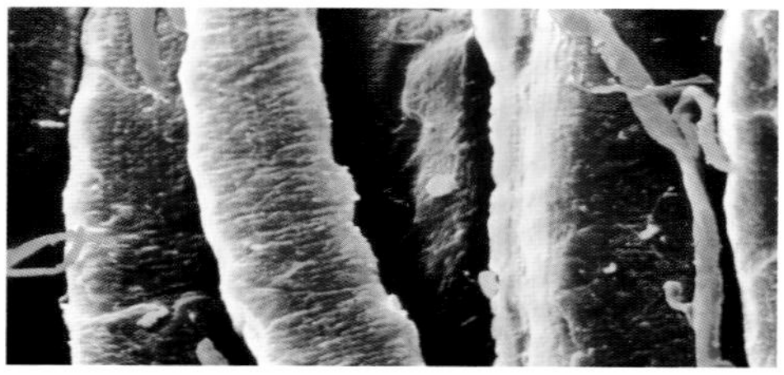

▲ **骨骼肌** 由一束束带横纹的肌纤维组成。骨骼肌收缩变短，就拉动了骨骼。

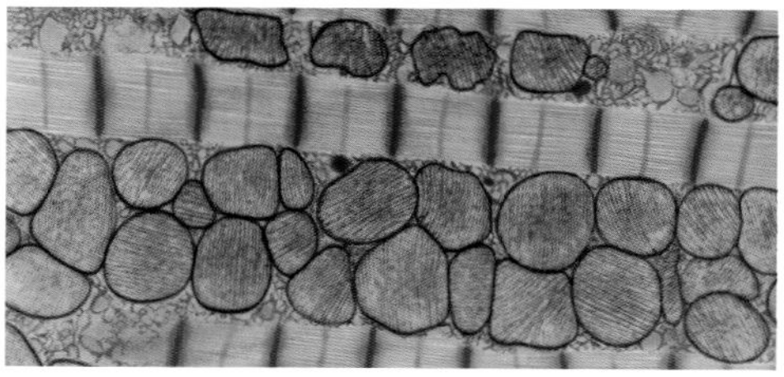

▲ **心肌** 这是一种很特别的肌肉，它们从不停歇，因为在你一生中的每一天，心肌都要收缩，从而使你的心脏搏动。

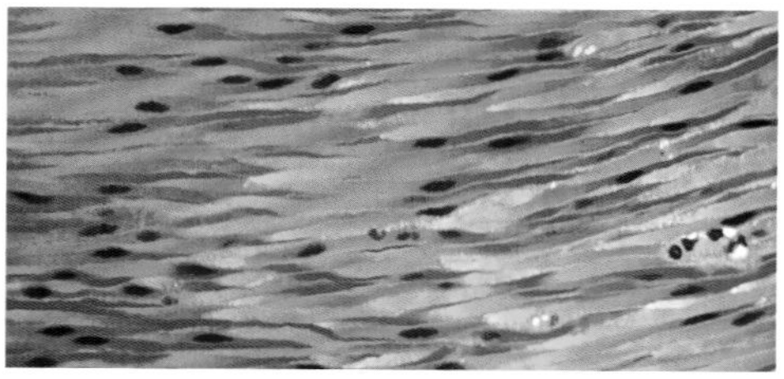

▲ **平滑肌** 由许多细长的细胞组成，这些细胞常常互相连接成片。平滑肌构成你体内许多器官，如胃的一部分。

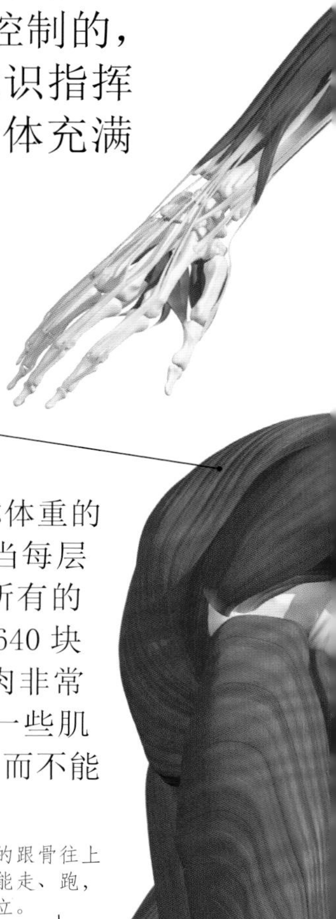
这是你身体里体积最大的肌肉。它收缩时，你的大腿就在髋关节处伸直。

令人惊奇的肌肉

覆盖在你的骨骼上的肌肉几乎占到你体重的一半。它们可以形成好多层或组，当每层或每组肌肉一起收缩时，你身体里所有的部分都能被拉动。你身体里大约有 640 块肌肉受你的意识控制。其中有些肌肉非常强壮，比如大腿上部的肌肉，但另一些肌肉生来就只能进行极为精细的动作，而不能进行强有力的动作。

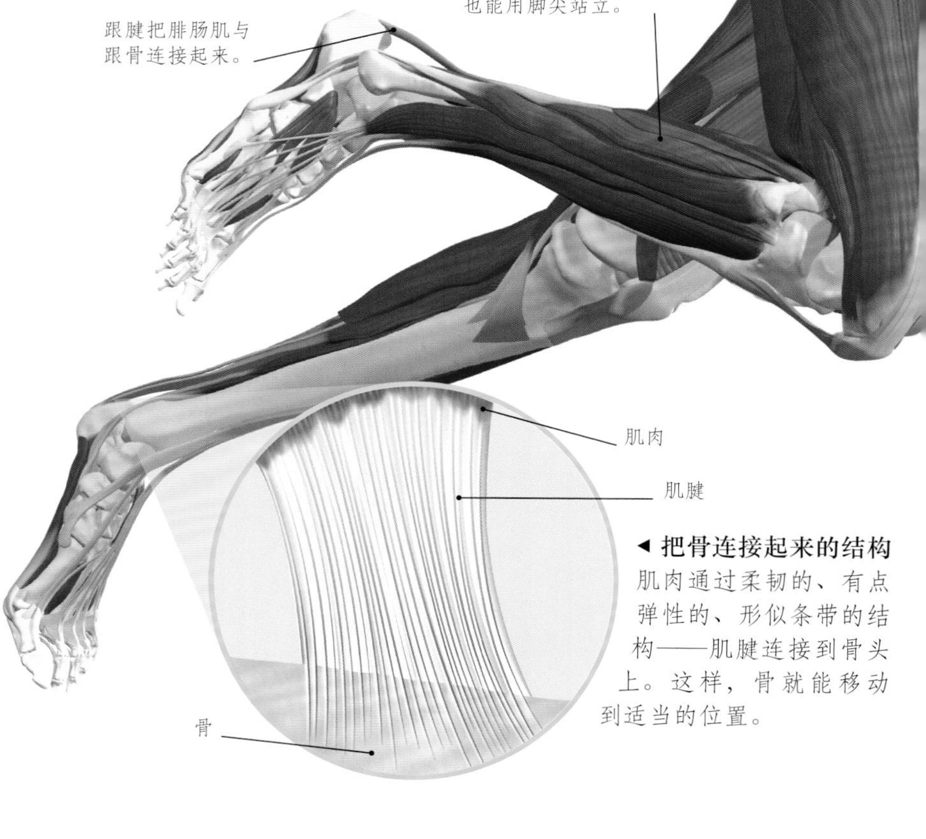
腓肠肌能把你的跟骨往上拉，这样你就能走、跑，也能用脚尖站立。
跟腱把腓肠肌与跟骨连接起来。
肌肉
肌腱
骨

◀ **把骨连接起来的结构** 肌肉通过柔韧的、有点弹性的、形似条带的结构——肌腱连接到骨头上。这样，骨就能移动到适当的位置。

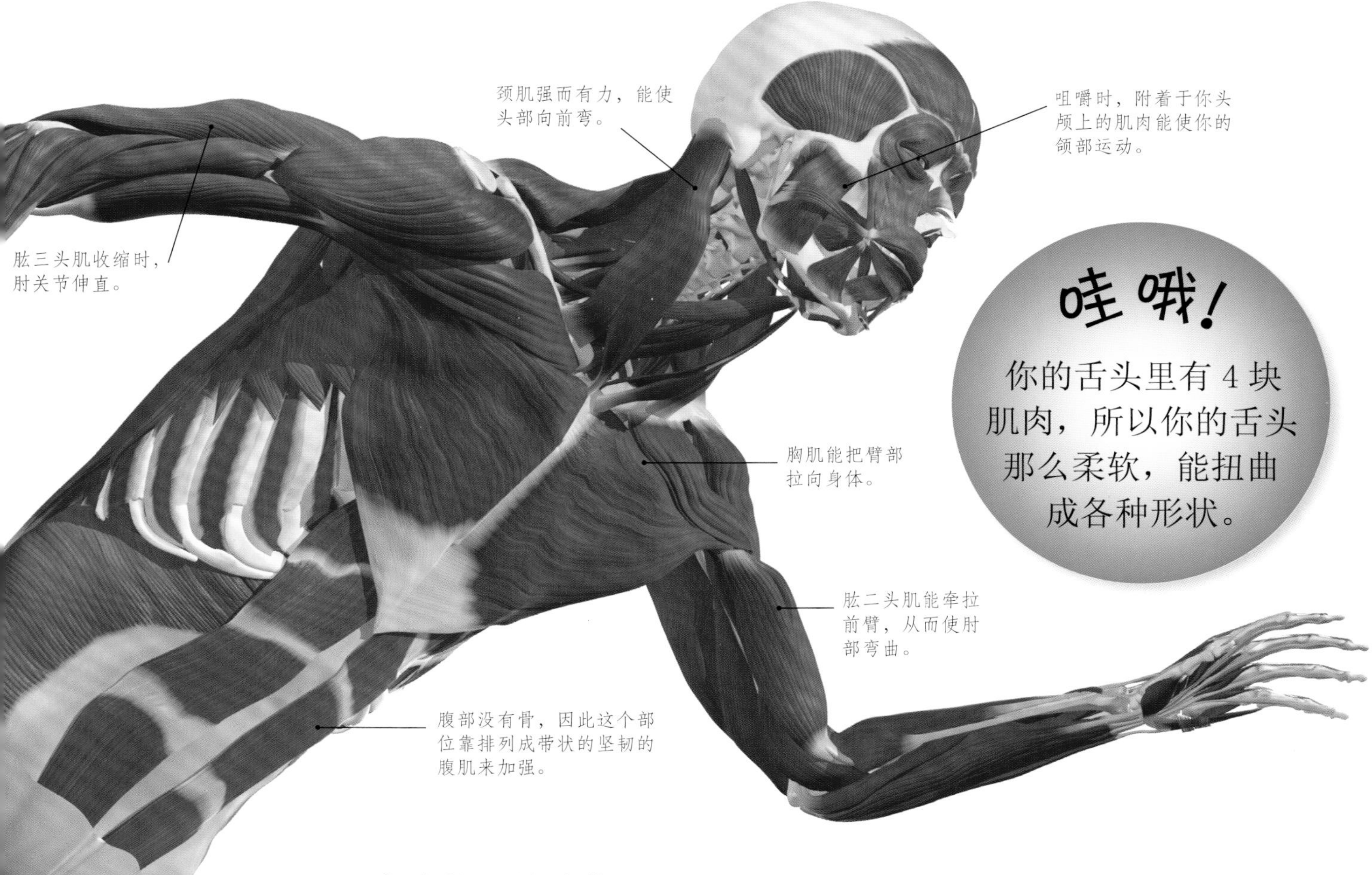
颈肌强而有力，能使头部向前弯。
咀嚼时，附着于你头颅上的肌肉能使你的颌部运动。
肱三头肌收缩时，肘关节伸直。
胸肌能把臂部拉向身体。
肱二头肌能牵拉前臂，从而使肘部弯曲。
腹部没有骨，因此这个部位靠排列成带状的坚韧的腹肌来加强。

哇哦！

你的舌头里有 4 块肌肉，所以你的舌头那么柔软，能扭曲成各种形状。

产生热量的动作

肌肉在活动时产生热量，肌肉收缩越猛烈，产生的热量也越多。图中，一个人在运动，可以看出他身体最热的部分分别呈现白色、红色和黄色。他的胳膊是红色的，因为胳膊上的肌肉在猛烈活动。但是，许多热量被带到这个人的面部，在这里热量更易散发，使他的身体不会过热。

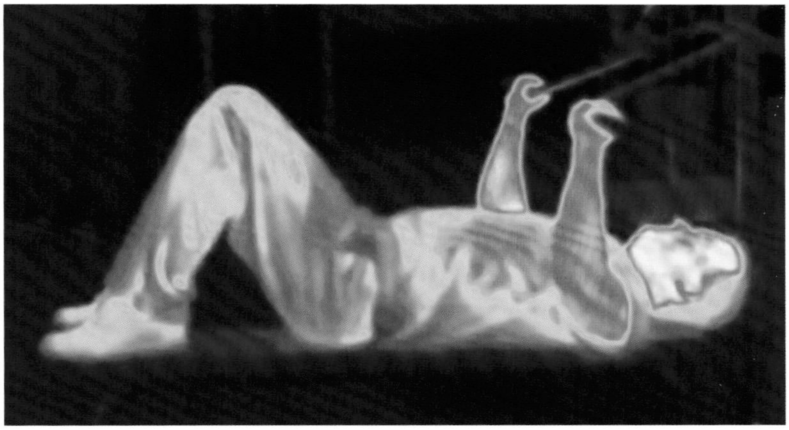

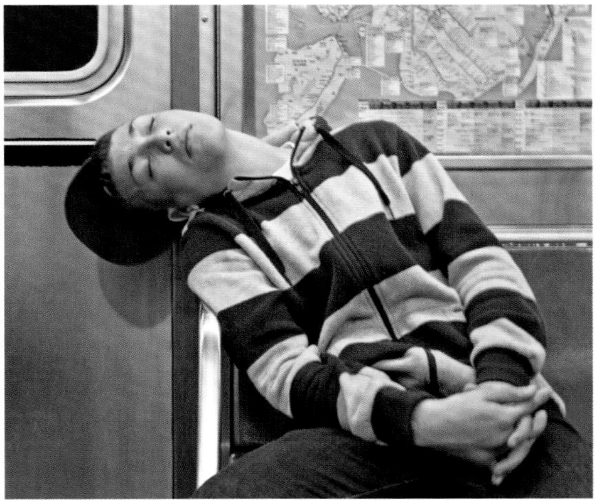

呈直立状态

为了使你的身体保持直立状态，你的一些骨骼肌需要不停地工作，尤其是你的颈肌和背肌。当你睡着时（如同图中这个在火车里睡觉的小伙子那样），你的肌肉就有机会放松一下，变得软塌塌的。在火车里睡觉是不舒服的，到了夜间，你躺在床上，你的身体便完全依靠床榻的支持，这时，你的肌肉也能得到休息了。

快速资讯

- 你身体里肌肉的数量是骨骼数量的 3 倍。
- 你对朋友微笑时至少使用了 12 块面部肌肉。
- 你身体里最有力的肌肉是颌部的咬肌，你用它来咀嚼食物。

身体的动作

你身体做的任何动作，从眨眼到进食，从走路到骑自行车，都有赖于你的肌肉。你的大脑发出神经信号，几乎控制着你的所有动作。神经信号指导各组肌肉一起活动，从而产生精细的动作。要做这些动作，你的肌肉需要能量。能量来自食物，通过血液输送到你的肌肉。

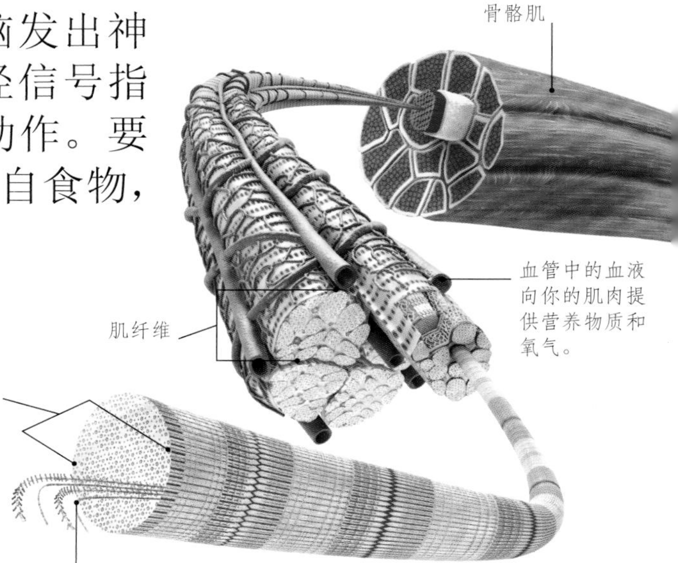
骨骼肌
血管中的血液向你的肌肉提供营养物质和氧气。
肌纤维
这是肌纤维里的一根肌原纤维。
一根肌原纤维里有数以千计的肌丝。

肌肉是如何工作的?

骨骼肌（如你胳膊上的肌肉）是由成束排列的肌纤维构成的。每根肌纤维都由更小的呈棒状的纤维——肌原纤维组成，而这些细小的肌原纤维里面有极为微细的纤维——肌丝。当肌丝一起滑动时，所有的肌纤维就缩短，于是整块肌肉就收缩，拉动你的骨骼，使你的胳膊移动。

成组活动的肌肉

当肌肉受到神经信号刺激时，它就收缩变短。肌肉不能自己变长。这就是说，肌肉能拉，却不能推。肌肉，比如你上臂的肌肉，总是成双成对的，它们的作用则是相反的，能把骨拉向相反的方向。例如，肱二头肌把你的前臂向上拉，而肱三头肌却把它向下拉。

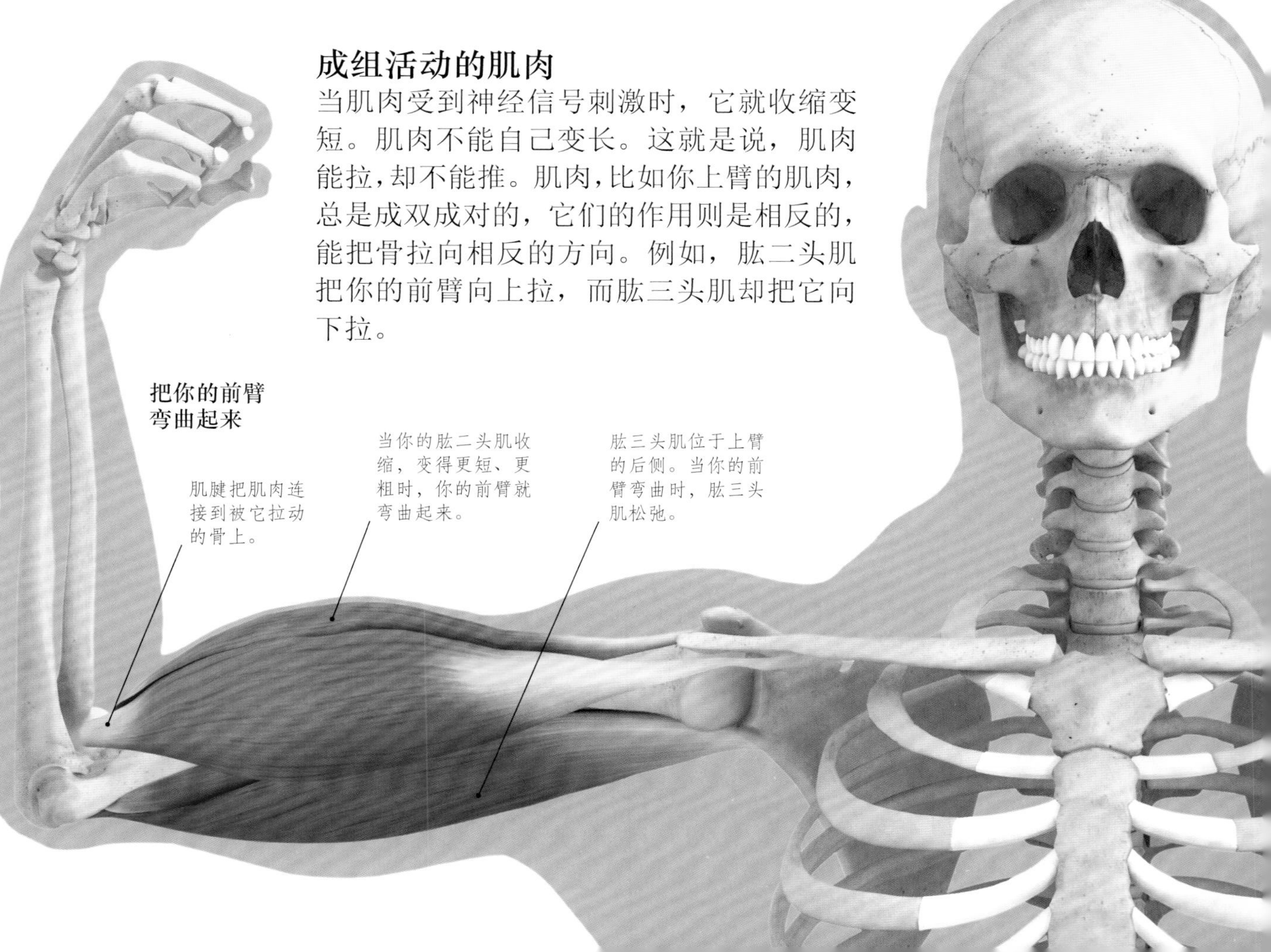
把你的前臂弯曲起来
肌腱把肌肉连接到被它拉动的骨上。
当你的肱二头肌收缩，变得更短、更粗时，你的前臂就弯曲起来。
肱三头肌位于上臂的后侧。当你的前臂弯曲时，肱三头肌松弛。

走近了看：获得信息

肌肉与许多神经相连。你的大脑发出信息，通过神经里的神经元（神经细胞）传到肌肉，命令它收缩。

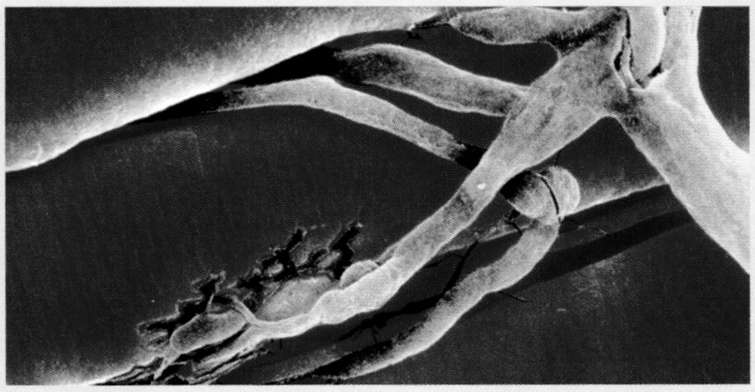

▲ **神经肌肉接头** 这是神经元（绿色）与骨骼肌的肌纤维（红色）连接的地方。

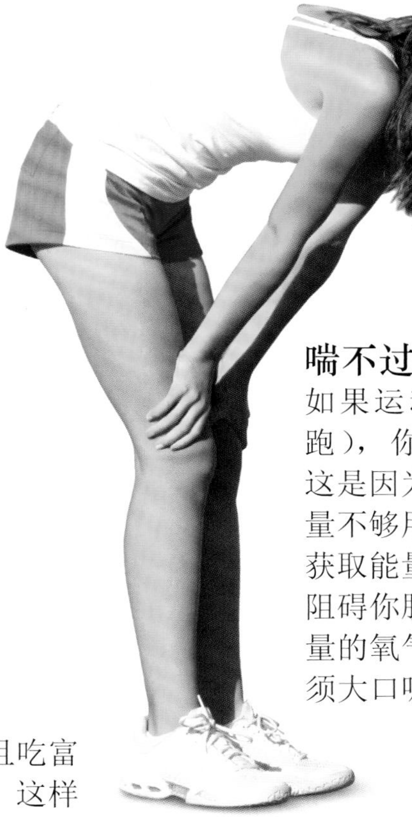

喘不过气来

如果运动过于激烈（如快速奔跑），你就会感到喘不过气来。这是因为只按正常方式获得的能量不够用，你还得用其他方式来获取能量。这个过程会产生一些阻碍你肌肉运转的物质，需要大量的氧气来排除它。这就是你必须大口吸气才能缓过来的原因。

增强肌肉的食物

如果想拥有强壮的肌肉，你必须经常锻炼，并且吃富含蛋白质的食物（蛋白质是构成肌肉的原料）。这样的食物包括肉类、鱼和蛋等。你也需要吃其他含有碳水化合物的食物，如面包、马铃薯和米饭等。这些食物能给你的肌肉提供所需的能量。

富含蛋白质的食物

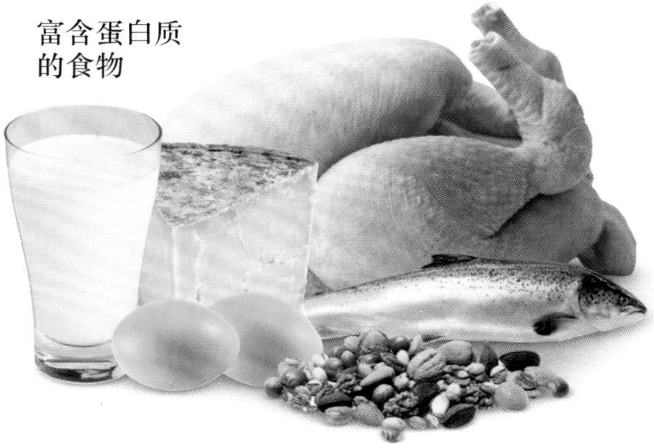

哇哦！

你身体里动作最快的肌肉是活动眼球的肌肉。它们在 0.02 秒的时间里就能使你的目光转移。

你出生时，你所有的肌肉就已经在适当的位置上了。

把你的前臂伸直

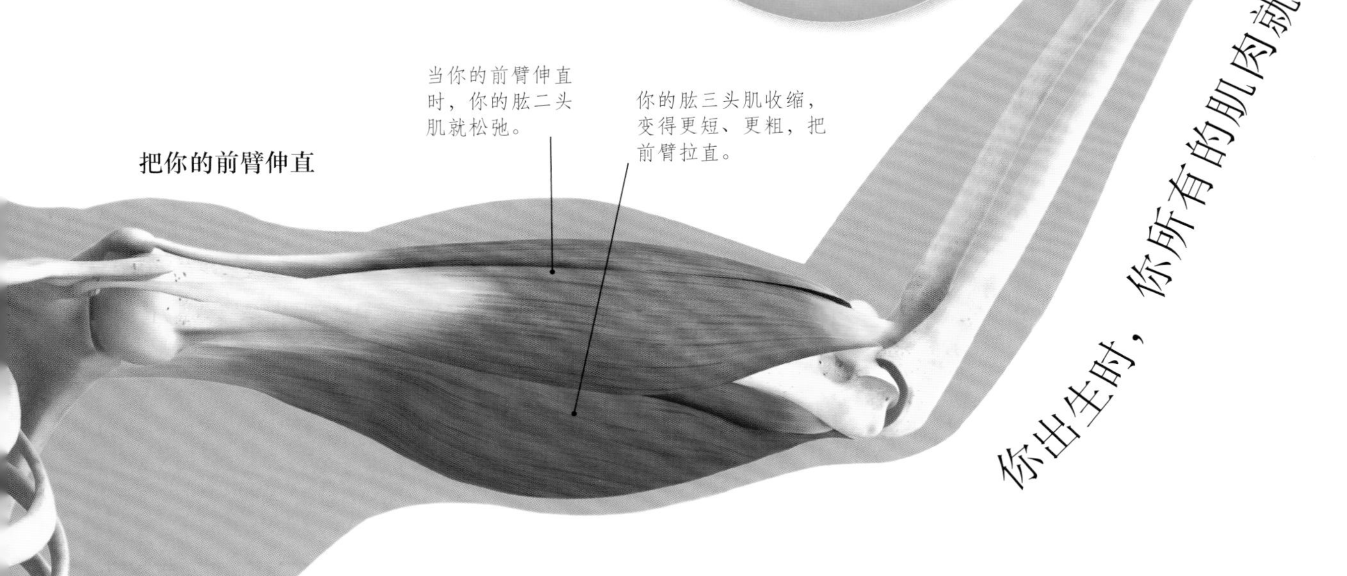
当你的前臂伸直时，你的肱二头肌就松弛。
你的肱三头肌收缩，变得更短、更粗，把前臂拉直。

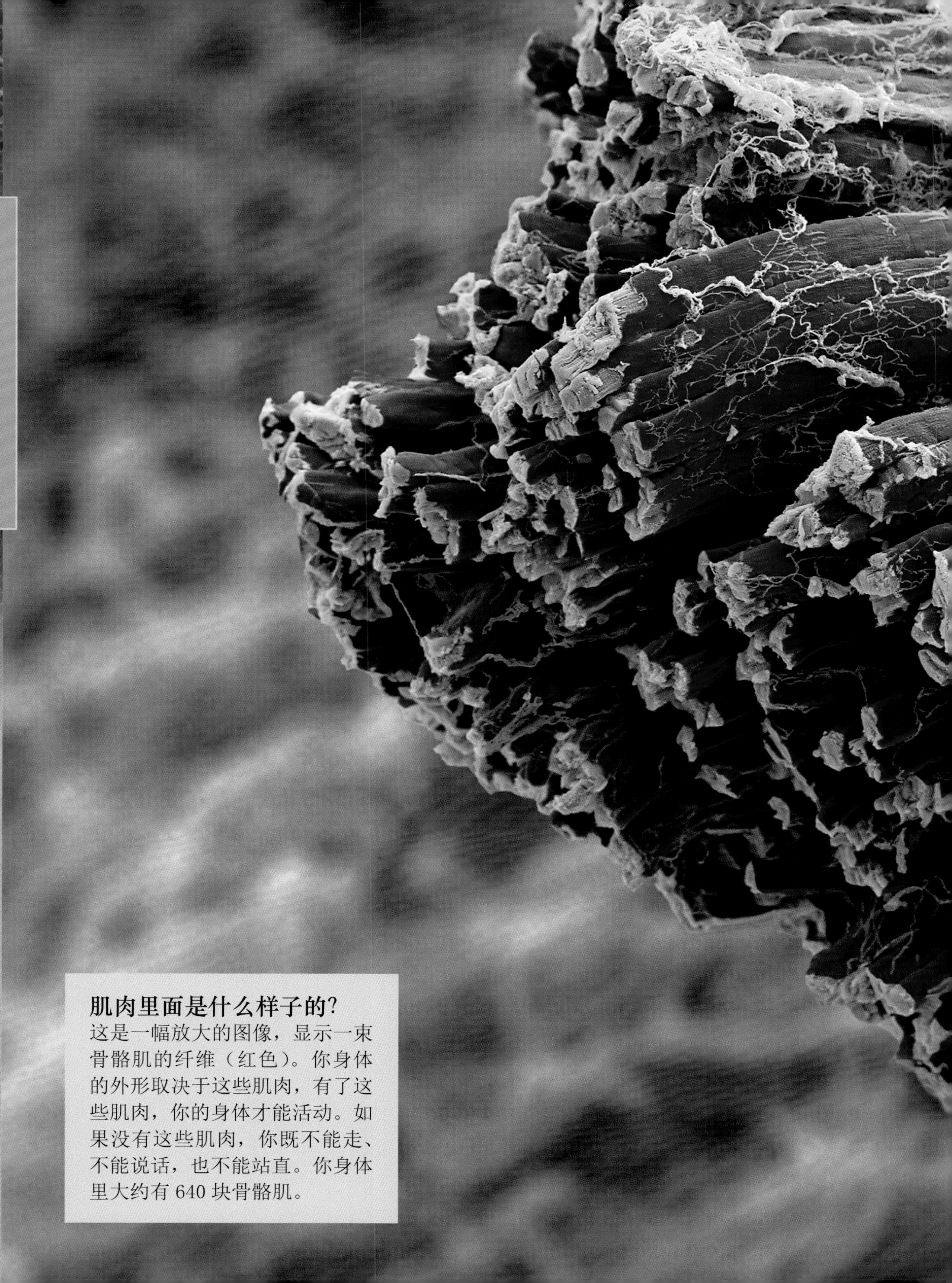

肌肉里面是什么样子的?
这是一幅放大的图像，显示一束骨骼肌的纤维（红色）。你身体的外形取决于这些肌肉，有了这些肌肉，你的身体才能活动。如果没有这些肌肉，你既不能走、不能说话，也不能站直。你身体里大约有 640 块骨骼肌。

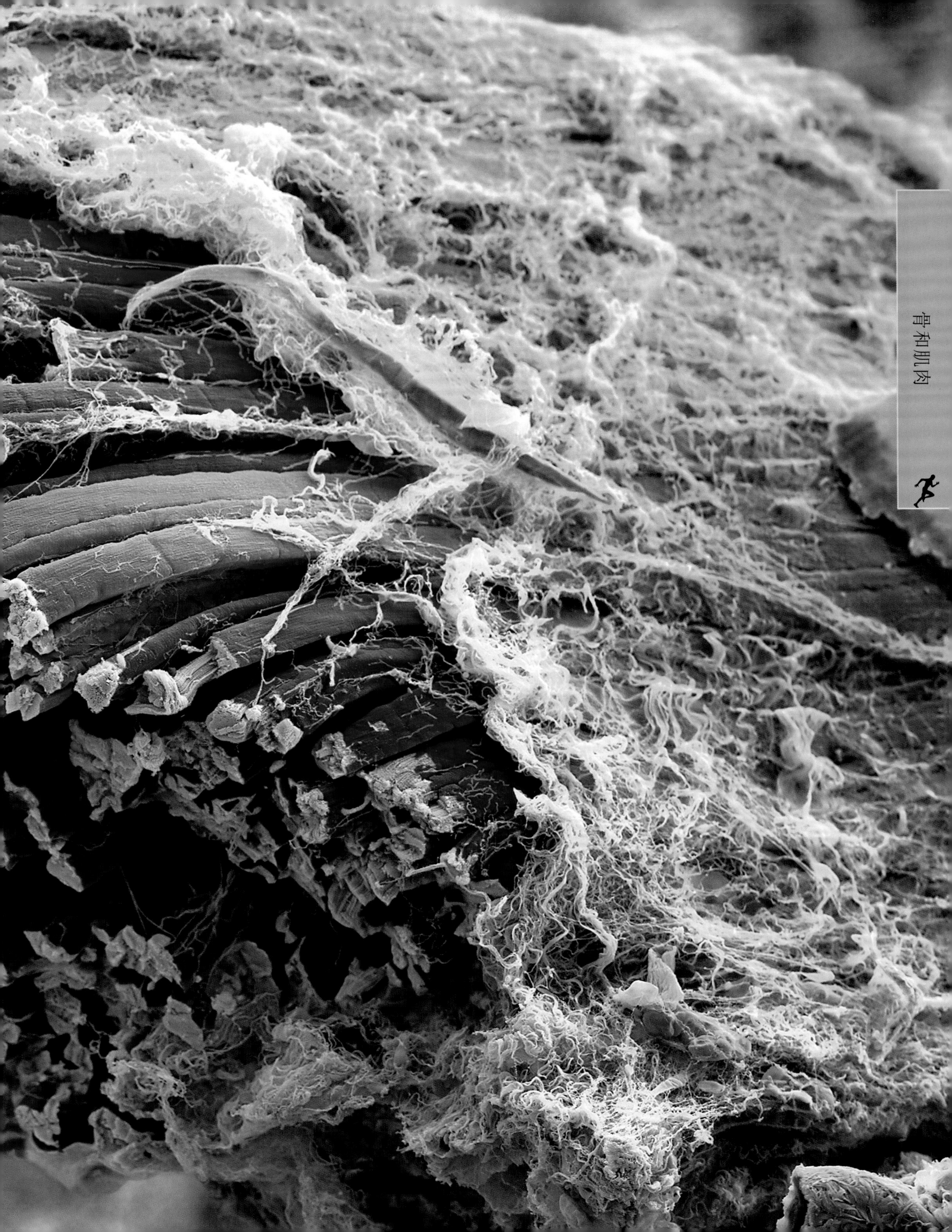

牵动面部的肌肉

并非所有肌肉都能拉动你的骨骼，使你身体移动。你的面肌在来自你大脑的信号控制下，以令人难以置信的精准活动，牵拉你面部的皮肤，在你自己都意识不到的情况下透露了你的感觉。人大约能表现 7000 种表情，其中一些持续的时间连一秒钟都不到。

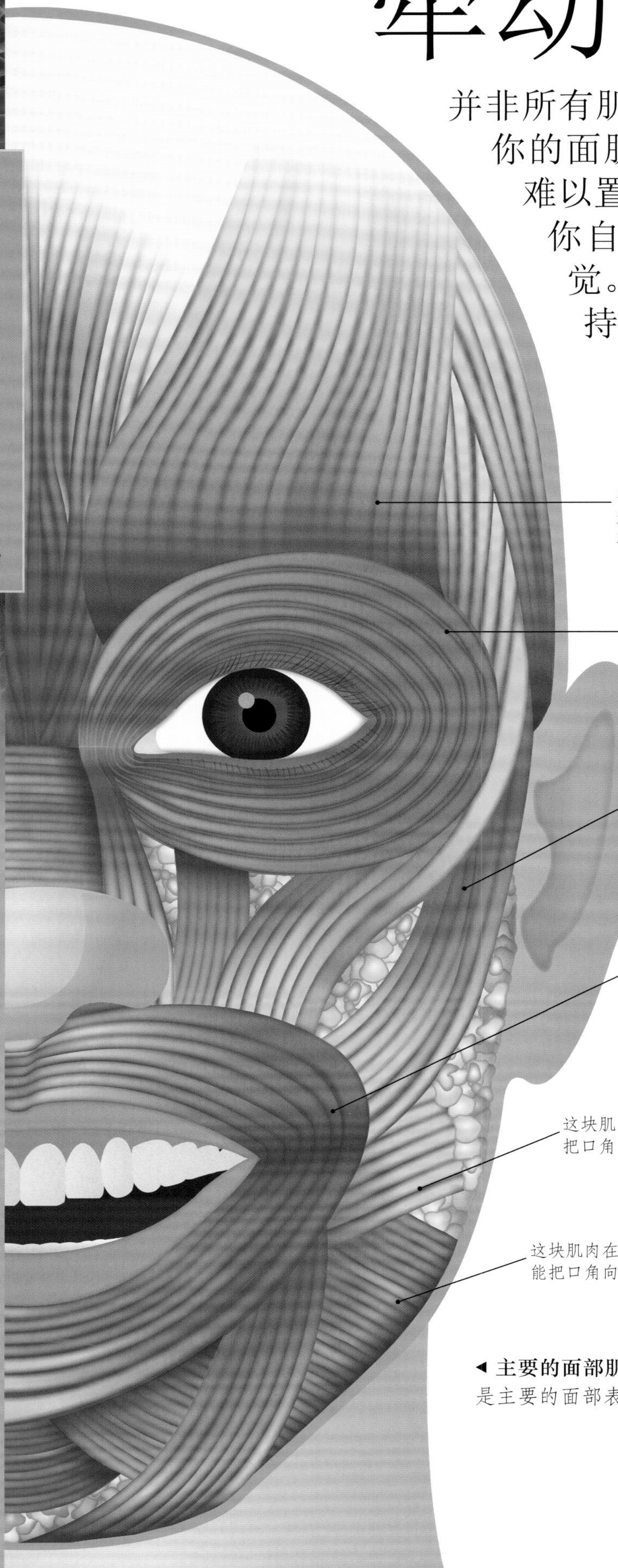

额肌是扁平的，能抬起眉毛，并使额部出现皱纹。
眼轮匝肌帮助眼睑闭合。
颊肌把你的口角向上向外牵拉。
口轮匝肌使嘴唇闭合，在你吐字发音时也起作用。
这块肌肉在微笑时把口角向外牵拉。
这块肌肉在面部下方，能把口角向下牵拉。

◀ **主要的面部肌肉** 图中显示的是主要的面部表情肌。

位于面部的表情肌

一层很薄的像松紧带一样的肌肉覆盖着你的面部。与附着在两块骨上的骨骼肌不同，这些面肌一端附着在你的颅骨上，而另一端则附着在皮肤上。一块或多块面肌进行着微小而精确的运动，牵拉着你的皮肤，改变着你的表情。

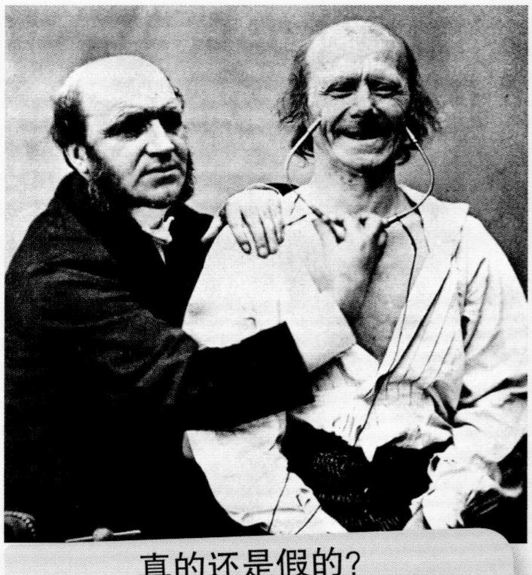

真的还是假的?

19 世纪 60 年代，法国医生纪尧姆·迪歇纳（左）研究了产生面部表情的肌肉。他对病人施加轻微的电击以引起肌肉动作，从而促发多种表情，在本例中是引起微笑。迪歇纳在研究中发现了假微笑与真微笑之间的区别——真微笑时，眼睛周围的面肌参与了动作。

表达你的感觉

你的面部表情会把你的情感表露无遗，一看你的表情就知道你对周围的人有什么感觉。表情很难作假，因为表情是不受你思维的控制而自动出现的。下面的3张图分别显示悲哀、愤怒和高兴时不同的面肌是怎样工作的。

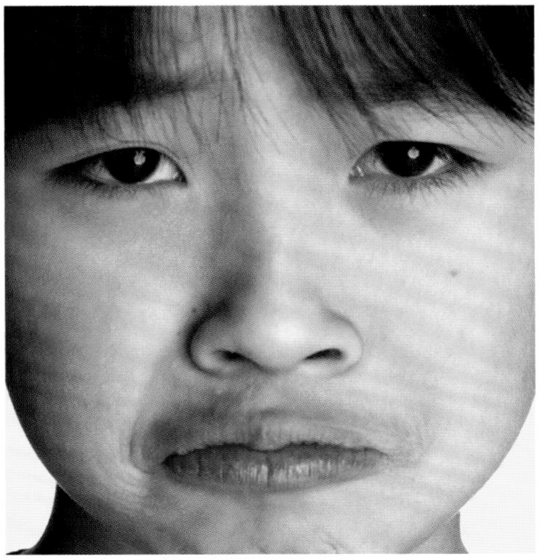

◂**悲哀** 如果你感到悲伤，嘴唇就会闭紧，脸下部的面肌把嘴角向下拉，额肌则牵拉眼眉的内侧。

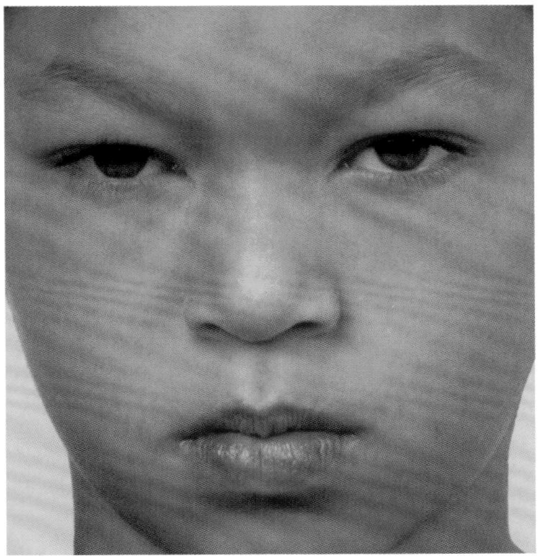

◂**愤怒** 当你感到愤怒时，肌肉就会使眉毛皱起来，并且向下拉。同时，眼轮匝肌使眼睛变窄，口轮匝肌使嘴唇噘起。

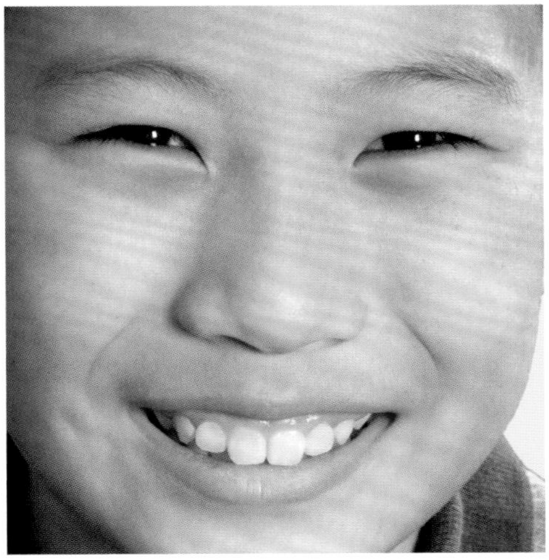

◂**高兴** 微笑是靠颊部和嘴唇侧面的肌肉完成的。这些肌肉把嘴向两边牵拉，使嘴角向上翘起。

重建面部

掌握专门知识的艺术家把艺术技巧与详细的解剖学知识结合起来，就能在一具骷髅上重建死者的面部，无论这个人是最近死亡的还是死去很久的。他们用各种各样的材料在骷髅上精确地重建一层层的肌肉和皮肤。这些重建的面部能给历史学家提供有关历史人物相貌的信息。

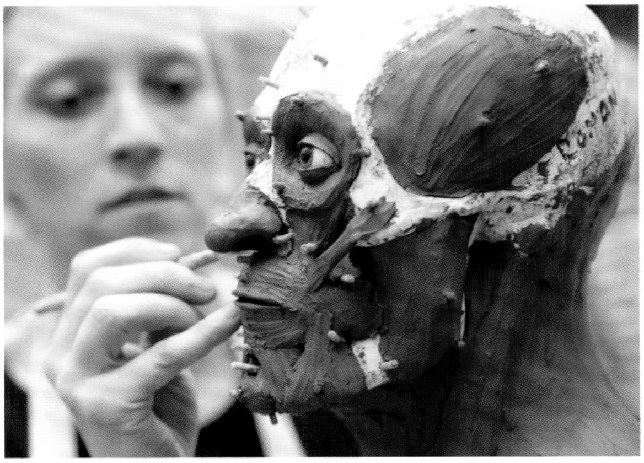

▲**肌层** 一位法医艺术家用黏土在一具骷髅上重建面部肌肉。

有用的手段

你是否知道能利用你的面部表情来获得你想要的东西？小婴儿虽然不会说话，但他们会用各种表情，如发出咯咯声、哭喊或睁大眼睛，来帮助他们引起大人的注意或者获得食物。有些宠物似乎也会模仿人类的表情，以此作为交流的手段。

哇哦！

从微笑到绷着脸，基本的面部表情全世界哪儿的人都能懂。

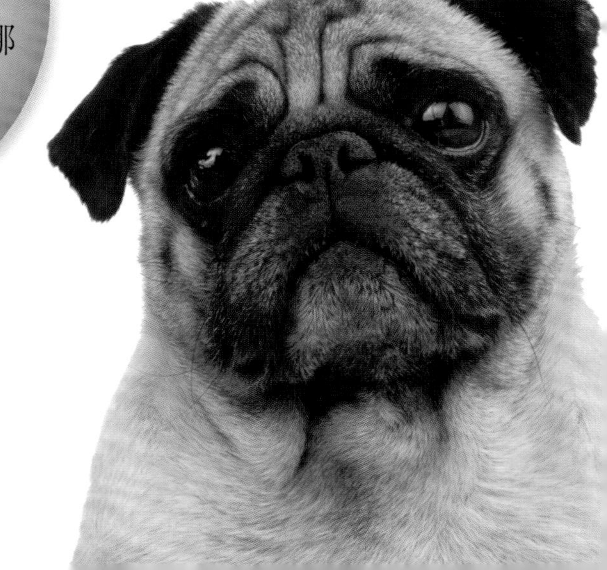

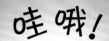

把上肢伸出去

你的身体运用许多完美的手段来完成各种各样的日常任务，从极为精细地执笔写字到用很大力气把球扔出去。你手上有许多小骨头，构成一个精细的框架，这个框架由你前臂的许多肌肉来操纵，从而能完成许多动作。

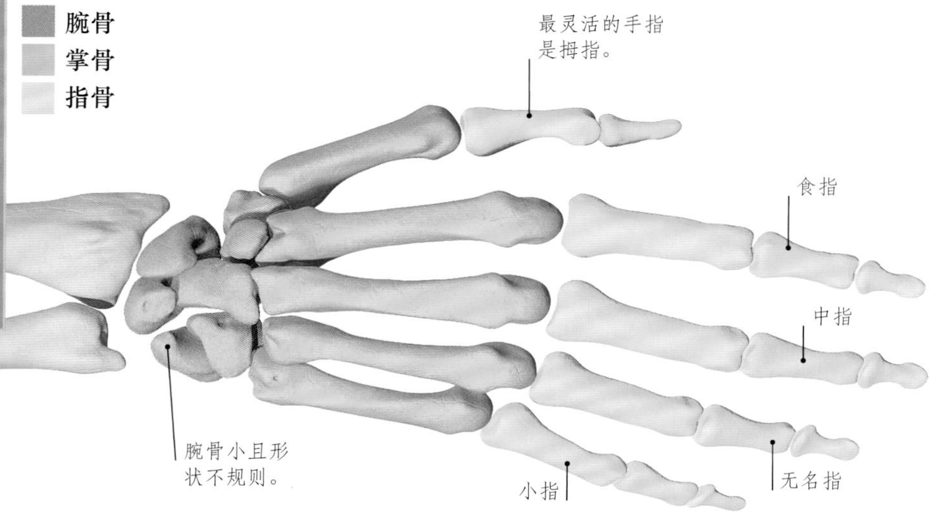
腕骨
掌骨
指骨
最灵活的手指是拇指。
食指
中指
腕骨小且形状不规则。
小指
无名指

活动这些手指

活动你的拇指和其他手指，依靠的是肌肉。其实这些肌肉大部分位于你的前臂，而不是你的手上，只是通过坚韧的条带状组织——肌腱附着于你的手部骨骼上。位于你前臂顶端的肌肉能使手指伸直，而位于你前臂下侧和手掌部位的肌肉则可使手指向内弯曲，这样你就能抓牢和紧握东西了。

能弯曲的框架

每只手都由27块骨构成。这些骨分成3组：8块腕骨、5块掌骨和14块指骨。有些人天生就多出一根手指，这根多出的手指通常在小指旁边。手指数目最高的纪录是每只手有7根手指。

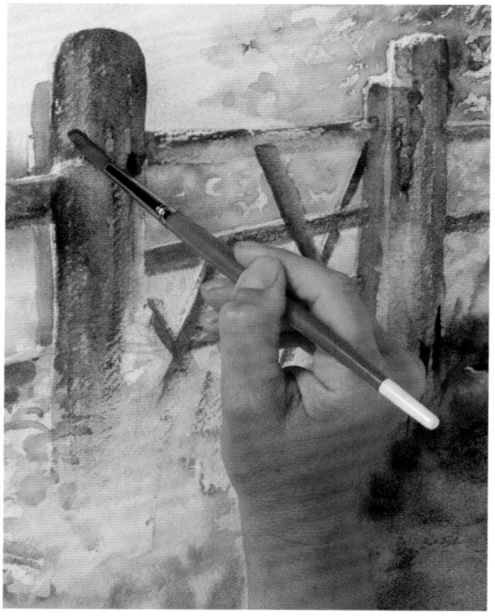

▲ **握住画笔** 手上的小肌肉把拇指和其他手指挤压在一起，从而得以稳妥地抓住东西。

手如何抓住东西?

你的手最重要的特征之一就是有拇指。拇指只有一个指间关节，它可以做对掌动作，能随意越过手掌去触碰其他手指的指尖。拇指能帮助你完成一些精细的动作，如捡起微小的东西。你不妨试试，不用拇指能不能捡起掉在地上的铅笔，这样你就能明白你对拇指的依赖性有多大了。

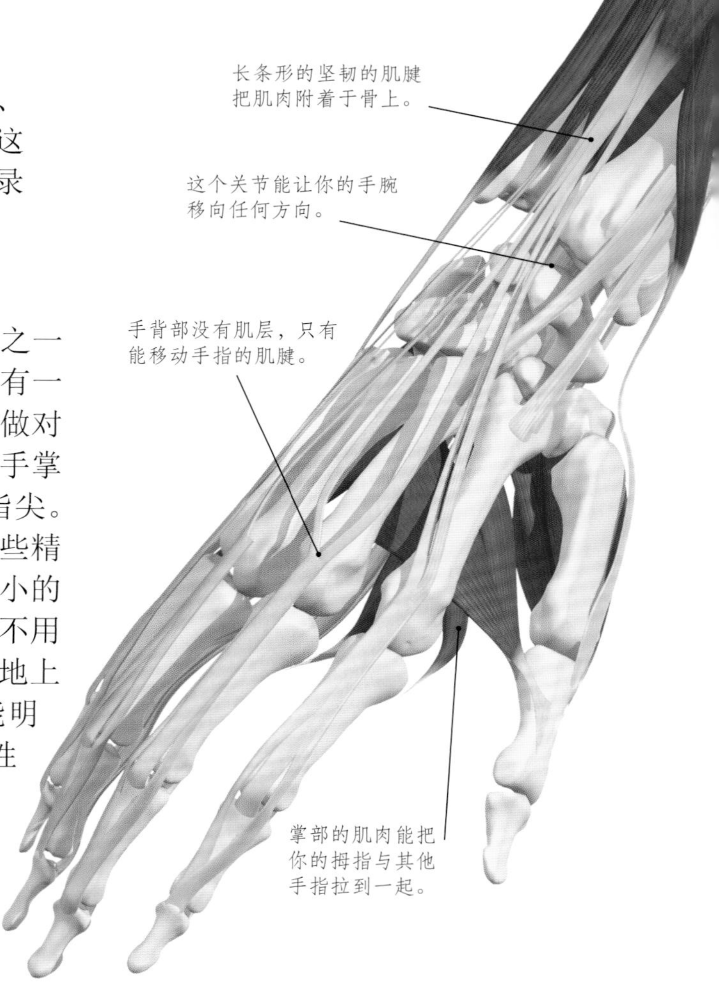
长条形的坚韧的肌腱把肌肉附着于骨上。
这个关节能让你的手腕移向任何方向。
手背部没有肌层，只有能移动手指的肌腱。
掌部的肌肉能把你的拇指与其他手指拉到一起。

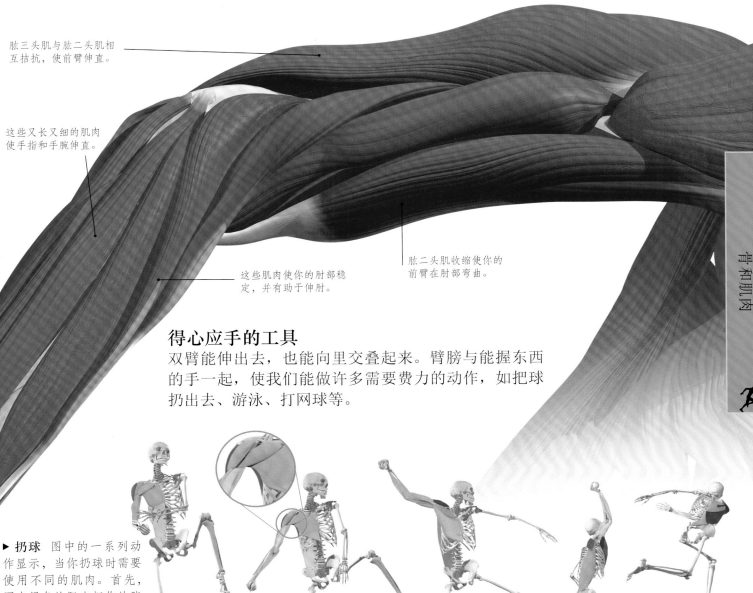

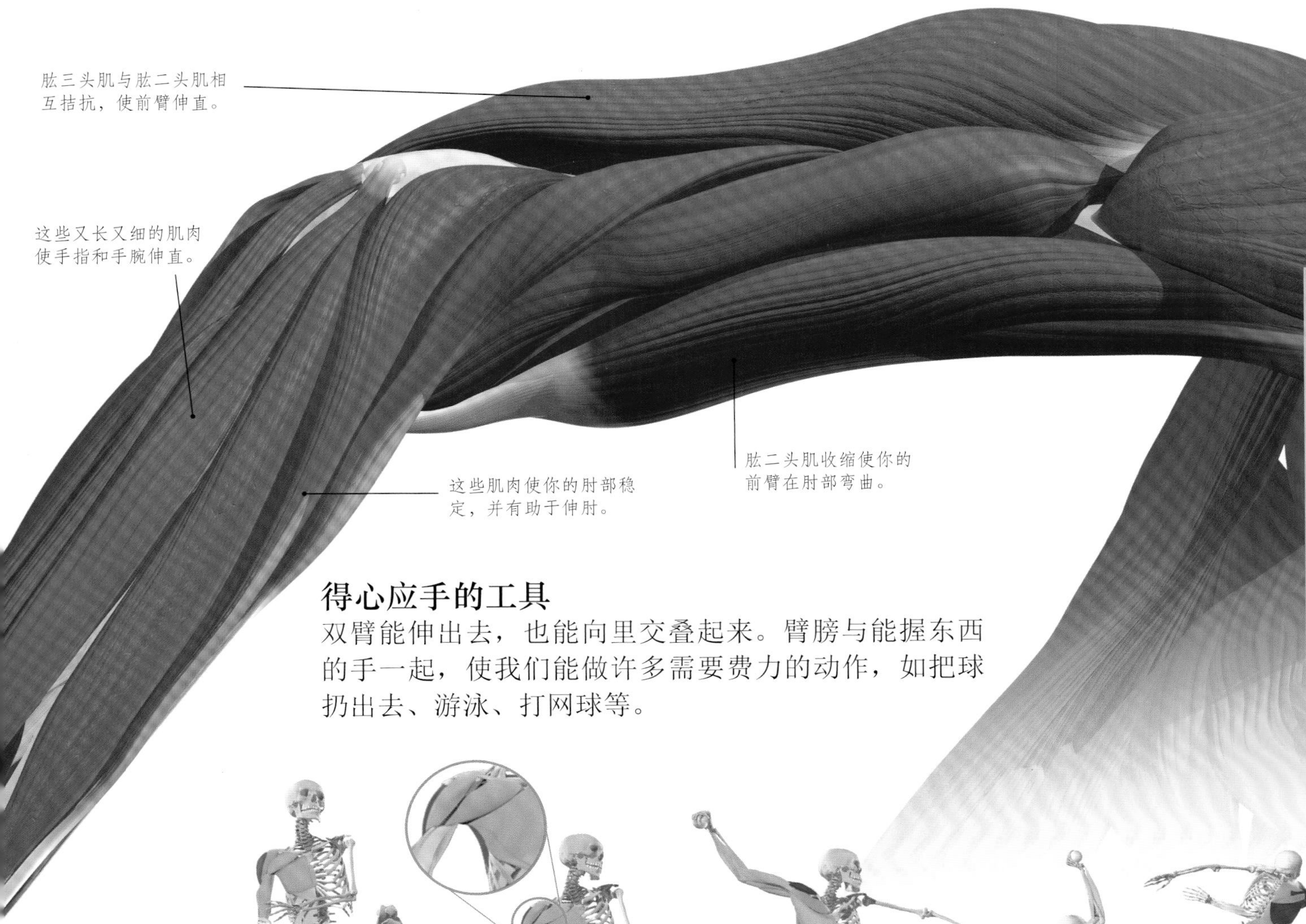
肱三头肌与肱二头肌相互拮抗，使前臂伸直。
这些又长又细的肌肉使手指和手腕伸直。
这些肌肉使你的肘部稳定，并有助于伸肘。
肱二头肌收缩使你的前臂在肘部弯曲。

得心应手的工具

双臂能伸出去，也能向里交叠起来。臂膀与能握东西的手一起，使我们能做许多需要费力的动作，如把球扔出去、游泳、打网球等。

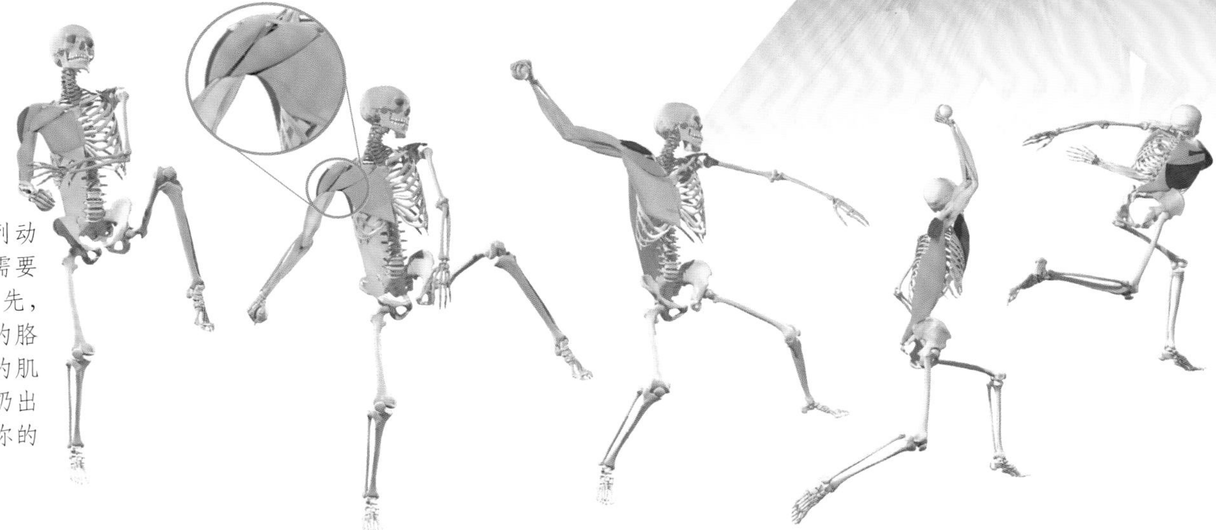

▶ **扔球** 图中的一系列动作显示，当你扔球时需要使用不同的肌肉。首先，图中绿色的肌肉把你的胳膊往后拉，然后蓝色的肌肉把胳膊抬起。球一扔出去，红色的肌肉就把你的胳膊往下拉。

哇哦！

在你全身的 206 块骨中，有 1/4 以上分布在你的两只手上。

肩关节

肩关节是你体内活动范围最大的关节之一。肱骨位于上臂，肱骨头是圆形的，其形状与肩胛骨上臼状的关节盂相适应。肩关节是球窝关节，能使上臂向所有方向运动。你的肩关节被具有弹性的坚韧的肌腱牢牢地连接在骨骼上。

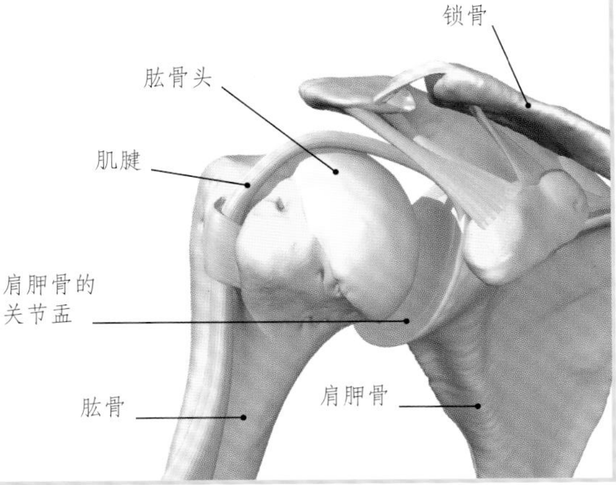
锁骨
肱骨头
肌腱
肩胛骨的关节盂
肱骨
肩胛骨

下肢的活动

你的两条腿是你身上最长、最强有力、最重的部分。它们必须这样，才能保证你站着不动时，身体保持直立；如果你想要走动，也需要两腿提供力量。同时，你的两只脚构成一个稳定的基础，以支撑你的体重，并帮助你行走和奔跑。

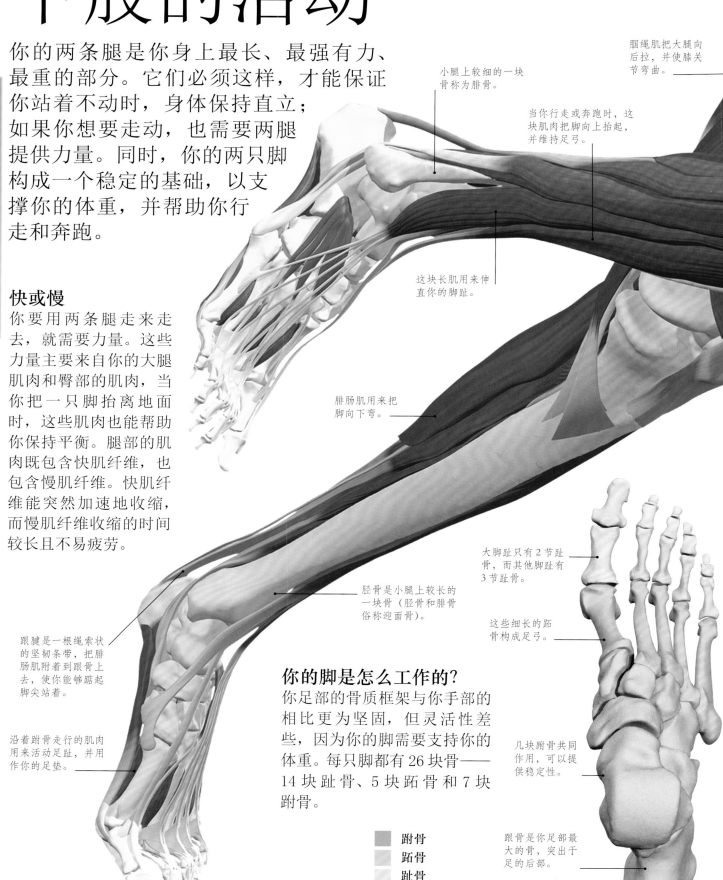

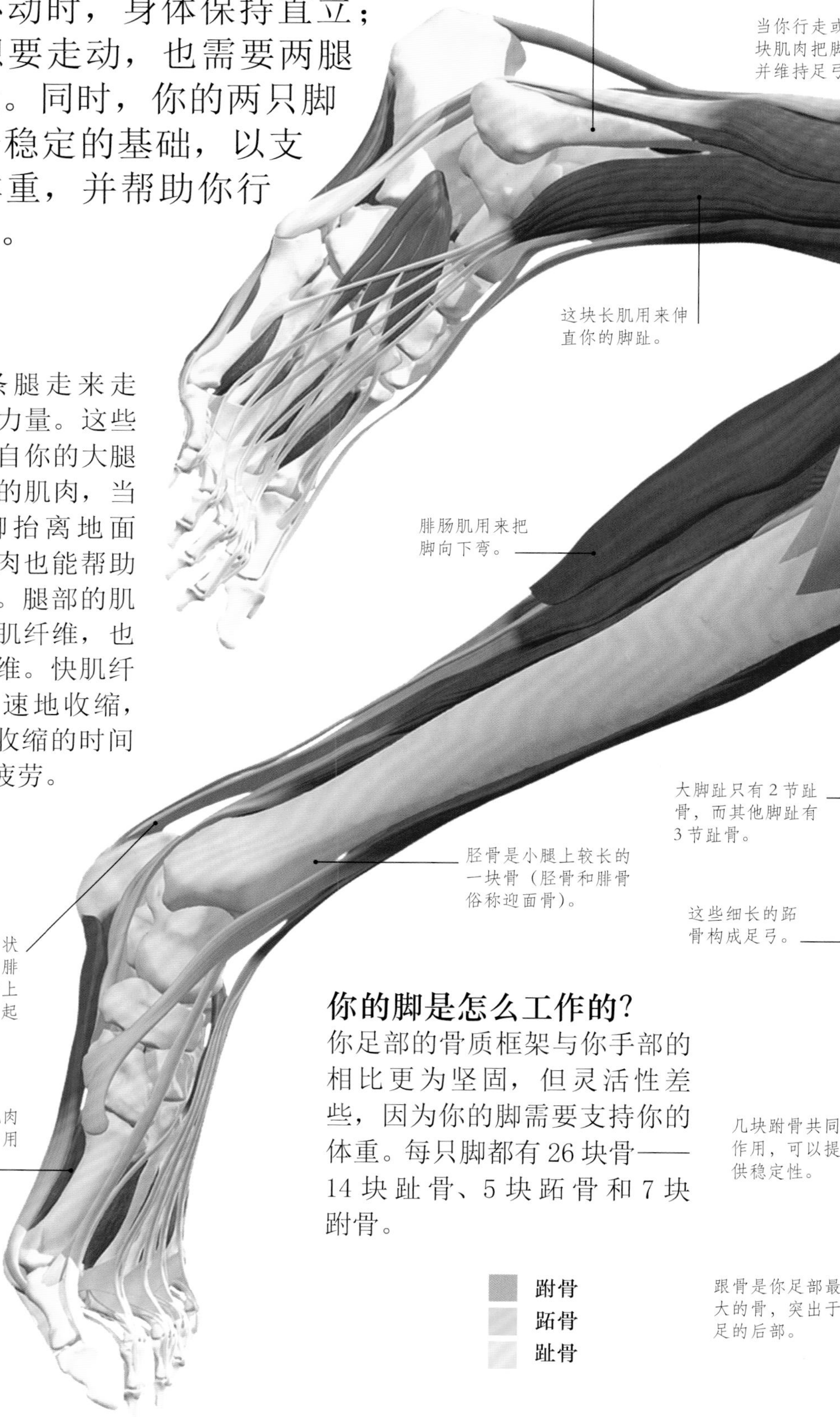
腘绳肌把大腿向后拉，并使膝关节弯曲。
小腿上较细的一块骨称为腓骨。
当你行走或奔跑时，这块肌肉把脚向上抬起，并维持足弓。
这块长肌用来伸直你的脚趾。
腓肠肌用来把脚向下弯。
胫骨是小腿上较长的一块骨（胫骨和腓骨俗称迎面骨）。
跟腱是一根绳索状的坚韧条带，把腓肠肌附着到跟骨上去，使你能够踮起脚尖站着。
沿着跗骨走行的肌肉用来活动足趾，并用作你的足垫。

快或慢

你要用两条腿走来走去，就需要力量。这些力量主要来自你的大腿肌肉和臀部的肌肉，当你把一只脚抬离地面时，这些肌肉也能帮助你保持平衡。腿部的肌肉既包含快肌纤维，也包含慢肌纤维。快肌纤维能突然加速地收缩，而慢肌纤维收缩的时间较长且不易疲劳。

你的脚是怎么工作的？

你足部的骨质框架与你手部的相比更为坚固，但灵活性差些，因为你的脚需要支持你的体重。每只脚都有26块骨——14块趾骨、5块跖骨和7块跗骨。

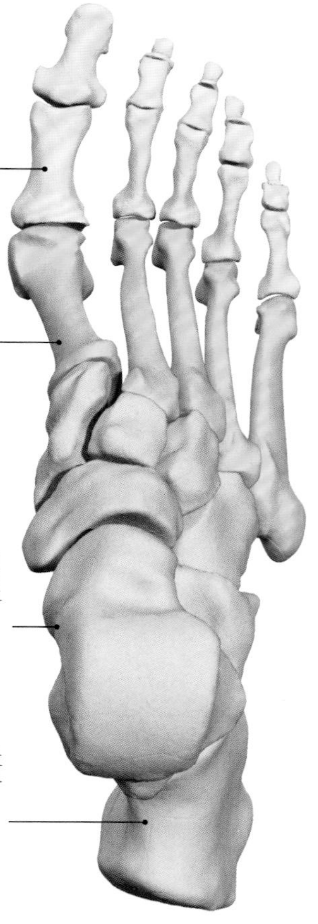
大脚趾只有2节趾骨，而其他脚趾有3节趾骨。
这些细长的跖骨构成足弓。
几块跗骨共同作用，可以提供稳定性。
跟骨是你足部最大的骨，突出于足的后部。
跗骨
跖骨
趾骨

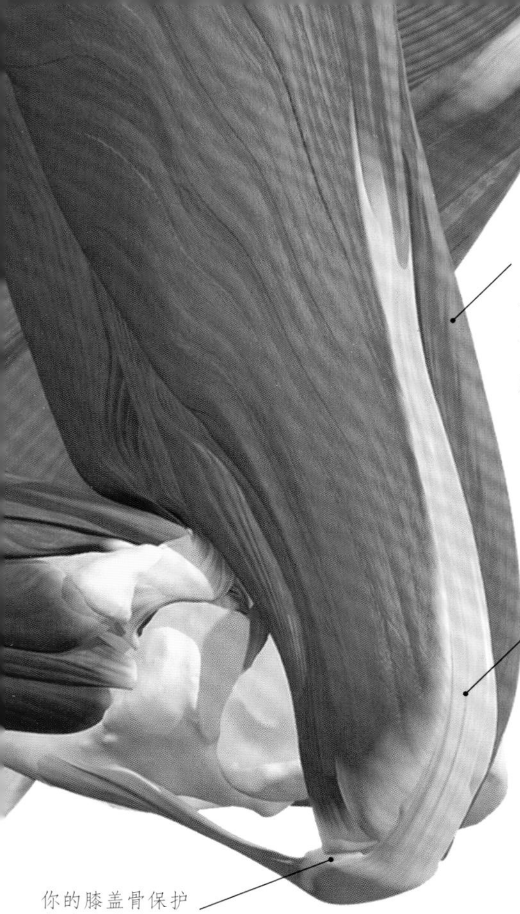
当你做踢的动作时，股四头肌把你的膝关节伸直。股四头肌是由4块强有力的肌肉组成的。
这些强有力的肌腱使你的膝盖骨稳定在适当的位置上，并使你的腿能弯曲和扭转。
你的膝盖骨保护你的膝关节。

一步一个脚印

你每走一步之前都得把脚向下压，首先体重通过跟部压向地面，然后通过有弹性的跖骨部，最后是大脚趾，于是你的脚离开地面。下图中的几个脚印显示，体重先压向跟部，再向脚趾方向移动。绿色越深，就表示有更多的体重通过这个部位压向地面。

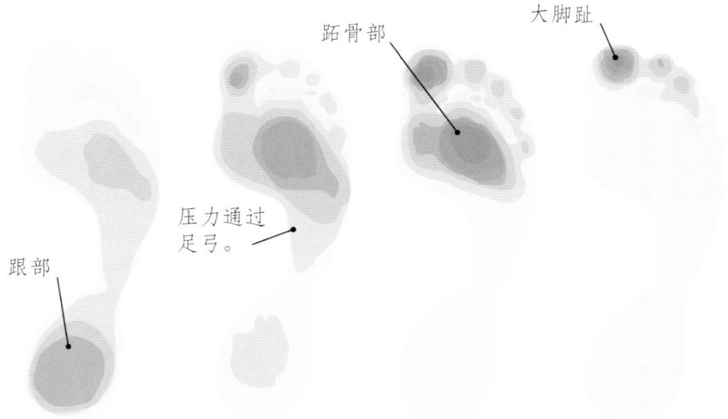
跖骨部
大脚趾
压力通过足弓。
跟部

踮脚站立

当你用脚尖站立时，你小腿后侧的腓肠肌就把跟骨向上拉，这样你的脚就仅靠脚趾来支撑了。当你像芭蕾舞演员一样踮脚站立时，你的脚趾就承受着极大的压力，因为这时你全身的重量压在一个很小的身体区域（脚尖）上。

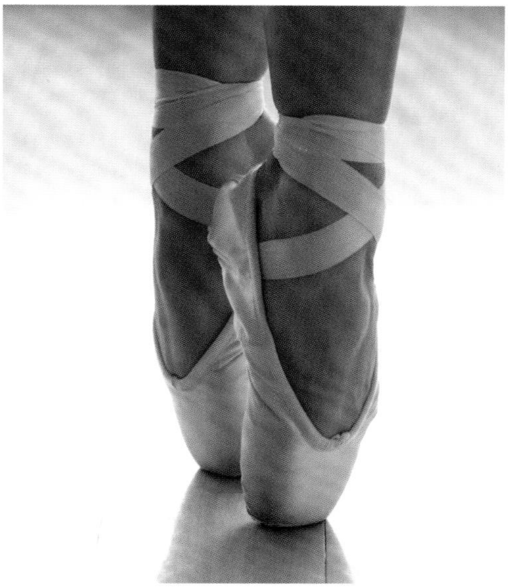

▶ **踮脚站立** 采取这个芭蕾舞姿势时，脚尖的肌腱被拉紧到最大的程度。

哇哦！

按平均计算，一个人一生中要行走128000千米，相当于绕地球走3圈。

腿部肌肉在活动中

你的腿是身体里肌肉最发达的部位。如果你经常锻炼或者运动，这些肌肉就会变得强大有力。例如，一个职业足球运动员用足力气踢球时，足球的时速能达到110千米。

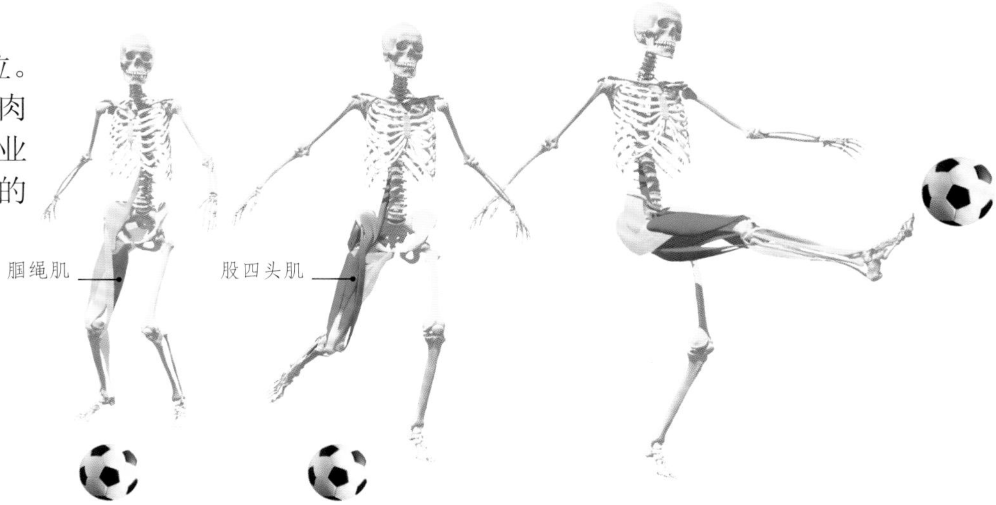
腘绳肌
股四头肌

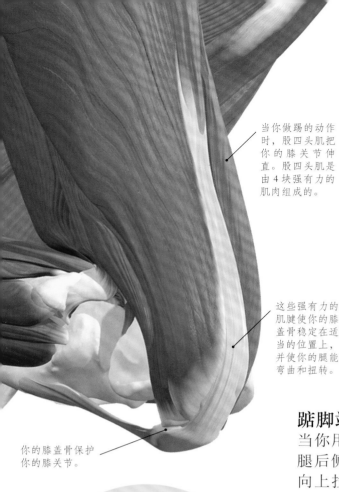

▶ **踢足球** 图中的一系列动作显示，把足球踢出去时，你腿部的肌肉都是怎么动作的。首先，你的腘绳肌把腿向后拉。然后，股四头肌把大腿拉向前方，这样小腿只需轻轻向前一抬就把球踢了出去。

在宇宙空间

1961 年尤里·加加林首次进行太空旅行的时候，医生们对太空旅行会对他的身体产生什么影响一无所知。从那以后，已有将近 700 人进行过太空飞行。人体对这种不寻常的经历会做出什么反应，对此我们已有许多发现。

面窗上涂有一层薄薄的黄金，来保护眼睛免受太阳辐射的伤害。

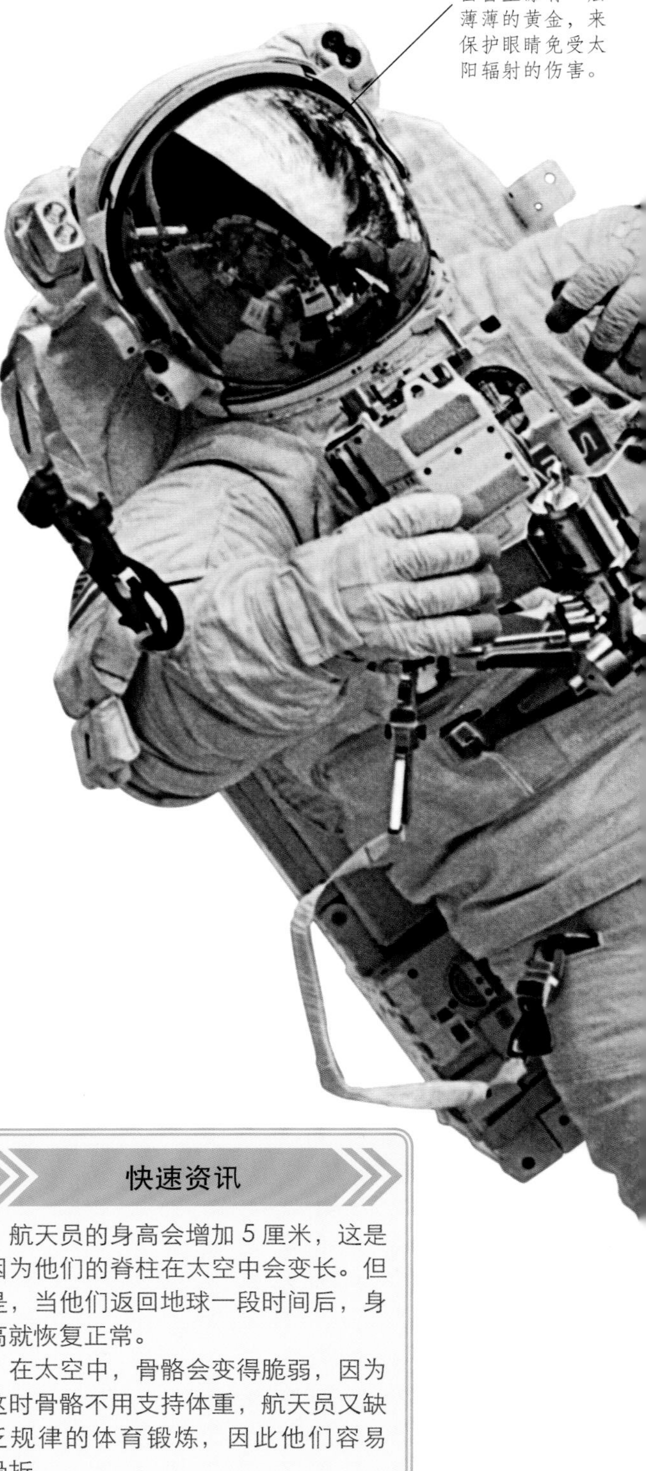

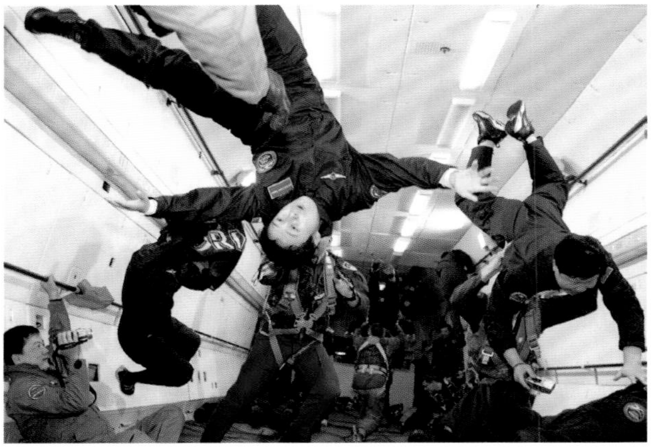

上下颠倒

在地球上，重力把你的脚拉向地面，因此你很清楚哪个方向是上，哪个方向是下。但是在宇宙空间里几乎没有重力，你的身体会飘浮在空中。航天员在受训时，乘坐特别设计的名为“呕吐彗星”的飞机，就能体验到失重（微重力）的感觉。

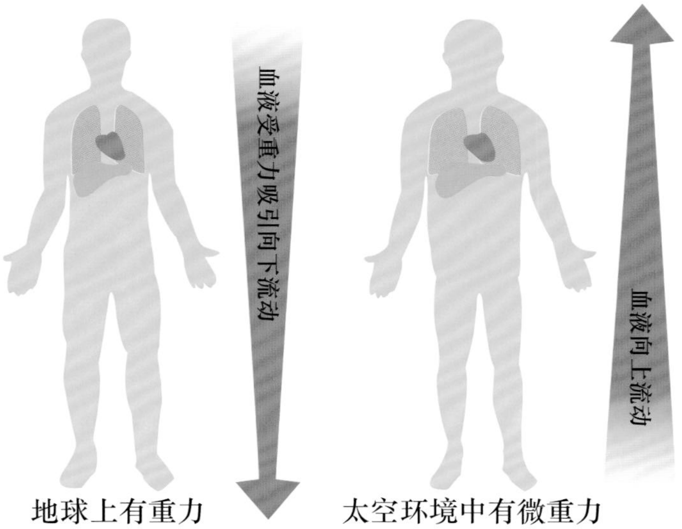
血液受重力吸引向下流动
血液向上流动

地球上有重力　　太空环境中有微重力

快速资讯

- 航天员的身高会增加 5 厘米，这是因为他们的脊柱在太空中会变长。但是，当他们返回地球一段时间后，身高就恢复正常。
- 在太空中，骨骼会变得脆弱，因为这时骨骼不用支持体重，航天员又缺乏规律的体育锻炼，因此他们容易骨折。

胖脸

在地球上，血液在重力的作用下流向你的脚。而在宇宙空间，你的血液却向上流动，使你的脸变胖、腿变细（称为鸟腿现象）。液体在你头部积聚，使你有鼻塞的感觉，好像患了感冒一样。

对身体的保护

在太空里，航天员暴露在各种危险之中，这包括空间碎片、极端寒冷和缺乏空气等。在宇宙飞船里，航天员能得到保护，这些危险情况大部分都伤害不到他们。但是，如果不得不离开宇宙飞船，对设备进行必不可少的修理，或者必须暴露在空间环境，如登陆月球，这时他们就必须穿上特制的航天服。

哇哦！

在床上躺卧很长时间对身体产生的效果，与在太空里处于完全失重状态的效果是相同的。

在太空里，航天员打喷嚏的次数多至每小时30次。

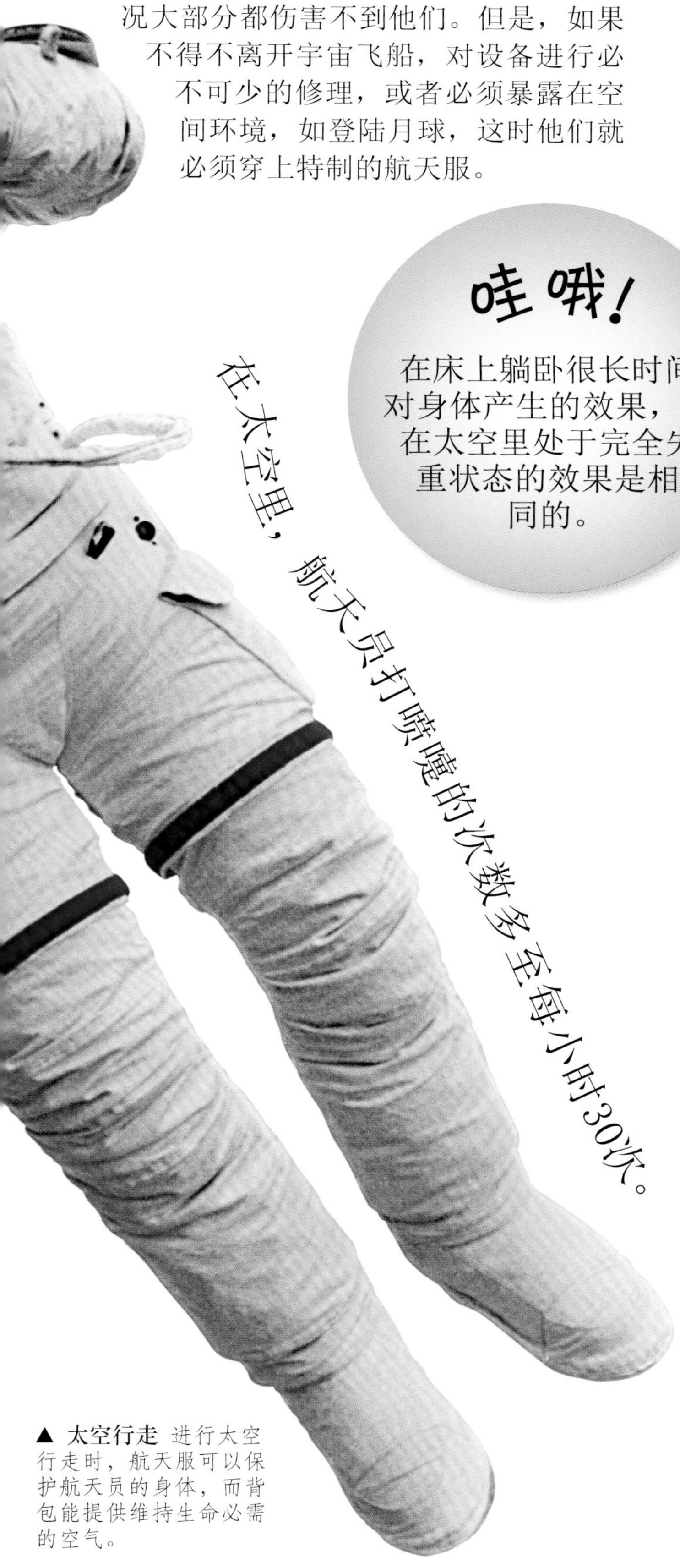

▲ **太空行走** 进行太空行走时，航天服可以保护航天员的身体，而背包能提供维持生命必需的空气。

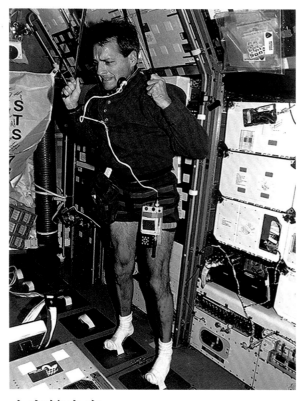
STS

太空健身房

航天员在太空失重的情况下使用特制的设备来锻炼身体。体育锻炼有助于减轻血液流向头部的效果，并使肌肉得到锻炼，以预防肌肉萎缩。图中的航天员将自己的两脚固定在条带下面，以避免自己在锻炼过程中飘起来。

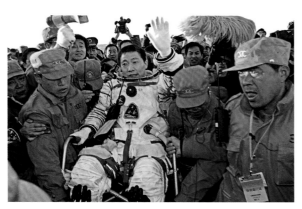

返回地球

回到地球真是一种很奇特的体验，尤其是经过几天的失重之后。航天员的肌肉和骨骼都变得酥软了，他们连走路都觉得困难。2003 年，当中国载人飞船工程首飞航天员杨利伟被抬出返回舱后，他的身体要开始逐渐适应地球重力环境。

心脏和血液

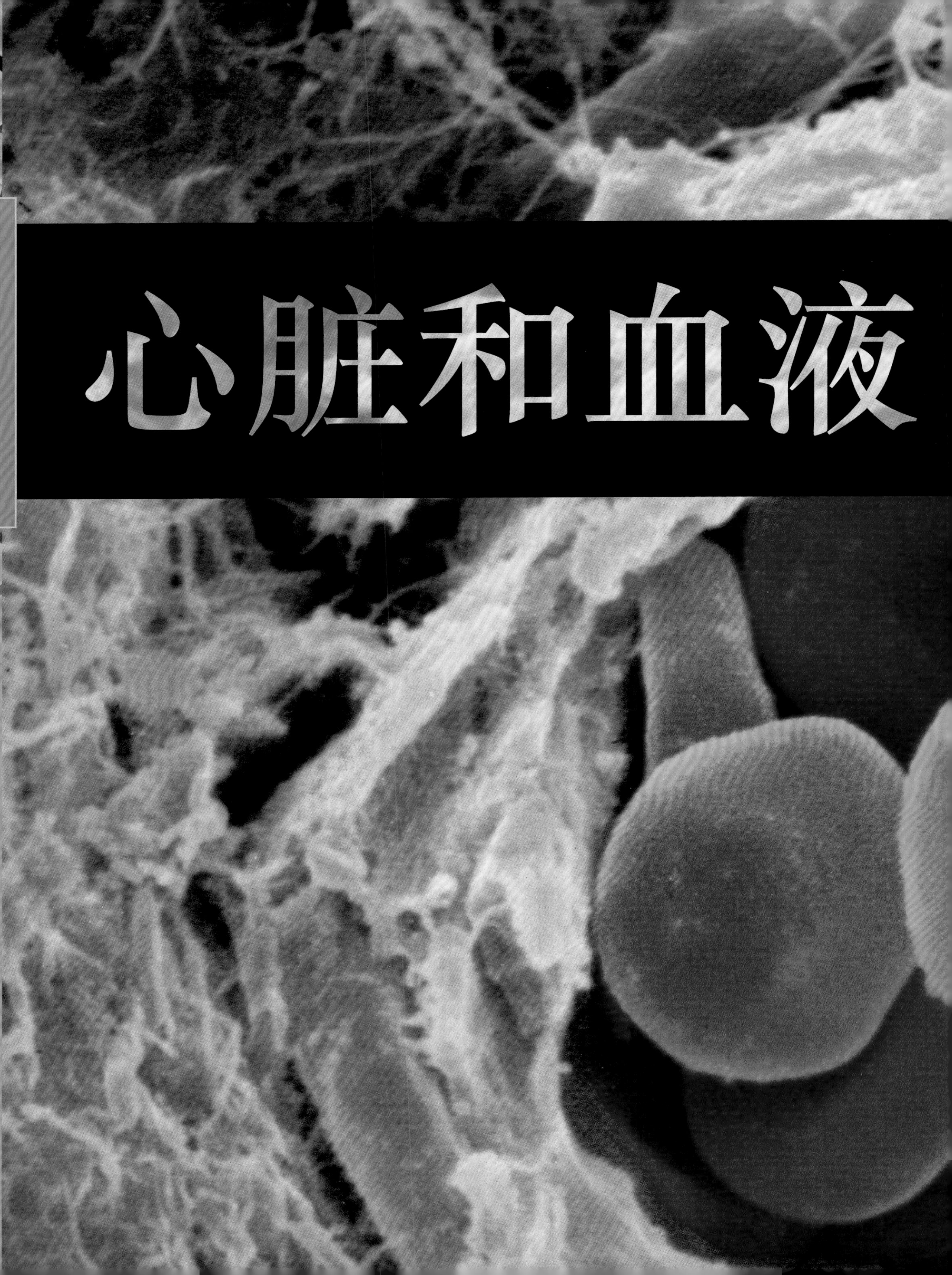

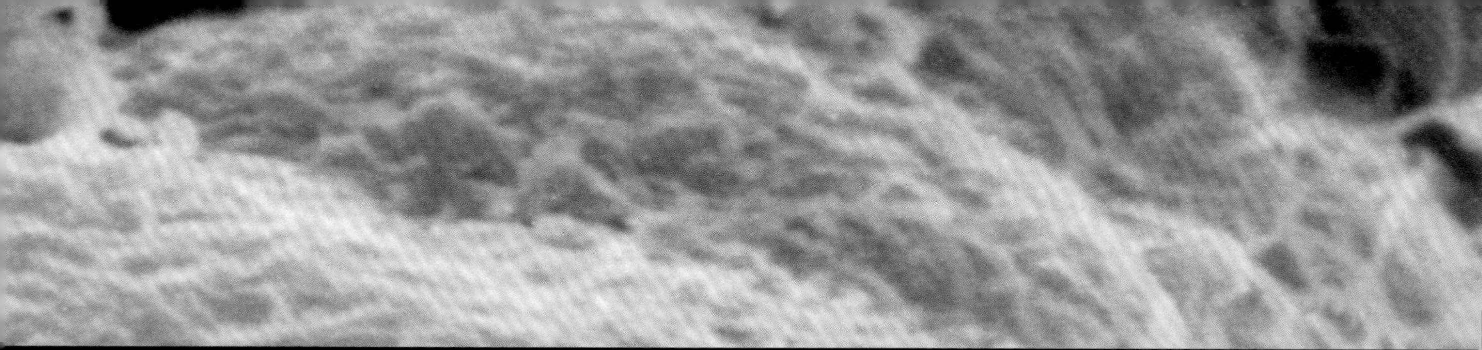

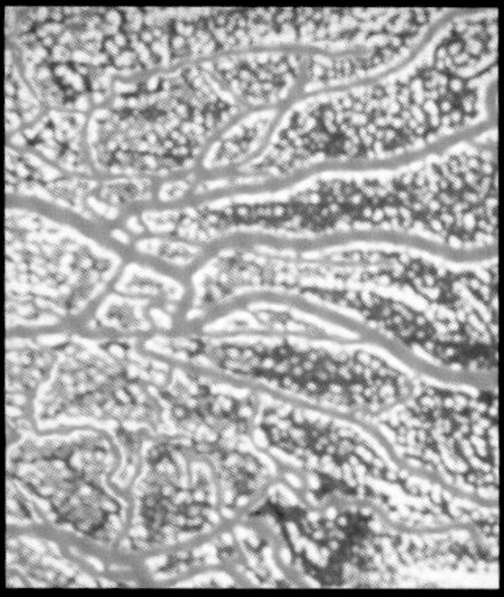

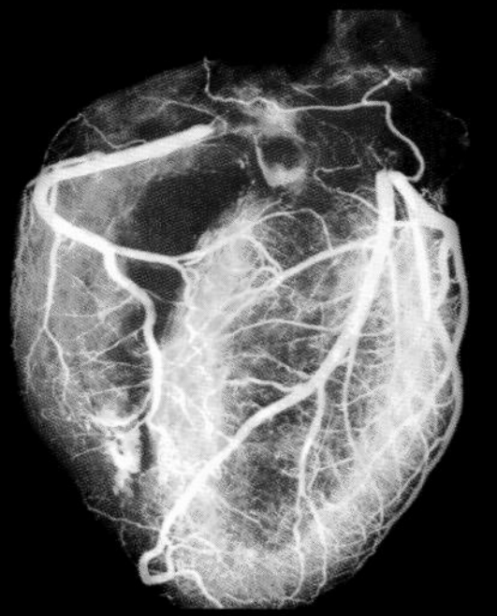

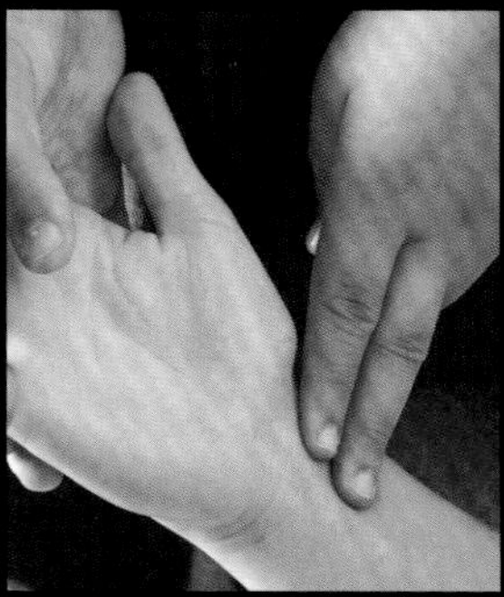

看看你的心脏是怎样不间断地每天搏动10万次的吧。这个勤奋工作的器官把血液泵到没有尽头的血管网里，把必不可少的物质供应到你体内的各个细胞中。

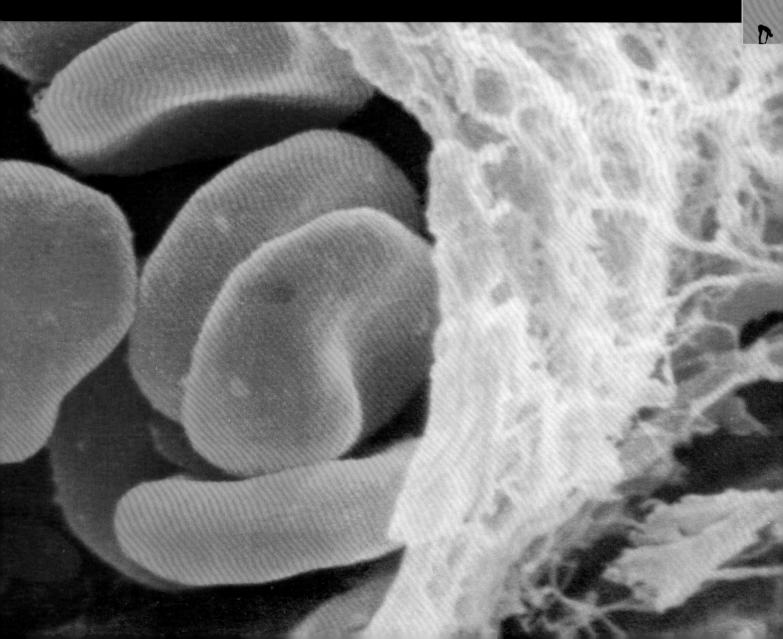

血液流经全身

你全身有数以万亿计的细胞，它们为了能高效工作，需要不间断地得到氧气和营养物质的供应。这些氧气和营养物质是由你的血液提供的，血液通过血管不断地流动。血管发出分支，这些分支又再分支，分到极细，它们相互交织成一个网络。这种“传送服务”背后的驱动力由你的心脏提供。心脏、血液和血管就构成心血管系统。

超快的速度

动脉和静脉在你身体的每个部分交织成网。动脉和静脉由毛细血管连接起来，毛细血管非常细小，在图中是看不到的。血液循环一周，最短的距离是从心脏到心肌，耗时只要几秒钟；从心脏到脚趾再返回心脏的距离最长，但耗时也不到一分钟。动脉把血液从心脏运出，而静脉把血液引流回心脏。

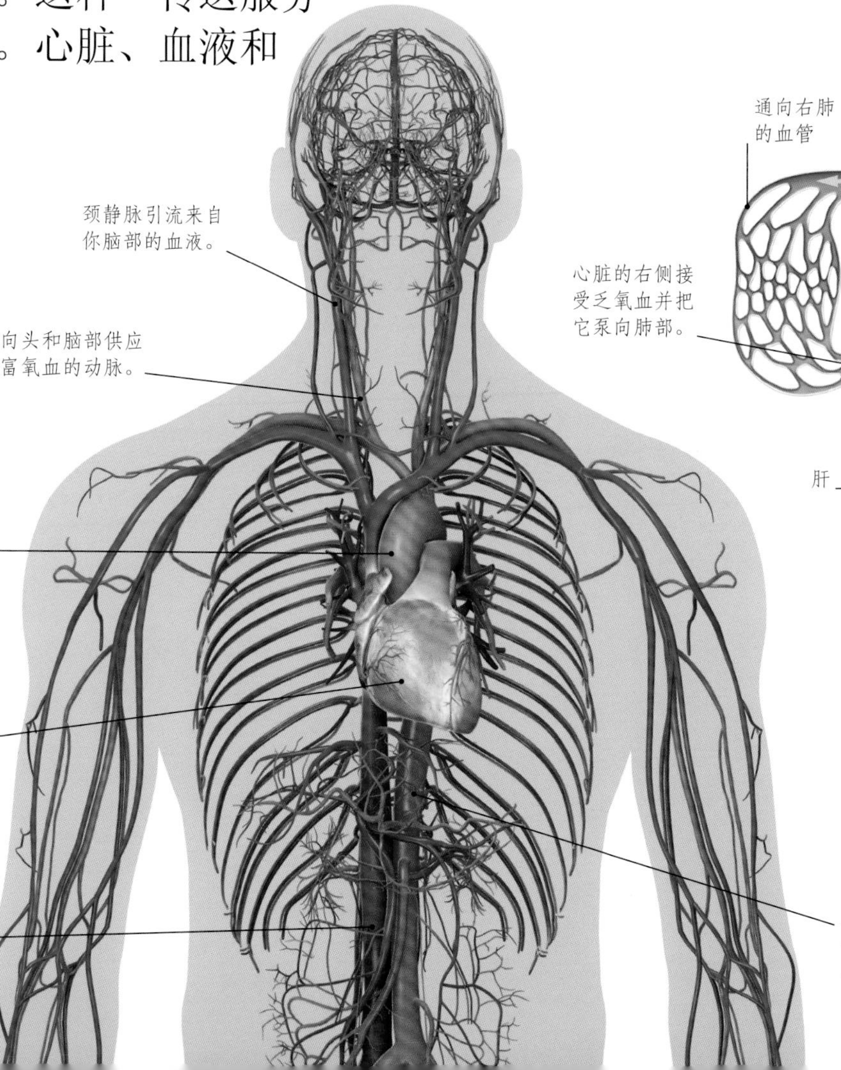
颈静脉引流来自你脑部的血液。
向头和脑部供应富氧血的动脉。
主动脉和你的拇指差不多粗，是你身体里最大的血管。
心脏是一个由肌肉组成的泵，把血液泵送到你的肺部和全身。
下腔静脉是你体内最大的静脉。它把用过的血液从你身体下部引流回心脏。
主动脉把富氧血和营养物质供应到你身体的下部。

永不终止的行程

血液通过两条环路流遍你的全身。较短的环路（蓝色）由心脏连接，把血液带到肺部，在那里接受新鲜的氧气。然后，富氧血回到心脏，再沿着较长的环路（红色）流经你身体的其余部分。

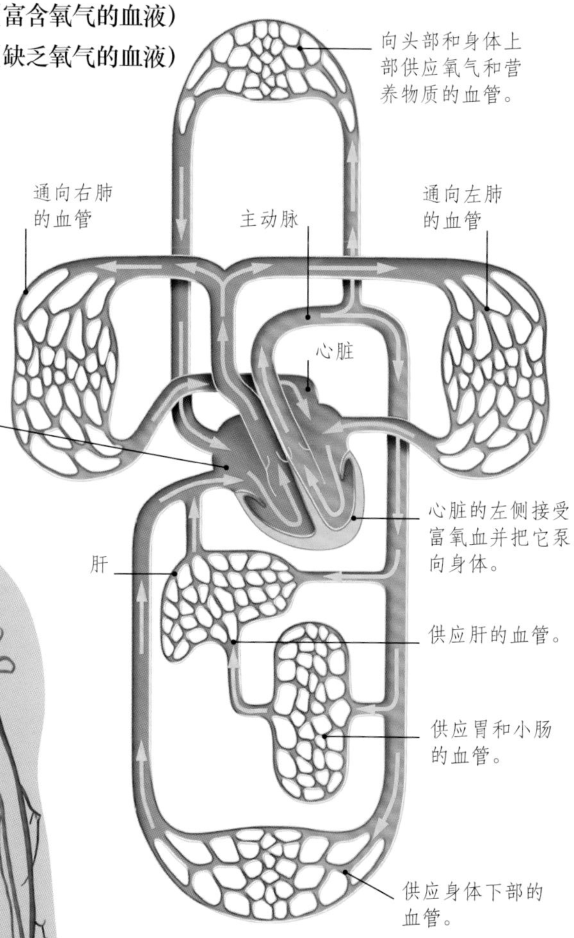
富氧血（富含氧气的血液）
乏氧血（缺乏氧气的血液）
向头部和身体上部供应氧气和营养物质的血管。
通向右肺的血管
主动脉
通向左肺的血管
心脏
心脏的右侧接受乏氧血并把它泵向肺部。
心脏的左侧接受富氧血并把它泵向身体。
肝
供应肝的血管。
供应胃和小肠的血管。
供应身体下部的血管。

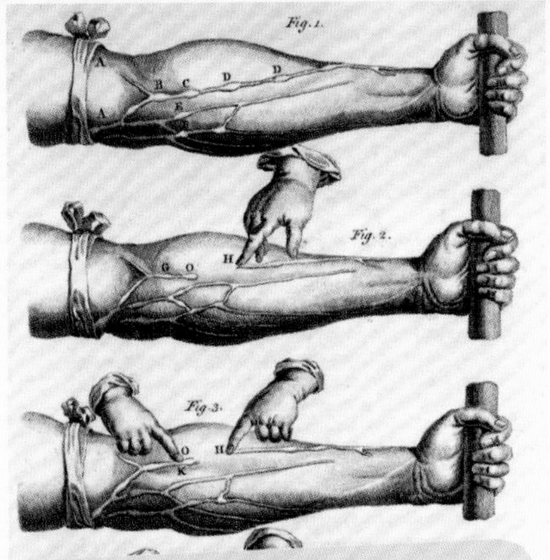
Fig. 1.
Fig. 2.
Fig. 3.

难题解开了

自很古老的年代以来，谁也不知道血液和心脏是怎样工作的。这个谜在1616年被英国医生威廉·哈维解开。他做了多种实验，包括用一个布条把人的上臂紧紧地勒住，从而研究血液是怎样在静脉中流动的（见上图）。哈维发现血液是由心脏泵出，并在全身循环的。

哇哦！

因为血液在你的全身流动，所以皮肤呈现出浅浅的粉红色调。

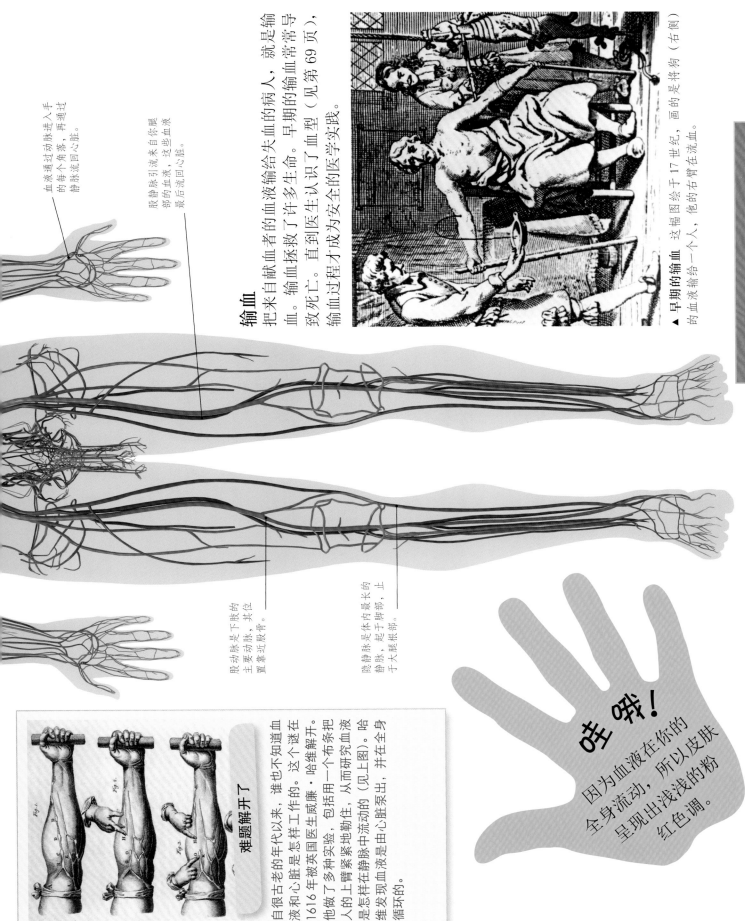

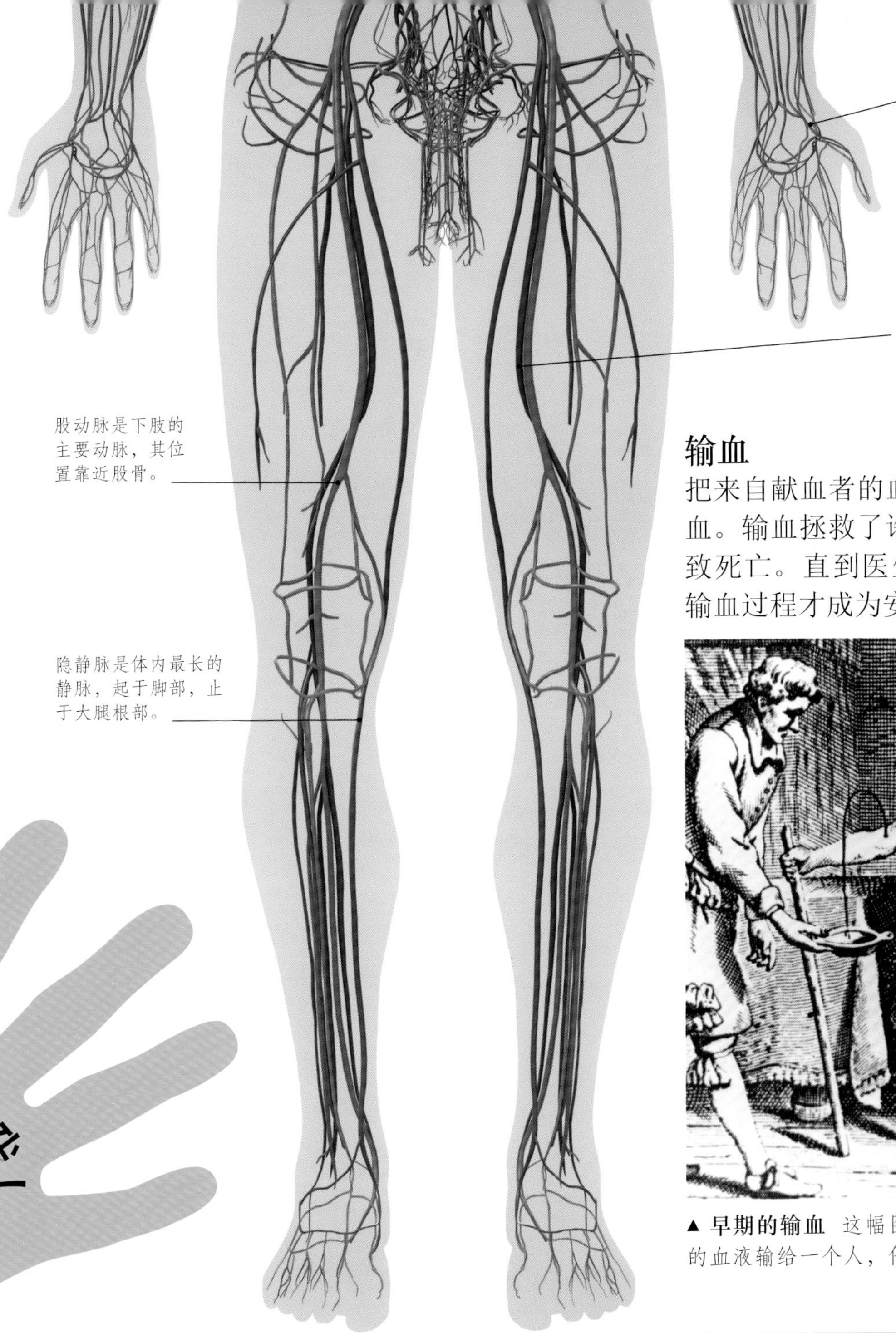
股动脉是下肢的主要动脉，其位置靠近股骨。
隐静脉是体内最长的静脉，起于脚部，止于大腿根部。
血液通过动脉进入手的每个角落，再通过静脉流回心脏。
股静脉引流来自你腿部的血液，这些血液最后流回心脏。

输血

把来自献血者的血液输给失血的病人，就是输血。输血拯救了许多生命。早期的输血常常导致死亡。直到医生认识了血型（见第69页），输血过程才成为安全的医学实践。

▲ **早期的输血** 这幅图绘于17世纪，画的是将狗（右侧）的血液输给一个人，他的右臂在流血。

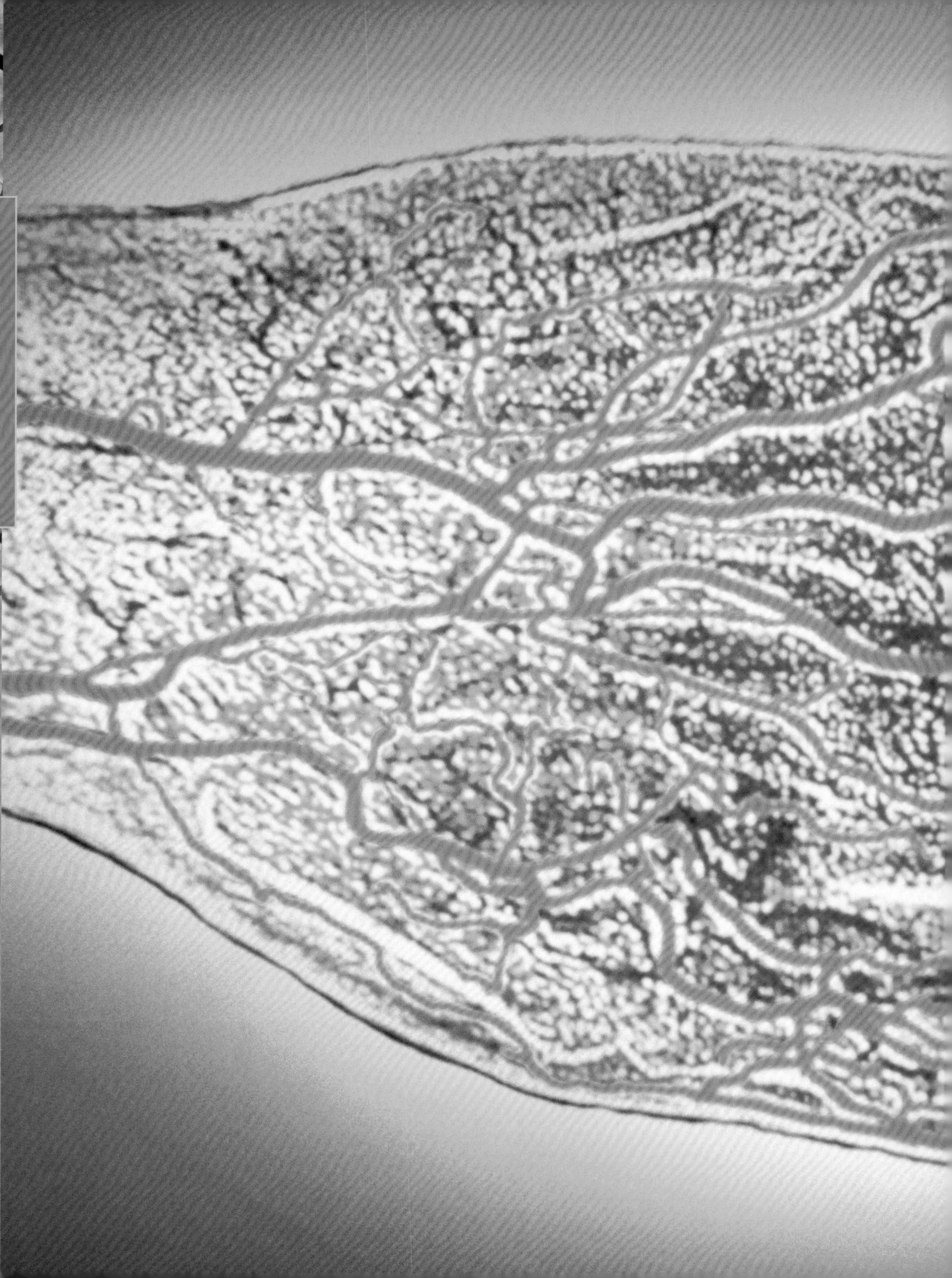

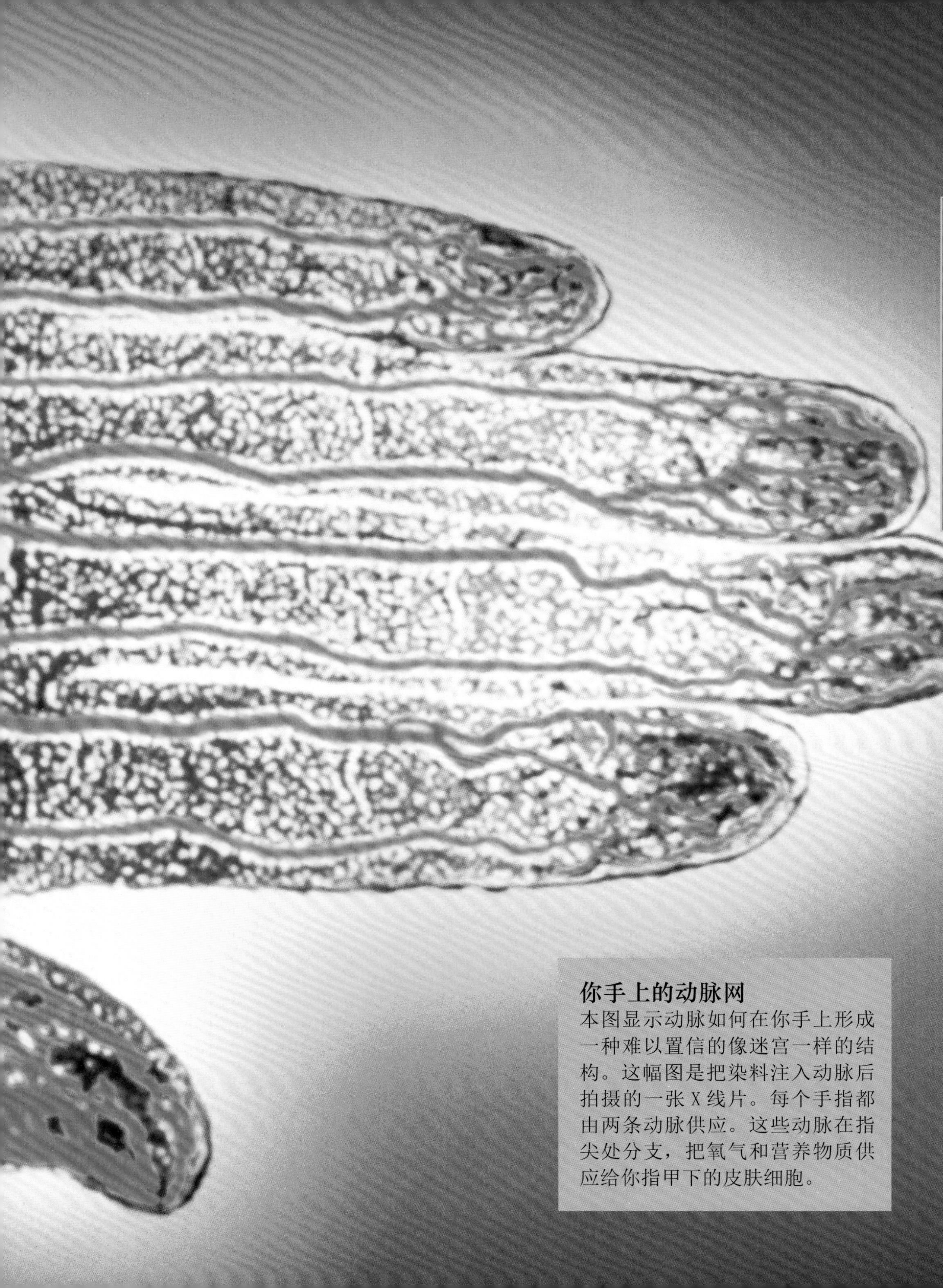

你手上的动脉网

本图显示动脉如何在你手上形成一种难以置信的像迷宫一样的结构。这幅图是把染料注入动脉后拍摄的一张 X 线片。每个手指都由两条动脉供应。这些动脉在指尖处分支，把氧气和营养物质供应给你指甲下的皮肤细胞。

液态的生命

你的血液是由数以万亿计的细胞漂浮在名为血浆的液体中构成的。血液之所以是红色的，是因为血液中有这些红细胞。真是令人难以置信，每一滴血每天都在你的身体中循环几千次，执行着性命攸关的任务，保证你的身体各部分工作正常。

血液的成分

占你血液体积大部分的是血浆——一种清亮的液体。其余成分包括红细胞、白细胞和血小板（微小的细胞碎片）。各种成分都在执行它们特定的任务。

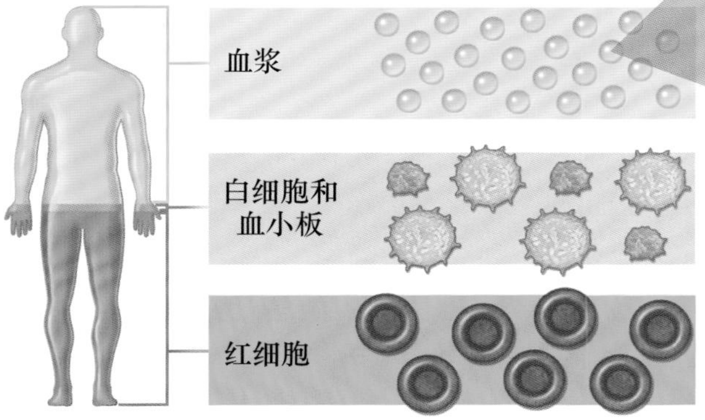
血浆
白细胞和
血小板
红细胞

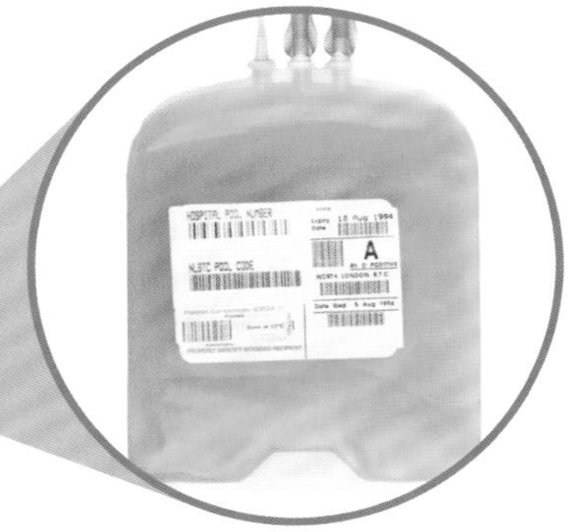

▲ **血浆** 这种液体携带着使你的身体细胞继续存活所必需的营养物质。

▶ **血管** 这幅血管的切面图显示血浆中携带的各种血细胞。

超级服务

血液由血管网运输，它把营养物质和氧气携带到你的身体细胞，并带走代谢产生的废物。血液也能将热量分配到各处，使你的体温保持恒定。血液中的白细胞构成抵御病原体侵入身体的第一道防线，而需要愈合伤口时，成群的血小板就会投入行动。

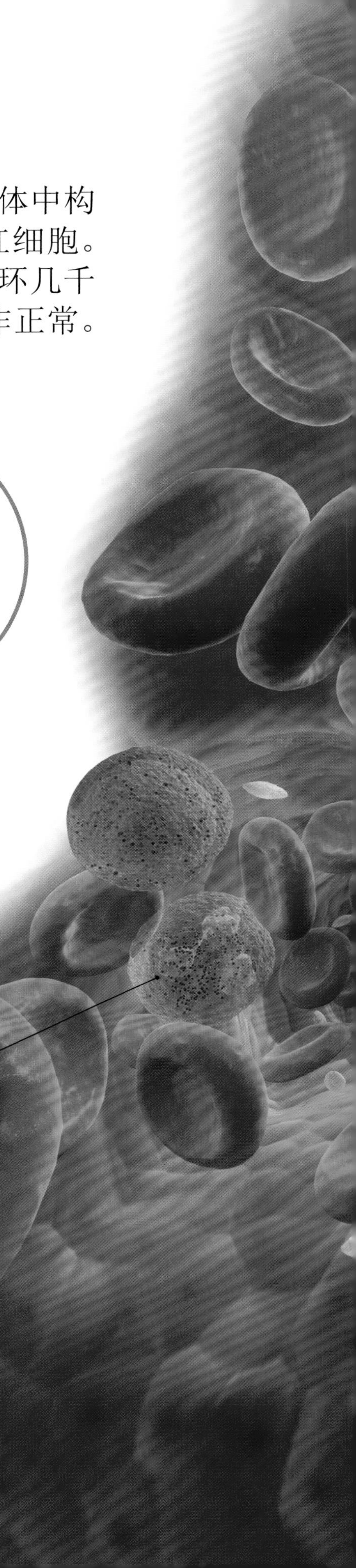

白细胞通过摧毁病原体来保护你的身体。它们是体积最大的血细胞。

血管的内壁是光滑的，这样血液就能很容易地通过。

哇哦！

针尖大小的一滴血中，大约包含 250 万个红细胞、3750 个白细胞和 16 万个血小板。

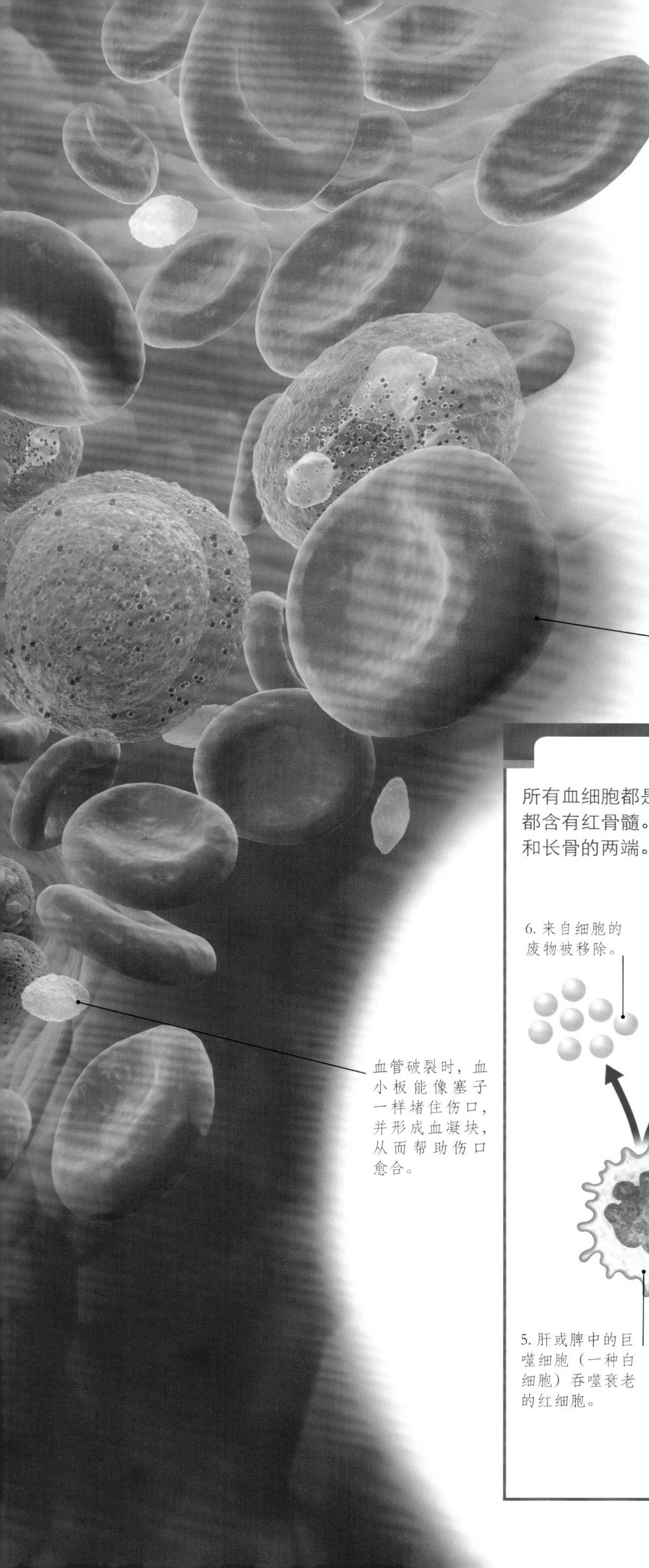
红细胞把氧气从肺部带到你身体的每个细胞。
血管破裂时，血小板能像塞子一样堵住伤口，并形成血凝块，从而帮助伤口愈合。

验血

医生常常通过验血来检查你的血液是否有异常，从而解释你为什么感到不适。下图中，病人的手指被刺血针扎了一下，血液样品被采集到测试条上，用以检查某种具体的物质。

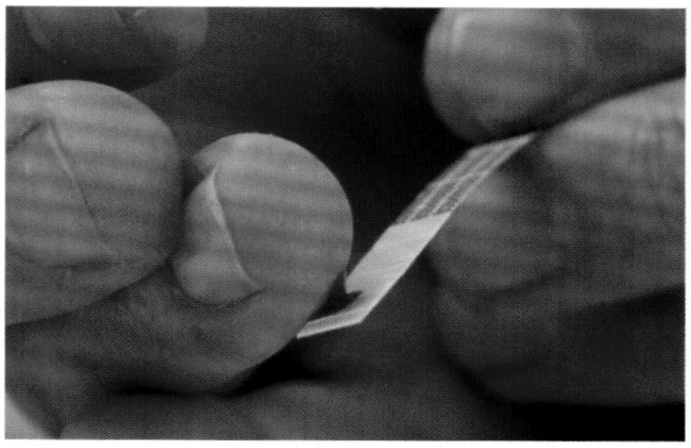

制造红细胞

所有血细胞都是在红骨髓里制造出来的。当你年幼时，几乎所有的骨都含有红骨髓。在成年后，红骨髓只见于颅骨、肋骨、肩胛骨、髋骨和长骨的两端。

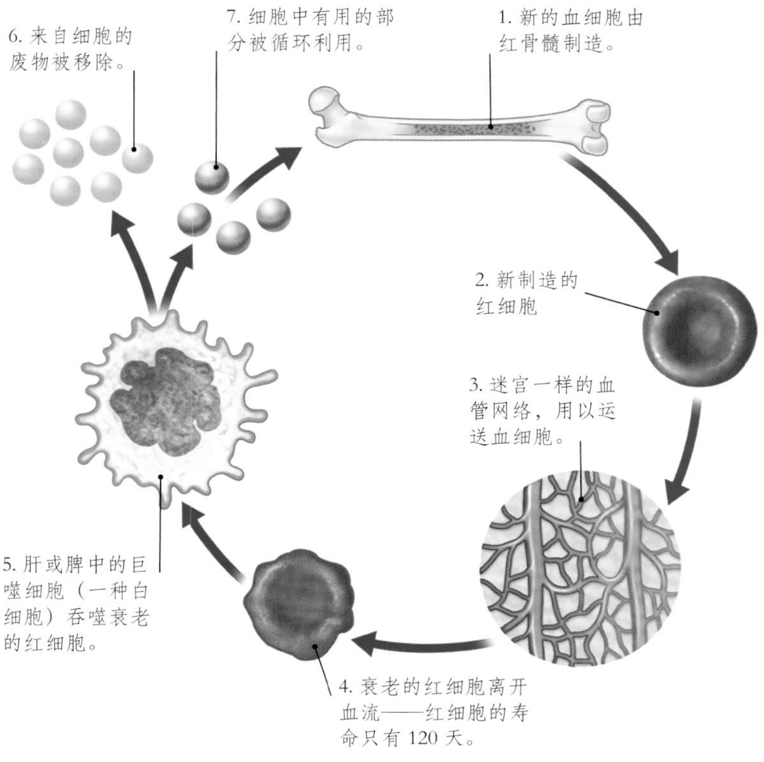
1. 新的血细胞由红骨髓制造。
2. 新制造的红细胞
3. 迷宫一样的血管网络，用以运送血细胞。
4. 衰老的红细胞离开血流——红细胞的寿命只有 120 天。
5. 肝或脾中的巨噬细胞（一种白细胞）吞噬衰老的红细胞。
6. 来自细胞的废物被移除。
7. 细胞中有用的部分被循环利用。

氧气的携带者

红细胞的数量比你身体里任何别的细胞都多得多。它们勤劳得令人吃惊，执行着没完没了的任务：把氧气带给你身体里所有的细胞，这样，这些细胞才能保持活力。每秒钟大约有200万个红细胞衰竭死亡，因此你的身体必须以同样的速度制造新的红细胞来取代那些死去的红细胞。

哇哦！

大约有 25 万亿个红细胞在你的身体里循环。

▶ **红细胞的内部** 红细胞是人体里唯一没有细胞核的细胞。红细胞里面充满血红蛋白——一种浅红色的蛋白质，红细胞的颜色就来自血红蛋白。

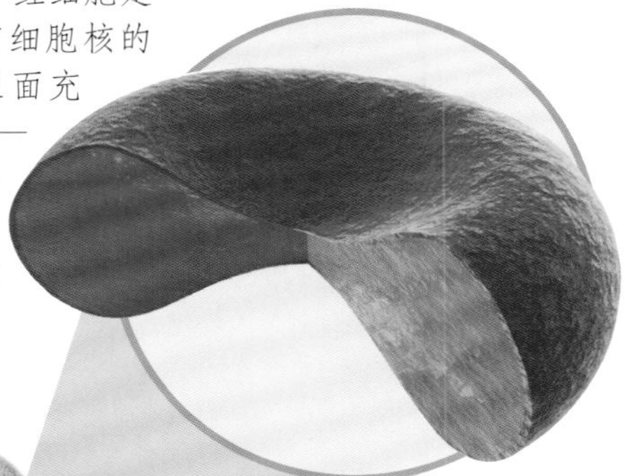

勤劳工作

红细胞充满了血红蛋白——一种能携带氧气的蛋白质。当血液从你的肺部流过时，血红蛋白就把氧气带走了。血液把这些新鲜的氧气输送到你身体所有的组织，在那里血红蛋白放出氧气，氧气被你的身体细胞所利用。然后，红细胞回到肺部去收集新鲜的氧气。

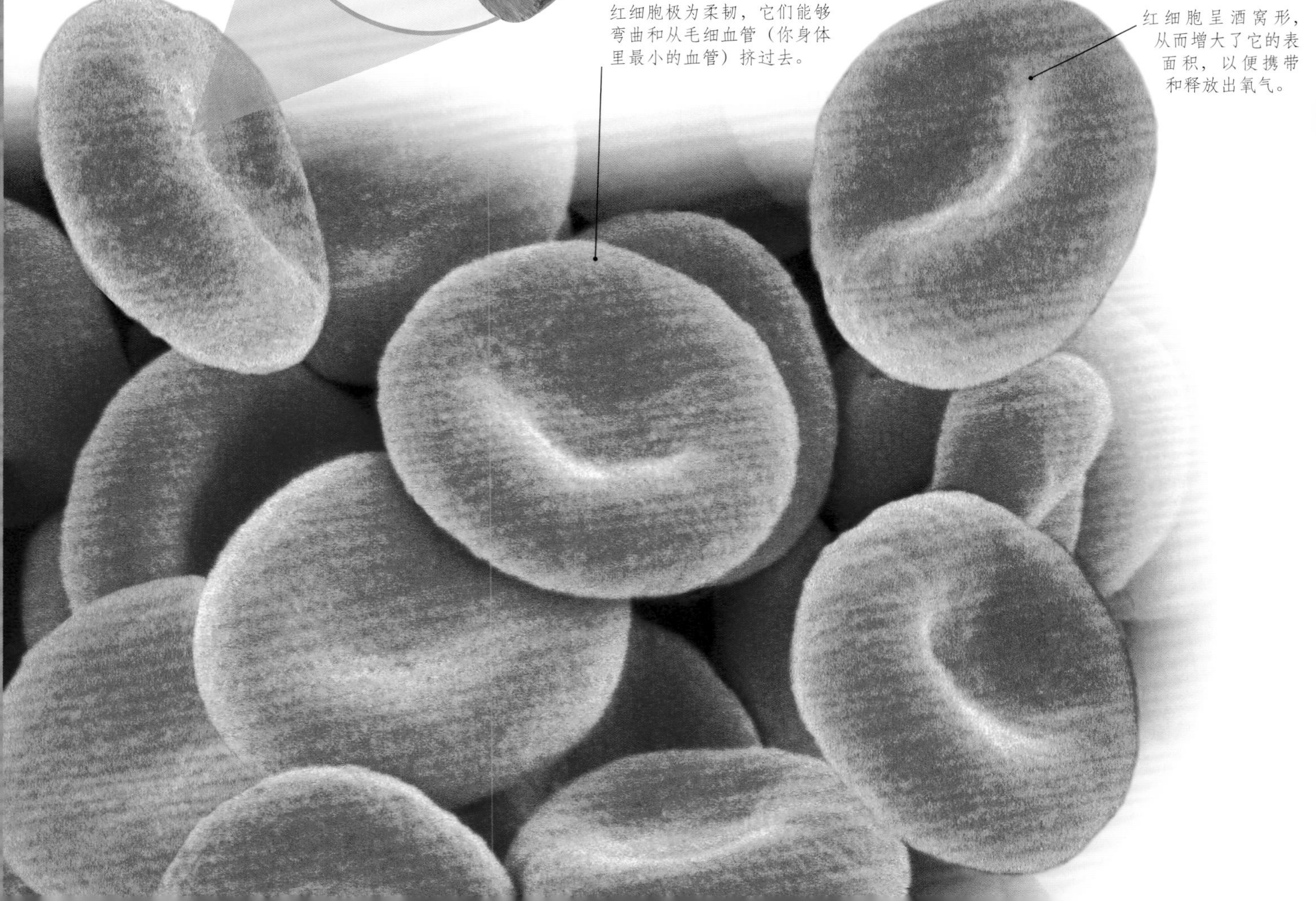
红细胞极为柔韧，它们能够弯曲和从毛细血管（你身体里最小的血管）挤过去。
红细胞呈酒窝形，从而增大了它的表面积，以便携带和释放出氧气。

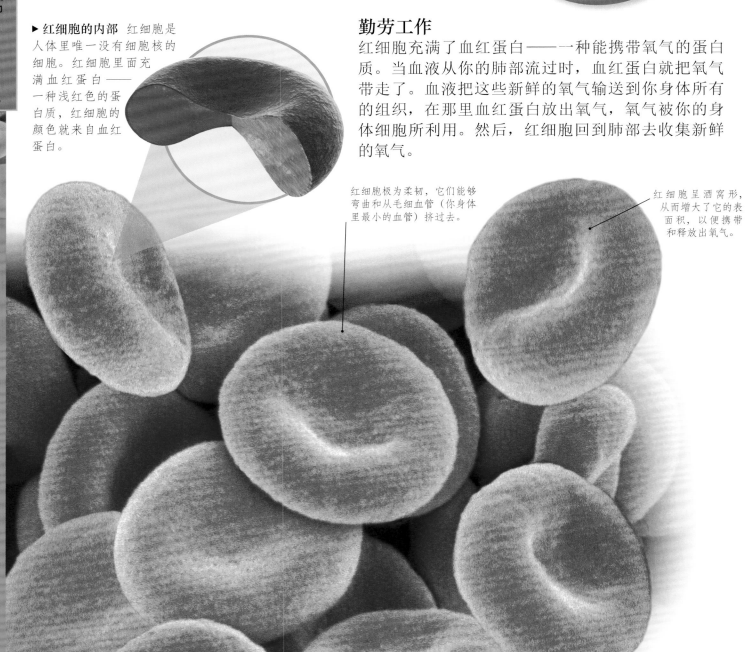

你的血型

血型主要分为4种：A、B、AB和O型。你属于哪种血型，决定于你的血液中存在哪种名为抗原的标记物。这些抗原位于红细胞的表面。这些标记物能够帮助你的身体鉴别出不属于你的血细胞。你的血浆也可能含有抗体，抗体能粘到携带非本身抗原的血细胞上。

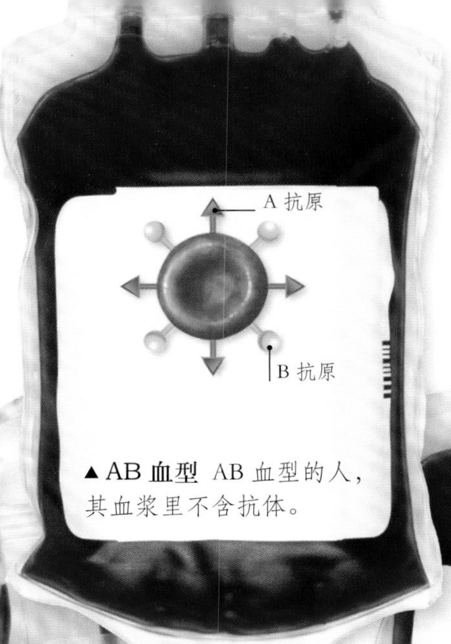
A 抗原
B 抗原
▲**AB 血型** AB 血型的人，其血浆里不含抗体。

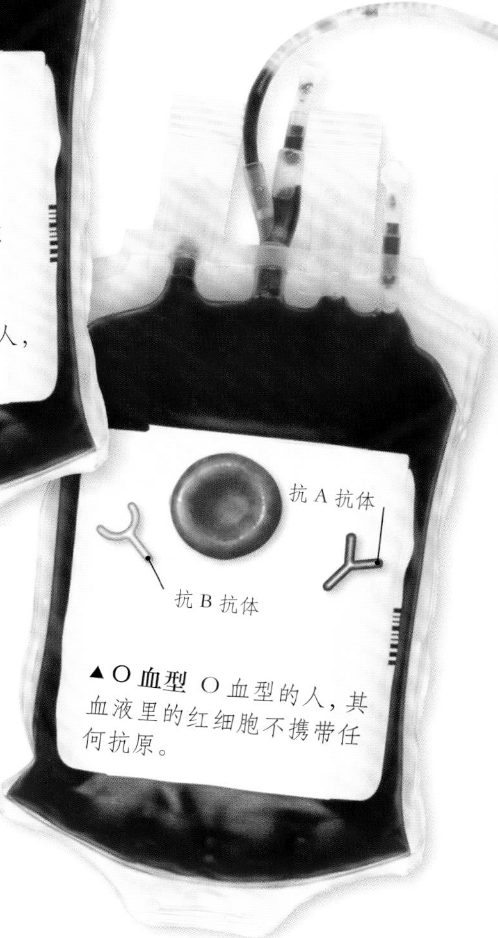
抗 A 抗体
抗 B 抗体
▲**O 血型** O 血型的人，其血液里的红细胞不携带任何抗原。

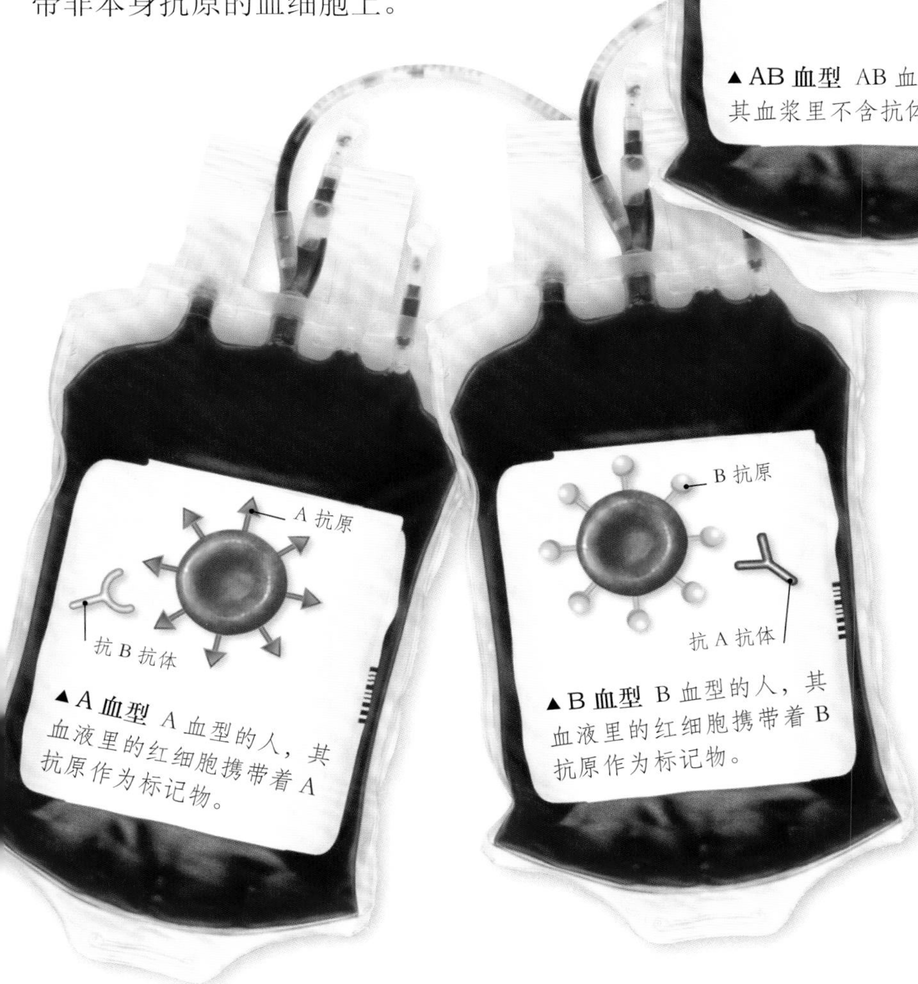
A 抗原
抗 B 抗体
B 抗原
抗 A 抗体
▲**A 血型** A 血型的人，其血液里的红细胞携带着 A 抗原作为标记物。

▲**B 血型** B 血型的人，其血液里的红细胞携带着 B 抗原作为标记物。

▲**输血** 将血液输给需要血液的病人。但是，如果输了血型不对的血液，血细胞会凝集成团，堵塞血管。因此，重要的是找到相配的血型。

血液会改变颜色

当血液在你体内流动时，它的颜色是会改变的。原因是红细胞里的血红蛋白，其颜色随吸收或释放氧气而改变。红细胞在肺部吸收了氧气之后，在你动脉里流动的血液就是鲜红色的。红细胞把氧气释放到组织后，在你静脉里流动的血液就是深红色的。

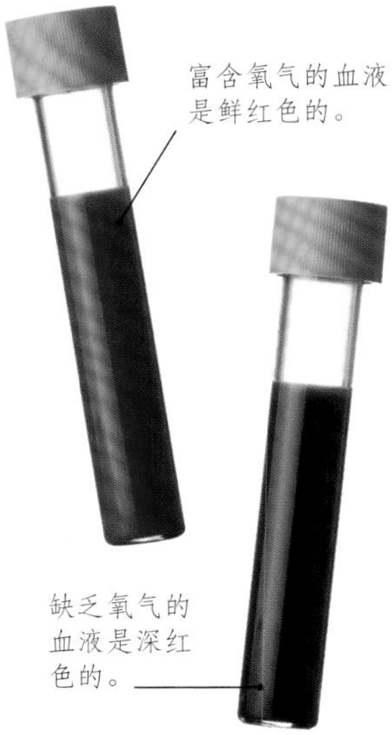
富含氧气的血液是鲜红色的。
缺乏氧气的血液是深红色的。

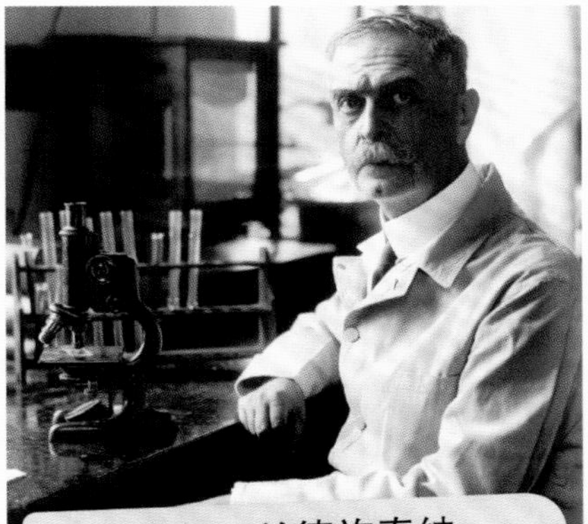

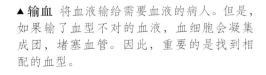
卡尔·兰德施泰纳

直到 19 世纪末，人们对输血失败的原因还知之甚少。1901 年，奥地利科学家卡尔·兰德施泰纳在他自己和他的团队成员身上进行实验，发现了 4 种主要的血型。现在，血液能安全地从献血者输给一个血型相同的受血者，从而拯救了无数的生命。

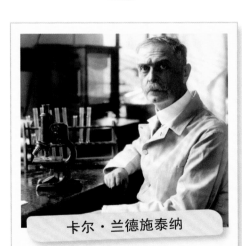

超级网络

把营养物质和氧气输送到你体内所有的细胞，并把细胞产生的废物移走，这是一个 24 小时不能停息的任务，也是一个需要具有高效率的运输系统的任务。你的身体里就确实存在着这样一个运输系统，这是一个令人惊讶的网络，由名为血管的有生命的管道组成，必不可少的营养物质和氧气就由血管来运输。总共有 10 万千米长的血管分布在你全身各处，使你的细胞能保持工作能力。

完美的配合

你有 3 种类型的血管——动脉、静脉和毛细血管。这些血管能很好地完成输送血液的任务。例如，你的动脉把富氧血带出心脏，供应给身体的其他部分，动脉壁能承受血液像波涛般汹涌通过时产生的强大压力。你的静脉把乏氧血送回心脏，静脉壁承受的压力也低。而毛细血管把营养物质和氧气运送给一个个细胞。

▶ **动脉** 动脉壁有很厚的肌层和弹性层，因此能承受心脏搏动时产生的很高的血压。

▶ **静脉** 静脉的结构与动脉相似，但有些静脉也具有瓣膜，用以防止血液倒流。

▶ **毛细血管** 毛细血管是最细，数量最多，也最脆弱的血管。

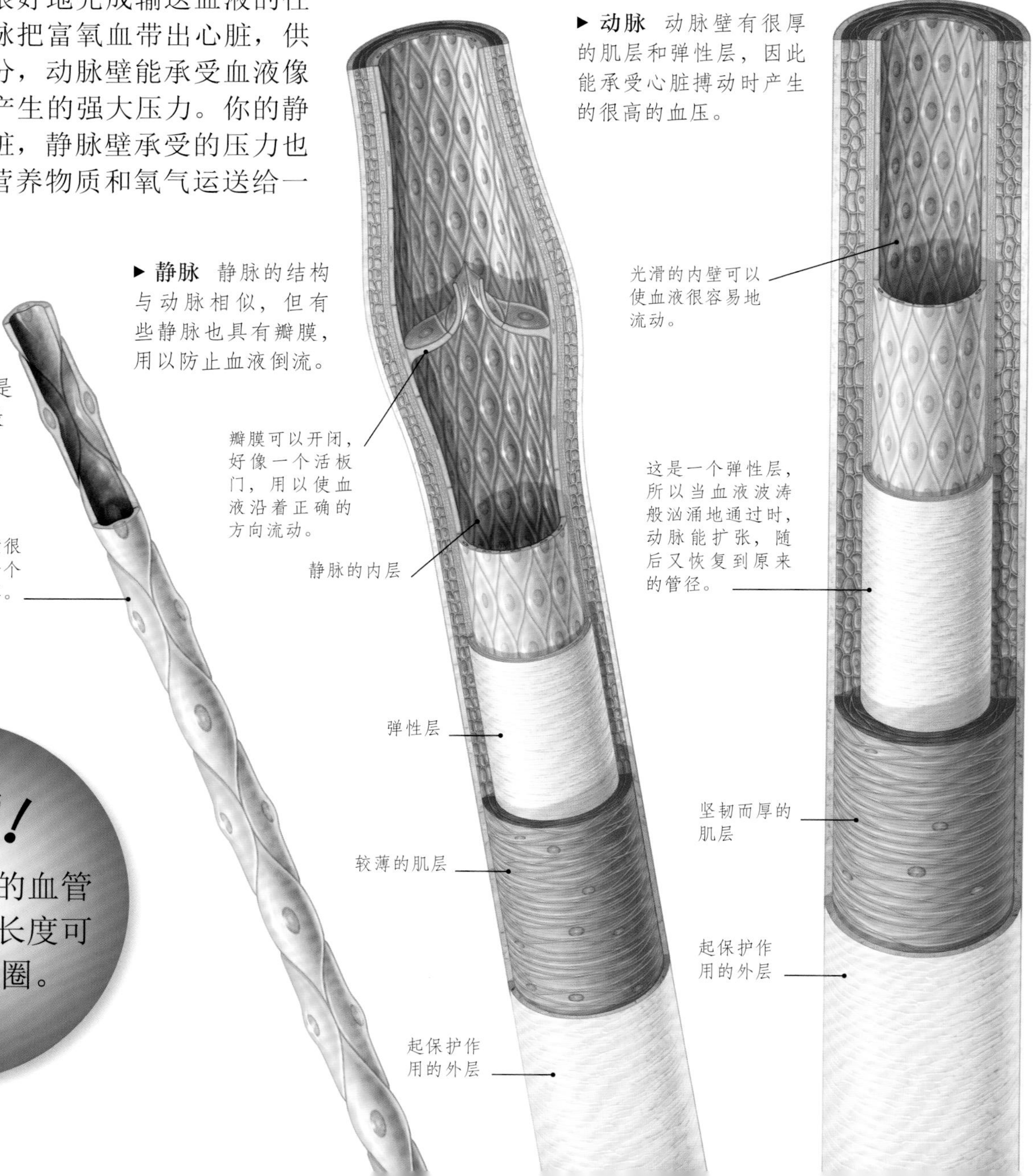

毛细血管壁很薄，只有一个细胞那么厚。
瓣膜可以开闭，好像一个活板门，用以使血液沿着正确的方向流动。
静脉的内层
弹性层
较薄的肌层
起保护作用的外层
光滑的内壁可以使血液很容易地流动。
这是一个弹性层，所以当血液波涛般汹涌地通过时，动脉能扩张，随后又恢复到原来的管径。
坚韧而厚的肌层
起保护作用的外层

哇哦！

如果将你所有的血管头尾相接，其长度可环绕地球两圈。

走近了看：肩并肩

动脉和静脉并行分布于你的全身，形成一个复杂得惊人的管道网络。这些血管不断地分支成更小的血管，所以它们能到达你身体的每个部分。

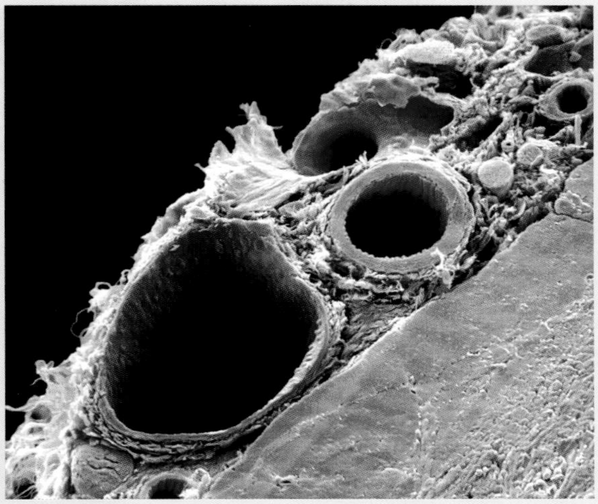

▲**动脉和静脉** 这是一幅器官的横断面图，显示了一根薄壁的静脉（紫色）与一根厚壁的动脉（红色）。动脉和静脉都由结缔组织支持并固定在适当的位置。

毛细血管网

你的动脉和静脉是心血管系统的交通干道。你的毛细血管就好像支路和小巷，把交通干道连接起来。动脉接近它们的目的地时变得更为细小，并形成毛细血管网。这保证每个细胞都能从毛细血管得到营养物质和氧气的供应。把营养物质和氧气都送出去后，毛细血管又融合起来，形成小静脉。

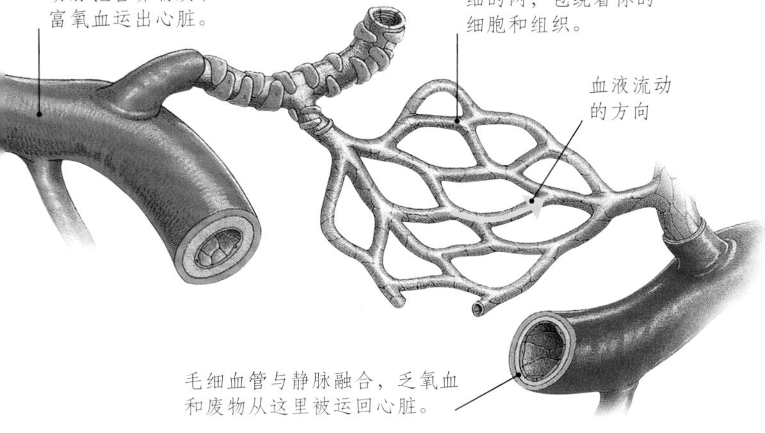
动脉把营养物质和富氧血运出心脏。
毛细血管形成一个微细的网，包绕着你的细胞和组织。
血液流动的方向
毛细血管与静脉融合，乏氧血和废物从这里被运回心脏。

从一个小小的切割伤口流出的血液大约需要5分钟才能凝固。

伤口愈合

当皮肤被割伤并致血管破损时，身体会做出反应以预防感染，并使出血停止。白细胞消灭入侵的病原体，与此同时，血小板形成一个塞子堵住伤口，使血液不再流出，并用一个纤维网把血细胞兜住，形成一个胶冻状的血凝块。血凝块干燥后，形成一个坚硬的对伤口起保护作用的痂。

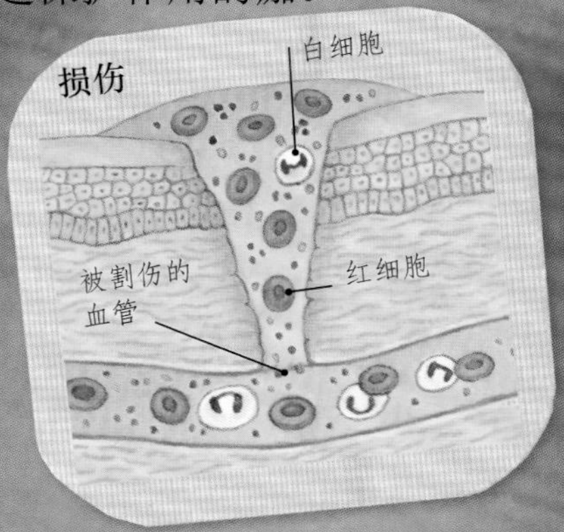
损伤
白细胞
被割伤的血管
红细胞

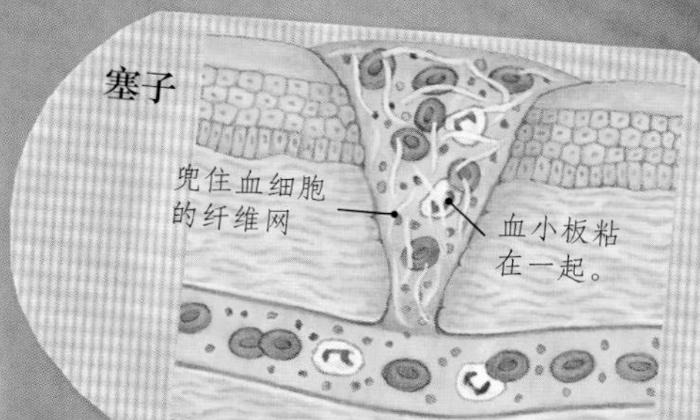
塞子
兜住血细胞的纤维网
血小板粘在一起。

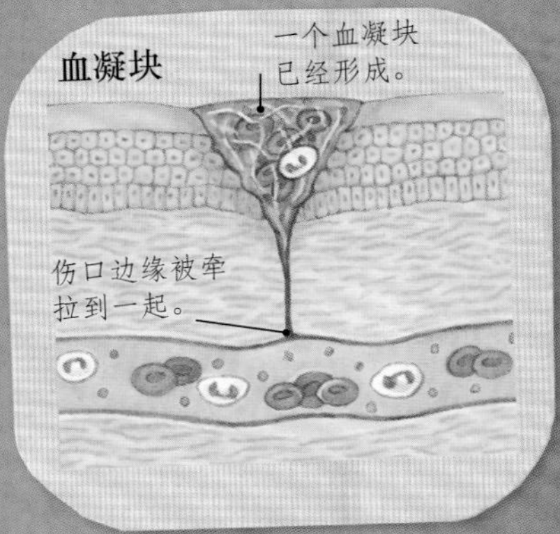
血凝块
一个血凝块已经形成。
伤口边缘被牵拉到一起。

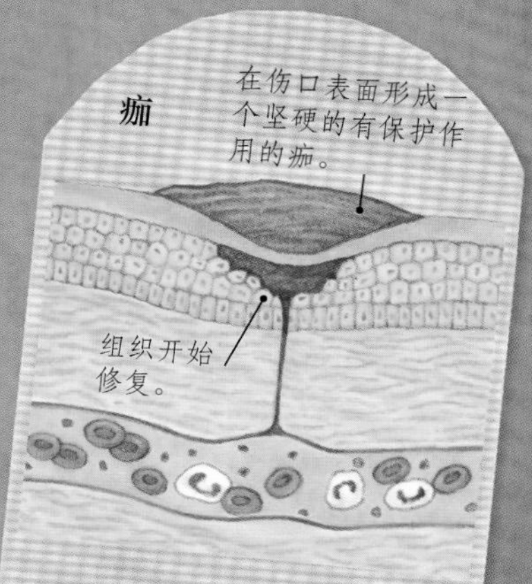
痂
在伤口表面形成一个坚硬的有保护作用的痂。
组织开始修复。

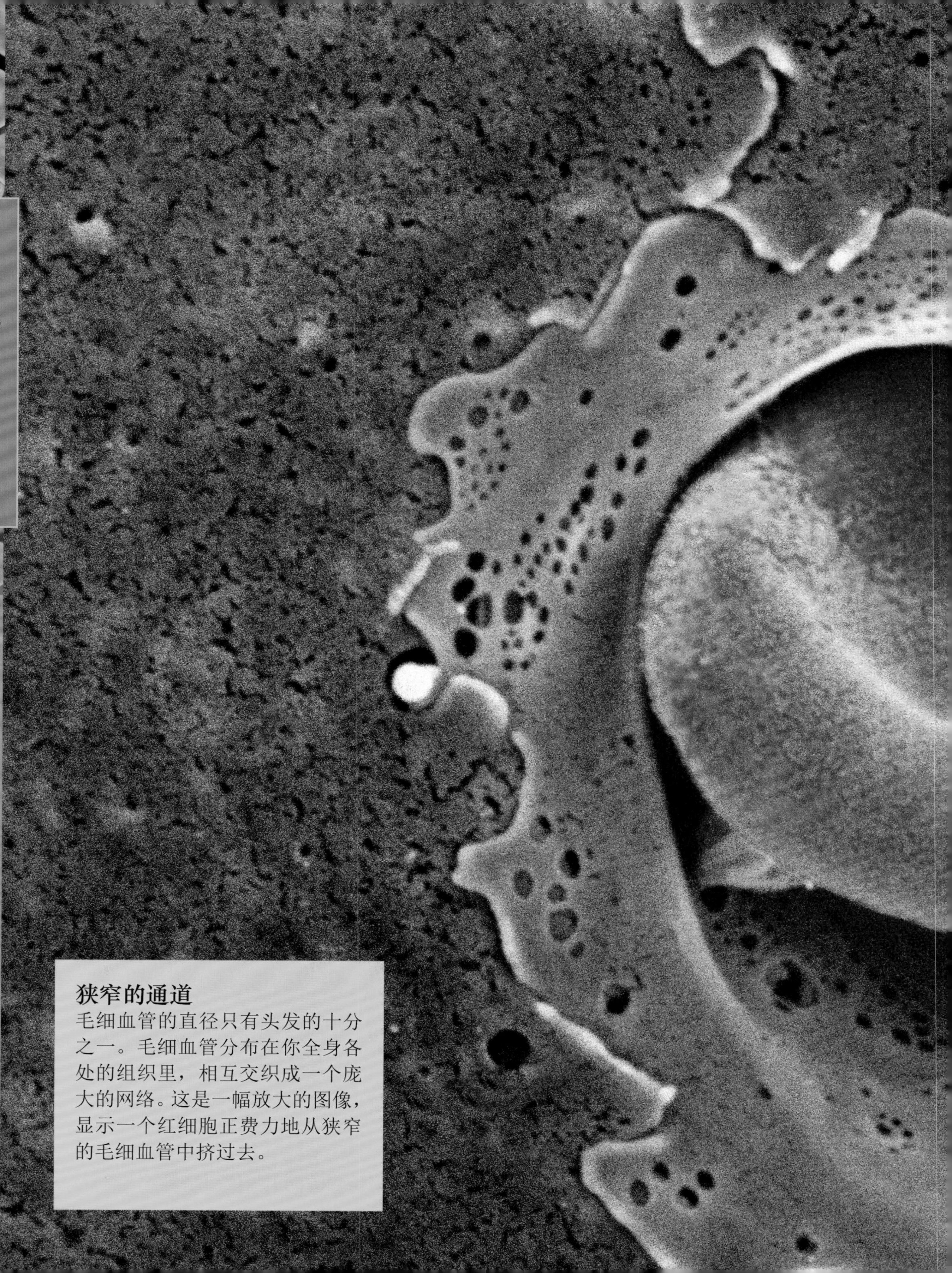

狭窄的通道

毛细血管的直径只有头发的十分之一。毛细血管分布在你全身各处的组织里，相互交织成一个庞大的网络。这是一幅放大的图像，显示一个红细胞正费力地从狭窄的毛细血管中挤过去。

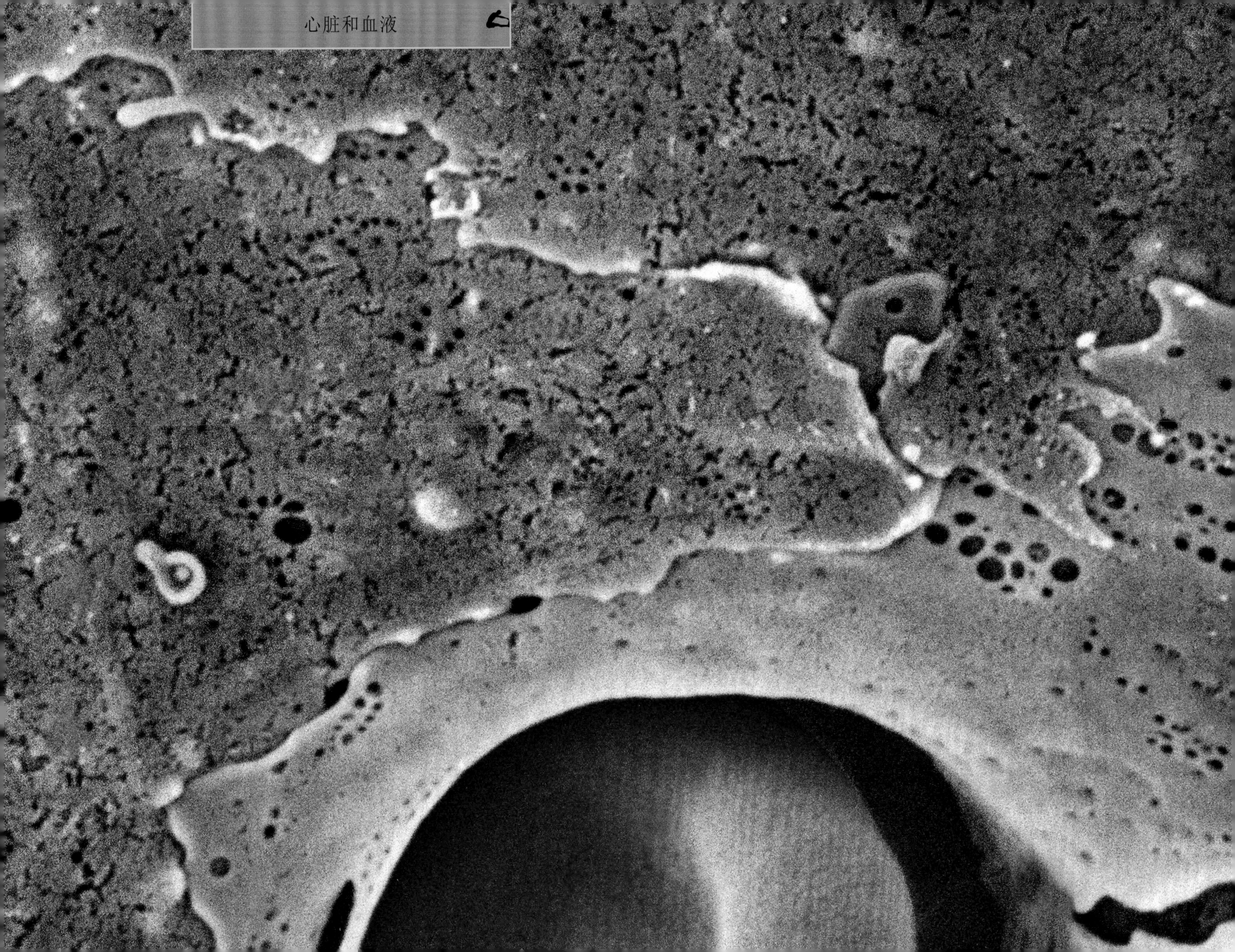

引擎室

位于心血管系统中心的是心脏。你的心脏像你的拳头那么大，是一个强有力的泵，每分每秒都在搏动。心脏每搏动一次，就把大约一杯那么多的血液推出去，流遍全身，并且有等量的血液及时补充进来，为下一次的搏动准备“物资”。心脏由一种特殊的肌肉组织构成。它永远不知疲倦。

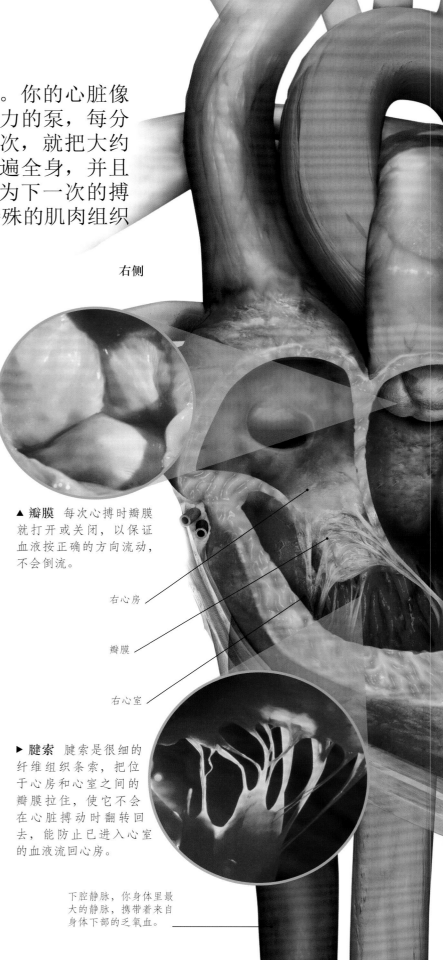

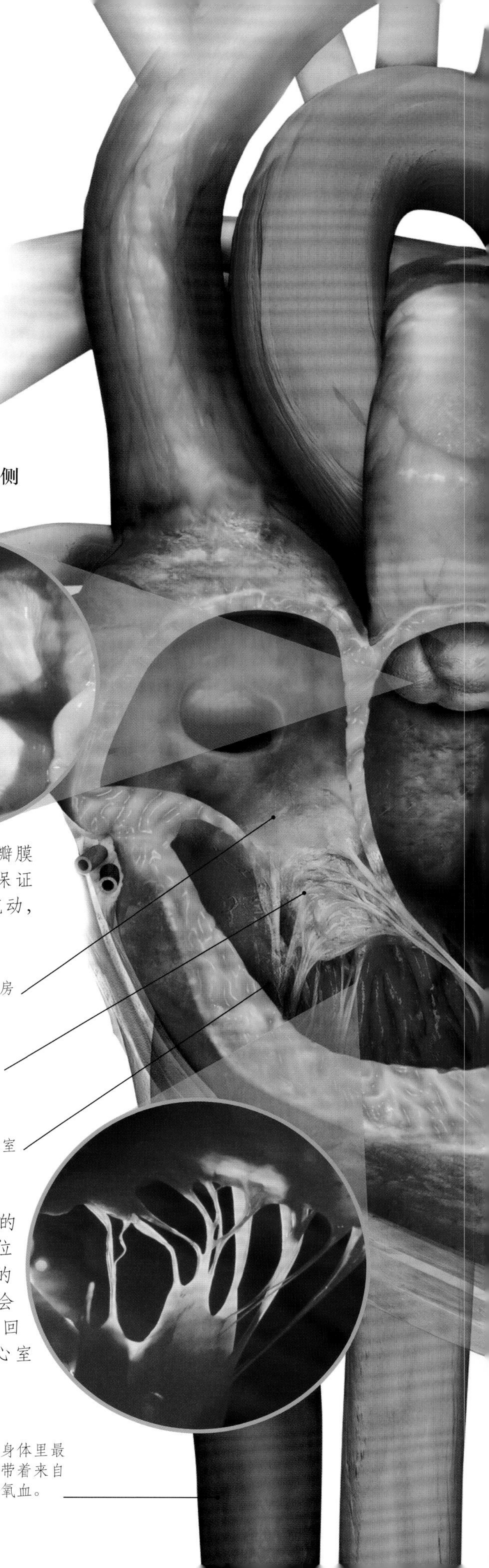
右侧
右心房
瓣膜
右心室

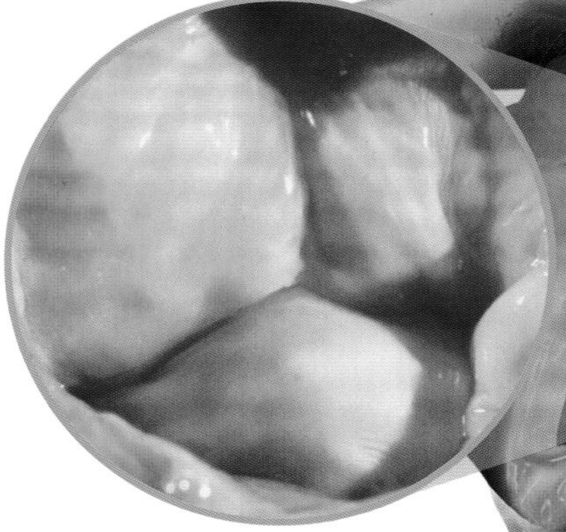

▲ 瓣膜 每次心搏时瓣膜就打开或关闭，以保证血液按正确的方向流动，不会倒流。

▶ 腱索 腱索是很细的纤维组织条索，把位于心房和心室之间的瓣膜拉住，使它不会在心脏搏动时翻转回去，能防止已进入心室的血液流回心房。

下腔静脉，你身体里最大的静脉，携带着来自身体下部的乏氧血。

心脏里面

心脏位于胸部，夹在两肺之间，由胸廓保护着。心脏分为左右两部分（左心和右心），左心和右心的上下部各有一个比较小的空腔（心房）和一个比较大的空腔（心室）。右心把血液泵到你的肺里去，而左心接收来自肺的血液，并把它泵到你身体的每个部位。

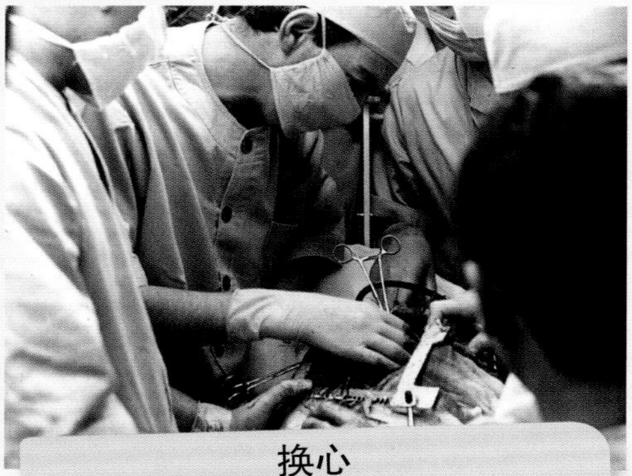

换心

20 世纪 60 年代以前，心脏移植被认为是不可能的，因为死亡的风险极大。1967 年，器官移植的先驱，南非外科医生克里斯蒂安·巴纳德（在图中站在中间的位置）进行了世界上第一例成功的心脏移植手术，从而创造了历史。他把病人已经受损的心脏移走，代之以一颗来自捐献者的健康的心脏。如今，全世界每年有数千人接受心脏移植手术。

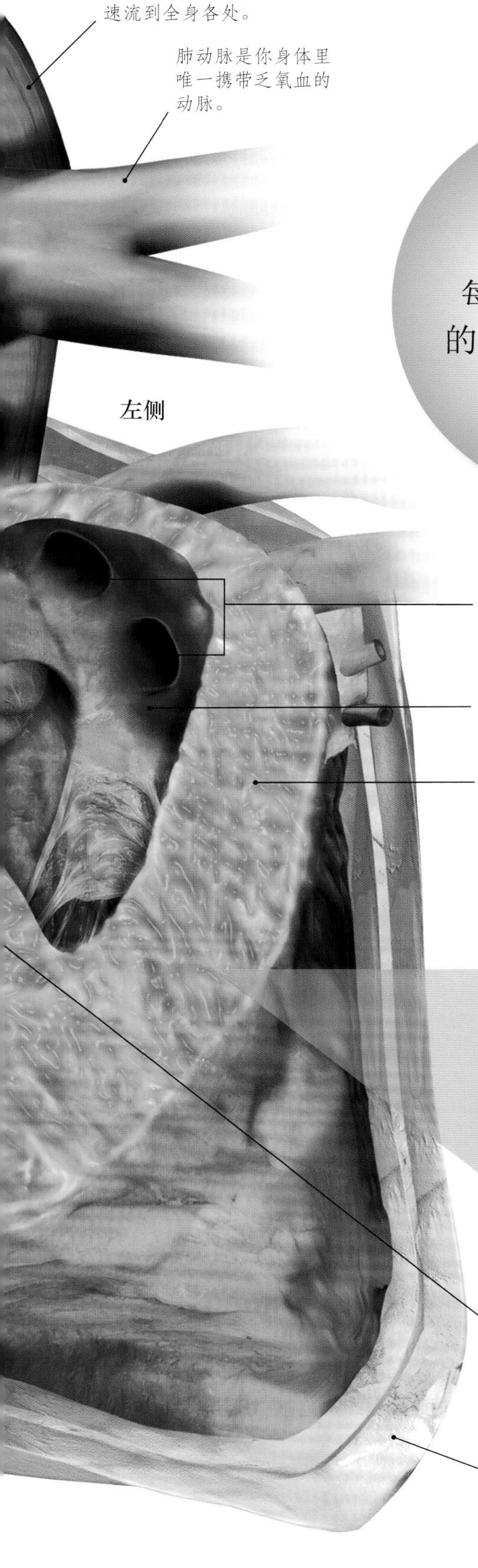
血液通过这根名为主动脉的大血管快速流到全身各处。
肺动脉是你身体里唯一携带乏氧血的动脉。
左侧
来自肺的血液通过这些肺静脉进入左心房。
左心房
左心室的肌层比右心室厚，因为与右心室相比，左心室必须把血液泵得更远。
由肌肉构成的壁——心间隔把心脏分成左右两个部分。
坚韧的心包有两层，围绕在心脏外面，并提供保护。

哇哦！

每天，从心脏产生的动力足够将一辆汽车开行 32 千米。

走近了看：血液供应

辛劳工作的心肌细胞需要不间断的营养物质和氧气供应，以获得所需的能量来维持心脏搏动。可是，这些是无法单靠在心腔里汩汩流过的血液供应的。所以，心脏有它自己的特殊的血管网络以供应它所需的营养物质和氧气。

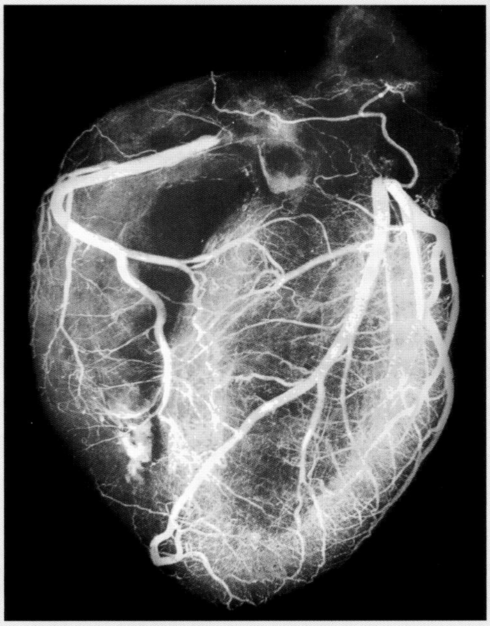

▲ **血管造影图像** 这张特殊类型的 X 线片显示名为冠状动脉的主要血管，它们给心脏的肌壁提供所需的血液。

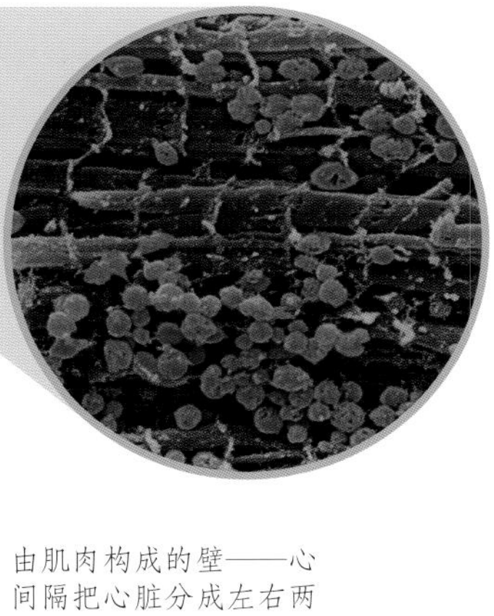

◀ **心肌** 心脏的壁很厚，由心肌细胞（绿色）组成。心肌细胞里满是线粒体（红色），线粒体把心肌细胞所需的能量提供给它们。有了能量，心脏才能持续地搏动。

快速资讯

- 第一次心搏发生于妊娠第四周，那时小宝宝还没有你的指甲盖大呢。
- 心脏是第一个接受富氧血的器官。
- 成年人休息时的心率平均每分钟 70 次。

不断工作的泵

在你生命的每一分钟，强有力的心脏都在把血液泵送到你全身各处，给它们提供氧气和营养物质。这个令人惊异的天然泵，工作起来是有周期性的，首先是通过一组管道把血液吸进来，然后通过另一组的管道把血液推出去。心脏歇息一下，然后重复这样的动作，周而复始，日复一日。

搏动的心脏

你的心脏就好像两个合在一起的泵。右边的一个泵把乏氧血泵进你的肺，血液在那里接受新鲜的氧气供应；而左边的一个泵把富氧血泵到你全身各处。你的心搏可以分为3个阶段，完成整个周期大约只需一秒钟。

● 富氧血
● 乏氧血

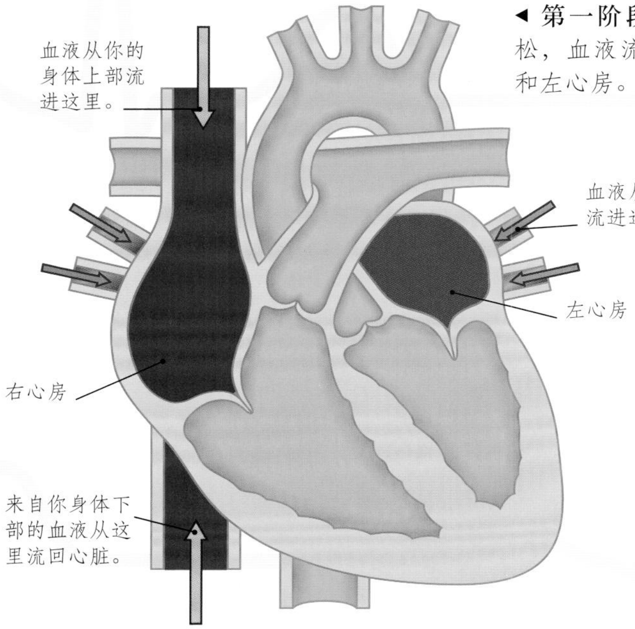

血液从你的身体上部流进这里。
血液从你的肺流进这里。
左心房
右心房
来自你身体下部的血液从这里流回心脏。

◀ **第一阶段** 心肌放松，血液流进右心房和左心房。

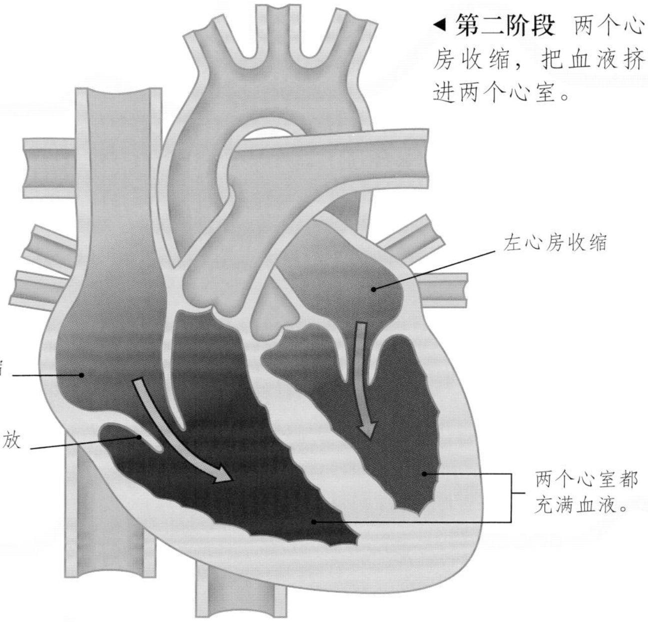

左心房收缩
右心房收缩
瓣膜开放
两个心室都充满血液。

◀ **第二阶段** 两个心房收缩，把血液挤进两个心室。

心率

你的心搏周期由位于右心房的一种特殊心肌来控制。它的作用就好像一个自然的起搏器。这种心肌能给你的心房和心室发出电信号，使它们收缩。这样的信号可以被一种称为心电图机的心电监护仪测到。观察这些信号，医生就能判断你的心搏节律是不是正常。

这个高耸的波表示心室收缩，将血液泵离心脏。

▶ **心电图** 这是心电图机记录下来的曲线图形。本图形显示的是正常的心脏节律。

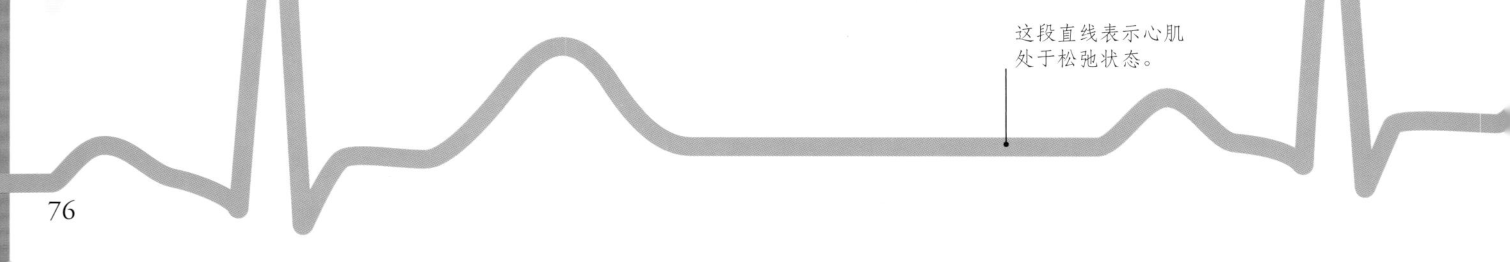

这段直线表示心肌处于松弛状态。

心脏瓣膜

心脏里有一套瓣膜，以确保血液向正确的方向流动。在心脏的左侧和右侧，位置靠上的心房与位置靠下的心室之间，都有一片瓣膜（房室瓣）把它们隔开。这些瓣膜可以防止心室收缩时把血液推回心房。反之，心室收缩能迫使血液通过半月瓣（见右图）进入心脏的主动脉或肺动脉。当心室松弛时，半月瓣关闭。

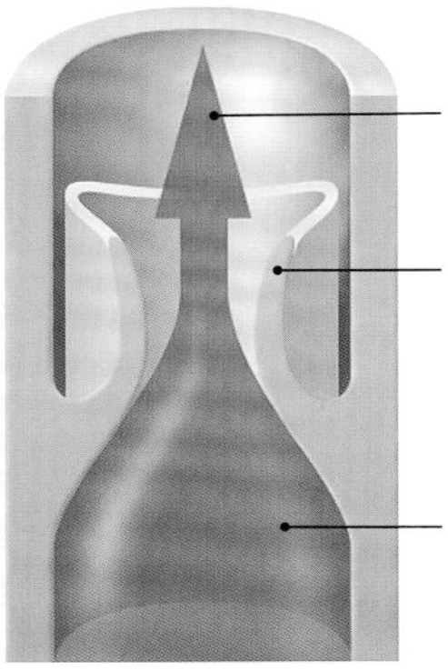
血液向前涌流。
半月瓣被来自后面的血液的压力推开。
心脏泵血时血液的压力很高。

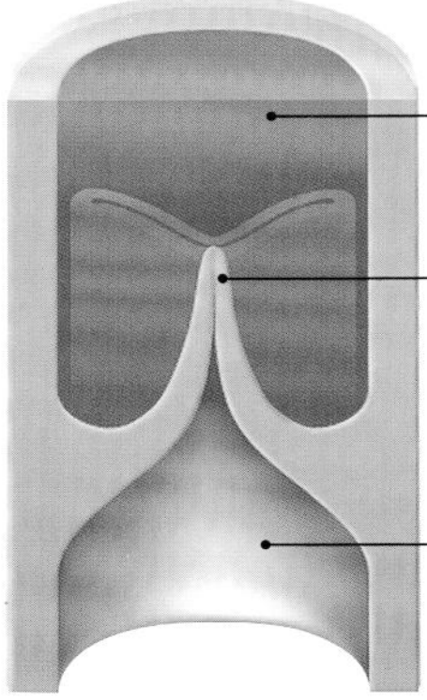
血液不能向后流。
由于半月瓣前面的血液压力很大，半月瓣被压而关上。
在心脏两次跳动之间，血液的压力下降。

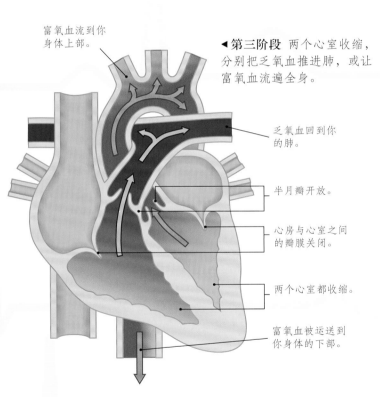

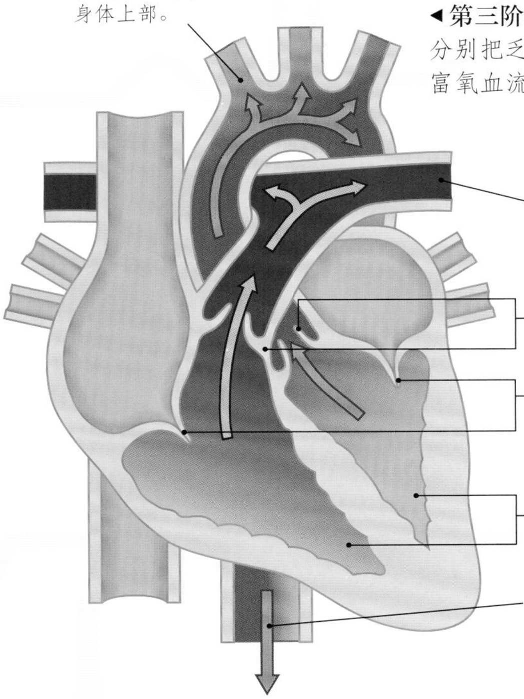
富氧血流到你身体上部。
乏氧血回到你的肺。
半月瓣开放。
心房与心室之间的瓣膜关闭。
两个心室都收缩。
富氧血被运送到你身体的下部。

◂**第三阶段** 两个心室收缩，分别把乏氧血推进肺，或让富氧血流遍全身。

心脏听诊

医生用听诊器来听你心脏发出的声音，以检查心脏瓣膜是否工作正常。位于心房与心室之间的瓣膜关闭会发出一种持续时间较长且较响的“啦”声，而半月瓣关闭会发出短促且声调较高的“哒”声。

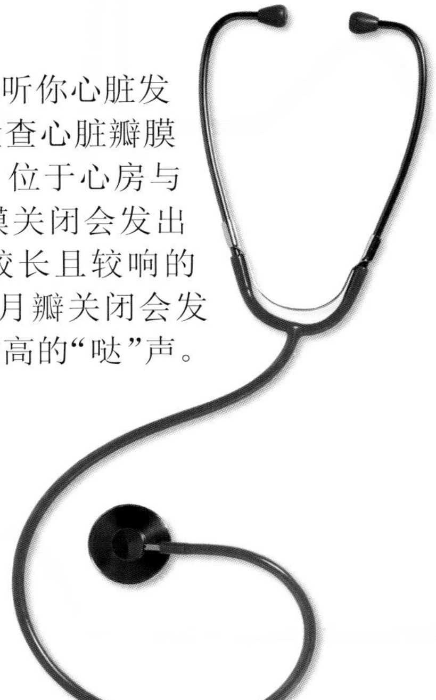

脉搏的触诊

当心脏泵出的血液流经动脉时，动脉会随着每个心搏先扩张，然后立即弹回原来的直径。我们把这种动脉的搏动称为脉搏。当动脉位置表浅，并且从一块骨头的表面通过时（如在你的腕部或颈部），脉搏最为明显。把手指压在腕部外侧桡动脉上，可以触到桡动脉的搏动。

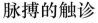

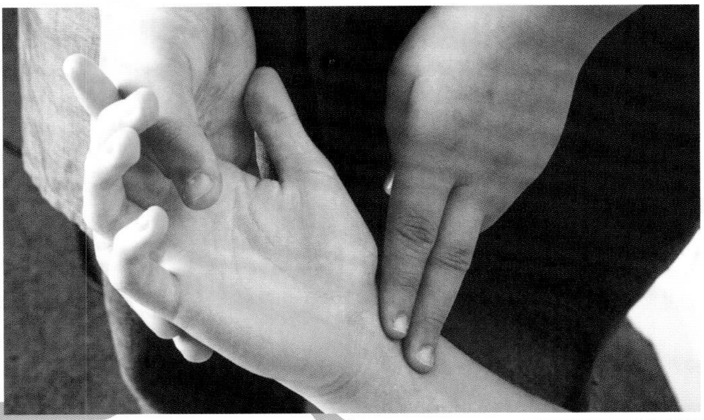

心跳

按平均寿命计算，在人的一生中心脏要不知疲倦地跳动 25 亿次。每次心跳都要把血液泵出，让它流经全身，提供生命必需的营养物质和氧气，并把代谢产生的废物带走。你的活动越是激烈，你身体需要的营养物质就越多，因此你的心跳就会自动改变以配合你正在进行的活动。

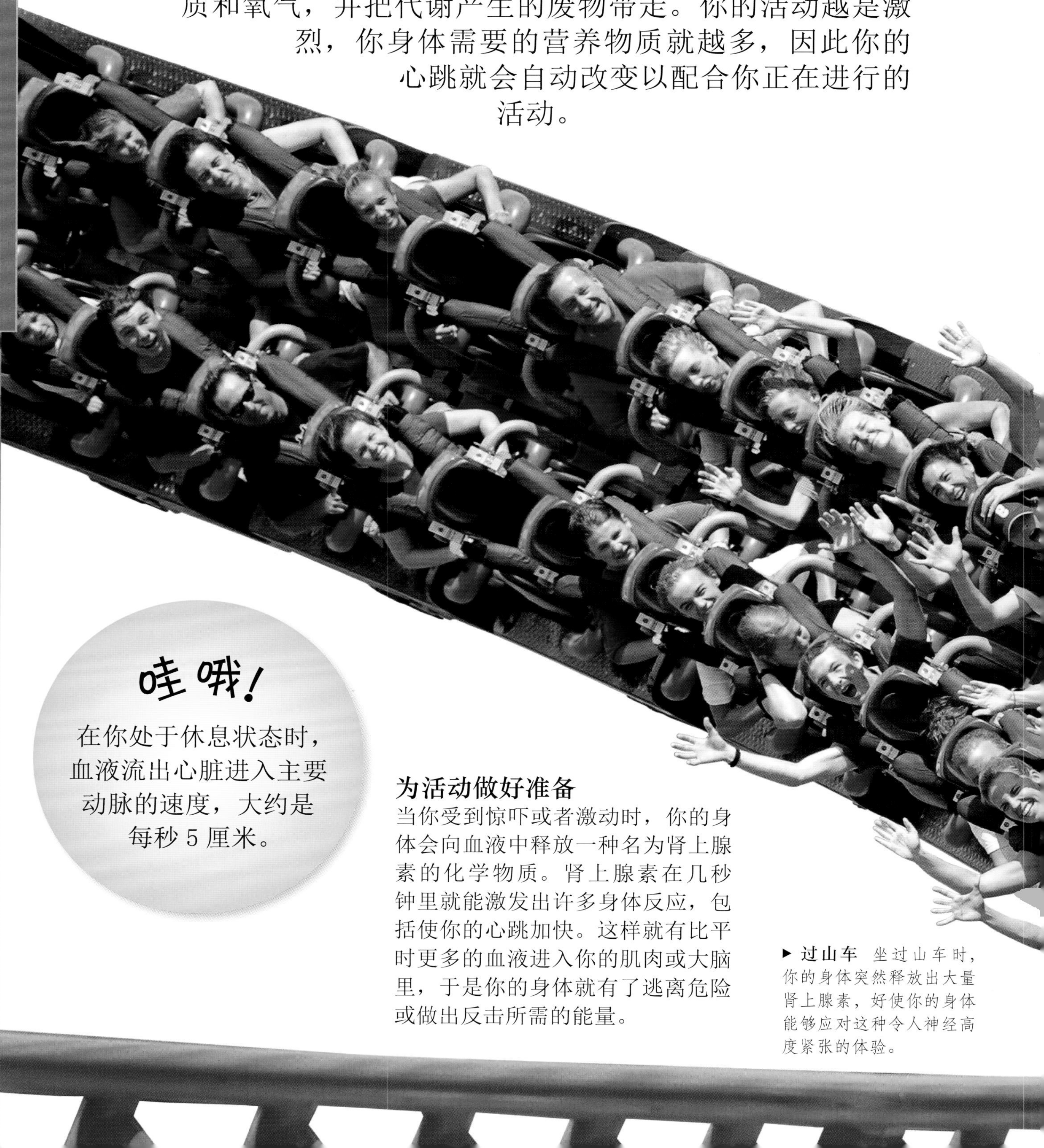

哇哦！

在你处于休息状态时，血液流出心脏进入主要动脉的速度，大约是每秒 5 厘米。

为活动做好准备

当你受到惊吓或者激动时，你的身体会向血液中释放一种名为肾上腺素的化学物质。肾上腺素在几秒钟里就能激发出许多身体反应，包括使你的心跳加快。这样就有比平时更多的血液进入你的肌肉或大脑里，于是你的身体就有了逃离危险或做出反击所需的能量。

▶ **过山车** 坐过山车时，你的身体突然释放出大量肾上腺素，好使你的身体能够应对这种令人神经高度紧张的体验。

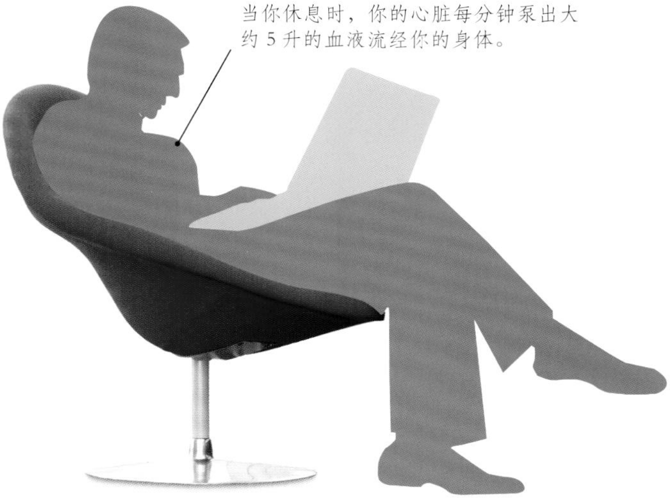

当你休息时，你的心脏每分钟泵出大约 5 升的血液流经你的身体。

心跳变慢

当你睡着时，你的身体处于最松弛的状态，但你的心脏还在不停地跳动。这时，心跳通常比你休息时慢些。这意味着你入睡后，你的心跳可能从每分钟 64 次减慢到 52 次，但当你做梦时心跳又会加快。

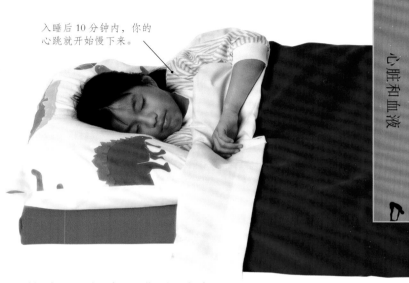

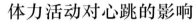

入睡后 10 分钟内，你的心跳就开始慢下来。

休息时

当你安静地坐着的时候，你的身体处于休息状态。此时心率为每分钟 40 ～ 100 次。心率因年龄而不同，但也与你身体的健康状况有关。你的身体越强健，你休息状态的心率越慢。

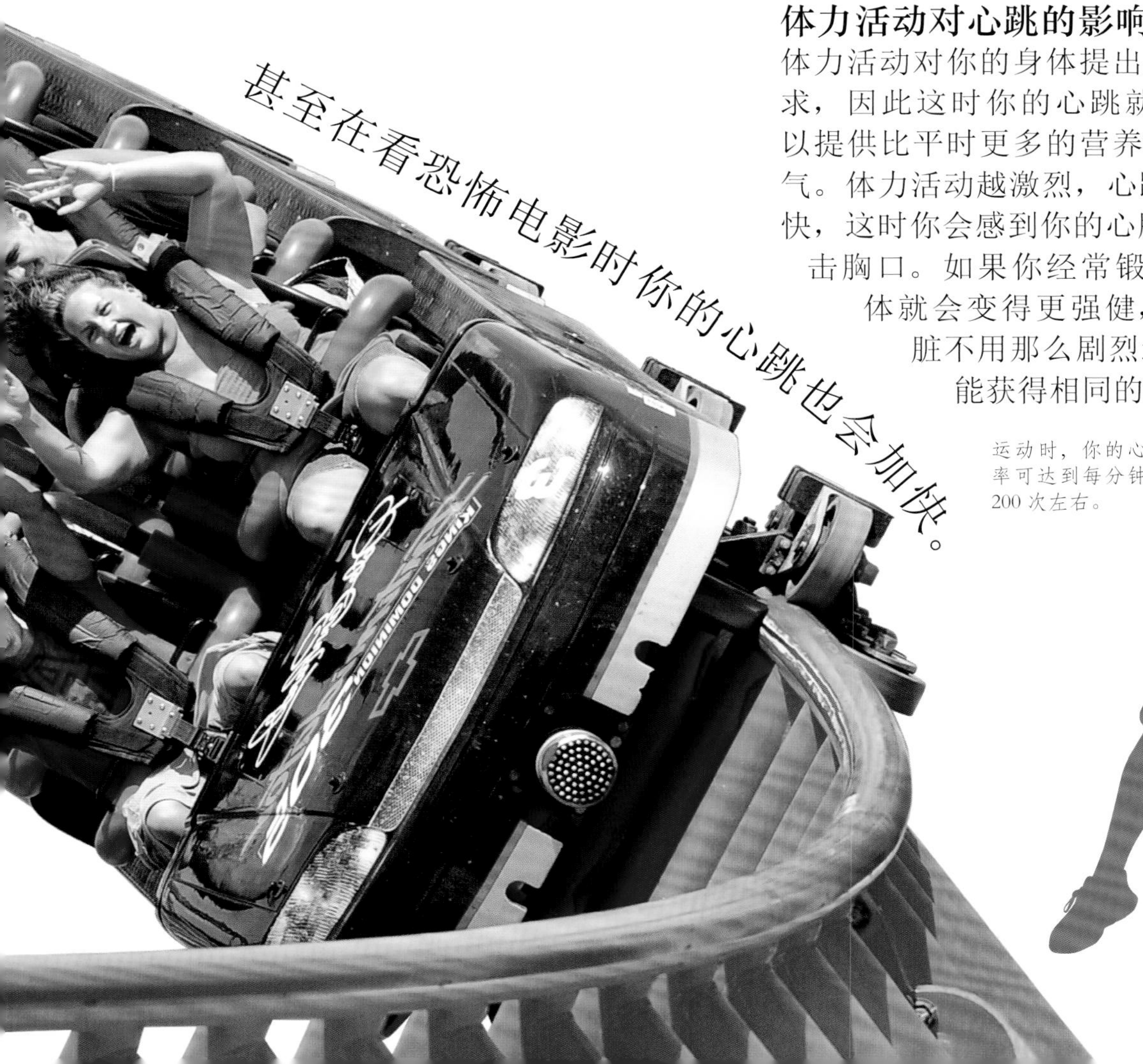

甚至在看恐怖电影时你的心跳也会加快。

体力活动对心跳的影响

体力活动对你的身体提出更多的要求，因此这时你的心跳就会加快，以提供比平时更多的营养物质和氧气。体力活动越激烈，心跳就越快，这时你会感到你的心脏在撞击胸口。如果你经常锻炼，身体就会变得更强健，你的心脏不用那么剧烈地跳动便能获得相同的效果。

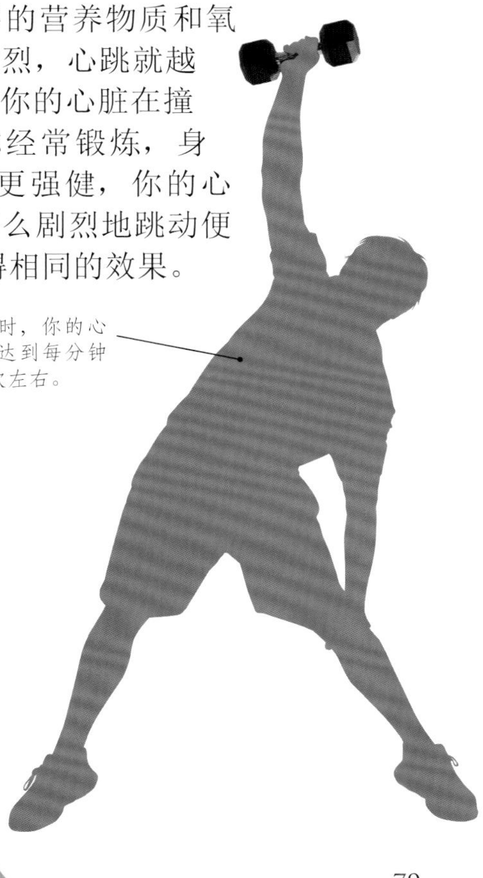

运动时，你的心率可达到每分钟 200 次左右。

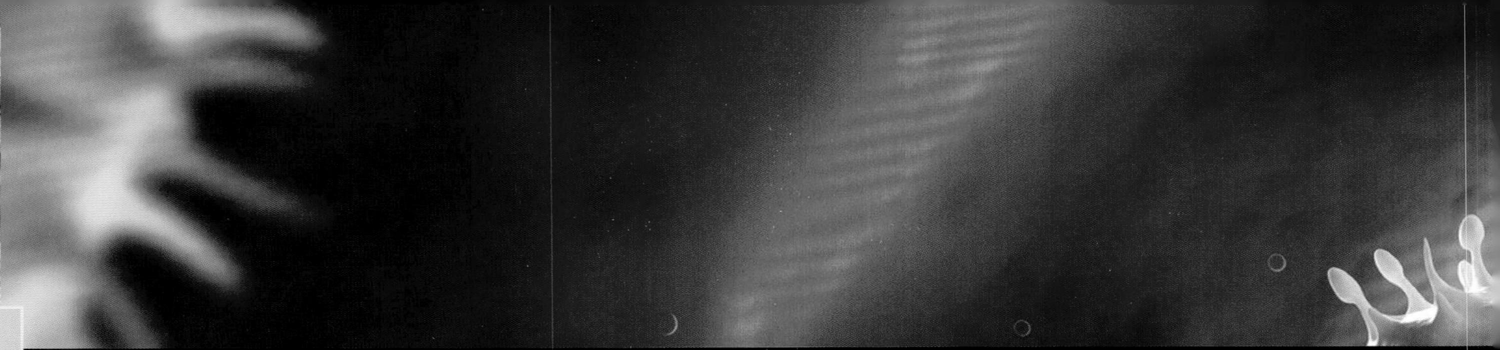

抵御疾病

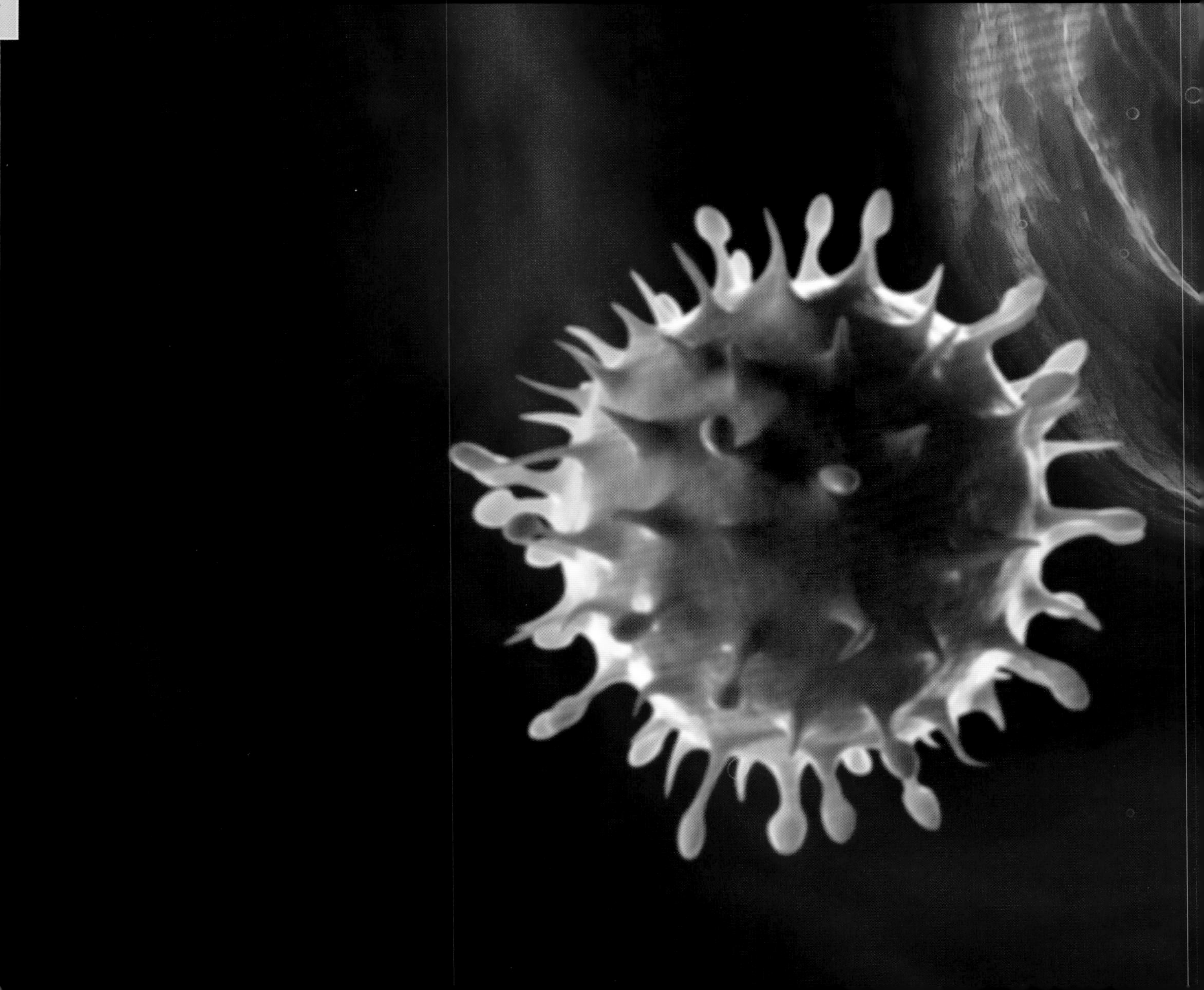

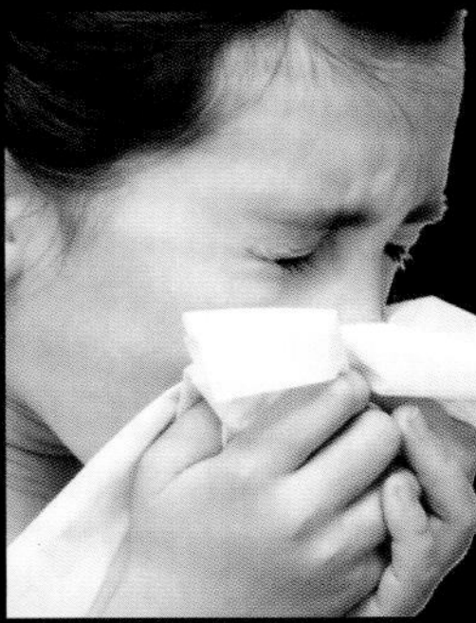

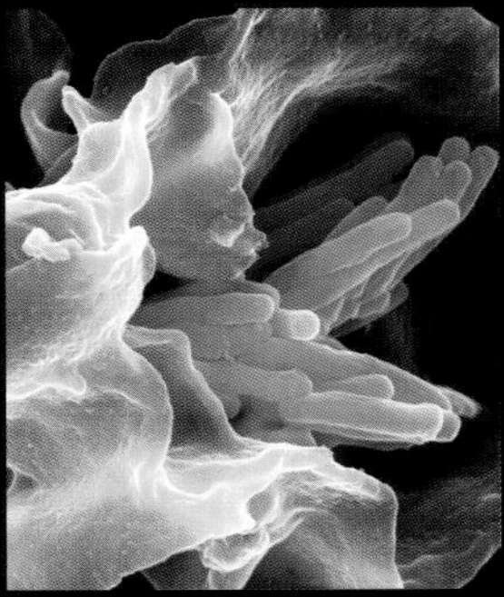

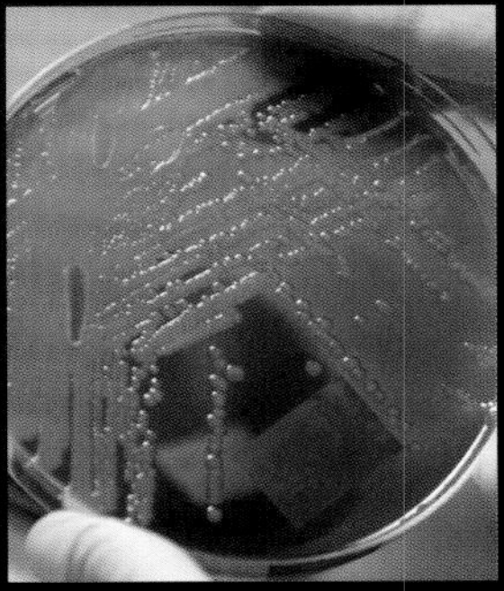

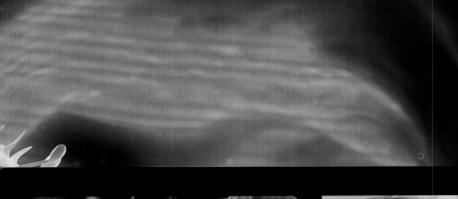

你的身体经常受到攻击。许多微小的生物体（致病微生物）不断试图侵入你的身体，使你生病。幸运的是，我们的身体有许多机警的防御机制，可以击退这些入侵者。

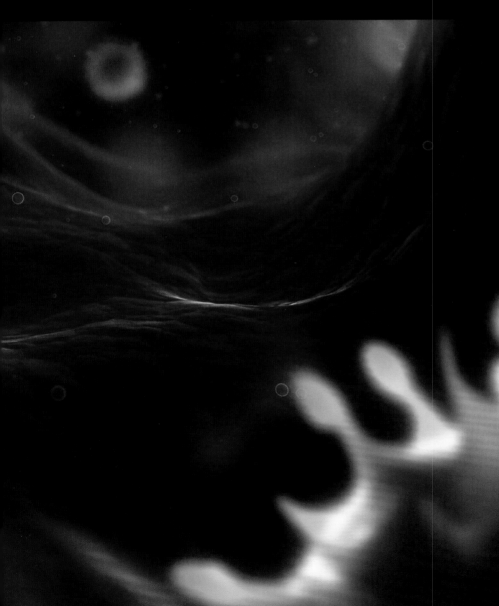

致病微生物与疾病

你的每一次呼吸和触摸，都会使你的身体接触到极为微小的肉眼看不见的生物体——微生物。大部分微生物对我们是无害的，但有些微生物会试图侵入你的身体，并在里面繁殖，这就可能使你生病。这些有害的微生物叫作致病微生物。致病微生物对身体的影响千差万别，有的最多只会引起喷嚏，另一些则能引起严重的疾病。

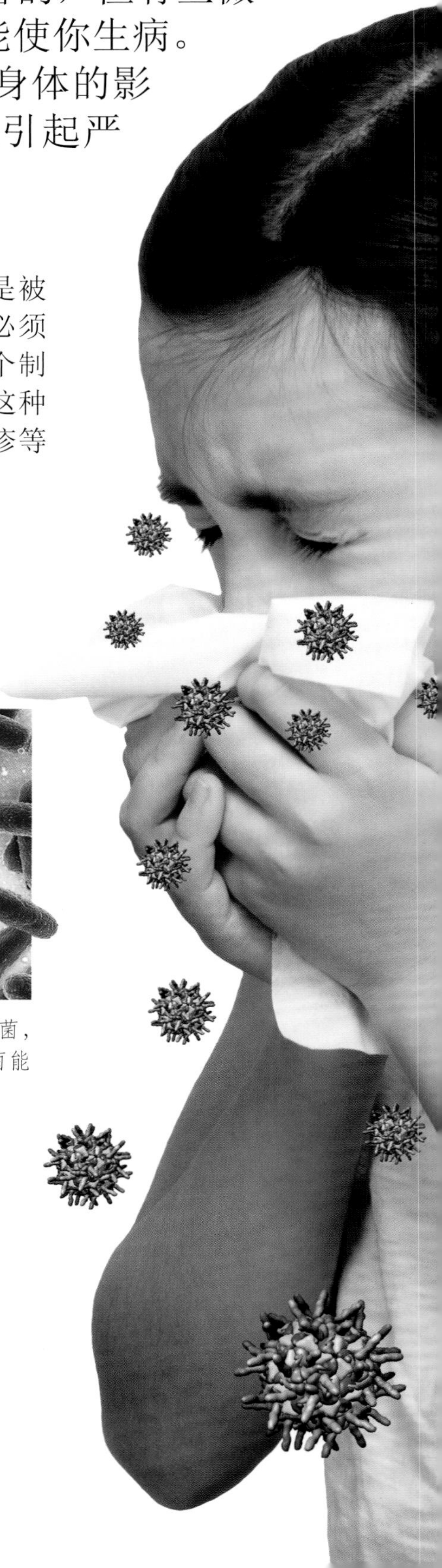

病毒

病毒是最微小的致病微生物。它只不过是被一层保护性包膜包裹的基因而已。病毒必须侵入你的细胞，劫持它并把它变成一个制造病毒的工厂，这样病毒才能增殖。这种入侵过程会导致感冒、流感、疣和麻疹等疾病。

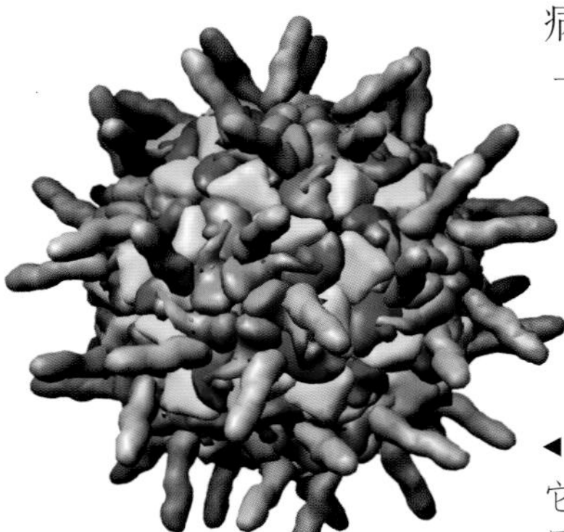

◀ **感冒病毒** 引起普通感冒的病毒称为鼻病毒。它存在于打喷嚏或咳嗽时喷到空气中的飞沫里，通过这些飞沫从一个人传播到其他人。

细菌

细菌比病毒大得多，是单细胞微生物。许多细菌对人无害，甚至对你的健康有帮助，但有些细菌能引起疾病，包括食物中毒、伤寒、鼠疫等。侵入体内的细菌通过释放毒素引起疾病。

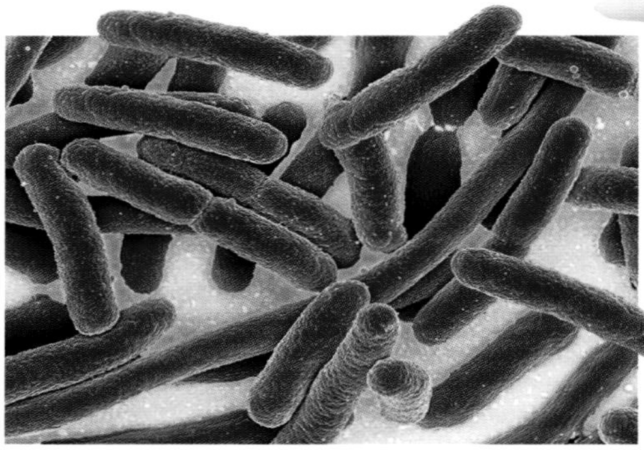

▲ **细菌细胞** 这些杆状的细菌称为大肠杆菌，生活在你的肠道里。某些类型的大肠杆菌能引起腹泻。

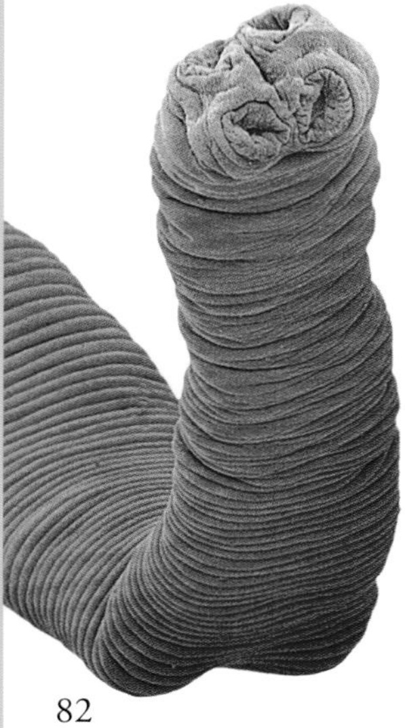

蠕虫

绦虫和圆虫是寄生在人体内的蠕虫类型。绦虫寄生在肠道里，从你吃进去的食物中把营养物质偷走。绦虫能长到10米，像一辆公共汽车那么长。

◀ **绦虫** 它的头部有吸盘和钩子，借以牢牢地附着在肠壁上。

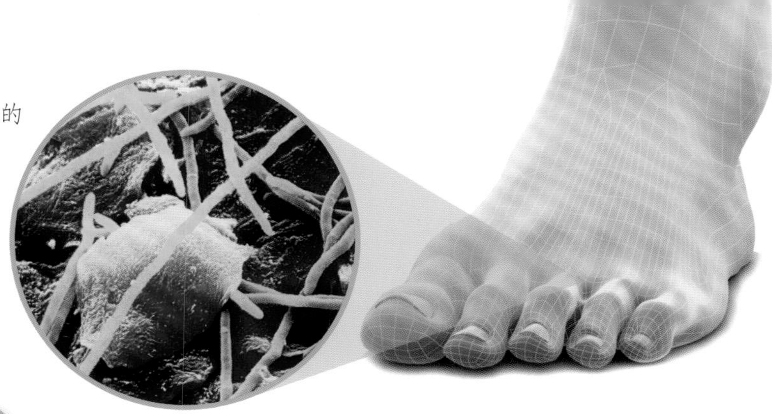

▶ **脚癣** 这幅近视图显示脚癣真菌的菌丝（橙色）生长在皮屑之间。脚癣会导致疼痛、瘙痒和皮肤开裂。

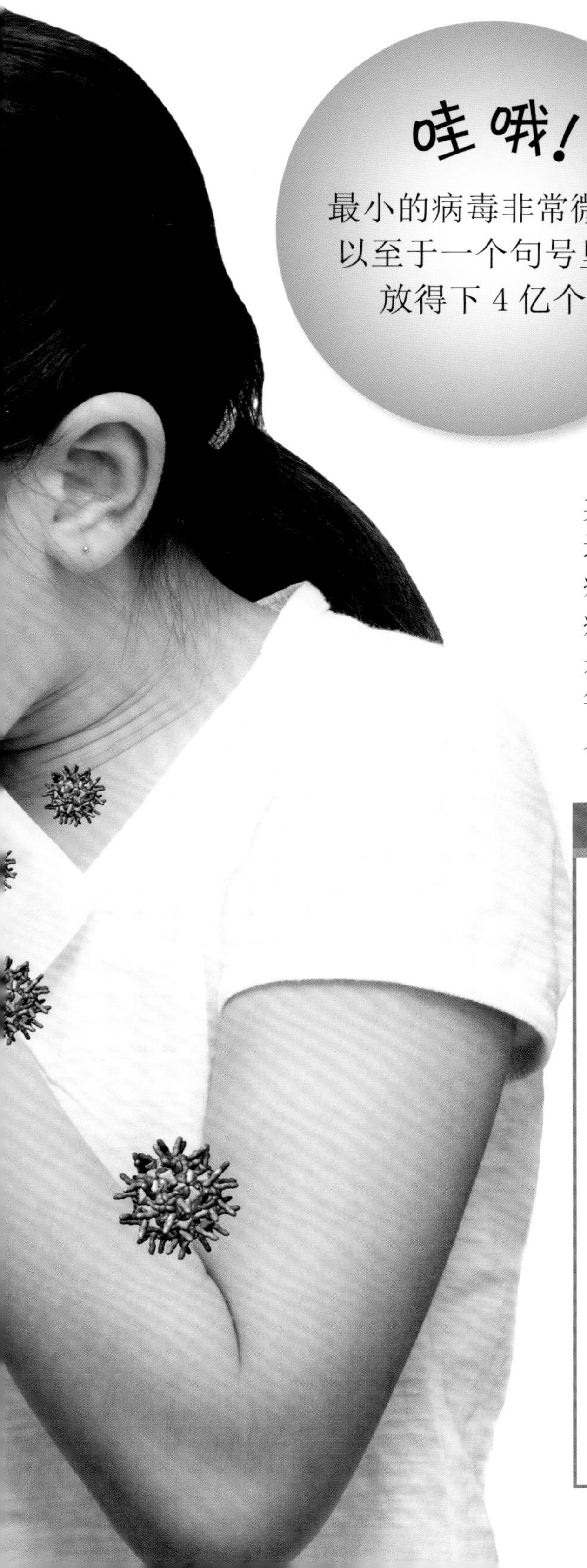

哇哦!

最小的病毒非常微小，以至于一个句号里能放得下 4 亿个。

真菌

蘑菇和霉菌都属于一类微生物——真菌。大部分真菌生活在泥土里或腐烂的物质上，但少数类型却在人体表面或体内生长。脚癣就是一种真菌疾病，致病真菌的菌丝在潮湿的皮肤上呈网状分布。

疟疾

某些种类的蚊子在吸血时能传播疟疾这种致命的疾病。疟疾是由名为疟原虫的单细胞生物引起的。疟原虫在生命的某一阶段是在蚊子体内度过的。每年，世界上有大约 40 万人被疟疾夺去生命。

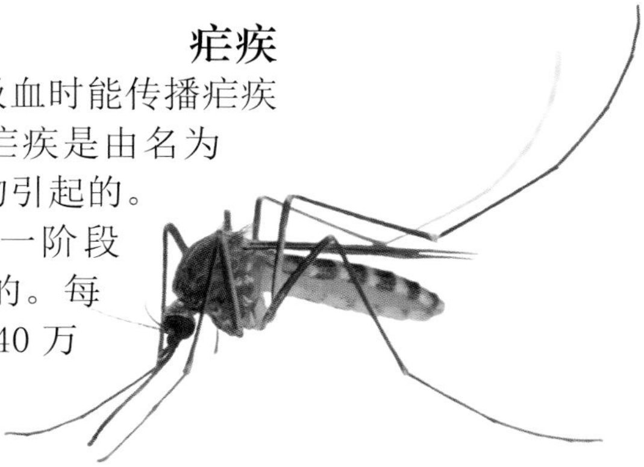

病毒的形态

病毒的种类众多。科学家按照它们的大小和形态来分类。它们的大小和形态也多得惊人。有些病毒的形态像管子、箱子或高尔夫球。另一些病毒则看上去像微小的人造机器。下图中给出的是 3 种重要的病毒类型。

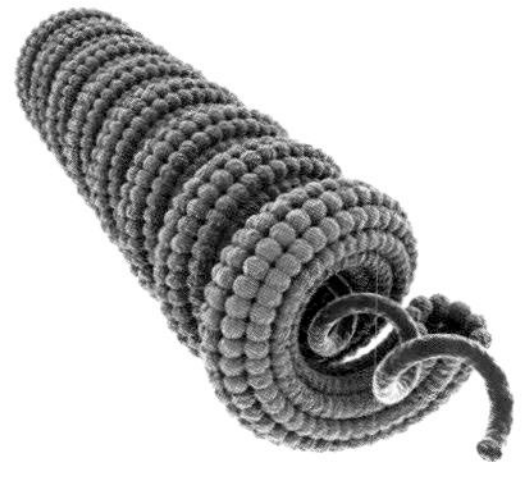

▲**螺旋对称** 螺旋对称型病毒内部的遗传物质盘绕成螺旋状。引起麻疹的麻疹病毒内部即为螺旋状结构。

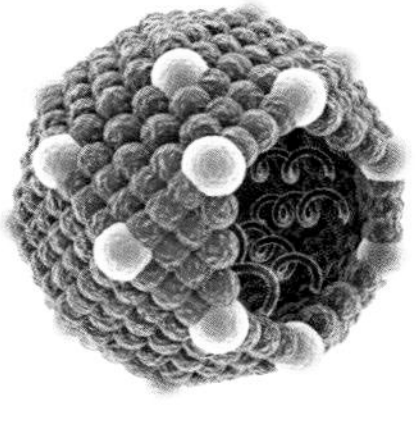

▲**二十面体对称** 这种形态的病毒的衣壳由 20 个三角形的面组成，感冒、脊髓灰质炎就是由这类病毒引起的。

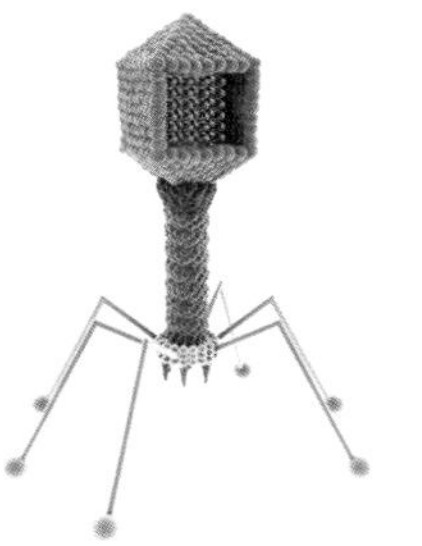

▲**复合对称** 这类呈复合对称形态的病毒专门攻击细菌。它们看起来像微小的宇宙飞船，甚至还有“起落装置”，便于攻击细胞。

身体的屏障

致病微生物，如病毒和细菌，总是试图侵入你的身体。幸运的是，人体能得到很好的保护。第一道抵御入侵者的防线是身体的表面，它的作用就好比抵挡致病微生物的屏障。所谓身体表面不仅包括坚韧的皮肤外层，还包括娇嫩的覆盖眼睛表面的结膜以及覆盖在你的口腔、鼻腔、咽喉和胃等器官结构内表面的柔软的黏膜。

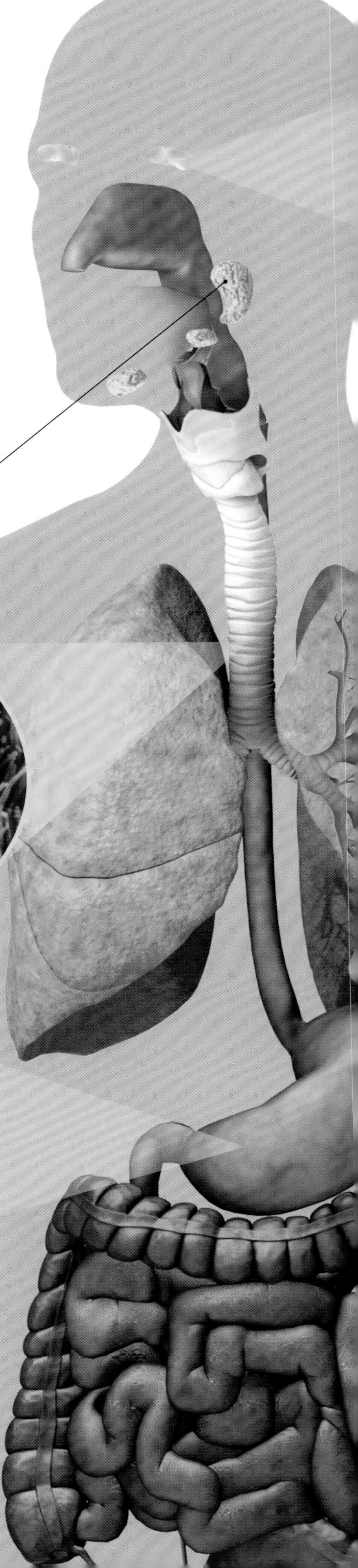

唾液腺分泌唾液，唾液里含有能杀灭细菌的化学物质。

内屏障

致病微生物能通过你吸入的空气或吃的食物进入你的身体。为了防止这些致病微生物进一步深入你的身体组织，覆盖在咽喉和气道等内壁上、排列得十分紧密的细胞，组成一堵防御致病微生物的内墙，上面还覆盖着保护性的液体，如唾液、黏液、胃酸等。

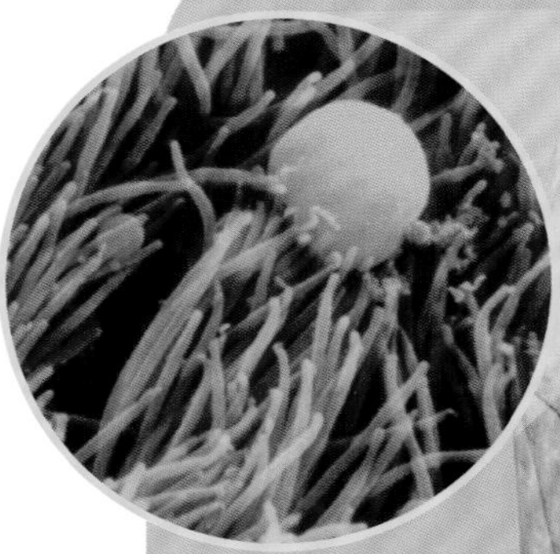

▶ **黏性的物质** 通往肺部的气道内壁表面覆盖着一层黏液（绿色）。落到黏液上的微生物就被它粘住了。这里有许多纤毛（粉红色）来回摆动，把黏液向上推到喉部，在这里黏液被咽到胃里。

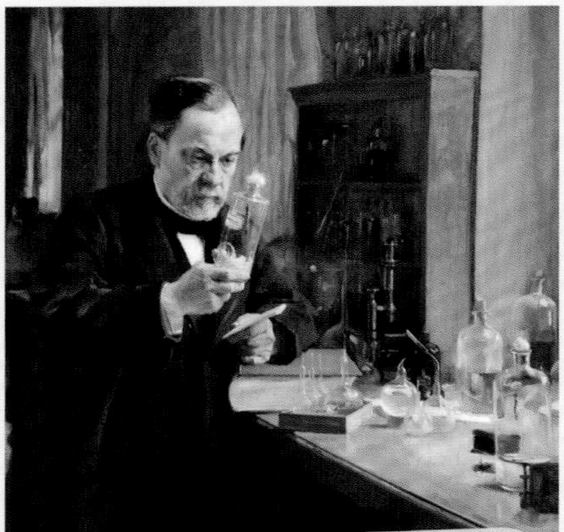

路易·巴斯德

法国科学家路易·巴斯德 (1822～1895) 是最早发现疾病可由微小的微生物引起的人。在巴斯德之前，大部分人都认为疾病是上天对人类的惩罚。

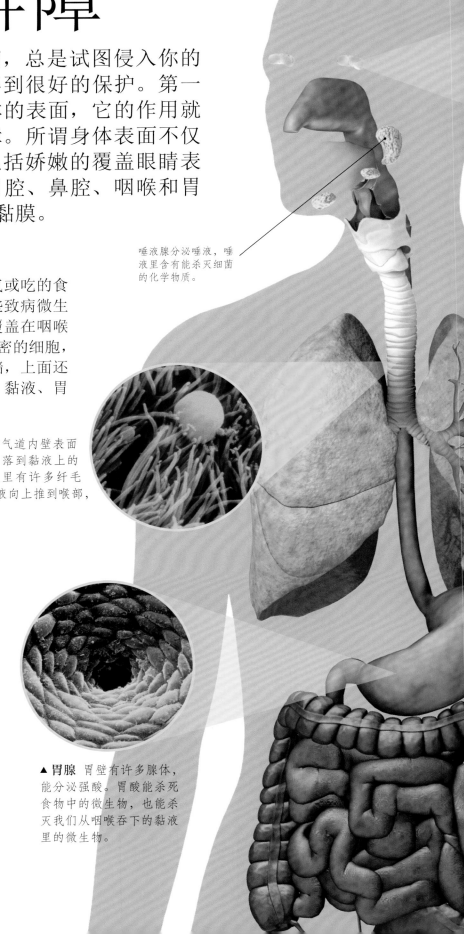

▲ **胃腺** 胃壁有许多腺体，能分泌强酸。胃酸能杀死食物中的微生物，也能杀灭我们从咽喉吞下的黏液里的微生物。

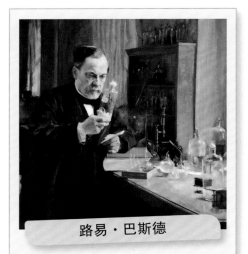

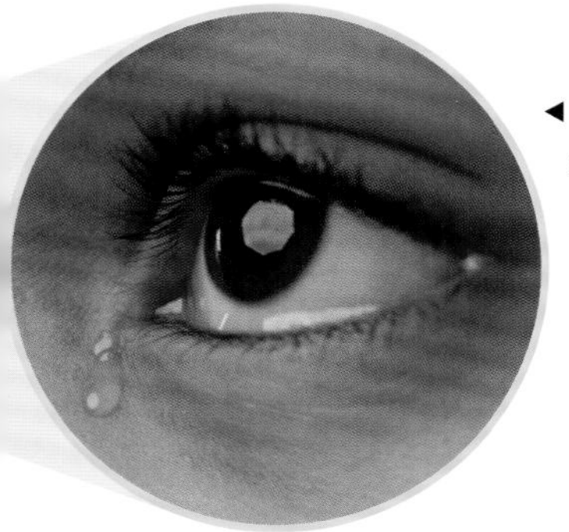

◀ **泪液** 每当眨眼时，水状的泪液就把你眼睛表面的细菌洗去。泪液也含有溶菌酶，能破坏细菌的细胞壁。

发热

当有害的细菌或病毒在你身体里繁殖时，就会引起医生所说的感染。你身体对感染做出的一个反应就是体温会高于正常的37℃。这种反应称为发热，有助于阻止致病微生物繁殖。发热时，白细胞杀灭致病微生物的能力也得到增强。

哇哦！

并非所有细菌都是有害的。你皮肤上的友好细菌，能保护皮肤免受致病菌的侵害。

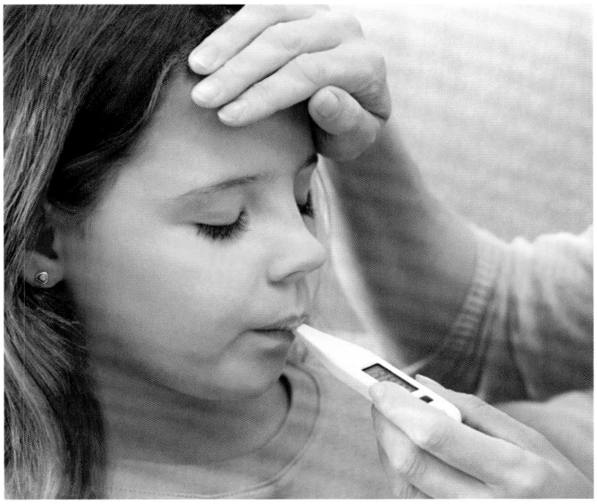

▲ **测量体温** 一位母亲在用数字体温计给女儿测量体温，看她的体温是不是高于正常。体温高于正常就可能受到了感染。

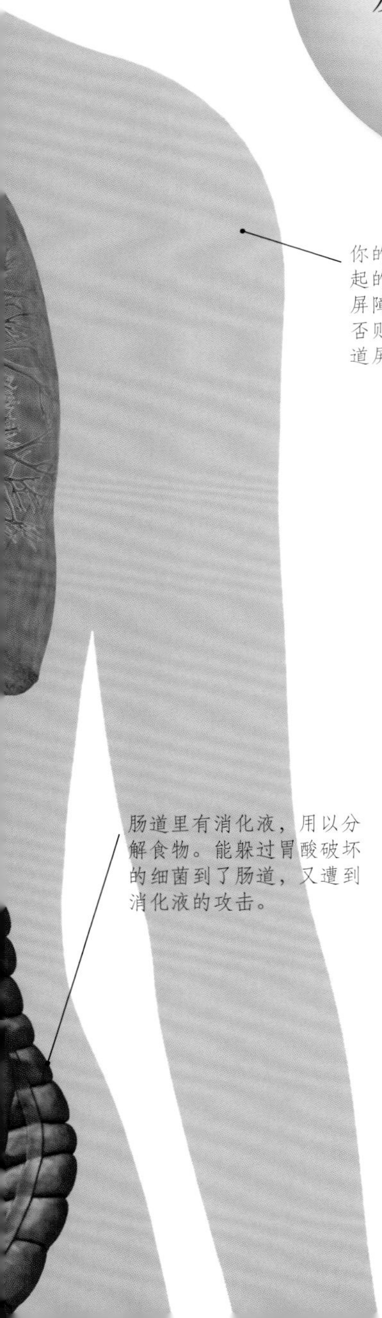

你的皮肤外层有紧密堆积在一起的死细胞，构成一道坚韧的屏障。除非你的皮肤被割伤，否则致病微生物是不能通过这道屏障的。

肠道里有消化液，用以分解食物。能躲过胃酸破坏的细菌到了肠道，又遭到消化液的攻击。

肿胀

如果你的皮肤被割伤，致病微生物就会进入你的身体。为了阻断微生物入侵的途径，控制损伤的发展，皮肤会做出反应，变得红肿。皮肤下面的血管会变宽，并让血液流出，于是白细胞得以吞噬这些微生物。伤口周围的区域变得红肿。在伤口愈合过程中，皮肤也会有疼痛和发热的表现。

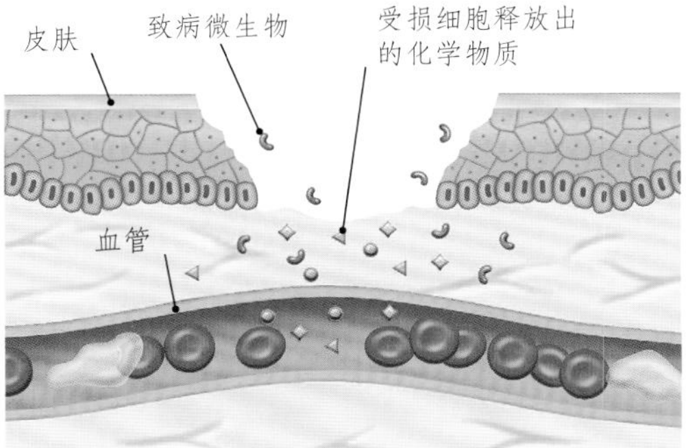
皮肤
致病微生物
受损细胞释放出的化学物质
血管

▲ **损伤** 皮肤被割伤后致病微生物得以侵入。受损的细胞释放出一些化学物质，能吸引白细胞前来杀灭这些微生物。

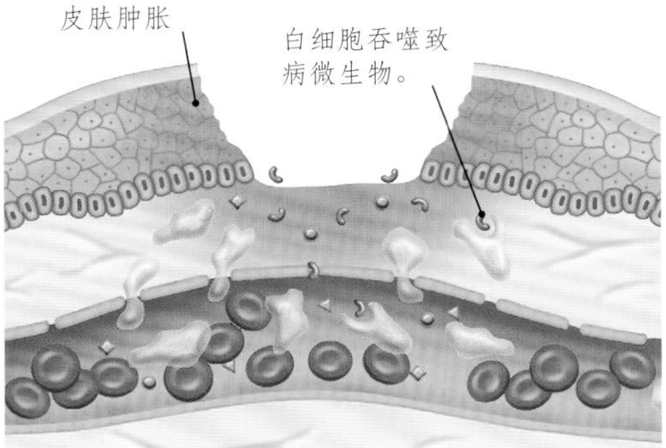
皮肤肿胀
白细胞吞噬致病微生物。

▲ **应答** 血管变宽，并让血细胞得以通过血管壁到达外面。白细胞聚集在伤口处，寻找并破坏致病微生物。

白细胞

人体内有 500 亿个白细胞。白细胞是身体的后卫，在血液和其他体液里漫步，寻找细菌、病毒之类的致病微生物并把它们杀灭。有的白细胞也能找出会导致癌症的异常的体细胞并消灭它们。

防御部队

白细胞有几个不同的类型，分别适合于消灭某特定类型的致病微生物。大部分白细胞是由骨髓制造的，骨髓是一种胶冻样的组织，见于骨的空腔里。每个白细胞的寿命只有 3 ～ 4 天。当你生病时，与疾病做斗争的白细胞的数量便大大增加。

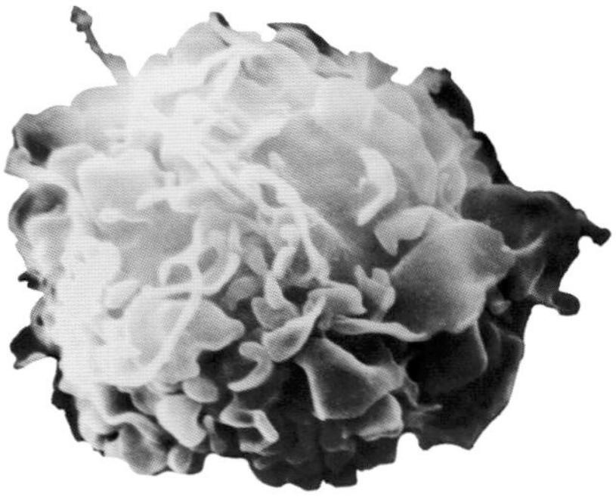

◀ **巨噬细胞** 巨噬细胞能吞噬和杀灭细菌之类的致病微生物，也能吞噬受伤组织中的污物碎片和组织碎片，从而有助于清洁伤口。

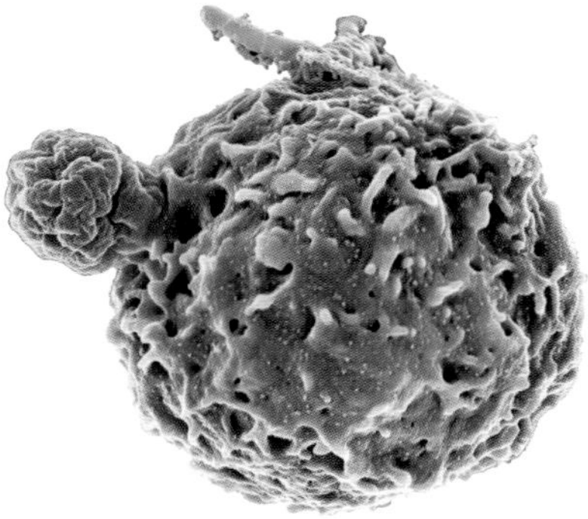

◀ **第一道防线** 中性粒细胞是白细胞中最普通的类型。当你的皮肤被割伤时，它们最先出现在消灭入侵致病微生物的现场。它们大批大批地聚集在伤口处，形成一种黄色的物质——脓液。

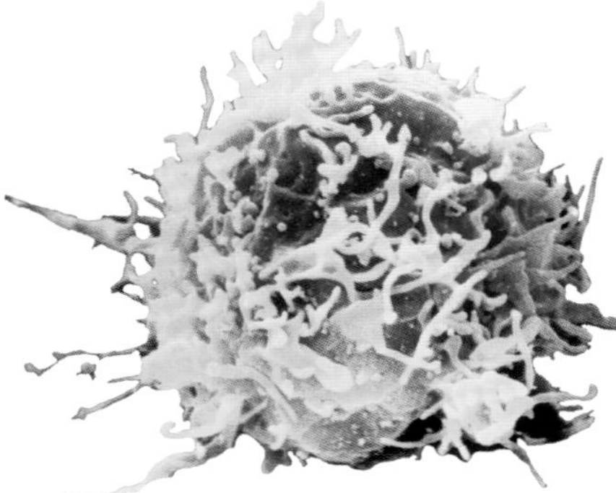

◀ **专业杀手** 淋巴细胞不会攻击所有入侵者，而只会攻击某种特定类型的致病微生物。淋巴细胞以多种不同的方式杀灭致病微生物。有些淋巴细胞黏附到致病微生物上，用毒素把它们淹没。另一些则分泌名为抗体的化学物质，抗体能黏附到致病微生物身上，并把其他类型的白细胞吸引过来。

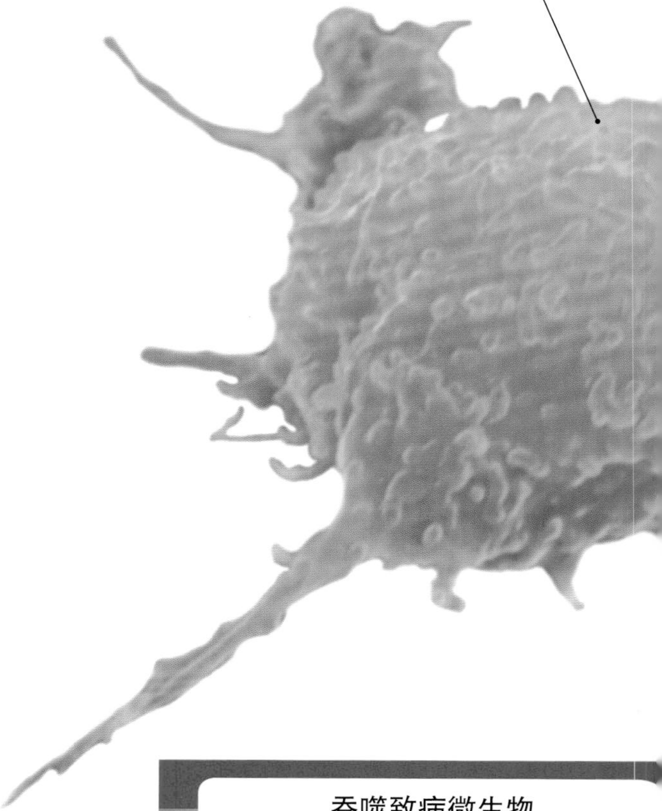
杀伤细胞

吞噬致病微生物

巨噬细胞和中性粒细胞用同样的方式消灭致病微生物。这些细胞在血液和其他体液里巡行，当它们发现侵入人体的致病微生物，特别是细菌留下的痕迹后，它们会跟随并将这些微生物猎杀。一旦与细菌细胞接触，它们会通过检查细菌细胞表面的化学物质，确定该目标细胞是否是“外来的”。然后，这些防御细胞就把外来细胞包围起来（这个过程只需 1 秒钟）并把它们消化掉。这种捕获和消灭致病微生物的过程称为吞噬作用。

与癌症做斗争

天然杀伤细胞是一类白细胞，能保护身体免受癌症和病毒的侵害。当一个天然杀伤细胞找到一个癌细胞时，它会在癌细胞上打洞，并把毒素注入癌细胞中，从里面把癌细胞杀死。

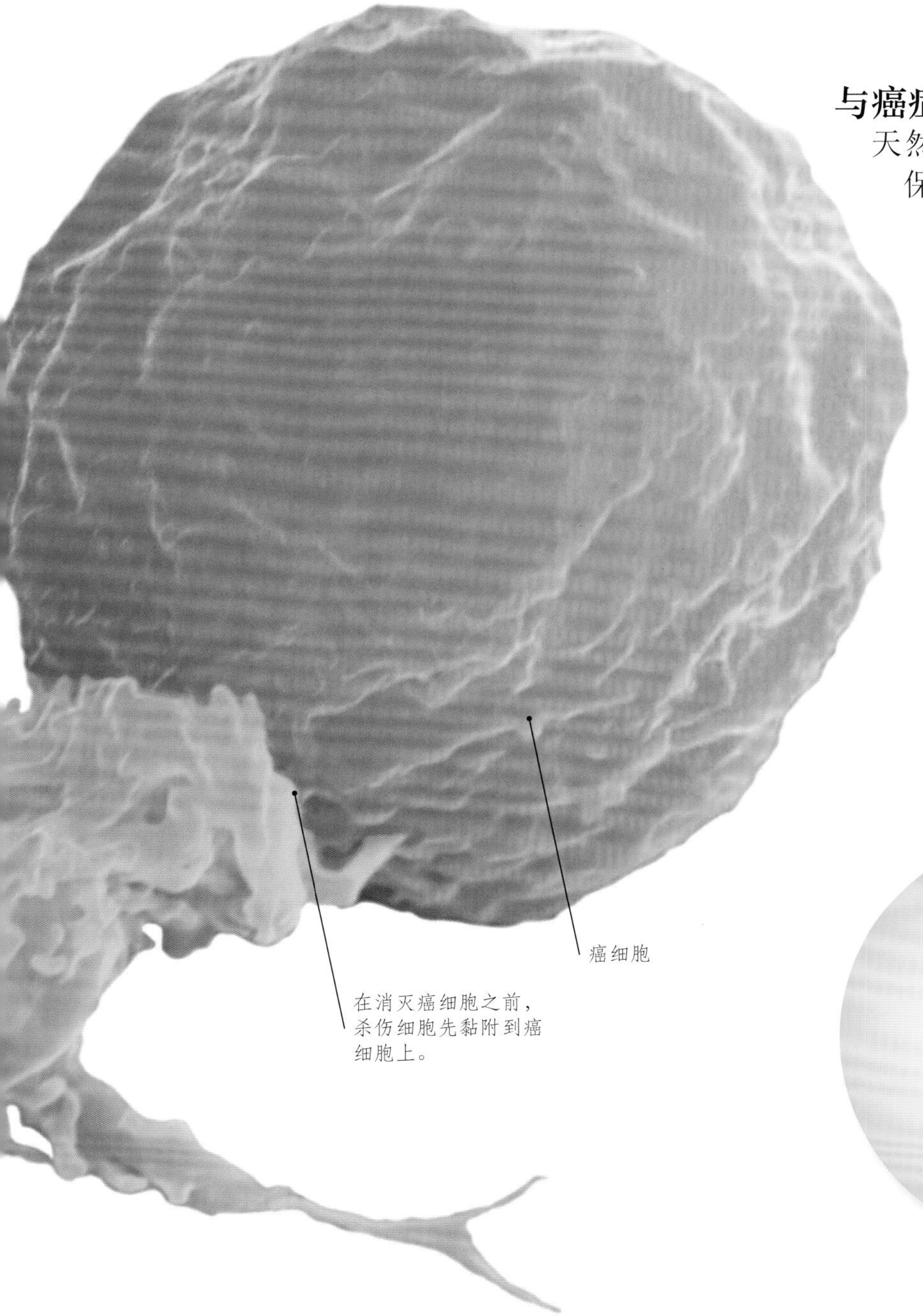
癌细胞
在消灭癌细胞之前，杀伤细胞先黏附到癌细胞上。

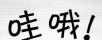

◀ **识别癌细胞** 一个天然杀伤细胞（绿色）与一个癌细胞（橙色）接触。天然杀伤细胞分析了癌细胞表面的化学物质，认出它是个异常的细胞。

哇哦！

非常小的一滴血中就可能含有多达 2.5 万个白细胞。

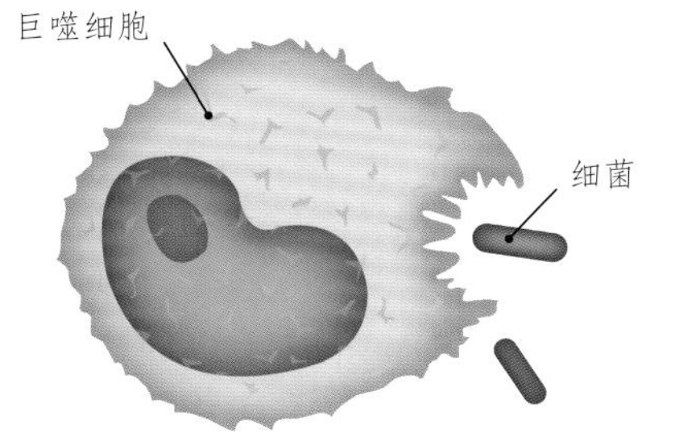
巨噬细胞
细菌

▲ **捕获** 一个巨噬细胞辨认出细菌是外来的，然后迅速改变形状以将它包围和吞下。

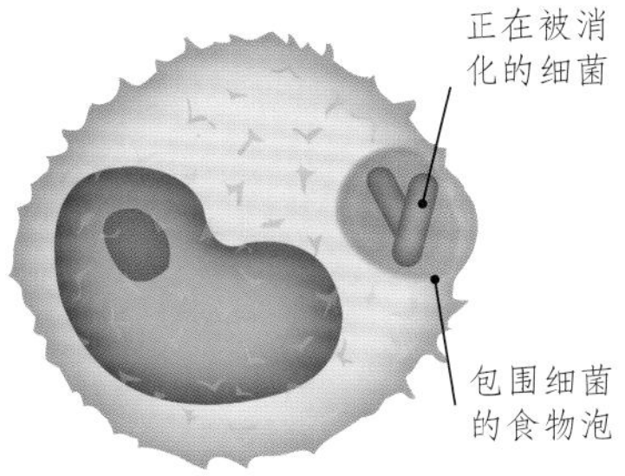
正在被消化的细菌
包围细菌的食物泡

▲ **消化** 巨噬细胞捕捉到的细菌被包围进一个泡（食物泡）里，并浸入强力的消化酶，以杀死和消化细菌。

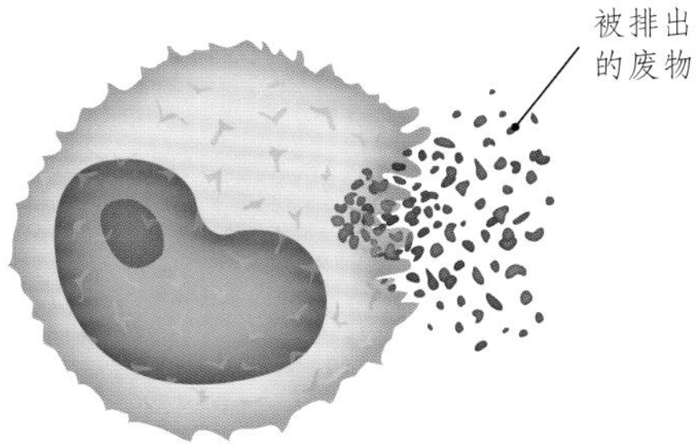
被排出的废物

▲ **排出** 巨噬细胞把未消化的废物排出，随后继续寻找更多的有害细菌。

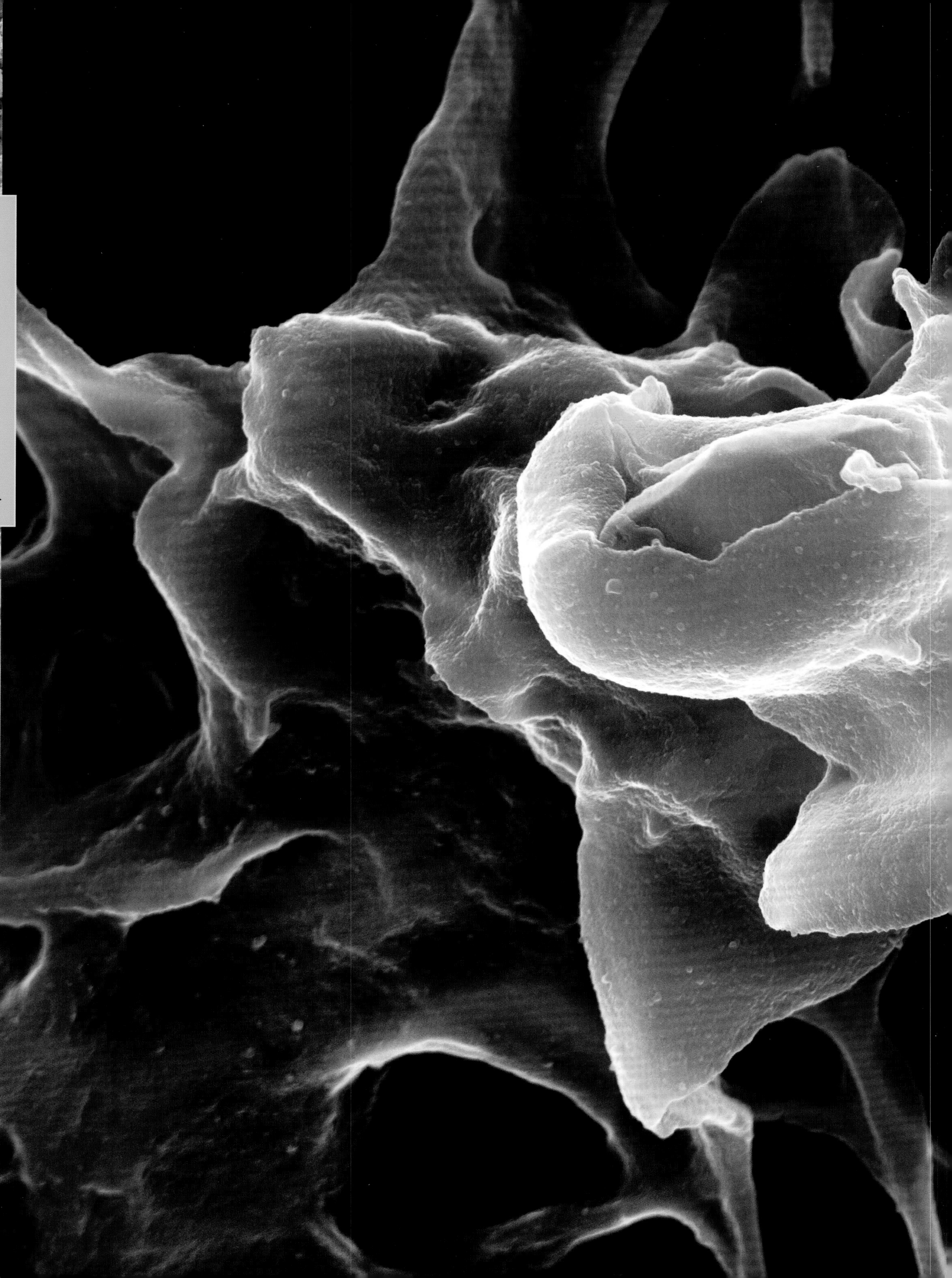

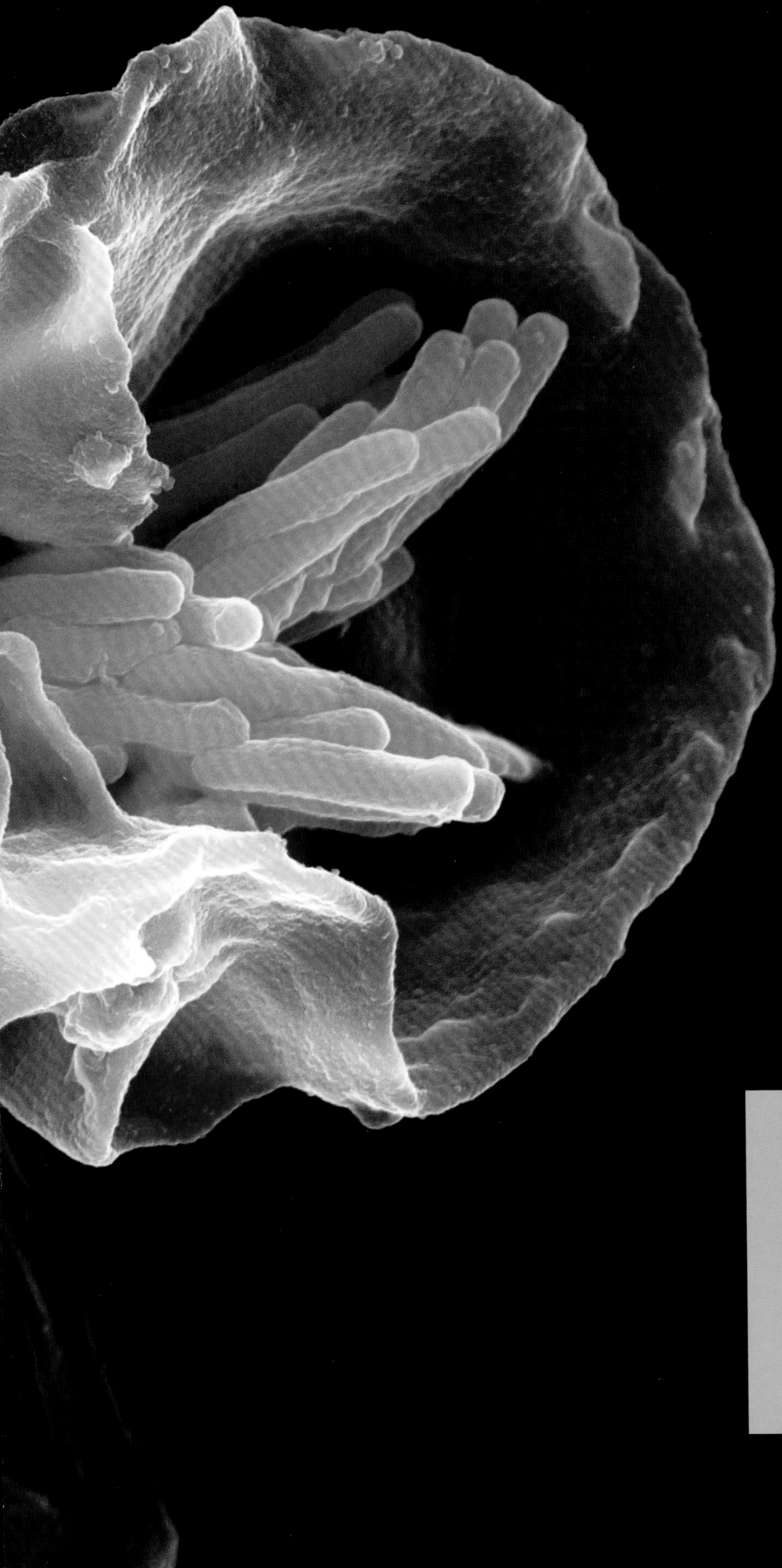

杀灭致病微生物的细胞
这是一幅放大几千倍的照片。巨噬细胞是白细胞的一个类型。图中，一个巨噬细胞（褐色）把一群细菌（绿色）吞下，然后杀灭它们。这些细菌常侵犯人的肺，导致一种名为结核病的致命的疾病。

滤掉致病微生物

穿过身体屏障侵入内部组织的致病微生物通常活不了多久。人体包含一个由许多微细管道组成的网络，从每种类型的组织收集液体，将其中的致病微生物仔细地滤出来，并迅速将它们消灭。

淋巴系统

淋巴系统的管道——淋巴管收集来自身体组织的液体。淋巴液沿着淋巴管流动，流动途中经过一些豆状的器官——淋巴结。淋巴结里充满一类白细胞——淋巴细胞，淋巴细胞能辨认出致病微生物并将其杀灭。

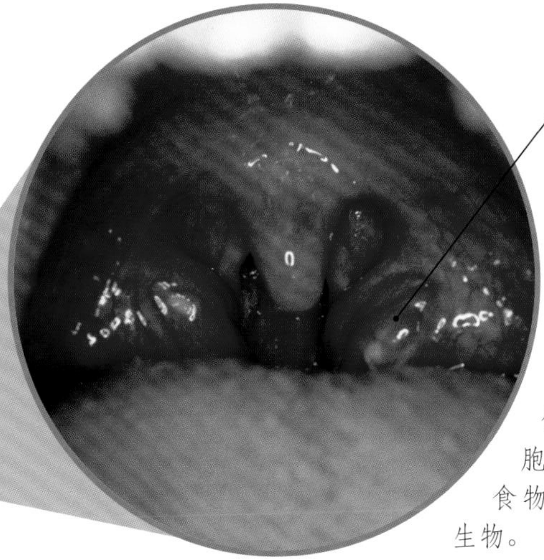
当致病微生物导致邻近器官组织感染时，扁桃体会肿大。

◀ **扁桃体** 口腔的后侧有一对小小的器官，称为扁桃体。扁桃体内含有许多白细胞，可以消灭来自食物和空气的致病微生物。

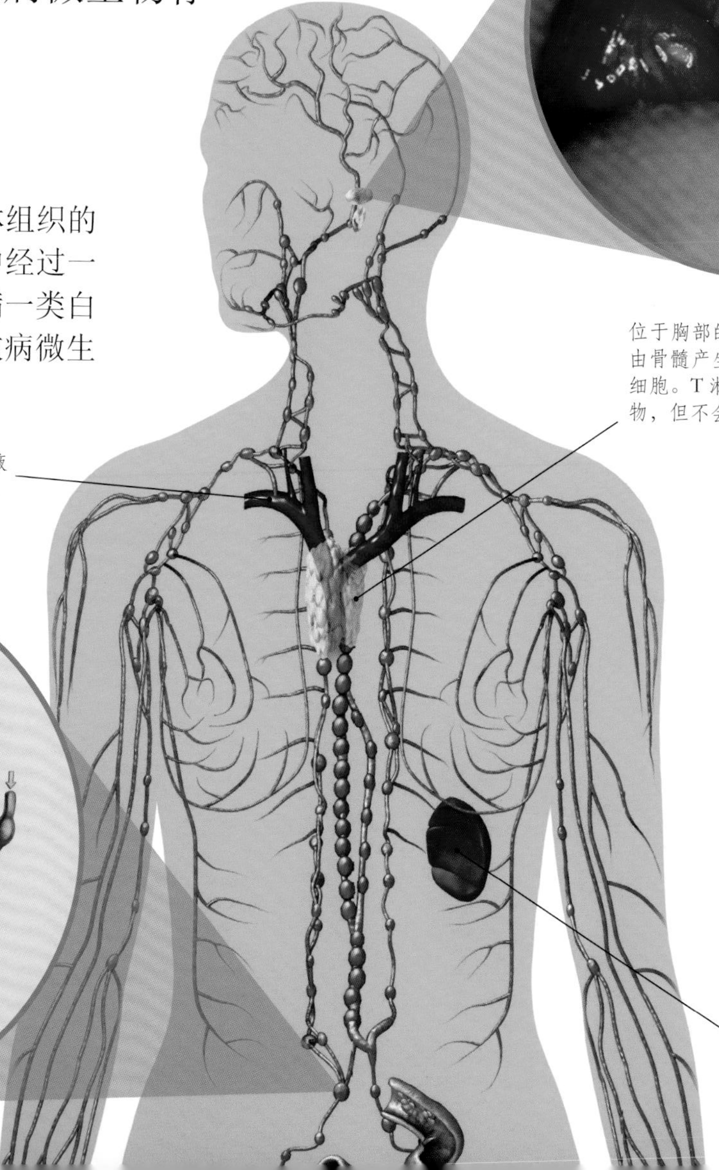
位于胸部的胸腺产生胸腺素，可使由骨髓产生的干细胞转变成T淋巴细胞。T淋巴细胞能攻击致病微生物，但不会攻击正常的身体细胞。
经滤过后，淋巴液在此处进入血流。
脾能将血液中的致病微生物滤出，又能贮存淋巴细胞。

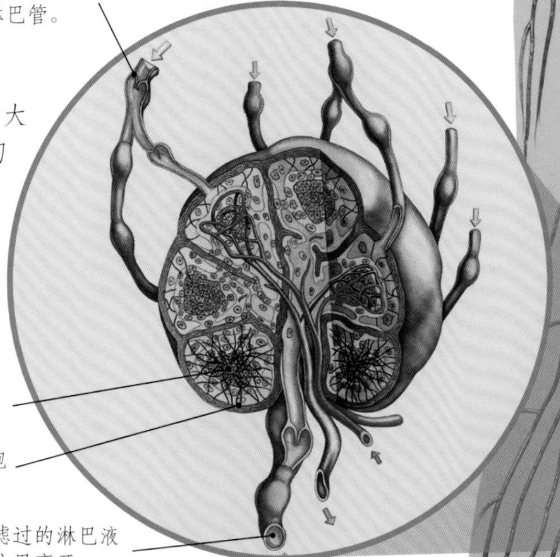
液体从这里进入淋巴管。
新的淋巴细胞在这里产生。
淋巴细胞
经滤过的淋巴液从这里离开。

▶ **淋巴结** 淋巴结大小不一，小的如句号，大的像葡萄那么大。淋巴液通过淋巴结时就被滤过。

快速资讯

- 淋巴系统产生能杀灭微生物的化学物质——抗体。
- 淋巴结里的白细胞能记住它们遇到过的微生物。如果这样的微生物再次出现，白细胞就能更迅速地发动攻击。
- 儿童时期，扁桃体和胸腺等淋巴器官比较大。随着我们年龄的不断增长，这些器官会渐渐萎缩。
- 脾是身体里最大的淋巴器官。

单向流动

被淋巴系统收集并滤过的液体称为淋巴液。淋巴液与血液不同，不是靠心搏推动的，而是当身体活动挤压淋巴管时，淋巴液就缓慢地流动。淋巴管里有许多瓣膜，可确保淋巴液只朝一个方向流动。

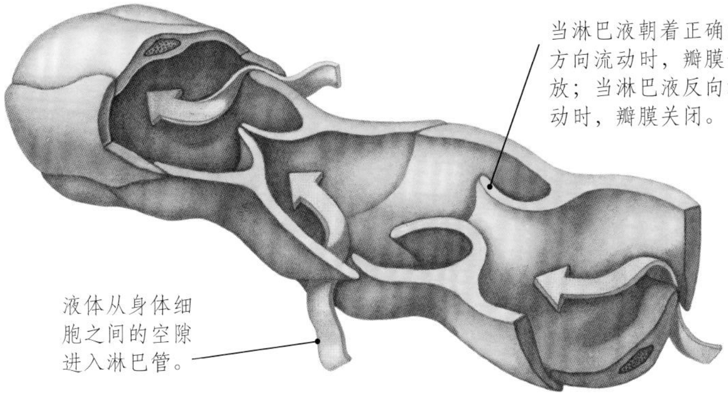
当淋巴液朝着正确的方向流动时，瓣膜开放；当淋巴液反向流动时，瓣膜关闭。
液体从身体细胞之间的空隙进入淋巴管。

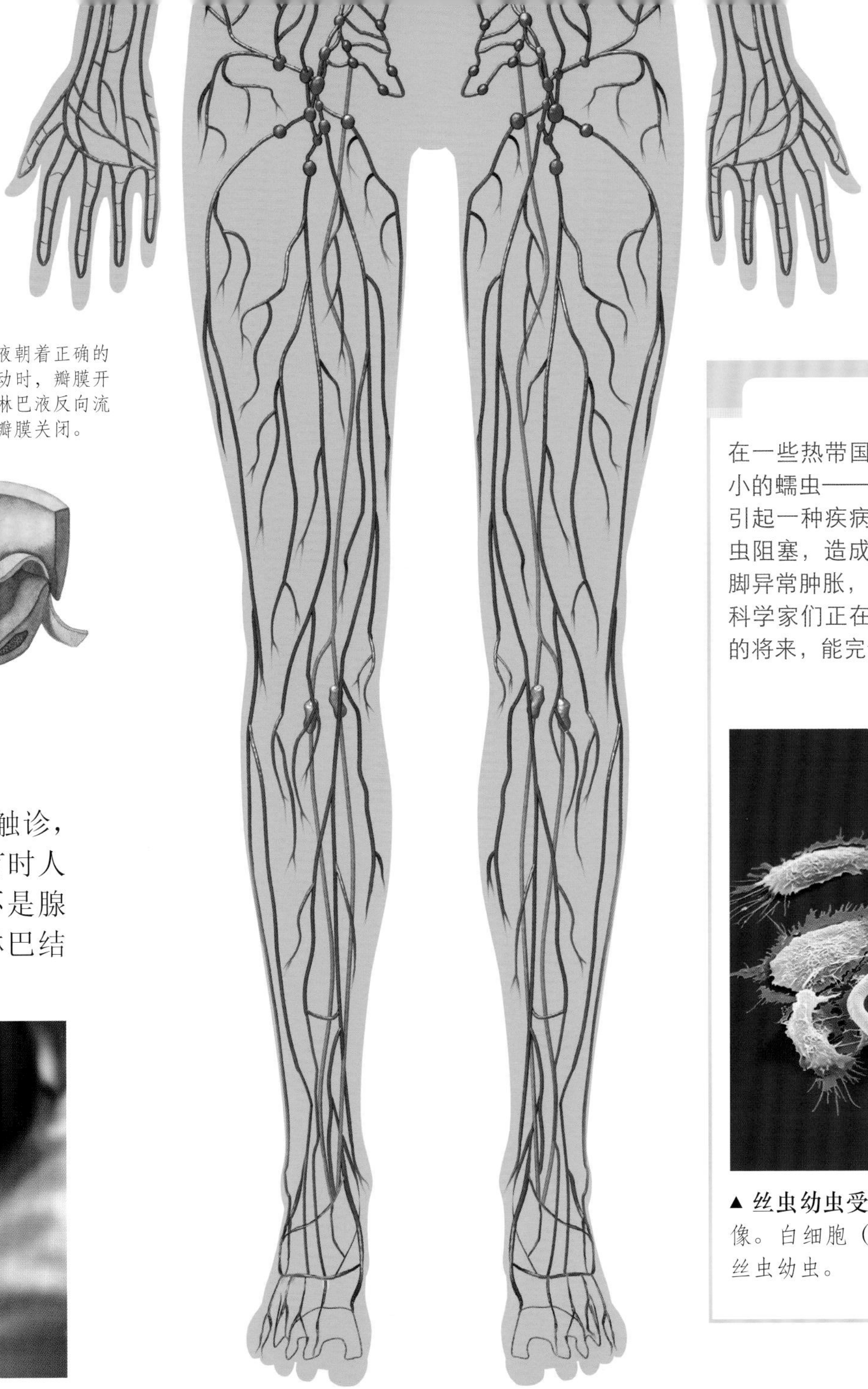

淋巴结肿大

如果医生在你的颈部两侧或颏下进行触诊，他是在检查你的淋巴结有没有肿大（有时人们称淋巴结为“淋巴腺”，但它们并不是腺体）。当你的身体与感染做斗争时，淋巴结变得更为活跃并且肿大。

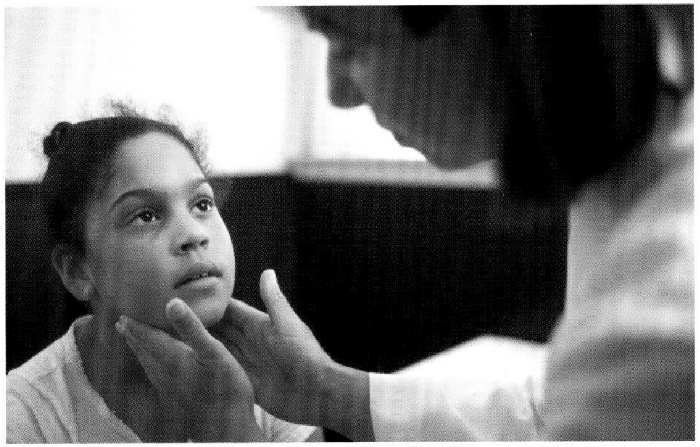

侵入体内的蠕虫

在一些热带国家，当受到蚊虫叮咬时，一种微小的蠕虫——丝虫的感染性幼虫就会侵入人体，引起一种疾病，即象皮肿。腿部的淋巴管被幼虫阻塞，造成液体积聚。过一段时间后，腿和脚异常肿胀，看起来好似大象的腿，非常难看。科学家们正在努力消灭这种疾病，希望在不久的将来，能完全根除丝虫病。

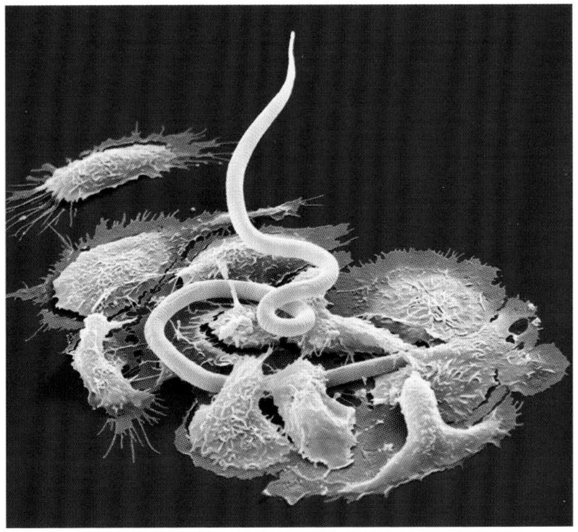

▲ **丝虫幼虫受到攻击** 这是一幅放大 900 倍的图像。白细胞（黄色）正在攻击可导致象皮肿的丝虫幼虫。

免疫系统

大部分致病微生物穿不透我们身体的防御屏障，但还是有一小部分能穿过并在我们的身体里生长繁殖，导致感染。这时，我们的免疫系统就会反击。免疫系统能辨认出刚侵入我们身体的致病微生物，把它们当作敌人，对它们采取针对性措施，并记住它们。以后，如果同样的致病微生物再次侵入我们体内，对它们引起的疾病我们就有了免疫能力。

哇哦！

某些致病微生物有鬼鬼祟祟的伎俩，能不断改变表面的标记物，从而逃脱免疫系统的侦查。

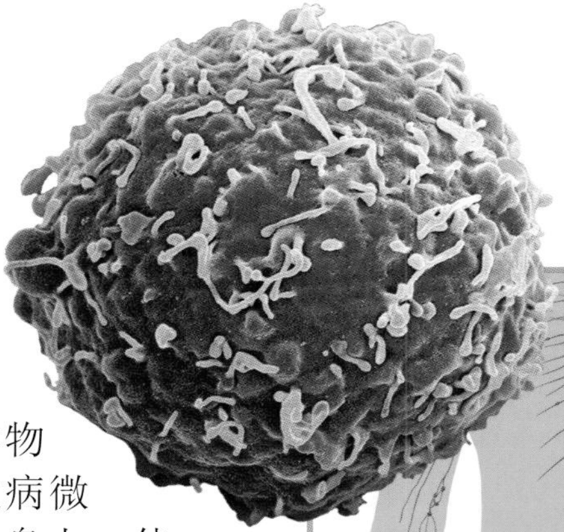

◀ **抗体细胞** 抗体是由名为B细胞的特化的白细胞产生的。

抗体如何杀灭致病微生物?

抗体是一种化学物质，能黏附到致病微生物（如细菌）身上，使它们变得虚弱，容易被消灭。致病微生物的种类众多，每种抗体也只能辨认一种致病微生物。幸运的是，人体能产生数不清的抗体，这就确保你遇到过的每种致病微生物都有相应的抗体与它相匹配。

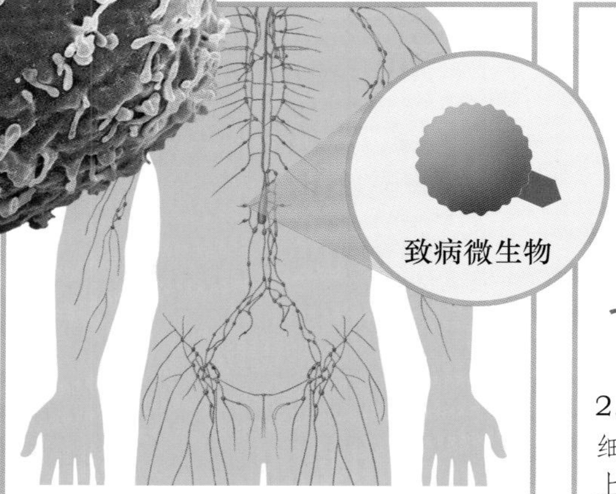
致病微生物

1. **感染** 一个致病微生物侵入人体，开始繁殖，并被体液带到淋巴结。

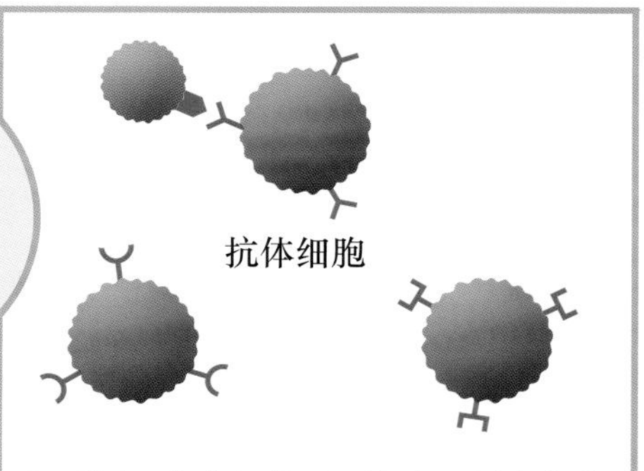
抗体细胞

2. **侦查** 在淋巴结里，许多不同的抗体细胞接触致病微生物，试图辨认它表面上独有的分子。一个抗体细胞携带着的分子与某致病微生物表面的分子相匹配，于是这个细胞最终会认出该致病微生物是入侵的外敌，并且黏附到它表面。

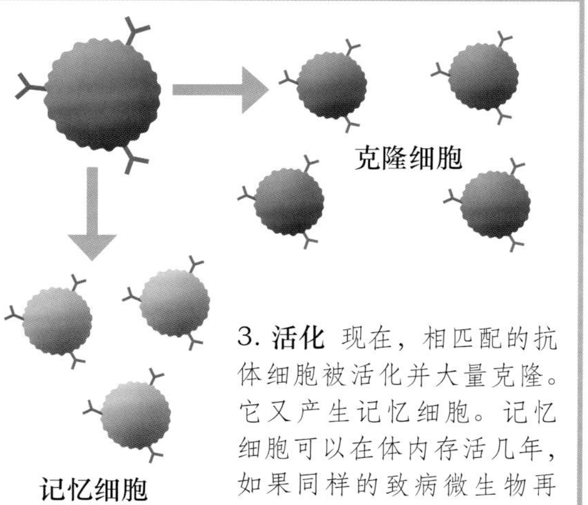
克隆细胞
记忆细胞

3. **活化** 现在，相匹配的抗体细胞被活化并大量克隆。它又产生记忆细胞。记忆细胞可以在体内存活几年，如果同样的致病微生物再次侵入人体，它能随时做好准备，迅速发动攻击。

4. **寻找** 这些被克隆的细胞产生抗体，与致病微生物表面独有的分子相匹配。抗体被释放到血液中，随血液流经全身。无论在什么地方遇到致病微生物，抗体都能黏附在它们的表面。

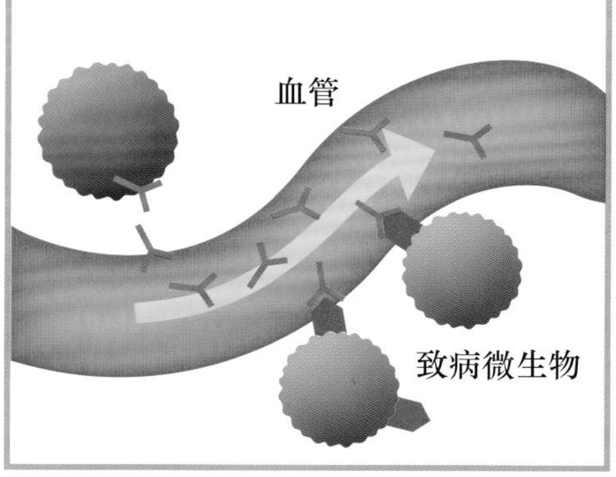
血管
致病微生物

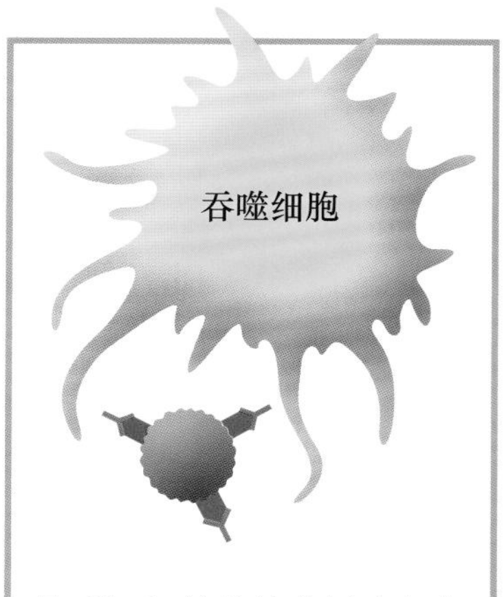
吞噬细胞

5. **消灭** 抗体的作用有如烽火，能把吞噬细胞召集前来。吞噬细胞会吞噬、消灭致病微生物。

杀伤细胞是怎样工作的?

杀伤细胞的工作有点像抗体细胞，但它们不会产生释放进血液里的抗体，而是随着血液流动直接攻击它们的目标细胞。抗体专门攻击细菌等，而杀伤细胞则经过特化，攻击癌细胞和被病毒劫持的身体细胞。

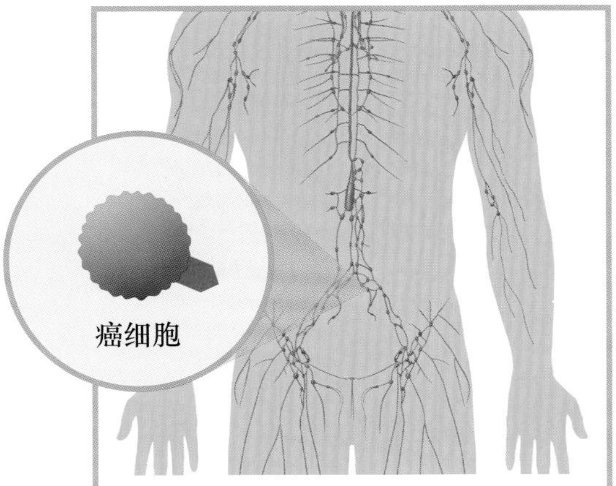
癌细胞

1. **癌症** 一个癌细胞脱离瘤体，被体液带到淋巴结。

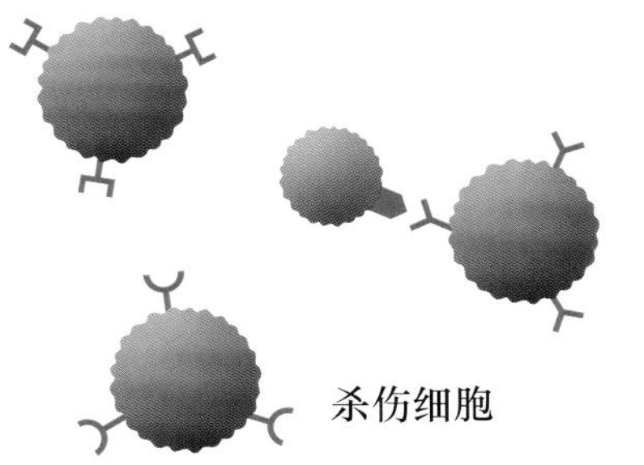
杀伤细胞

2. **侦查** 在淋巴结里，杀伤细胞试图辨认接触到的细胞表面上独有的分子。一个杀伤细胞携带着的分子与该癌细胞的分子相匹配，于是这个杀伤细胞终于认出该癌细胞不是自身的正常细胞，而是外敌，并且黏附到它表面。

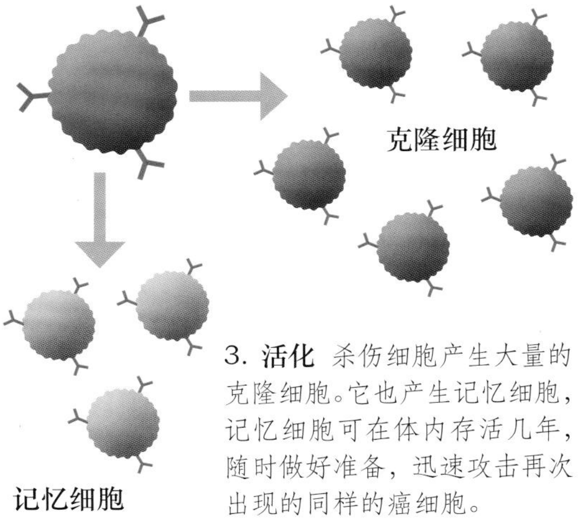
克隆细胞
记忆细胞

3. **活化** 杀伤细胞产生大量的克隆细胞。它也产生记忆细胞，记忆细胞可在体内存活几年，随时做好准备，迅速攻击再次出现的同样的癌细胞。

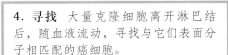

4. **寻找** 大量克隆细胞离开淋巴结后，随血液流动，寻找与它们表面分子相匹配的癌细胞。

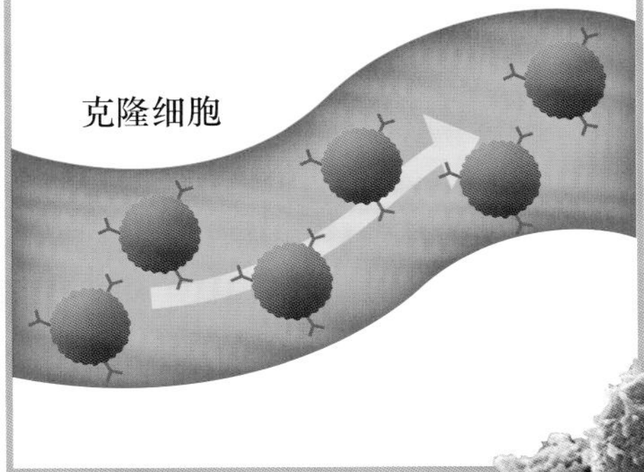
克隆细胞

5. **消灭** 当杀伤细胞找到癌细胞后，就黏附到它们的表面，用毒素来杀死它们。

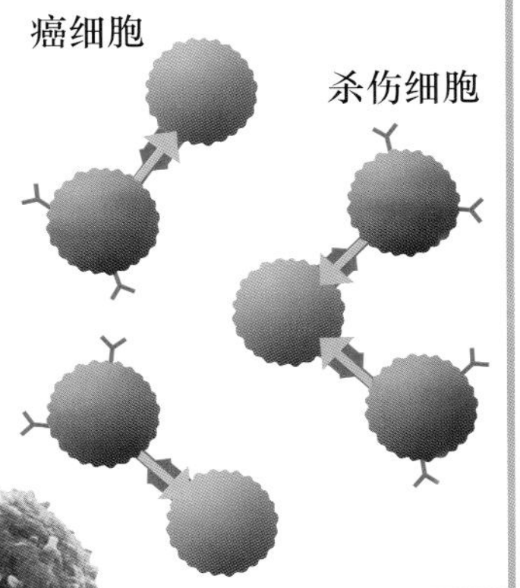
癌细胞
杀伤细胞

预防接种

正常情况下，只有在你被感染又得以痊愈之后，你的身体才对这种感染具有免疫力。但是，免疫力也能通过预防接种获得。疫苗里含有经过改变的致病微生物，它们不会使你生病，但仍旧能激发你的免疫系统，让免疫系统建立起一支记忆细胞的后备军。

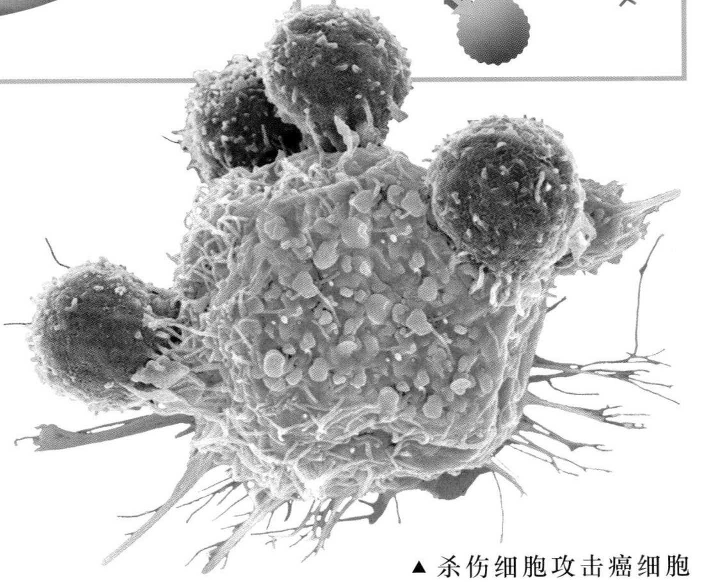

▲ **杀伤细胞攻击癌细胞** 4个杀伤细胞正在攻击一个癌细胞。它们用毒素把癌细胞淹没，从而把它杀死。

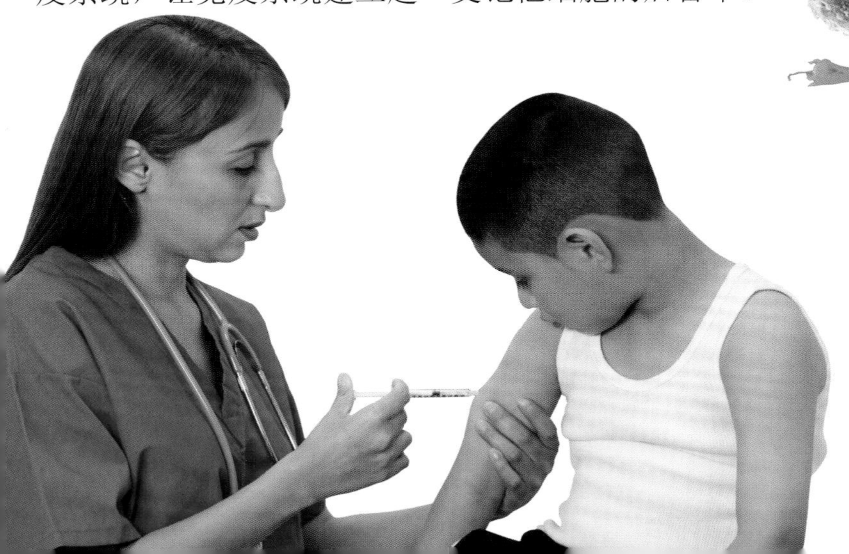

◀ **疫苗注射** 最常用的疫苗使用方法是注射，但某些疫苗也可以通过口服使用。

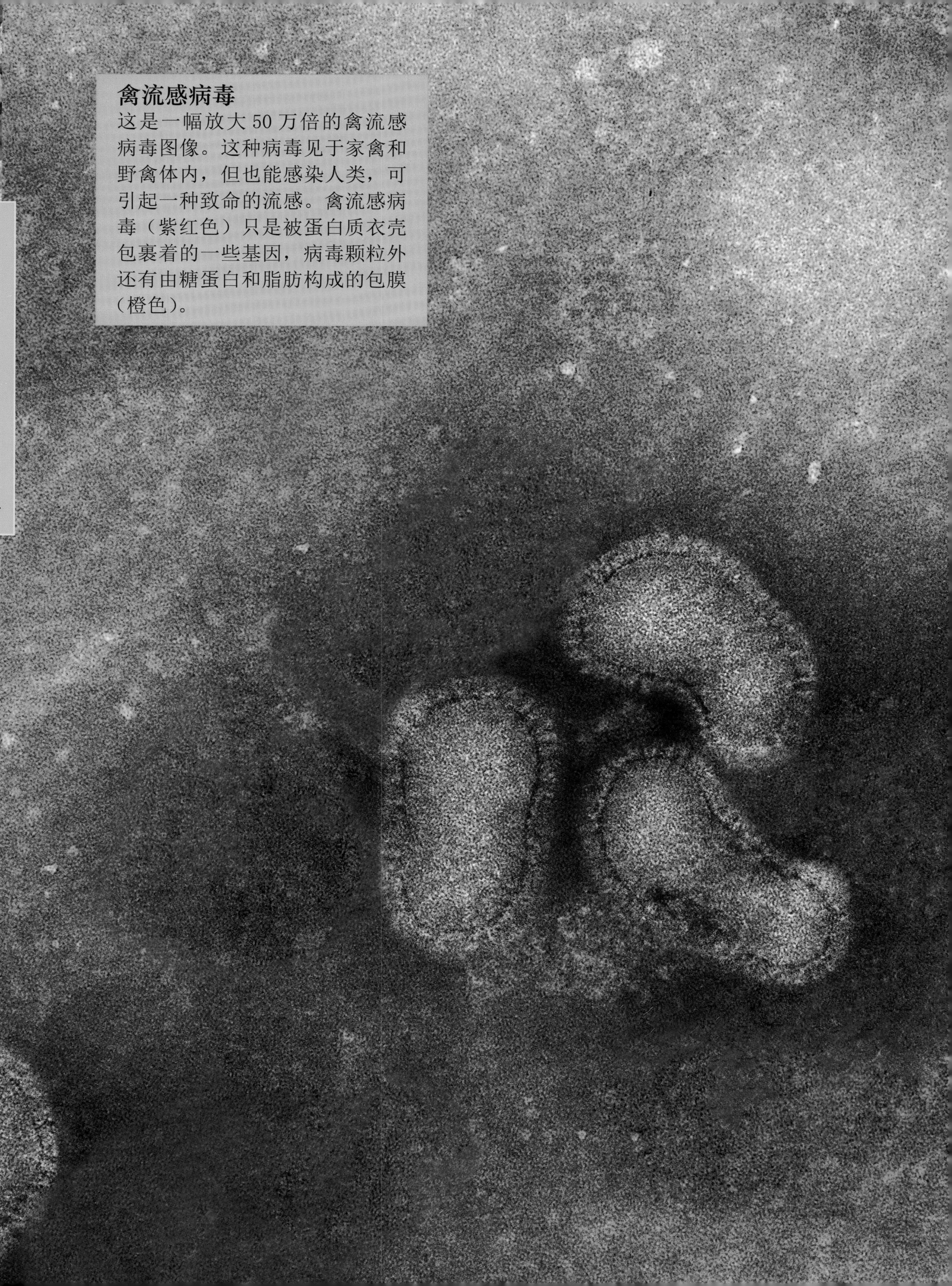

禽流感病毒

这是一幅放大50万倍的禽流感病毒图像。这种病毒见于家禽和野禽体内，但也能感染人类，可引起一种致命的流感。禽流感病毒（紫红色）只是被蛋白质衣壳包裹着的一些基因，病毒颗粒外还有由糖蛋白和脂肪构成的包膜（橙色）。

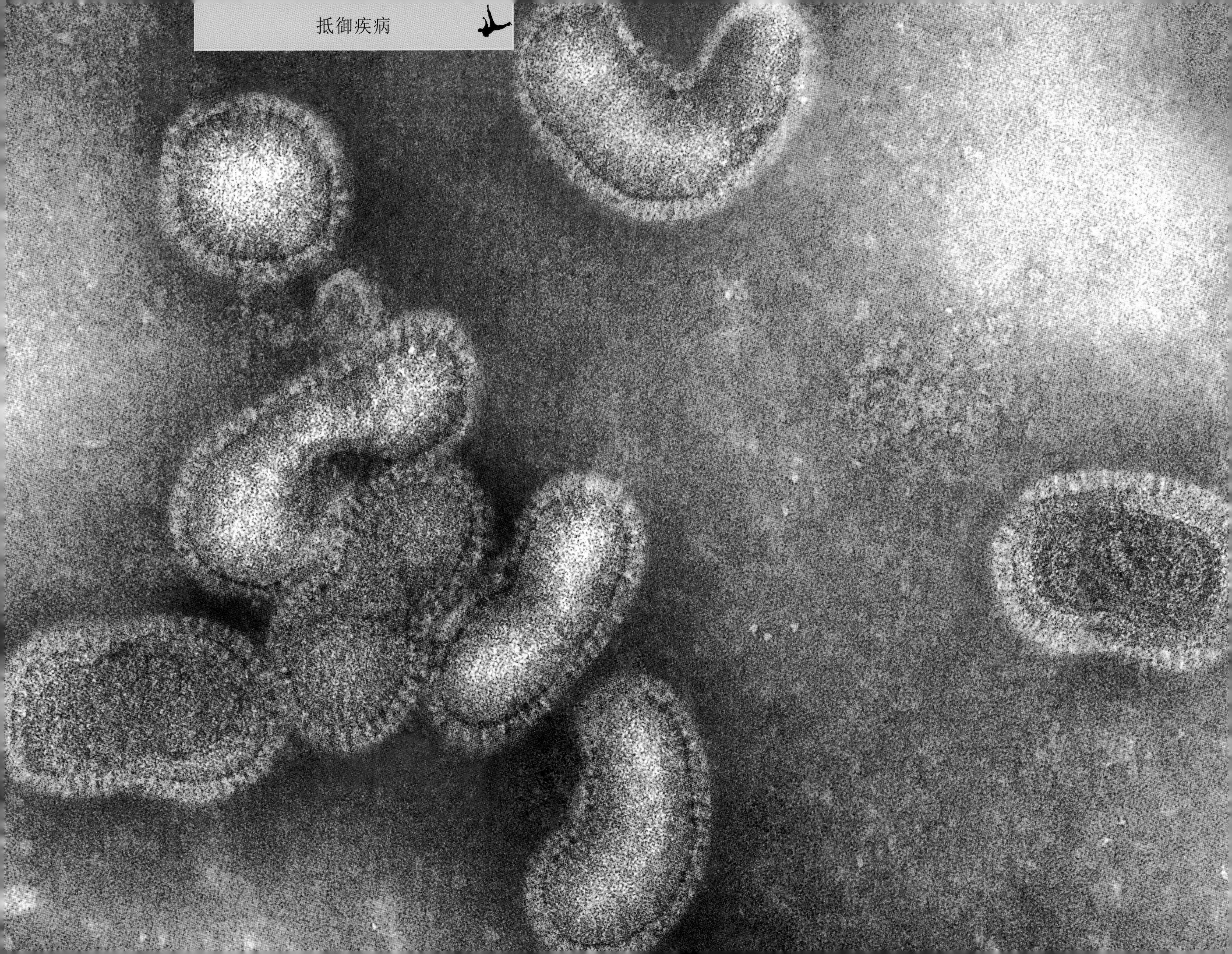

变态反应

免疫系统通过攻击外来的物质（如致病微生物）来保护我们的身体。但在某些人身上，免疫系统会攻击对身体无害的外来物质。我们把这种反应过度的现象称为变态反应。变态反应的范围很广，从花粉症时的流鼻涕到能威胁生命的反应（称为过敏反应）。

能引发变态反应的物质

能引发变态反应的物质称为变应原。常见的变应原包括坚果、花粉和动物的毛。如果变应原被吞进肚里，吸进肺里，或仅仅被触到，就可能引起反应。受影响的身体部位常常变得发红、肿胀，好像被致病微生物感染一般。

哇哦！

变态反应能被运动、香水、巧克力、金子、家里的灰尘、手机，甚至水引发。

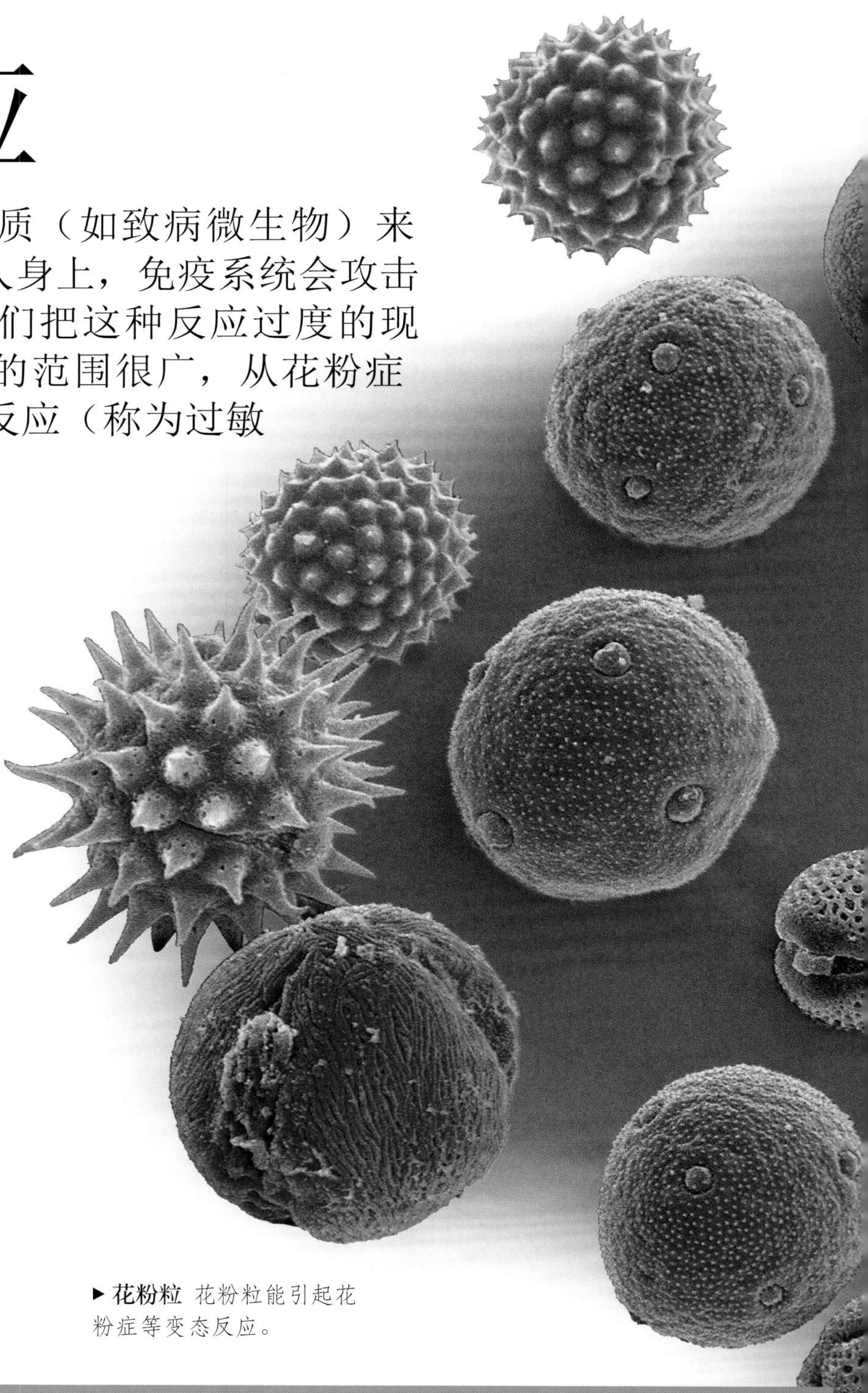

▶ **花粉粒** 花粉粒能引起花粉症等变态反应。

变应原如何引起变态反应？

变应原是通过活化某些类型的白细胞而引起变态反应的，而正常情况下这些白细胞只对致病微生物做出应答。变应原分子与白细胞表面的抗体相结合。作为应答，白细胞爆裂，释放出名为组胺的化学物质，它能使附近的身体组织肿胀、疼痛。

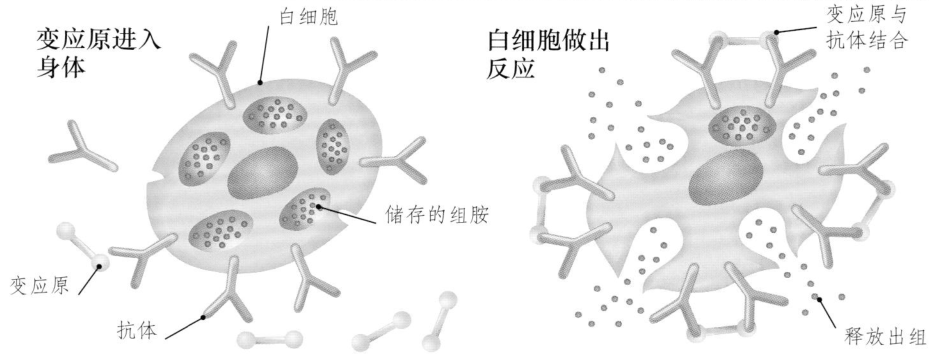
变应原进入身体
白细胞
储存的组胺
变应原
抗体
白细胞做出反应
变应原与抗体结合
释放出组胺

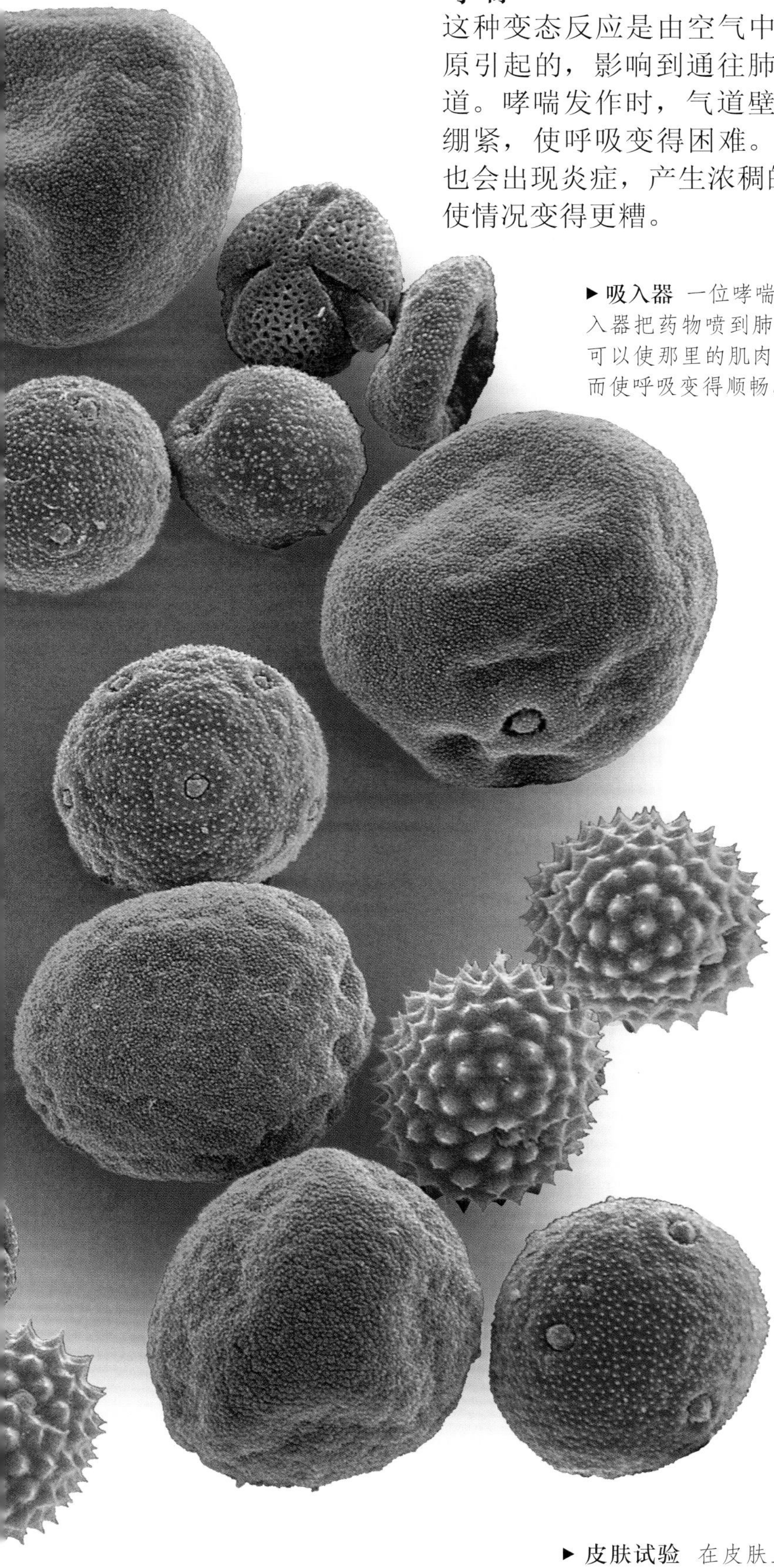

哮喘

这种变态反应是由空气中的变应原引起的，影响到通往肺部的气道。哮喘发作时，气道壁的肌肉绷紧，使呼吸变得困难。气道壁也会出现炎症，产生浓稠的黏液，使情况变得更糟。

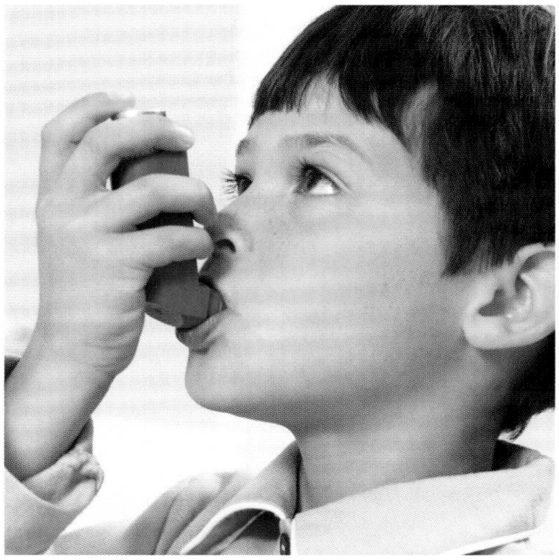

▶ **吸入器** 一位哮喘病人用吸入器把药物喷到肺部。药物可以使那里的肌肉松弛，从而使呼吸变得顺畅。

罕见但致命的反应

某些人的变态反应非常严重，可影响全身，甚至能使心脏停止跳动。这种罕见但致命的反应称为过敏反应。可以由昆虫螫刺引起。有些人被昆虫螫刺就会出现过敏反应。他们随时携带着应急的药物，万一出现过敏反应就拿出来使用。

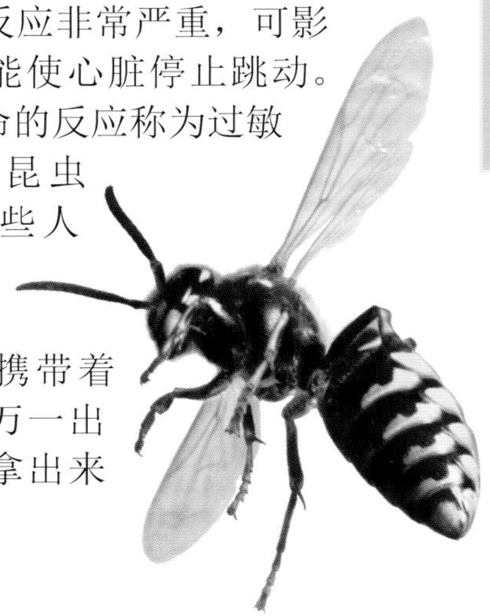

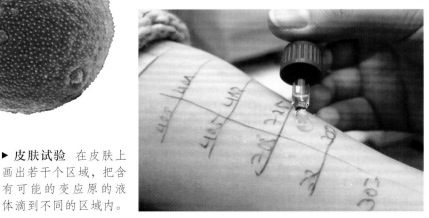

皮肤变态反应试验

有些人的变态反应反复发作，但又不知道是由什么引起的。为了找出变应原，医生会进行皮肤变态反应试验。让皮肤接触一系列可能的变应原，如花粉、宠物的毛或者食品等。然后监测皮肤的变化，看皮肤是否肿胀、变红或瘙痒。

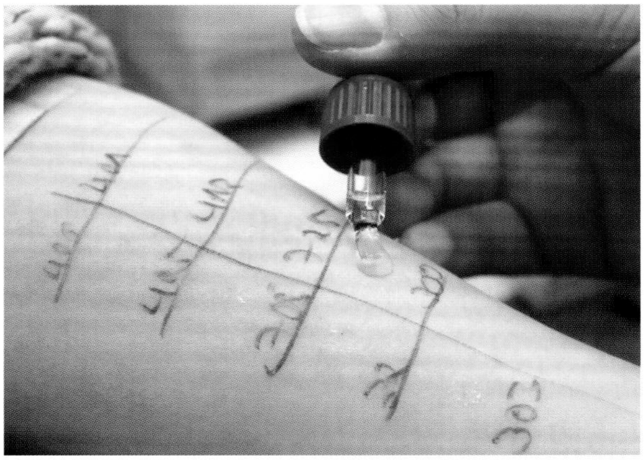

▶ **皮肤试验** 在皮肤上画出若干个区域，把含有可能的变应原的液体滴到不同的区域内。

与疾病做斗争

你的身体有许多高效的防御机制，用以击退致病微生物的进攻，但为了恢复健康，有时你可能还需要来自医生的额外的帮助。医生利用一系列技术去搞清你可能患的疾病，并采取最适当的治疗方法。

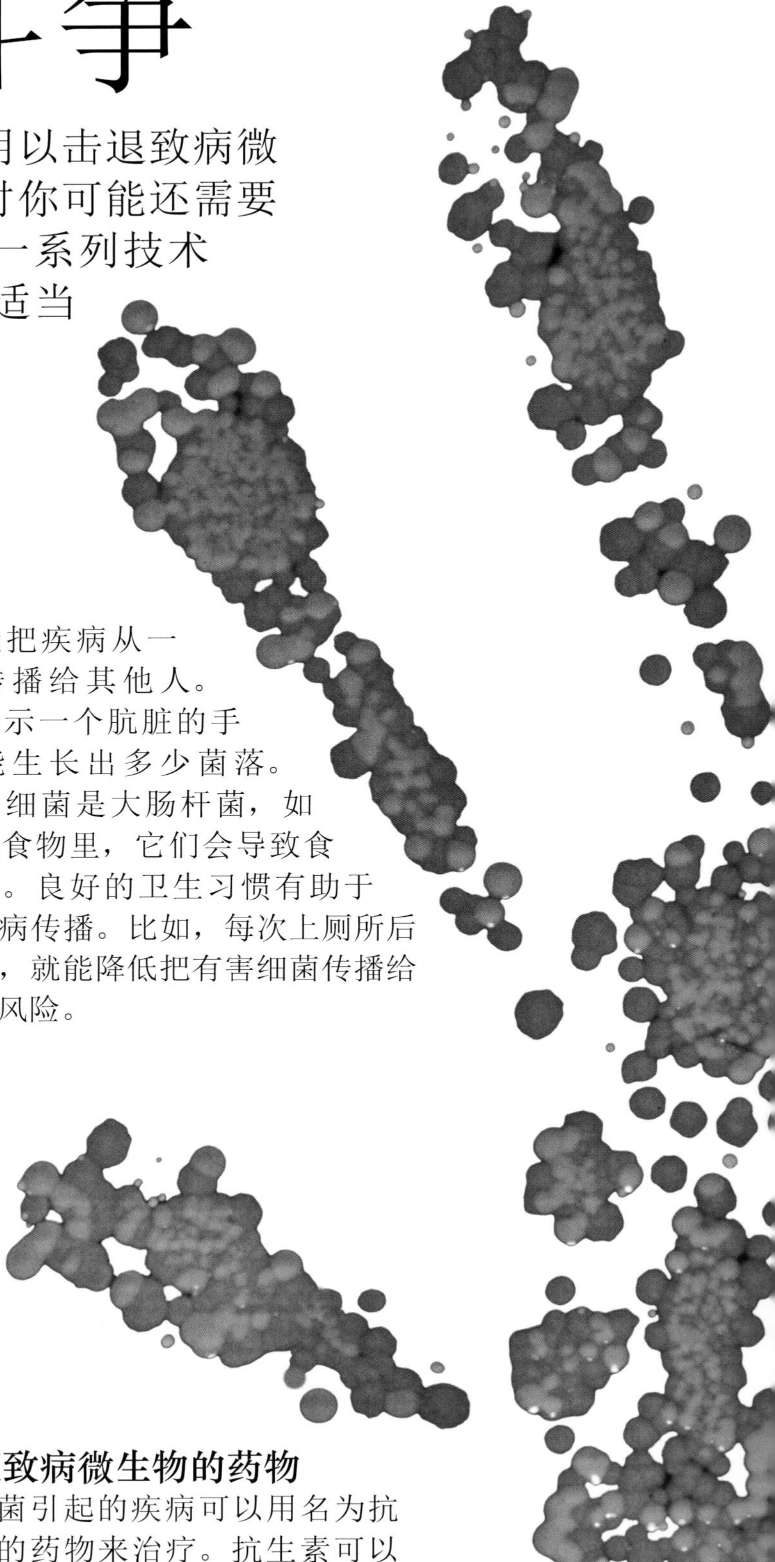

识别致病微生物

医生首先要做出诊断，也就是要搞清你患的是什么病。如果医生认为你的病是由致病微生物引起的，那么你可能要提供一点样本。样本被送到化验室，在那里检查其中是否存在致病微生物，如果存在则要识别其种类。

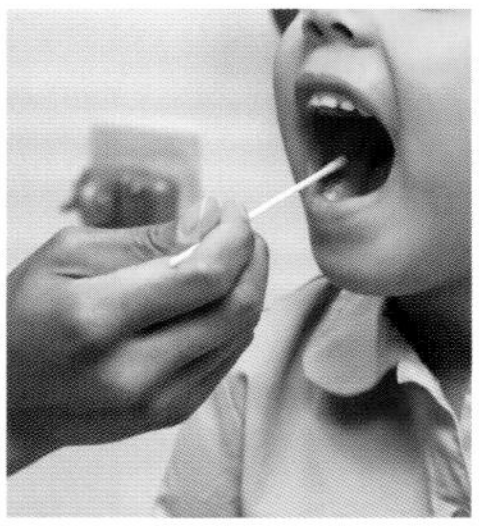

◀ **取样本** 医生在给一个小姑娘做检查。医生用棉拭子从她的口腔后部取一点唾液样本，送到化验室去。

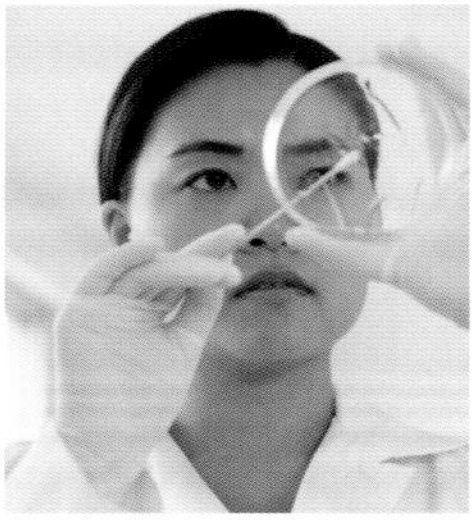

◀ **样本平皿** 在实验室内，唾液样本被涂到内装琼脂的平皿里。琼脂里包含营养物质，能促进样本内的细菌生长繁殖。

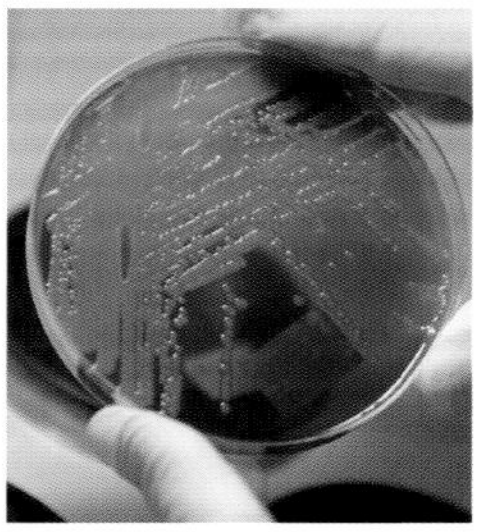

◀ **培养** 几天后，来自样本的每个细菌都繁殖起来，在琼脂表面形成数以千计的斑点——菌落。

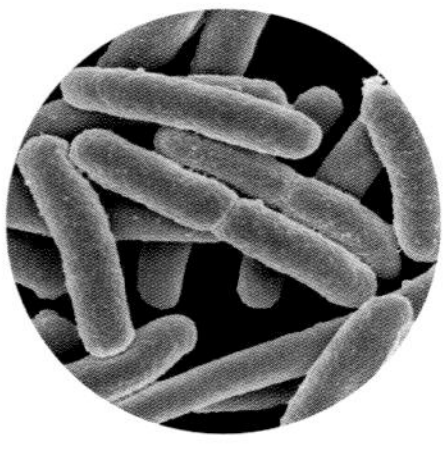

◀ **鉴定** 现在可以鉴定细菌了。在显微镜下可以观察到它们的大小、形状、颜色等特征。

卫生

脏手能把疾病从一个人传播给其他人。右图显示一个肮脏的手印上能生长出多少菌落。这里的细菌是大肠杆菌，如果混进食物里，它们会导致食物中毒。良好的卫生习惯有助于预防疾病传播。比如，每次上厕所后都洗手，就能降低把有害细菌传播给别人的风险。

杀灭致病微生物的药物

由细菌引起的疾病可以用名为抗生素的药物来治疗。抗生素可以攻击和杀灭细菌细胞而不损害身体细胞。抗生素有许多种类，每种抗生素都只能杀灭某些特定种类的细菌。对由病毒引起的疾病，医生可能开出抗病毒药的处方。

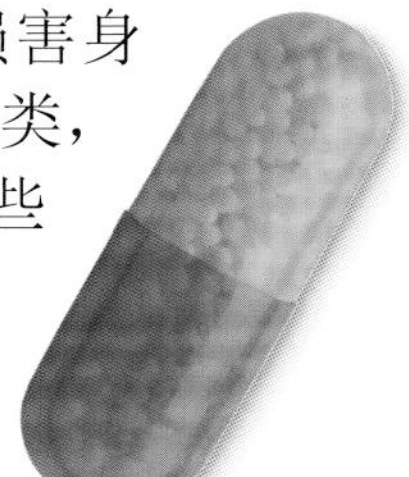

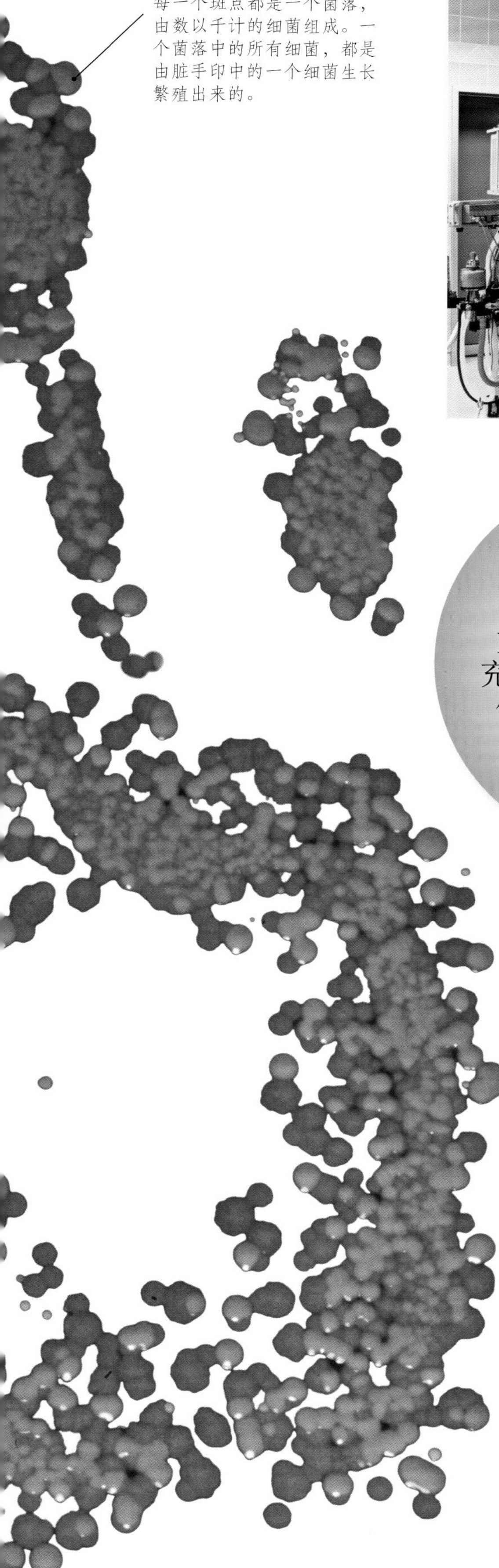

每一个斑点都是一个菌落，由数以千计的细菌组成。一个菌落中的所有细菌，都是由脏手印中的一个细菌生长繁殖出来的。

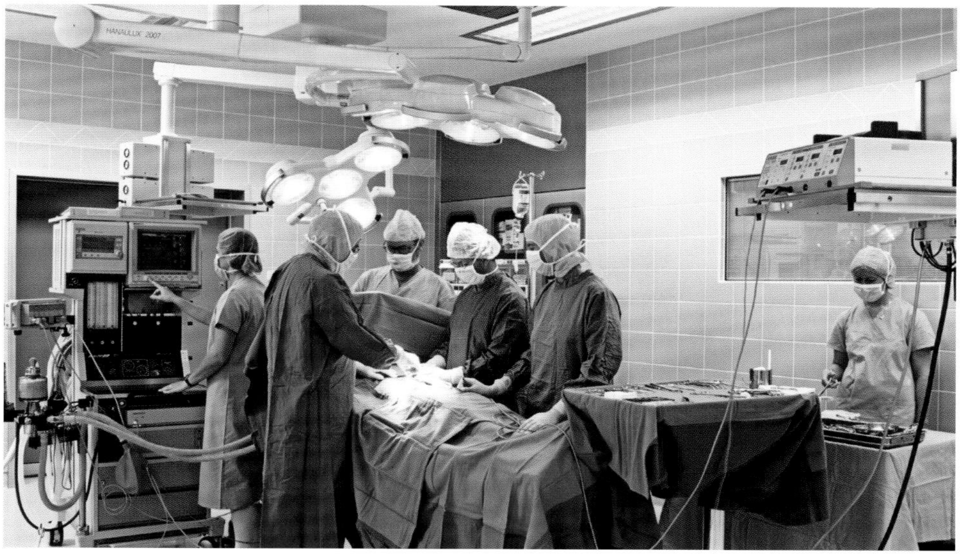

外科手术

如果疾病或外伤给体内的器官造成损害，医生可能需要进行外科手术以修复损伤。首先，给病人使用麻醉药使他失去知觉以预防疼痛。然后，外科医生精确地切开皮肤，打开体腔，找到损伤的区域。外科医生在洁净无尘的手术室里做手术，以防细菌在手术过程中进入病人的身体。

哇哦！

如果有温暖的环境和充足的营养，一个细菌仅在一天内就能分裂并产生50亿兆的后代。

与癌症做斗争

有时，身体细胞出了问题，它们像致病微生物一样不受控制地分裂增多，形成一个肿块，即肿瘤。恶性肿瘤就是人们所说的癌症。癌症很难治愈，因为能攻击癌细胞的药物也会损伤健康的细胞。为了破坏肿瘤，医生向肿瘤发射成束的强有力的放射线，这种治疗方法称为放射治疗。

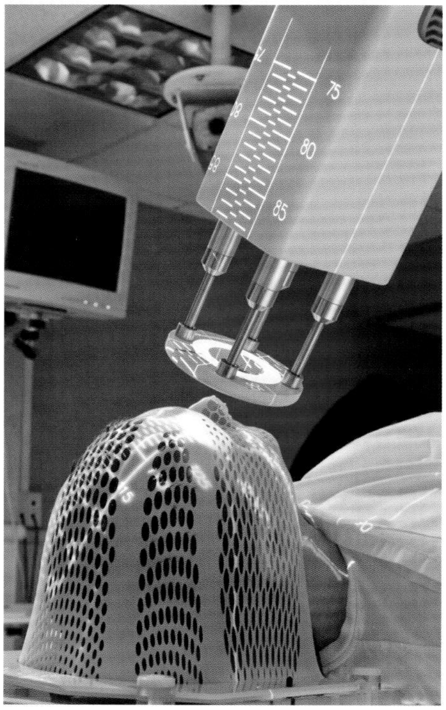

▶ **放射治疗** 这个皮肤癌病人正在接受放射治疗。一束放射线从几个不同的角度指向肿瘤，能把癌细胞杀灭而又不伤害肿瘤周围的健康组织。

器官配件

从前，因疾病或外伤而丧失一个重要的身体器官，就会导致死亡或严重的残疾。今天，医生已能用人造的替代品来修复身体许多部位。将来，医生可能会用你自己的身体细胞在实验室里培养出鲜活的新器官，用以取代你病残的原器官。这种技术将使我们多活几十年。

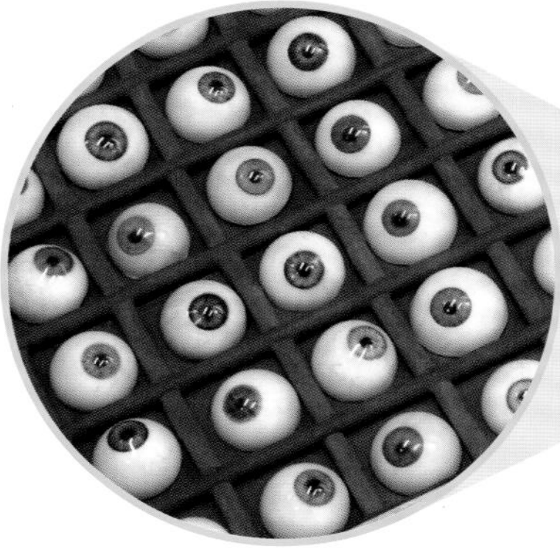

▲**玻璃假眼** 玻璃假眼虽然看起来像真眼一样，但它不能恢复视力。科学家正在研制一种能以某种特殊形式使盲人有视力感知的植入物。

重建身体组织

医生用一些人造部件来修复损伤的身体部位，其中一些是机械装置或电动装置，是用金属和塑料制成的。另外一些，如人造皮肤或移植的器官，是用活组织制成的。这些人造配件中的大部分，工作起来的效果不如被它们取代的原器官那么好。

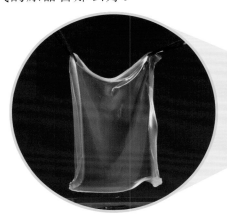

▶**新的皮肤** 科学家已发现如何由皮肤细胞生长为成张的人造皮肤的方法。这些成张的人造皮肤虽然很薄，但它们可能很快就能用来修复因严重烧伤造成的皮肤缺损。

▼**髋关节** 某些关节，如髋关节，如果因年老或疾病而受到损伤，可以用人造的替代品修复。

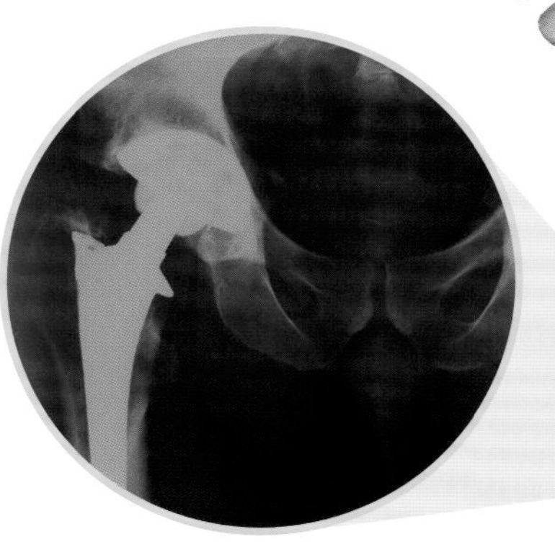

干细胞

人体里的某些细胞具有令人吃惊的能力。它们能增殖并发育成任何种类的组织，如皮肤、血液或神经。这样的细胞被称为干细胞。科学家正在尝试驾驭干细胞的这种能力，以创造出新的组织或器官，用来修复或取代受伤或患病的身体部位。

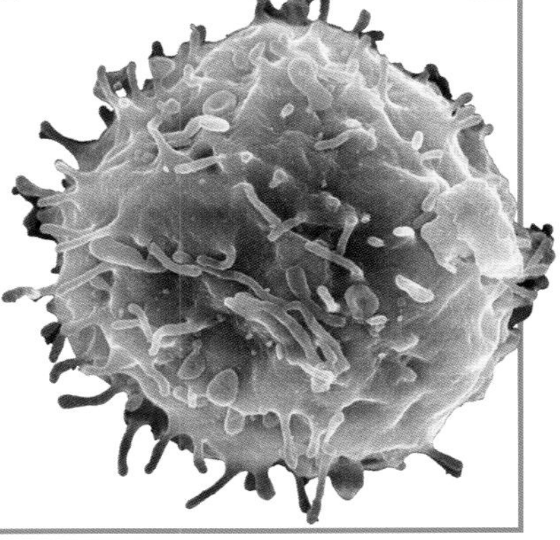

刀锋战士

新西兰残疾人运动员利亚姆·马隆因两条小腿的腓骨先天缺失，很小就接受了膝盖以下双腿的截肢手术。现在，他用J形碳纤维人造脚参加比赛。在2016年里约残疾人奥林匹克运动会男子200米比赛中，利亚姆以21.06秒的成绩获得金牌。

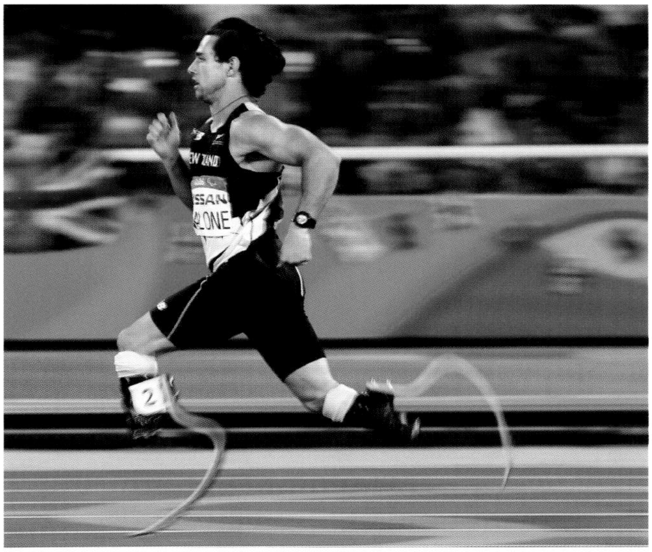

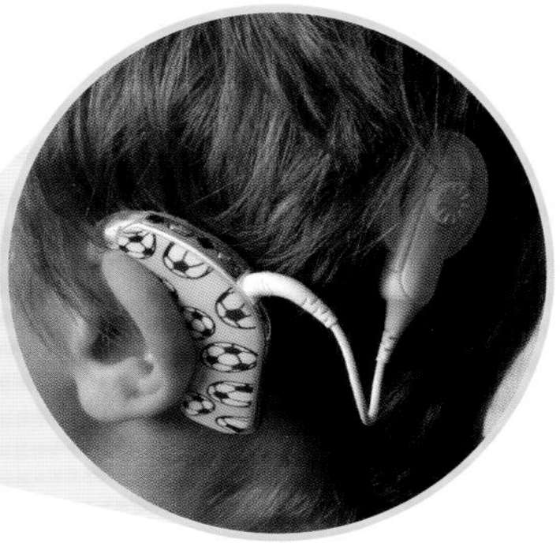

▲ **人工耳** 耳蜗植入物能接收到声音并把声音传递到内耳，使聋人获得一些听力。

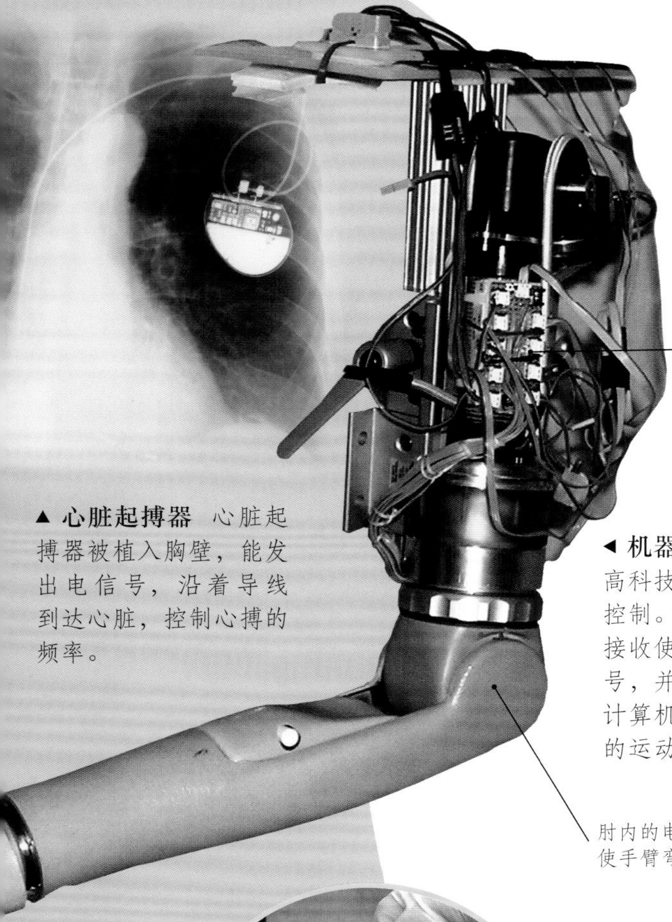

由一台计算机控制的电动机使胳膊和手得以活动。

▲ **心脏起搏器** 心脏起搏器被植入胸壁，能发出电信号，沿着导线到达心脏，控制心搏的频率。

◀ **机器人手臂** 这是一种高科技的机械臂，由思维控制。位于肩部的感应器接收使用者体内的神经信号，并把信号传递给一台计算机，由它控制机械臂的运动。

肘内的电动机可以使手臂弯曲。

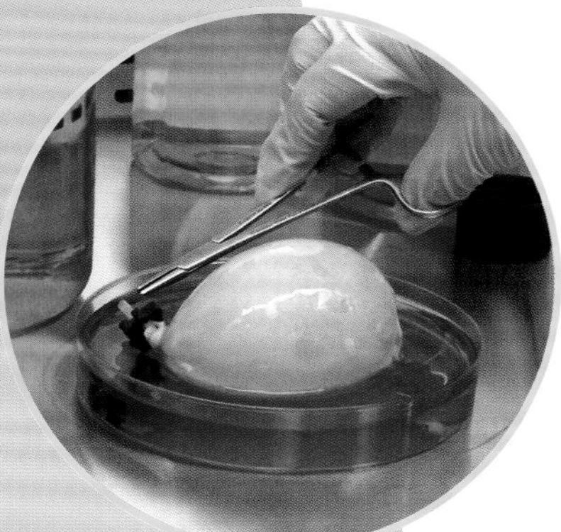

◀ **新的膀胱** 膀胱是科学家能用病人自身的细胞在实验室里培养出的为数不多的器官之一。

器官移植

要替代受损的体内器官，最常见的方法就是使用健康捐献者的器官，即器官移植。移植的器官能挽救生命，还能使人重新恢复健康，但接受移植者必须使用强力的药物以防止他们的身体对新器官产生排斥。

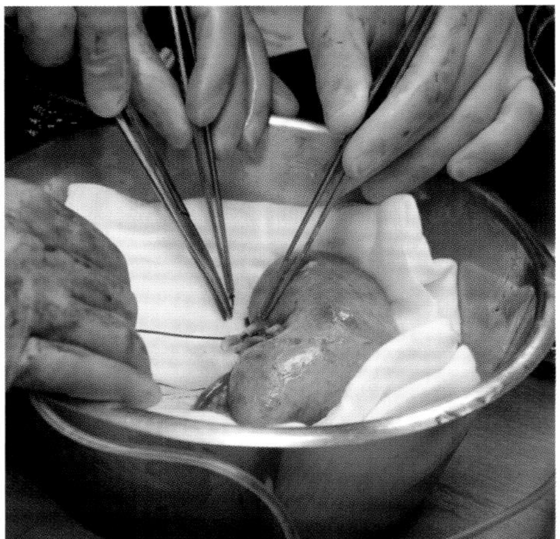

▲ **肾移植** 把捐献的肾移植到接受者体内之前，外科医生们在该肾上进行最后的准备工作。

古老的疗法

在科学时代以前，人们用尽了超自然的、稀奇古怪的疗法来治病。许多人找巫医或者祭司以寻求神奇的治疗方法。其他人则按照传统的老妇人的偏方自己制药。许多古老的疗法是没用的，甚至是危险的，但其他的一小部分确实能起作用，直到今天我们仍在使用。

哇哦！

人们曾认为疾病是由恶臭的浊气引起的，因此他们佩带有浓烈气味的香料，以抵御疾病。

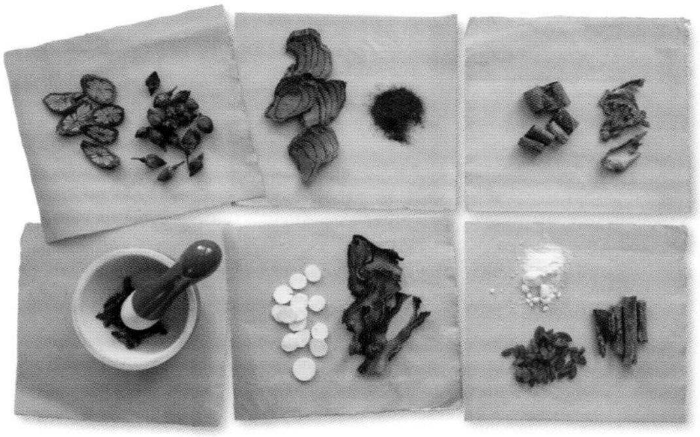

草药

几千年来，世界各地的植物一直被用作药物，植物药今天依然广受欢迎。现代药物中，有一些就是受到草药疗法的启发而研发的。例如，止痛药阿司匹林就来自柳树的树皮，人们一度用柳树的树皮泡茶止痛。

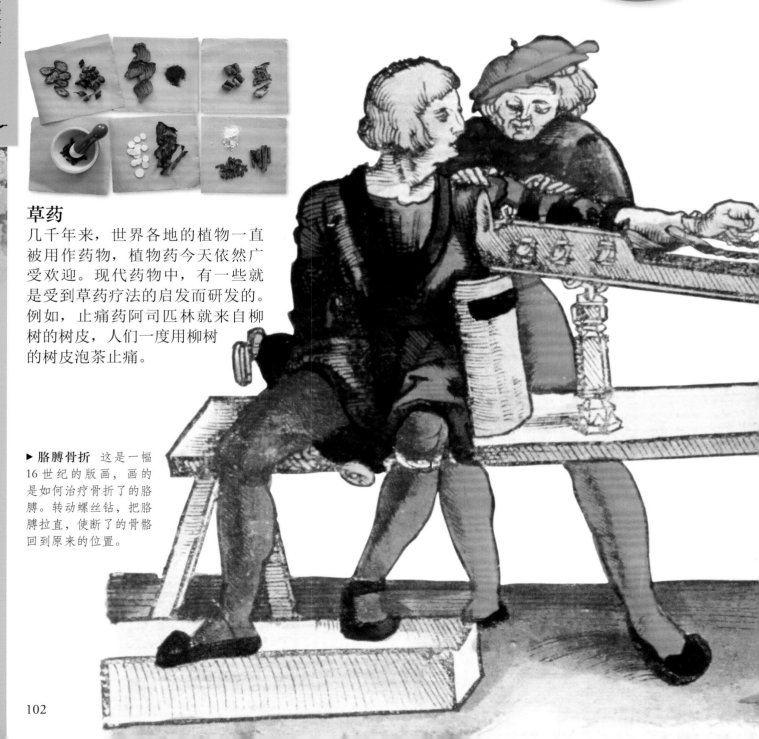

▸ **胳膊骨折** 这是一幅16世纪的版画，画的是如何治疗骨折了的胳膊。转动螺丝钻，把胳膊拉直，使断了的骨骼回到原来的位置。

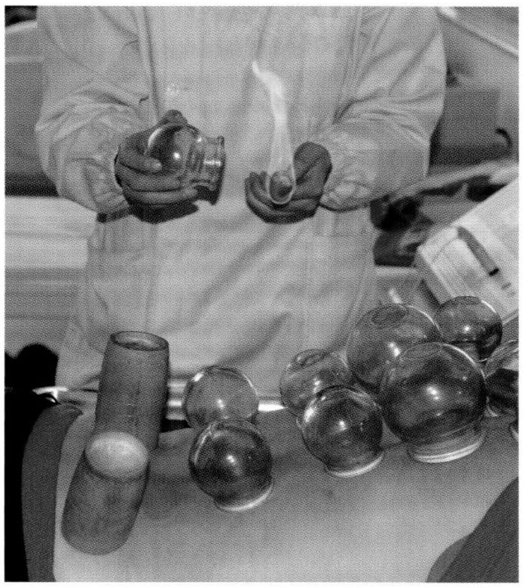

拔火罐

这是一种古老的中医疗法。该疗法具有活血行气、止痛消肿等作用，适用于多种疾病的治疗。将点燃的酒精棉在竹筒或玻璃等制成的罐内晃一下撤出，扣在皮肤上。罐内空气排出产生负压，火罐便吸附于皮肤上。拔过火罐后，皮肤上会形成局部瘀血。

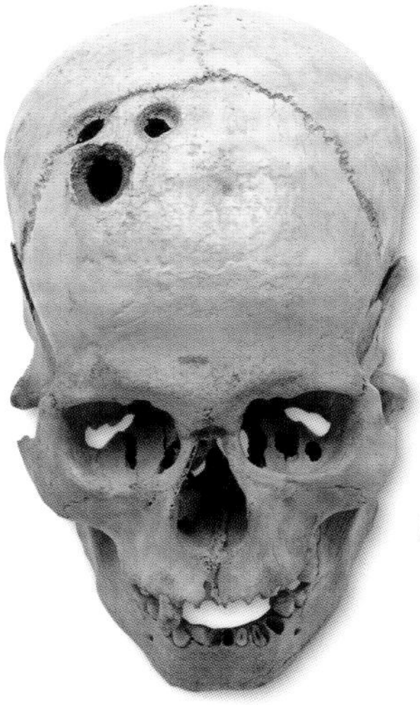

头上的孔洞

石器时代的人认为是恶魔带来了疾病。他们认为治疗方法就是在颅骨上钻孔，让恶魔出去。这种技术称为环锯术。考古学家发现的某些史前人类颅骨上有多达40个孔。

理发师—外科医生

在中世纪的欧洲，所有的手术，从拔牙到骨折治疗，都由理发师来完成。由于理发师对如何避免伤口感染没多少概念，又没有全身麻醉药，而手术时病人一直保持清醒状态，所以手术常常会使病人死亡。

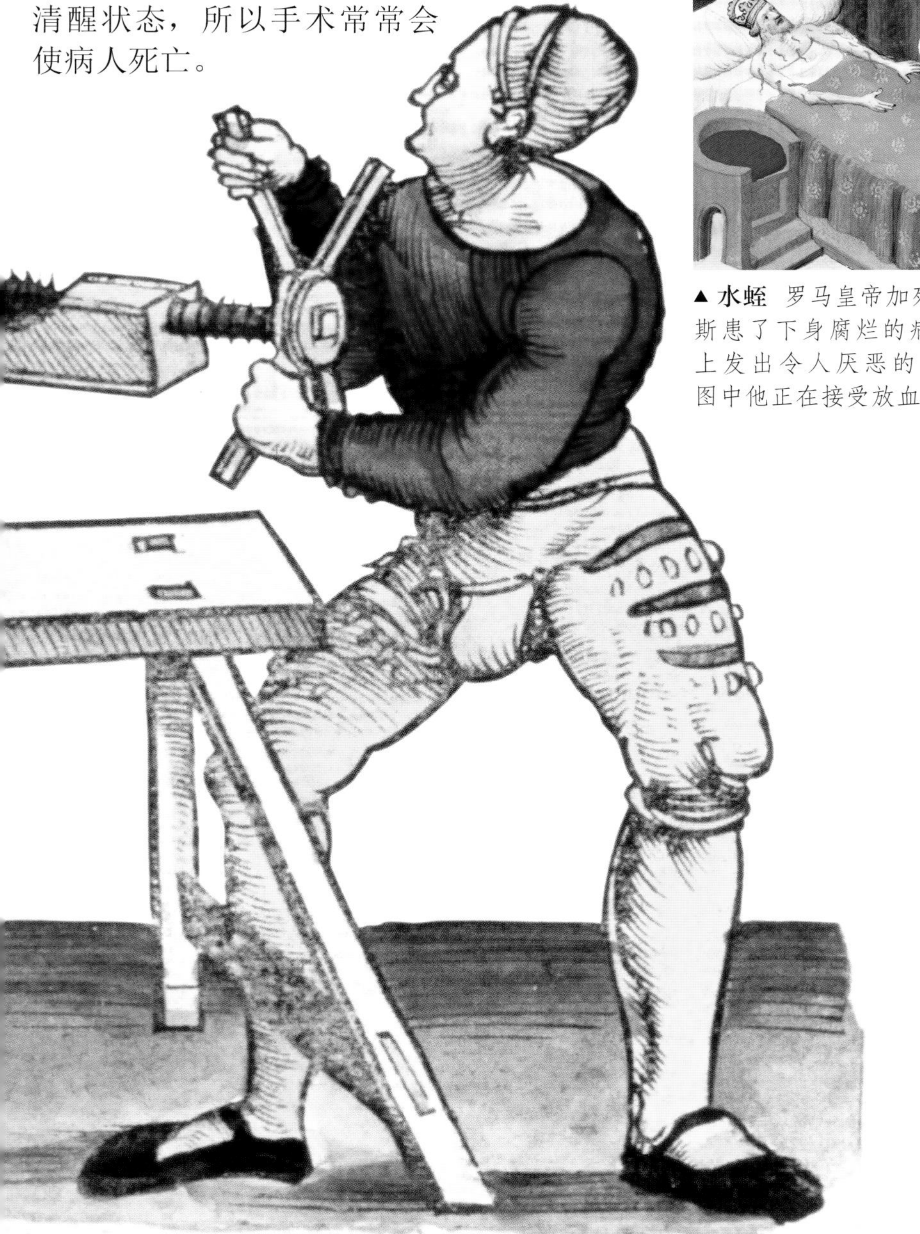

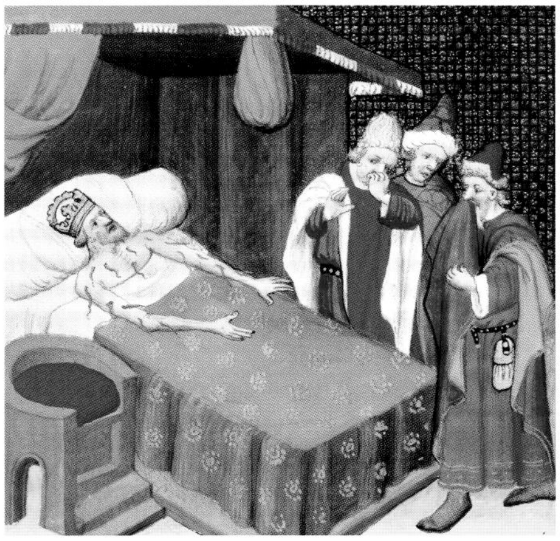

放血

放血作为一种极为常用的医疗手段被使用了几百年。人们认为放血能使体液回归平衡。放血的方法有切开皮肤、穿刺静脉和动脉，或者使用吸血的水蛭。

▲ **水蛭** 罗马皇帝加列里乌斯患了下身腐烂的病，身上发出令人厌恶的恶臭，图中他正在接受放血治疗。

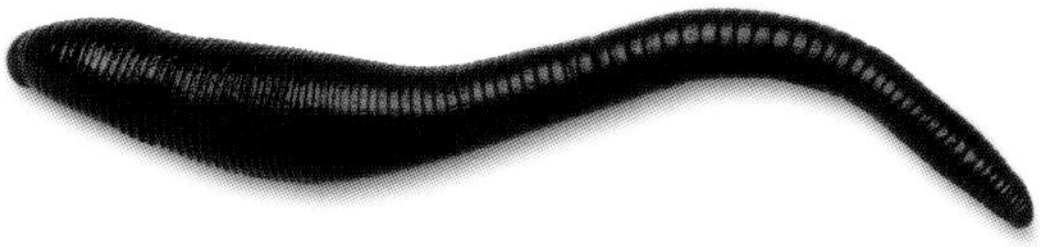

泥浴

很早以来，在泥浆池、温泉或矿泉水中沐浴就是一种广受欢迎的治疗方法，用以治疗关节痛、皮肤病等。直至今天，人们也常常到一些著名的温泉胜地接受温泉疗养。

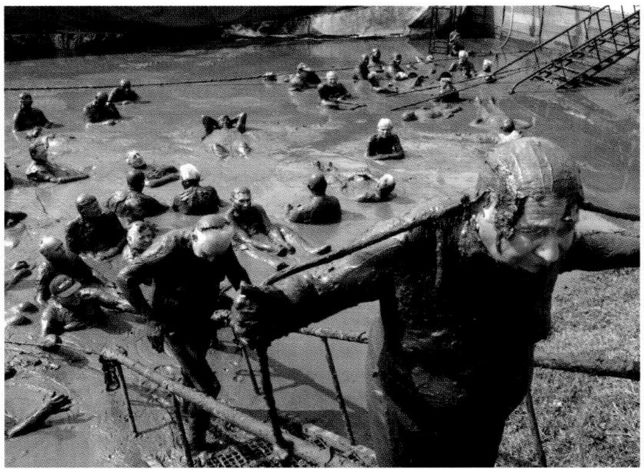

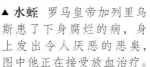

肺和呼吸

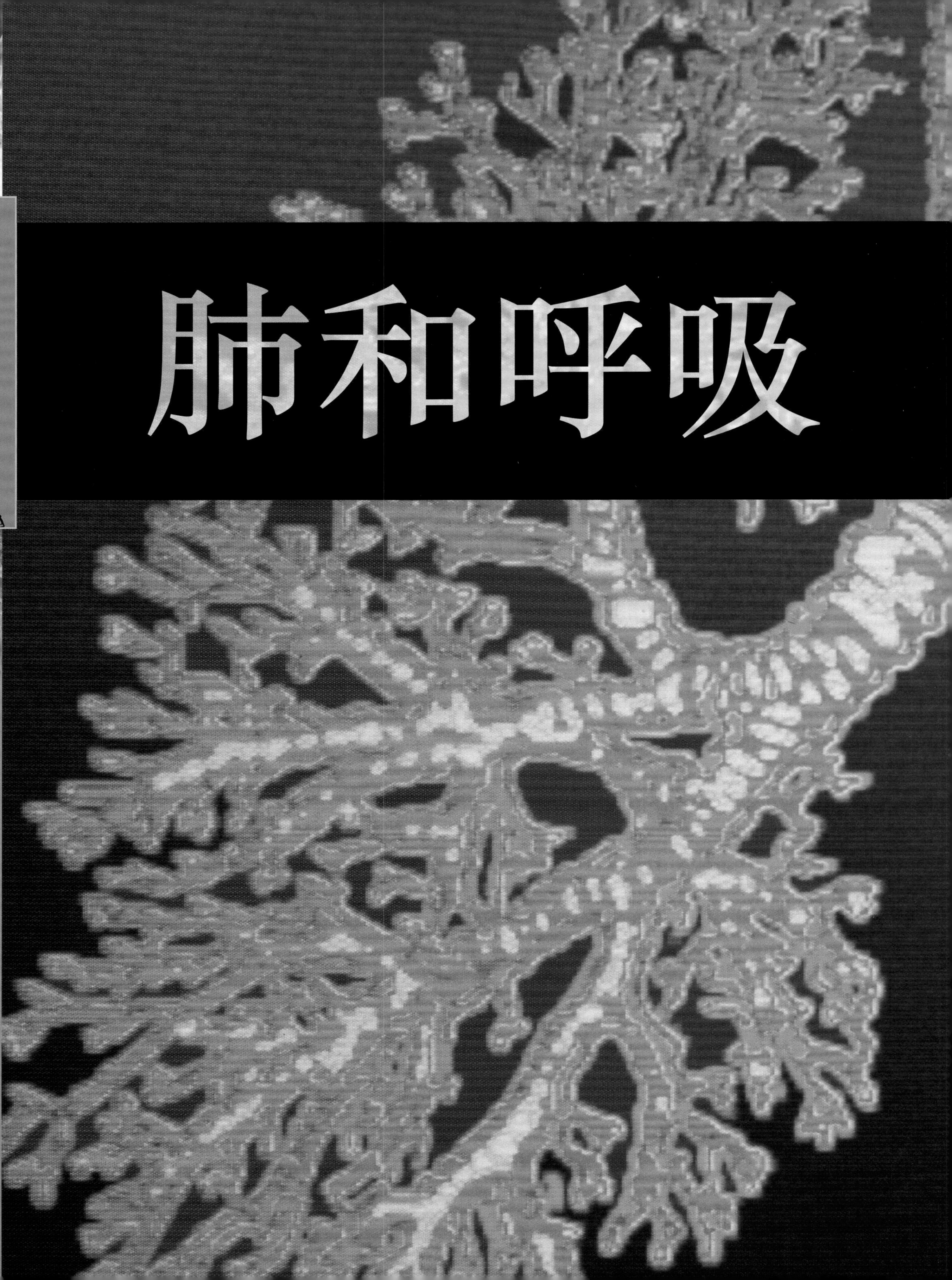

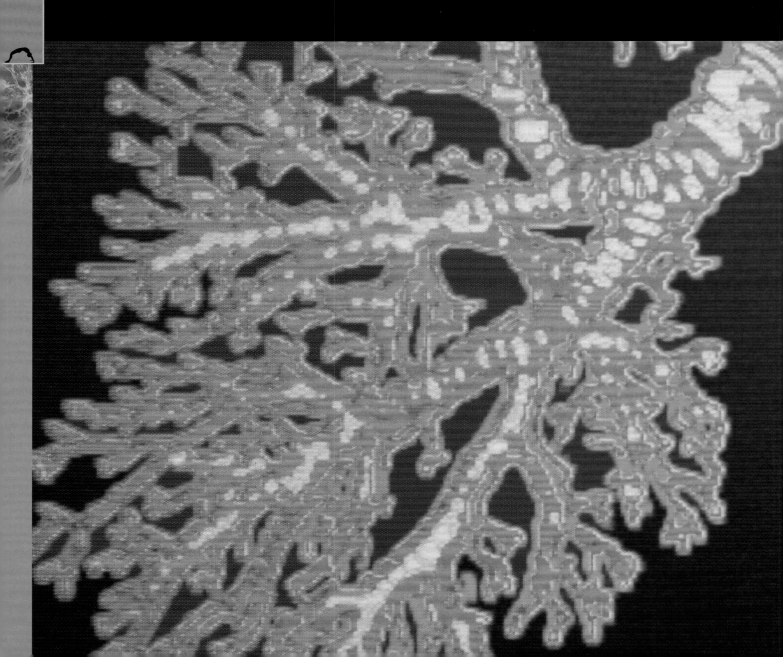

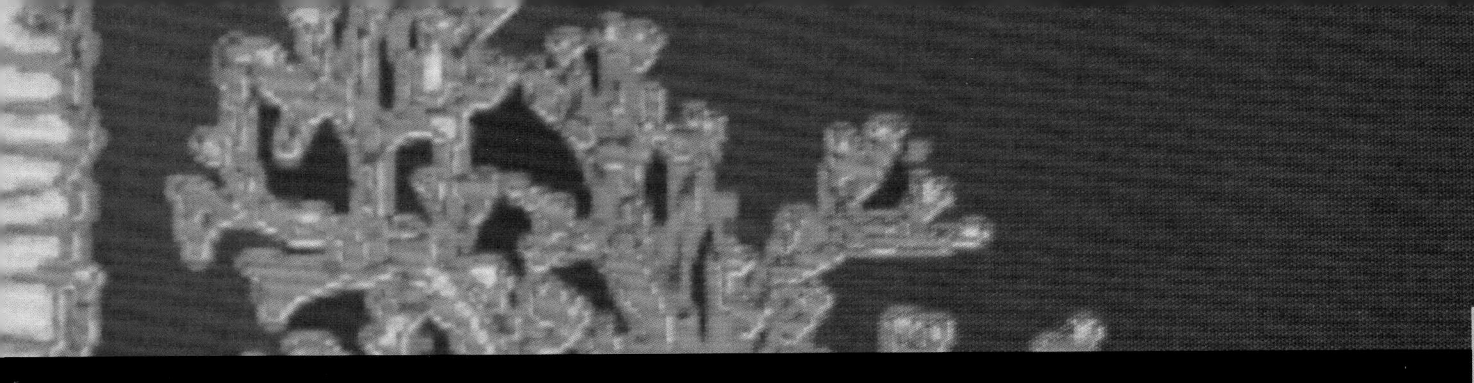

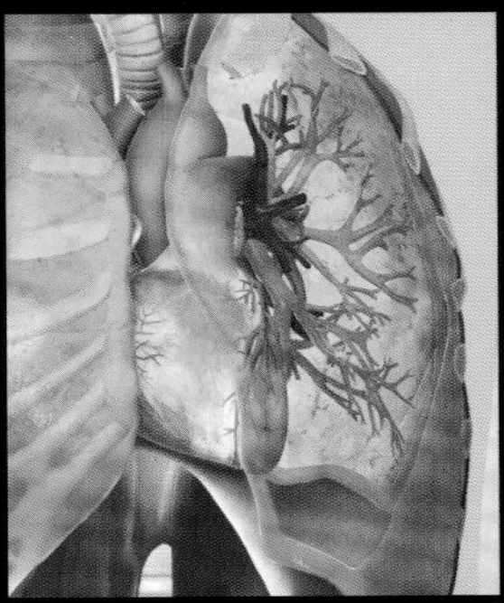

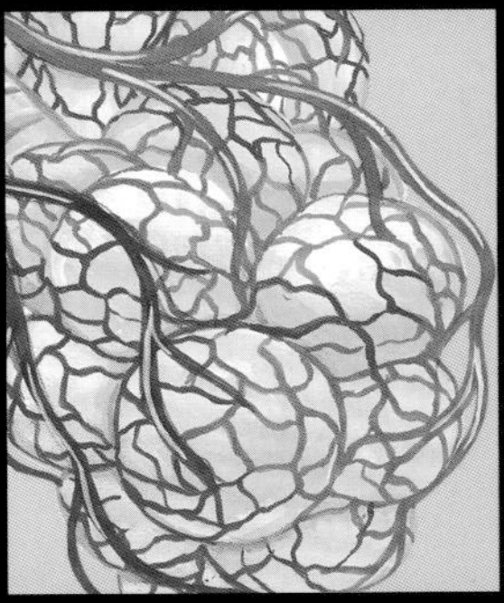

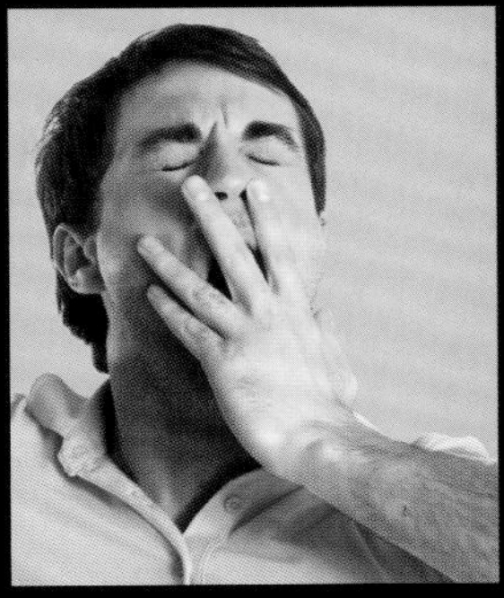

你身体的细胞如果得不到持续的氧气供应，就不能存活。氧气来自空气。你的肺每呼吸一次，都会把空气吸进去，从而把氧气带给血液，富含氧气的血液会流经全身。

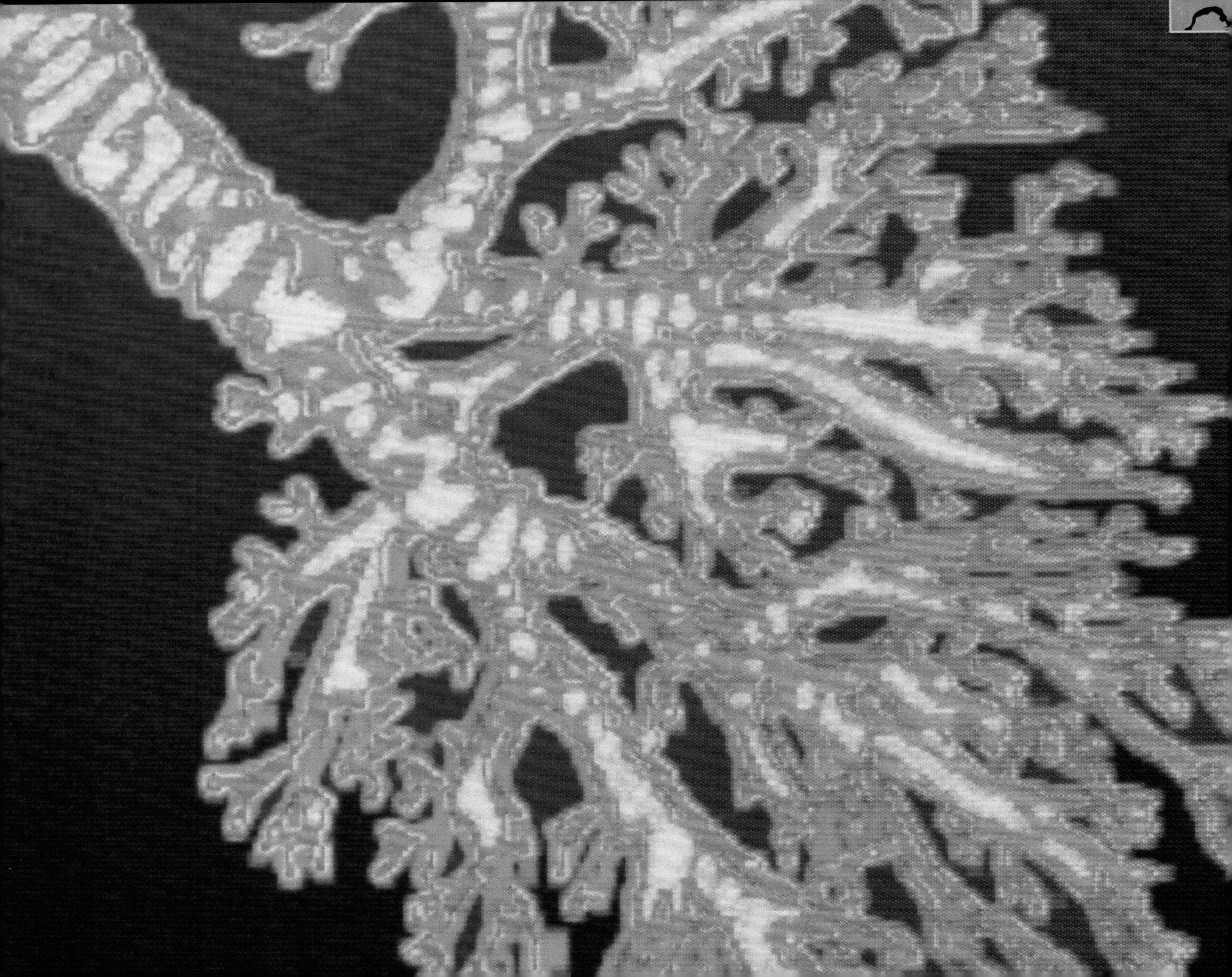

气道

我们从来没考虑过我们现在是该呼气还是吸气，因为呼吸完全是一个自动的过程，但它对我们的生存是至关重要的。我们的呼吸系统由分支成网状的管道构成。我们每次吸气都把空气供应给呼吸系统。空气通过气管的一级级分支深达肺部。在这里，对生命至关重要的氧气通过血管壁进入血液，被带到全身。

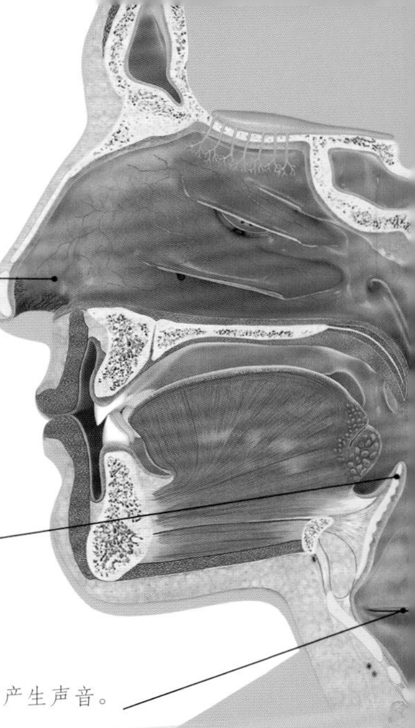
空气通过鼻腔时变得更温暖，更清洁。
会厌是位于舌根后方的喉入口处的帽舌状结构。
声带产生声音。

呼吸系统

空气通过气道进出你的身体。肺和气道位于你的胸部和头部。气道包括鼻腔、咽、喉以及位于肺内的分支管道——气管和支气管。吸进来的空气通过你的鼻腔和气管时，其中的尘粒等污物和微生物被阻挡和清除，以免它们堵塞或损伤娇嫩的肺。

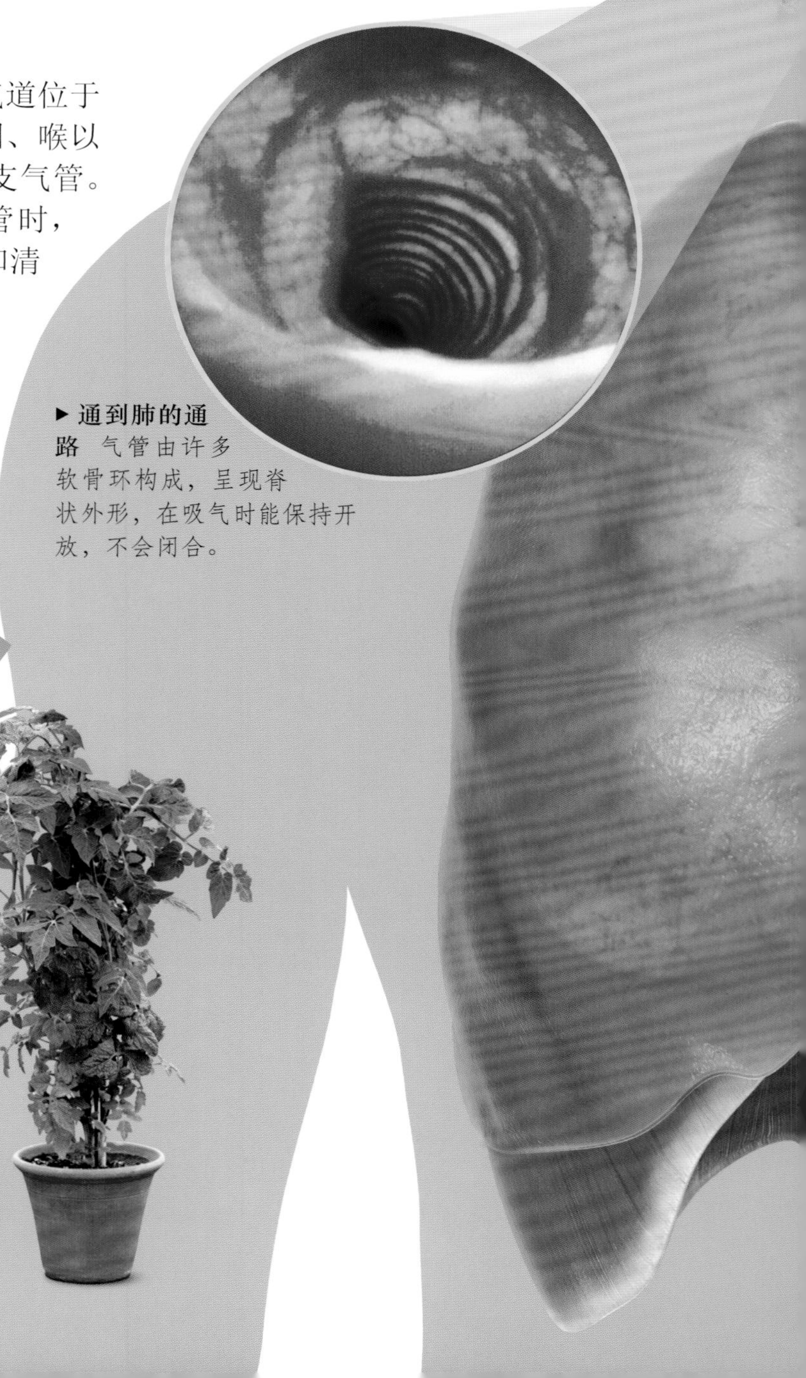

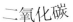

▶ **通到肺的通路** 气管由许多软骨环构成，呈现脊状外形，在吸气时能保持开放，不会闭合。

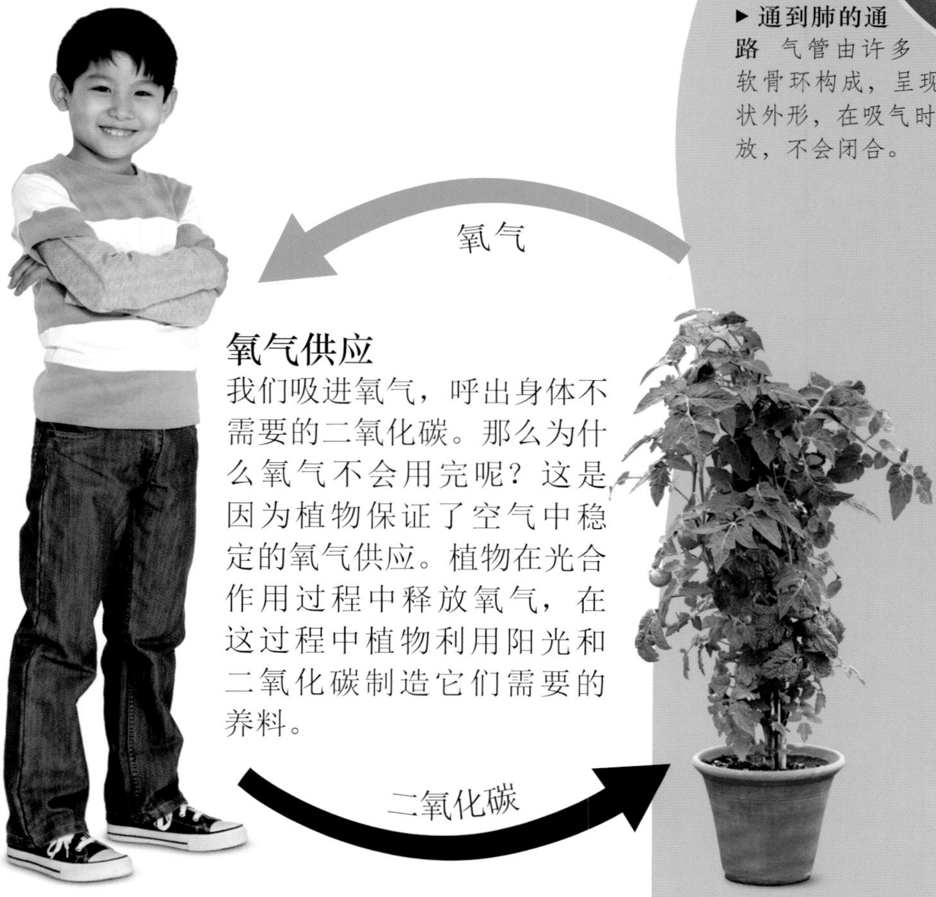
氧气
二氧化碳

氧气供应

我们吸进氧气，呼出身体不需要的二氧化碳。那么为什么氧气不会用完呢？这是因为植物保证了空气中稳定的氧气供应。植物在光合作用过程中释放氧气，在这过程中植物利用阳光和二氧化碳制造它们需要的养料。

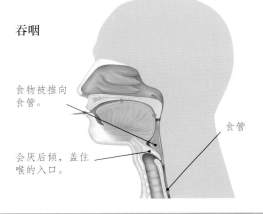

▲**能清洁空气的结构** 气管内壁覆盖着黏液，能把吸入的空气中的脏东西和致病微生物粘住。气管黏膜上有许多微细的纤毛（绿色），纤毛摆动把脏的黏液驱向咽喉，在那里被吞咽下去。

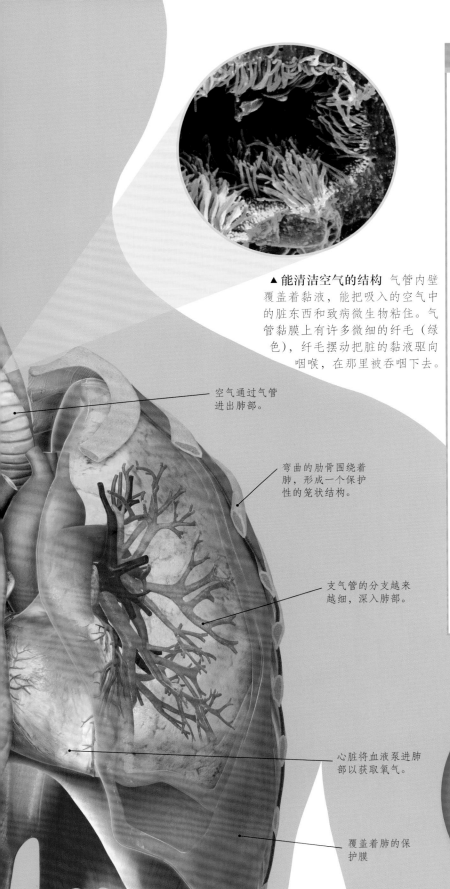

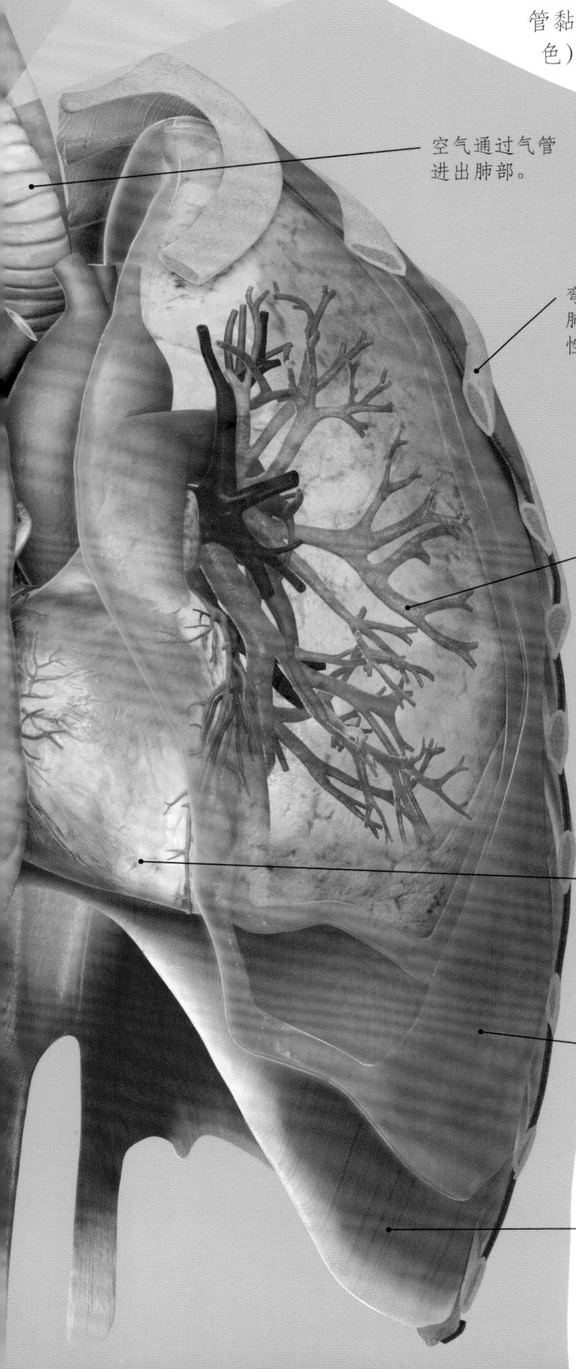
空气通过气管进出肺部。
弯曲的肋骨围绕着肺，形成一个保护性的笼状结构。
支气管的分支越来越细，深入肺部。
心脏将血液泵进肺部以获取氧气。
覆盖着肺的保护膜
膈肌帮助肺部膨胀。

不要呛着

每当你咽下食物或者喝水时，你的呼吸就停止了。舌根后方有一块帽舌状的结构，称为会厌。吞咽的时候会厌后倾，盖住喉的入口，避免食物进入气管和肺部，所以你不会呛着。万一呛着了，你就会咳嗽，把误入气管的食物逼回咽喉部。

呼吸

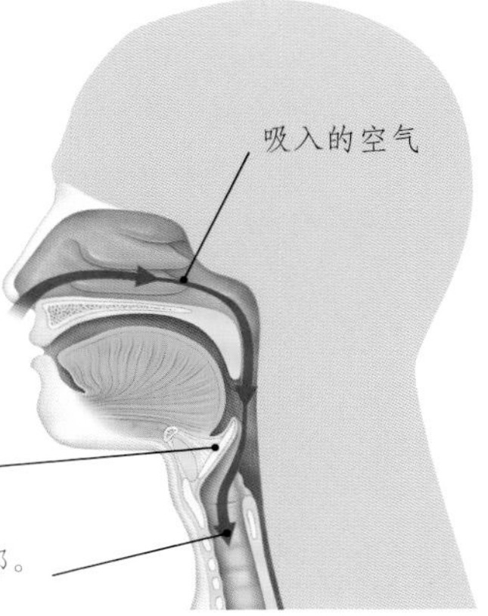
吸入的空气
会厌处于立起的状态。
空气流向肺部。

吞咽

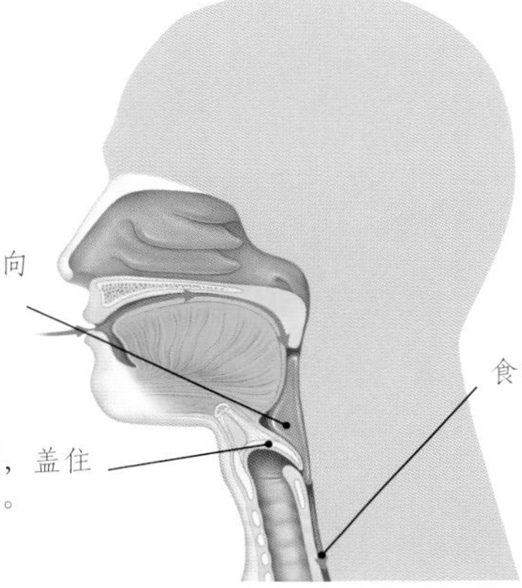
食物被推向食管。
食管
会厌后倾，盖住喉的入口。

哇哦！

你每天都要咽下一玻璃杯那么多的由你的气道产生的黏糊糊的黏液。

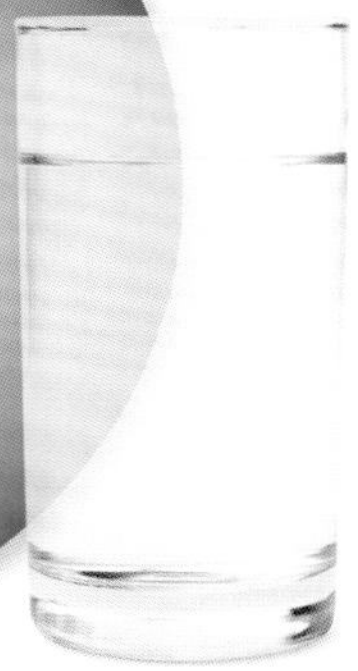

吸进和呼出

你的身体细胞需要不断得到氧气供应，也需要排出代谢产生的废物——二氧化碳。这种气体交换在你的肺里面发生。吸气和呼气能保证新鲜的氧气被吸进肺部，已变得不新鲜的含二氧化碳的气体被排出。肺自己是不能动的，所以吸气和呼气的过程只能依靠胸部的肌肉运动来完成。

吸进空气

空气被吸进身体，靠的是肋间肌和膈肌（位于肺下面的一片肌肉）收缩。当你吸进空气时，膈肌收缩，膈穹窿下降。同时，你的肋间肌收缩，把胸廓向上向外拉动。结果，你的胸腔变大，空气通过嘴和鼻子吸进你的肺。

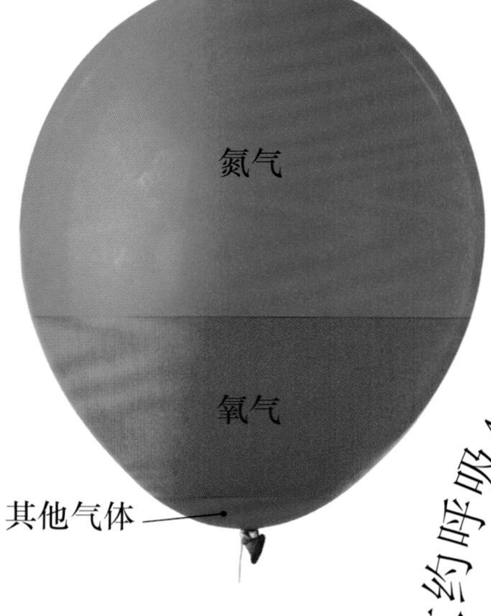

氮气
氧气
其他气体

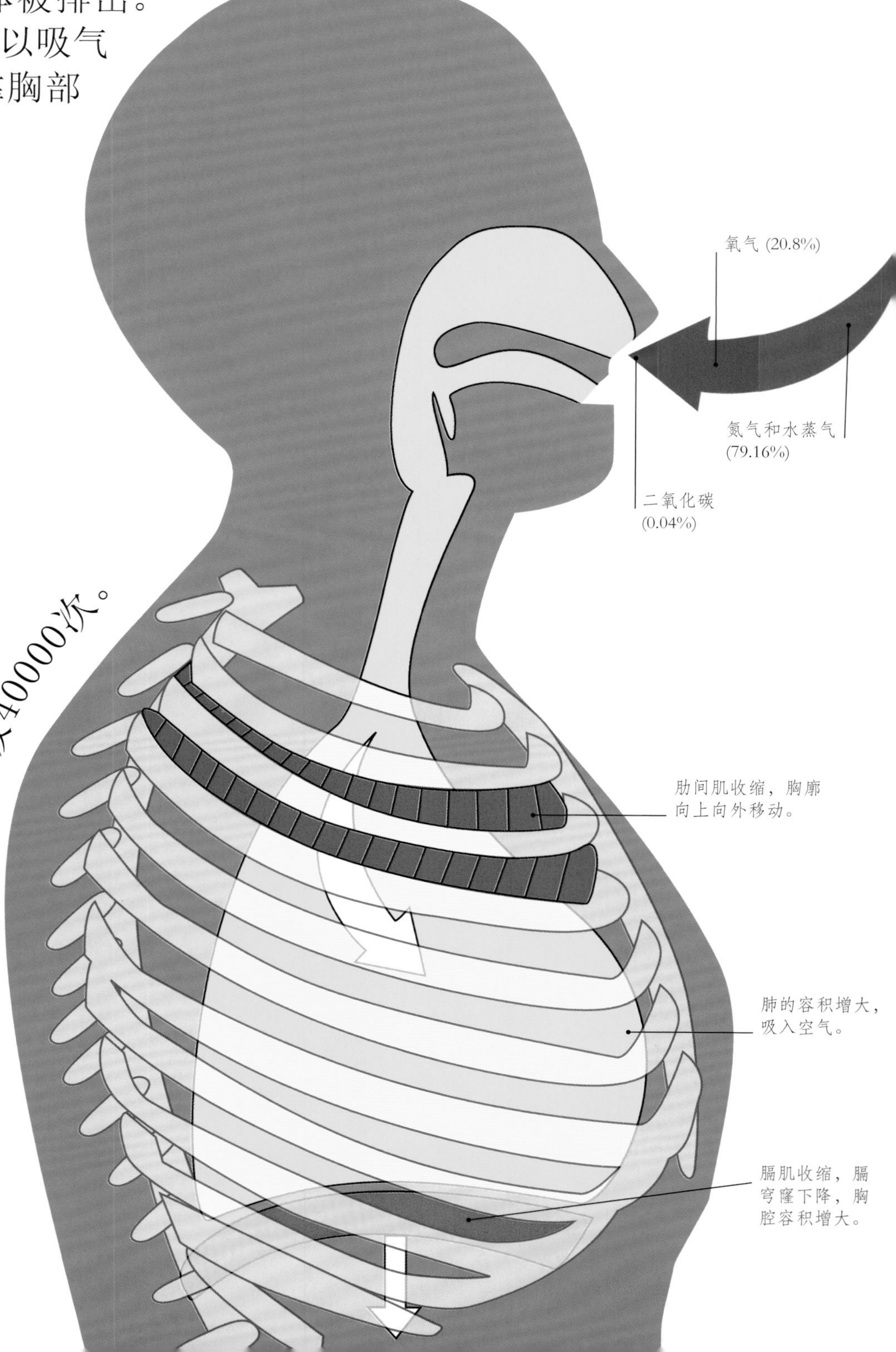

氧气 (20.8%)
氮气和水蒸气 (79.16%)
二氧化碳 (0.04%)
每天你大约呼吸40000次。
肋间肌收缩，胸廓向上向外移动。
肺的容积增大，吸入空气。
膈肌收缩，膈穹窿下降，胸腔容积增大。

空气是什么？

空气是一种气体的混合物，包绕着地球。你可以从上图的气球中看出，空气中大部分是氮气（约占78%）和氧气（约占21%），加上少量的其他气体。在空气中，你的身体能利用的只有氧气。

呼出肺内的气体

当你将肺内的气体呼出时，你的膈肌松弛，膈穹窿弹回它自然弯曲的形态，向上推挤你的肺。同时，你的肋间肌松弛，你的胸廓向下向内降落。结果，你的肺受到挤压，空气被推到嘴和鼻部排出体外。与吸进的空气相比，你呼出的气体中，氧气含量比较少，而二氧化碳含量比较多。

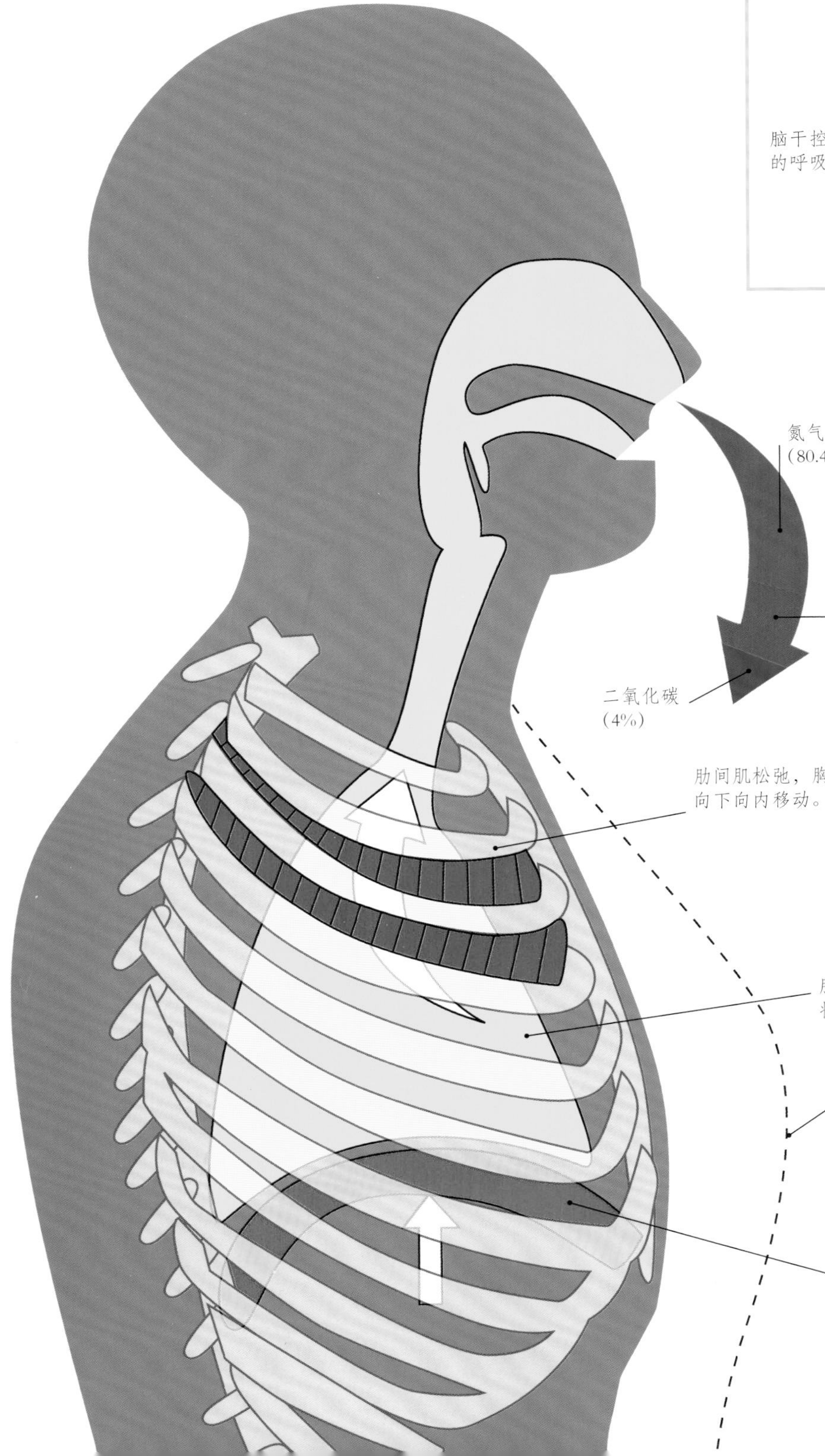

氮气和水蒸气（80.4%）
氧气（15.6%）
二氧化碳（4%）
肋间肌松弛，胸廓向下向内移动。
肺受到挤压，将空气推出。
吸进空气时的胸部大小。
膈肌松弛，膈穹窿上升。

控制中心

你用不着考虑应该如何呼吸。脑（绿色）基底部的脑干（橙色）会自动地控制你的呼吸频率。这个控制中心会监控你血液中的二氧化碳含量。如果二氧化碳水平升高了（例如在进行体育锻炼时），你的呼吸就会加快，以向你的肌肉提供更多的氧气，并排出多余的二氧化碳。

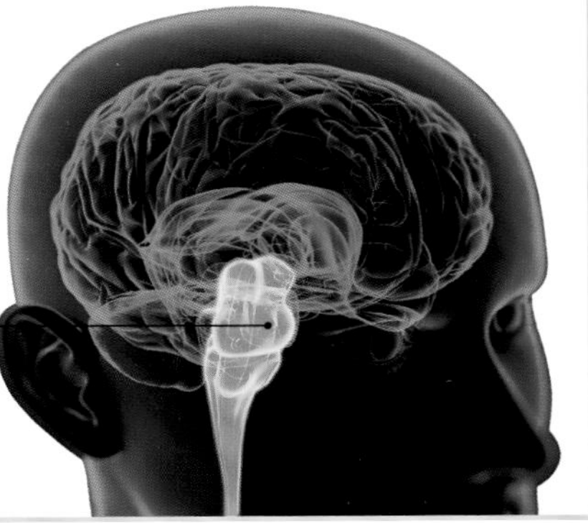

脑干控制着人体的呼吸频率。

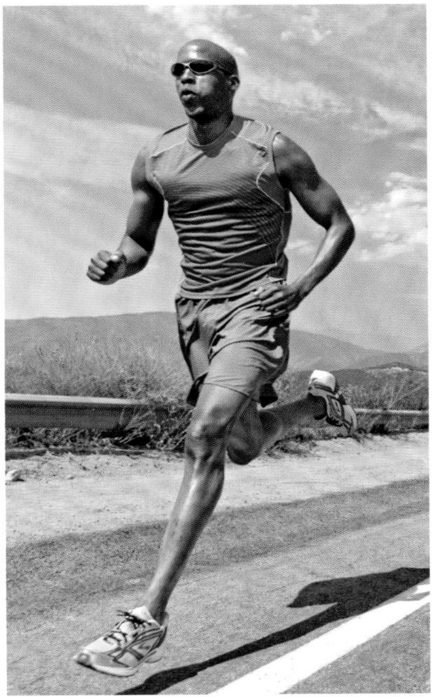

快或慢？

在休息状态，我们每分钟呼吸 18 ～ 20 次。在运动状态（如奔跑时），我们的呼吸频率会加倍，呼吸也会加深。这是因为我们的肌肉要做更多的功，需要更多的氧气以释放出肌肉活动所需的能量。这时，肌肉也产生更多的二氧化碳，需要排出体外。

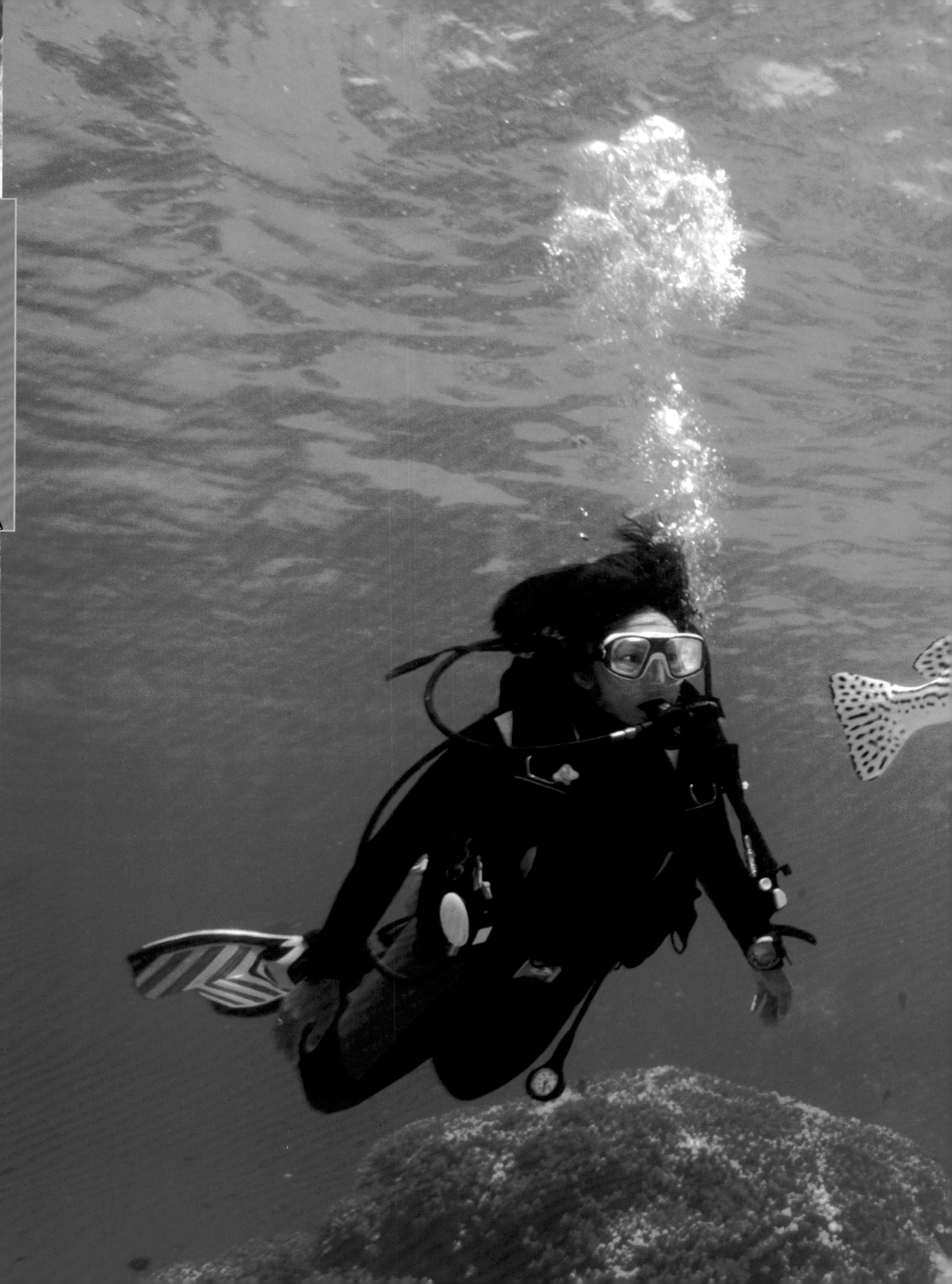

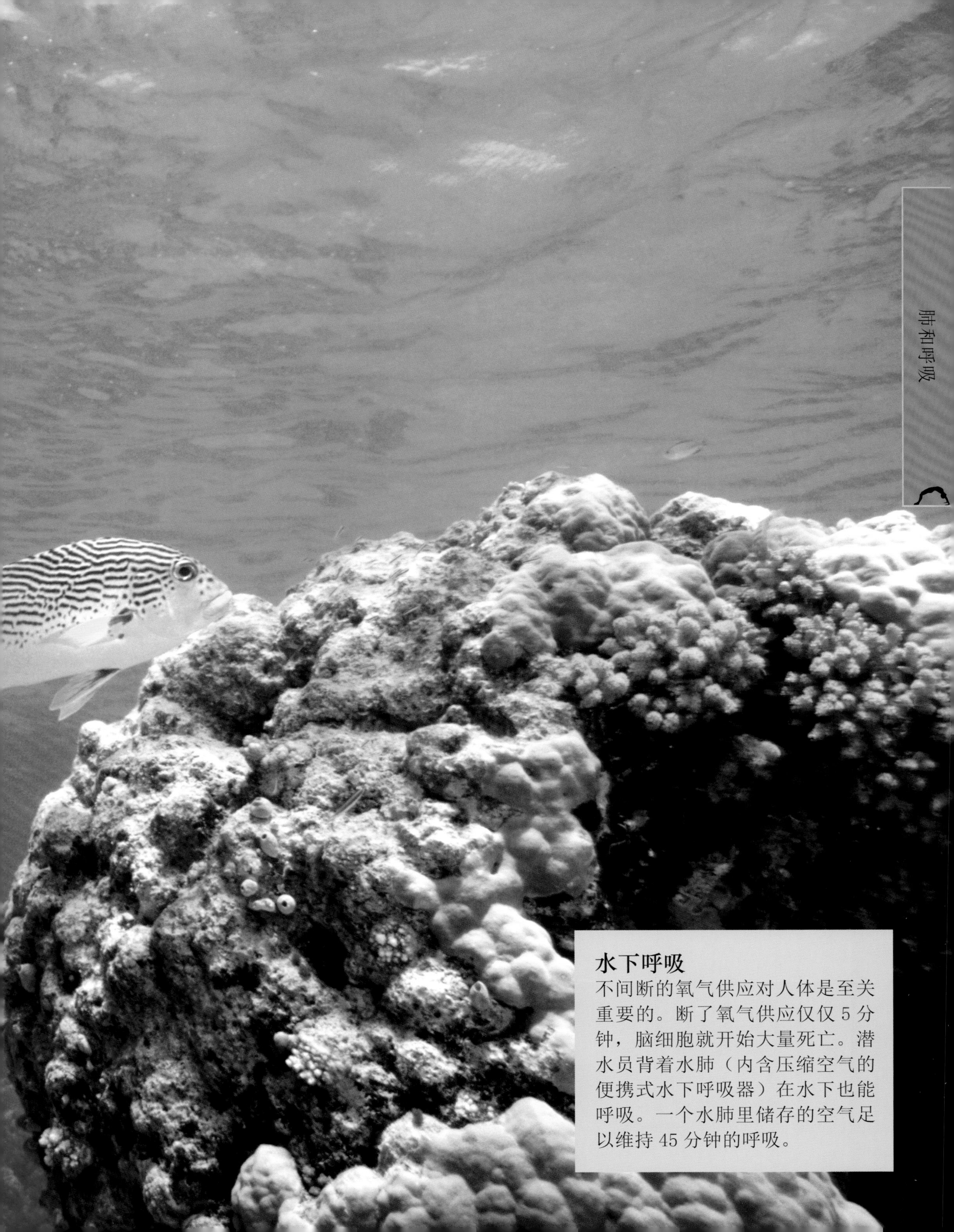

水下呼吸

不间断的氧气供应对人体是至关重要的。断了氧气供应仅仅 5 分钟，脑细胞就开始大量死亡。潜水员背着水肺（内含压缩空气的便携式水下呼吸器）在水下也能呼吸。一个水肺里储存的空气足以维持 45 分钟的呼吸。

肺的内部

你的胸腔里有一对柔软的海绵状的肺。它们的功能是给你的血液供氧，并把你血液中的二氧化碳排出去。肺里有数亿个微小气囊——肺泡，上面分布着密如网络的血管，气体交换就在这里进行。

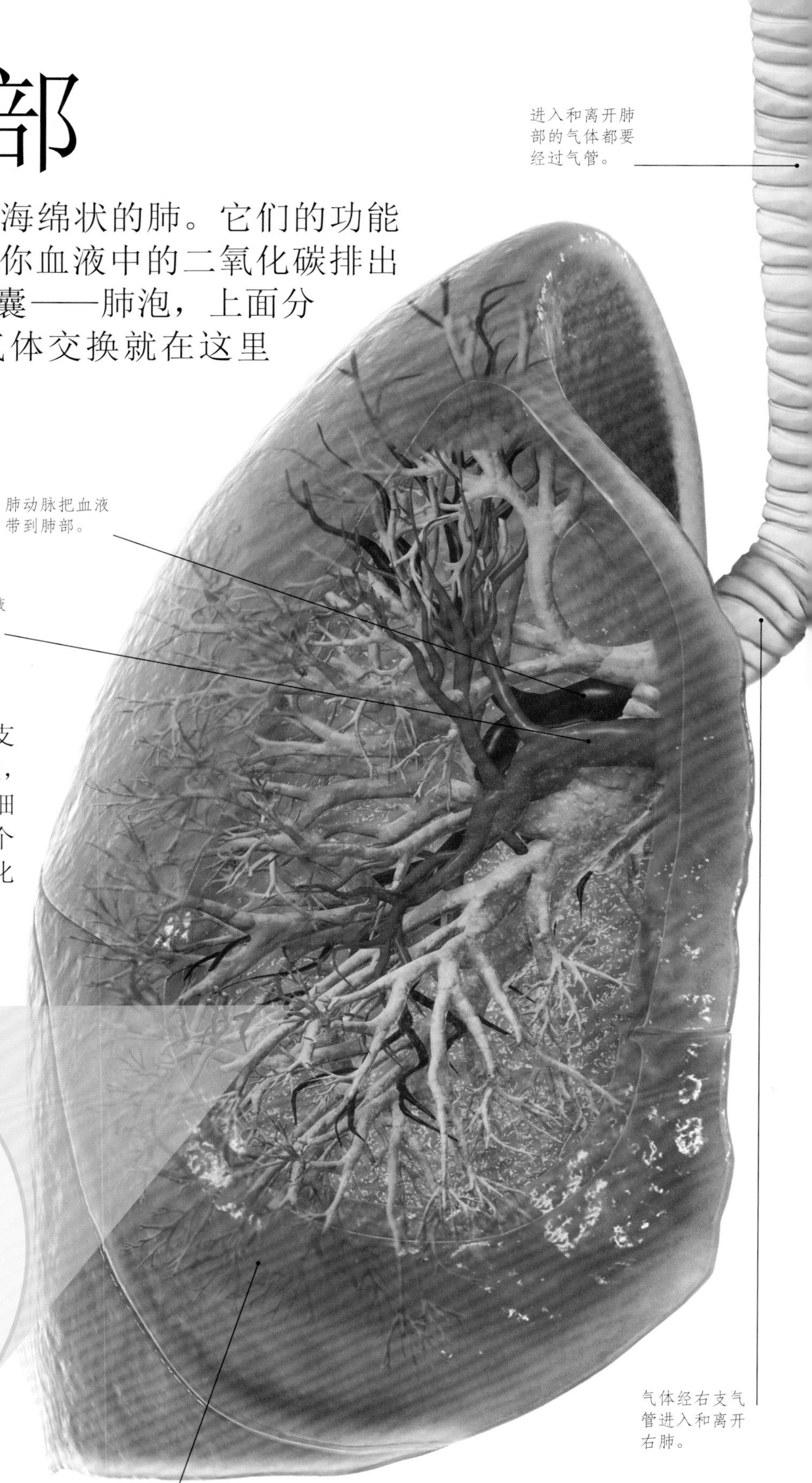
进入和离开肺部的气体都要经过气管。
肺动脉把血液带到肺部。
肺静脉把血液带离肺部。
气体经右支气管进入和离开右肺。
细支气管

肺的结构

空气由气管带到肺部，气管分支成两根支气管，支气管继续分支，越来越细，称为细支气管。最细的细支气管末端是3亿～4亿个小气囊——肺泡，氧气和二氧化碳的交换就发生在这里。

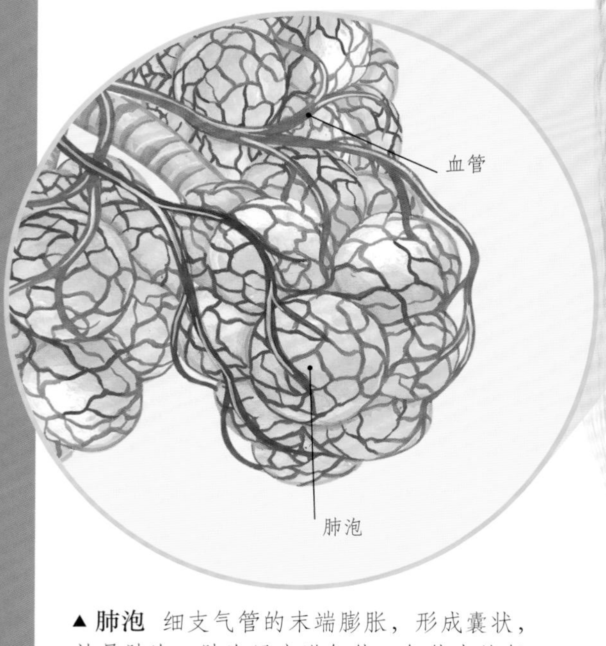
血管
肺泡

▲**肺泡** 细支气管的末端膨胀，形成囊状，就是肺泡。肺泡里充满气体，气体中的氧气通过肺泡壁进入围绕肺泡的毛细血管。

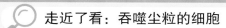

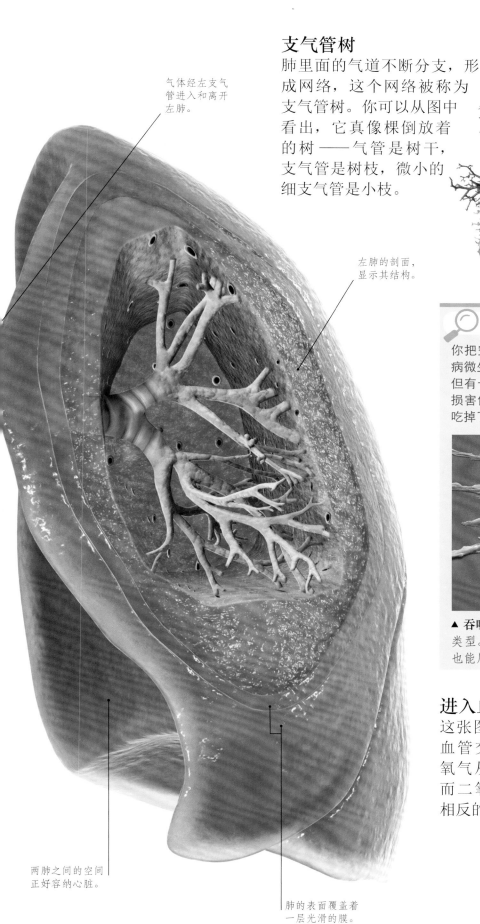

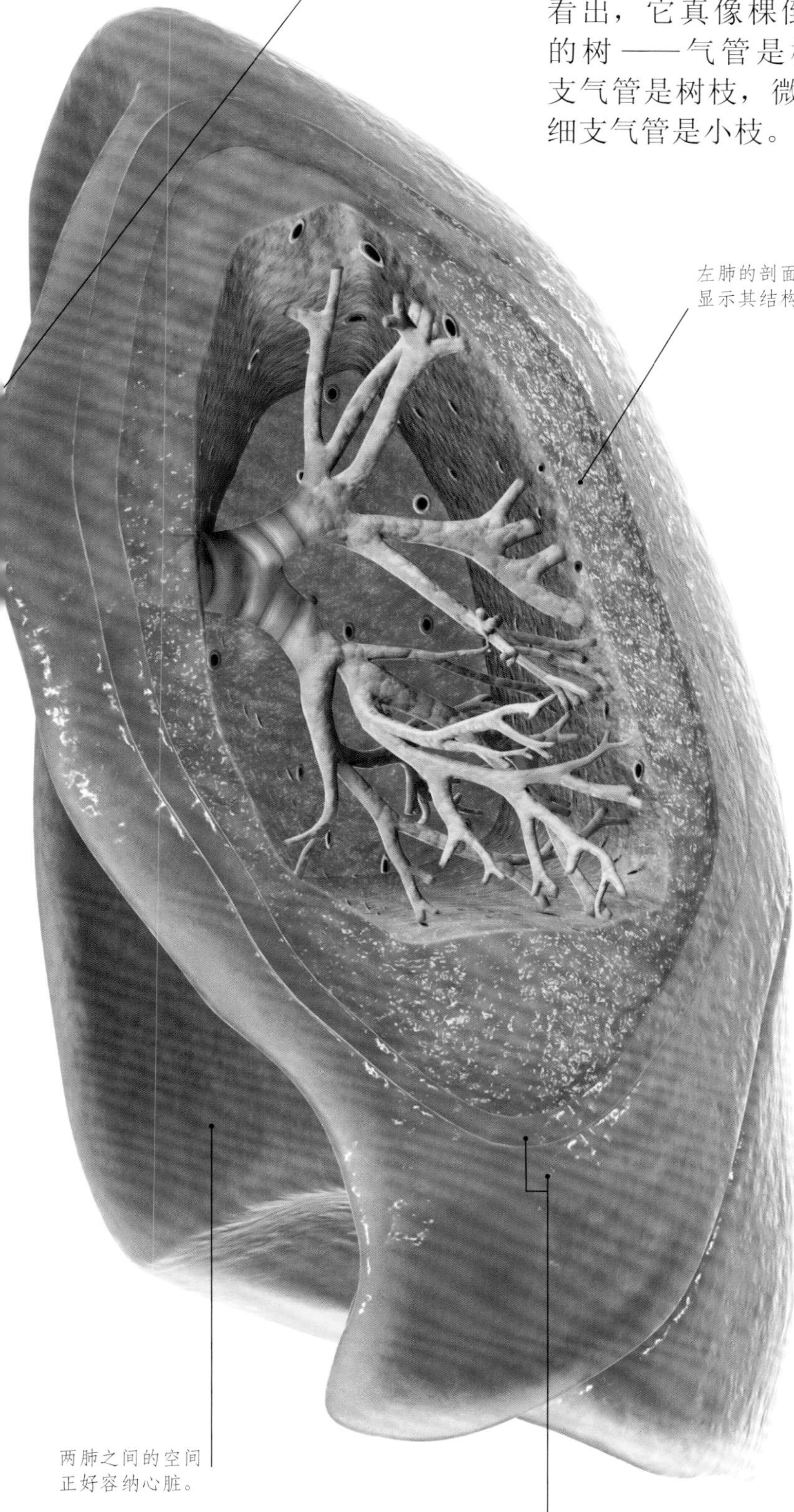
气体经左支气管进入和离开左肺。
左肺的剖面，显示其结构。
两肺之间的空间正好容纳心脏。
肺的表面覆盖着一层光滑的膜。

支气管树

肺里面的气道不断分支，形成网络，这个网络被称为支气管树。你可以从图中看出，它真像棵倒放着的树——气管是树干，支气管是树枝，微小的细支气管是小枝。

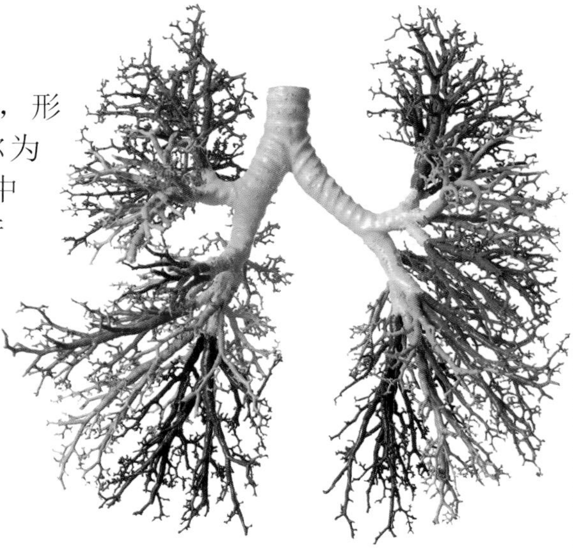

走近了看：吞噬尘粒的细胞

你把空气吸进去时，大部分尘粒、花粉粒和致病微生物会被鼻腔和气道里黏糊糊的黏液粘住。但有一些还是直接进入了你的肺部。它们在能损害你的身体之前，就被游走的巨噬细胞大口吃掉了。

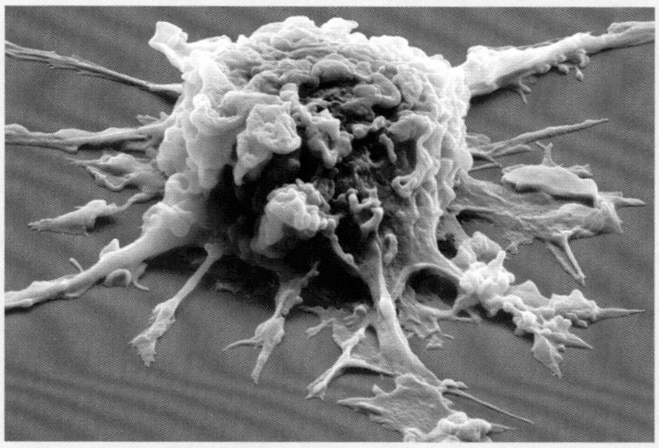

▲ **吞噬微生物的细胞** 巨噬细胞是白细胞的一个类型。它能伸出许多狭长的“臂”，到处游走，也能用这些“臂”抓住外来的颗粒。

进入血液

这张图告诉你在肺泡与毛细血管交界处都发生了什么。氧气从肺泡进入血液，而二氧化碳则朝着相反的方向移动。

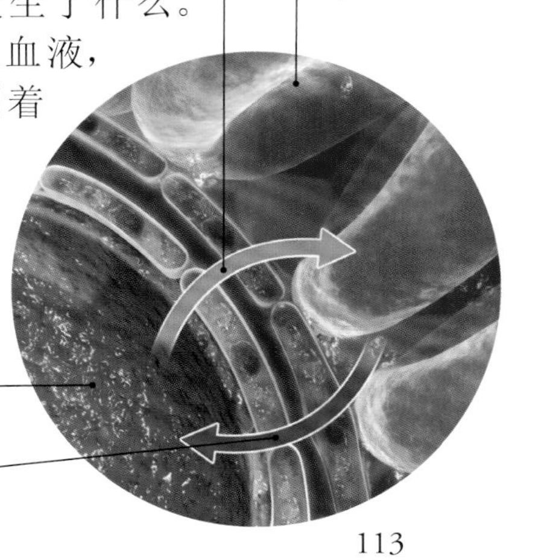
氧气透过毛细血管壁进入血液。
血管
肺泡内
二氧化碳从血液透出进入肺泡。

咳嗽和喷嚏

你的肺和气道总是在工作，吸进新鲜的空气，排出不新鲜的空气。在大部分时间里，你觉察不出它们是在工作。但是，它们偶尔会通过出其不意的咳嗽、喷嚏、打哈欠或打嗝让你吃一惊。这些过程在维持你的健康方面起到至关重要的作用，但有一些问题到现在还解释不清。

哇哦！

在你做梦时，你是不会咳嗽、打喷嚏、打哈欠、打嗝或大笑的。因为在做梦过程中，你的大部分肌肉都处于麻痹状态。

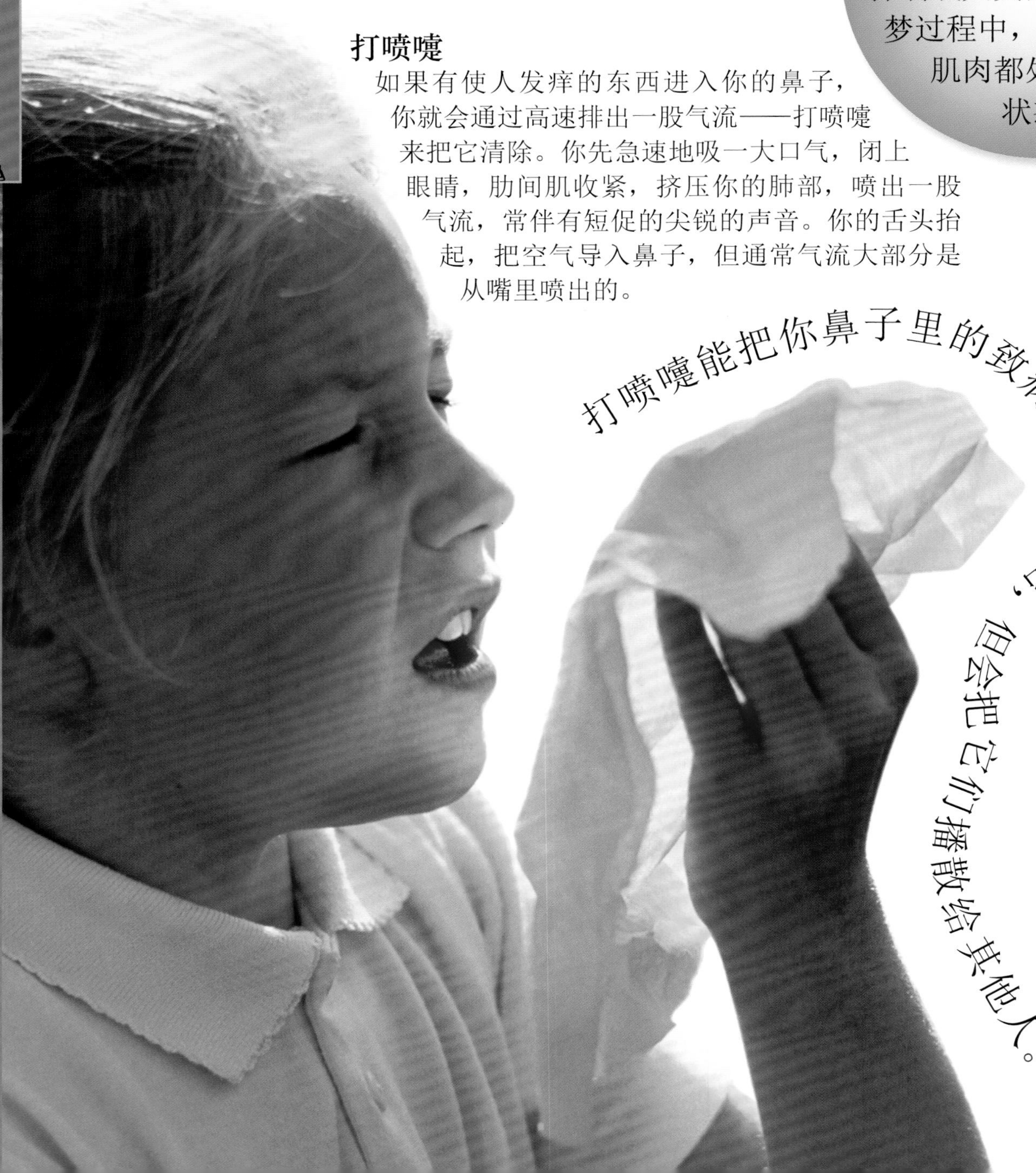

打喷嚏

如果有使人发痒的东西进入你的鼻子，你就会通过高速排出一股气流——打喷嚏来把它清除。你先急速地吸一大口气，闭上眼睛，肋间肌收紧，挤压你的肺部，喷出一股气流，常伴有短促的尖锐的声音。你的舌头抬起，把空气导入鼻子，但通常气流大部分是从嘴里喷出的。

打喷嚏能把你鼻子里的致病微生物排出，但会把它们播散给其他人。

打嗝

你的膈肌痉挛收缩就会引起打嗝（呃逆）。膈肌突然痉挛起来，你就会迅速地吸进空气，这股气流使气管顶端的声带吧嗒一下关上，阻挡了空气，并产生一个“嗝”的声音。打嗝并不为了什么，它的发生也没有明显的原因。打嗝往往在一两分钟后停止，但在罕见的情况下也可能持续更长的时间。有一个男人，打嗝持续了 68 年。

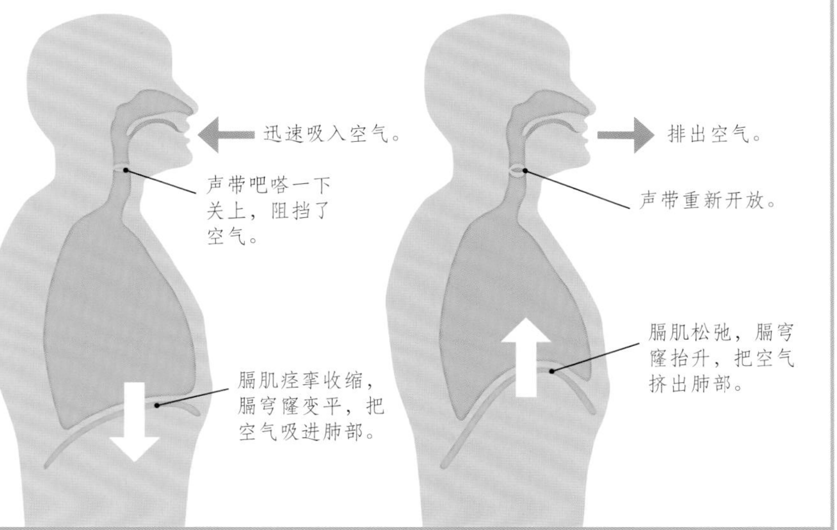
迅速吸入空气。
声带吧嗒一下关上，阻挡了空气。
膈肌痉挛收缩，膈穹窿变平，把空气吸进肺部。
排出空气。
声带重新开放。
膈肌松弛，膈穹窿抬升，把空气挤出肺部。

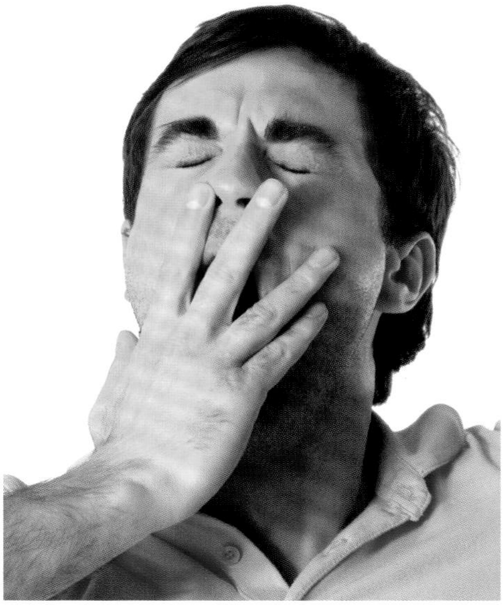

打哈欠

没有人知道打哈欠的目的何在。打哈欠不是一个有效的呼吸方式，我们在感到疲倦和紧张时都会打哈欠。还有更解释不清的是：打哈欠有传染性——你看见别人打哈欠，自己也会这么做。

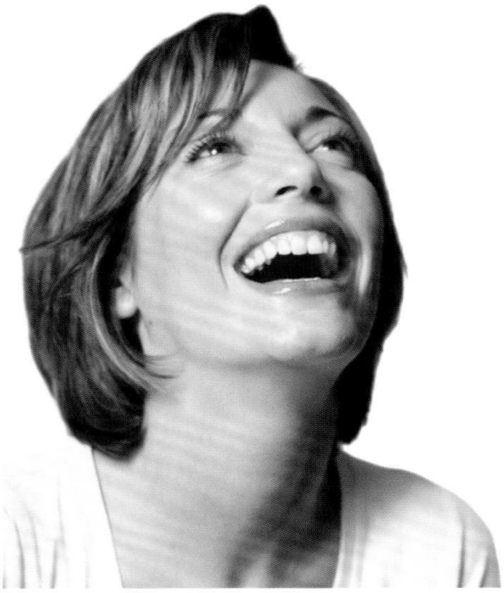

大笑

当我们大笑时，位于气管顶端的声带反复开闭，使气息变得断断续续，并发出“哈哈”或“呵呵”的声音。大笑能激发大脑产生内啡肽，这是一种使我们自觉良好的化学物质。

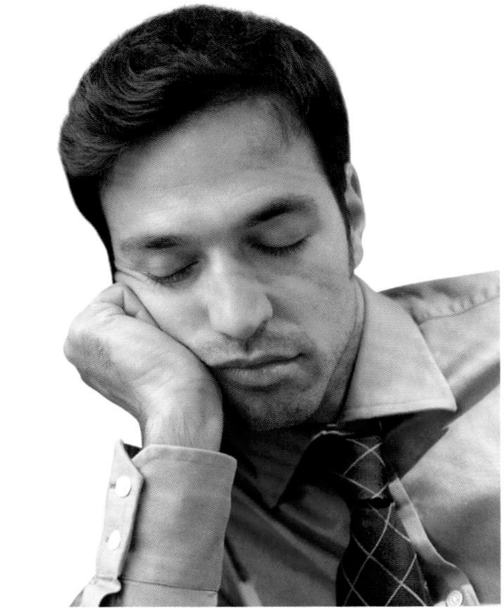

打鼾

口腔顶端的前部（硬腭）是硬的，但后部（软腭）是软的，由肌肉构成，可以隔开口咽和鼻咽。有些人睡觉时软腭肌肉松弛下垂，上气道塌陷，气流通过时软腭颤动，产生鼾声。

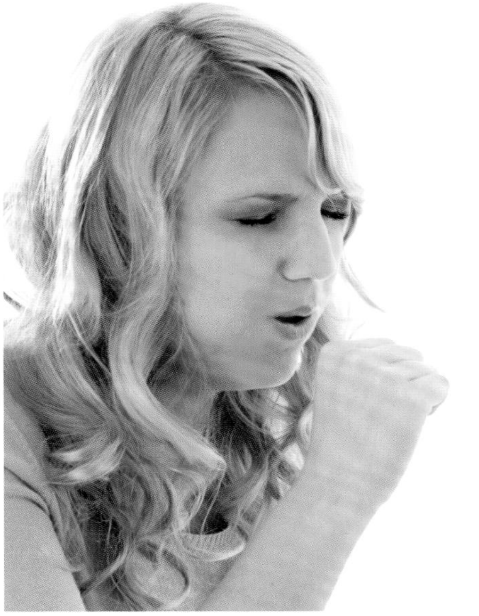

咳嗽

咳嗽可以清除进入你气道的颗粒和致病微生物。首先你深吸一口气，然后你的肺受到挤压，但声带保持关闭以提高压力。声带打开时，空气突然被猛力喷出。

发声

许多动物都会发出声音。但人是唯一能用口语交流的动物。言语和语言都受你大脑的控制。大脑发出指令让呼吸系统发出能被你周围的人理解的声音。

什么是声音？

把一块鹅卵石扔进池塘里，从石子落水的地方会出现环形的涟漪，逐渐向外扩散。同样，如果你拨动吉他的弦，弦就会振动，声波会通过空气向外传播。这些声波可以被你的耳朵听到。

哇哦！

男人的声音比女人的低沉，因为他们的声带比女人的长，振动得较慢。

喉

喉部的声带会发出声音，这些不同的声音组成言语。当你处于安静状态并正常呼吸时，两片声带是分开的。当你说话时，你的大脑向喉部的肌肉发出信号，把声带向一起拉，使声带变得紧张。当空气从两片声带之间挤过去时，声带振动，发出声音。

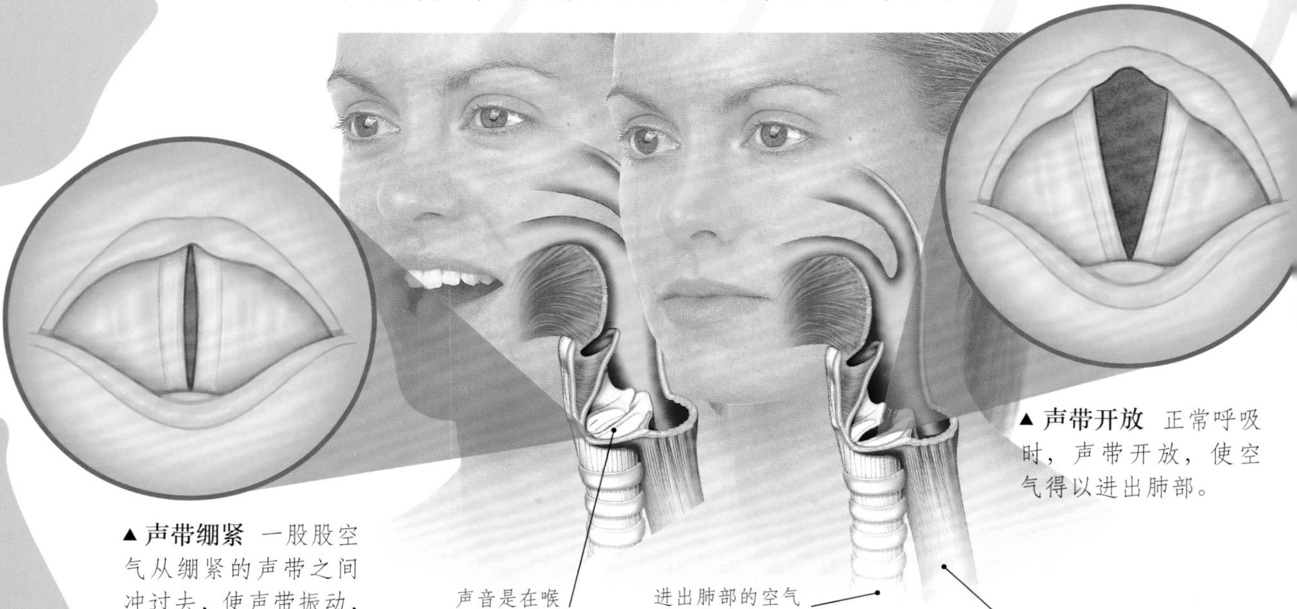
声音是在喉部发出的。
进出肺部的空气都要经过气管。
食道是消化系统的一部分。

▲ **声带绷紧** 一股股空气从绷紧的声带之间冲过去，使声带振动，发出声音。

▲ **声带开放** 正常呼吸时，声带开放，使空气得以进出肺部。

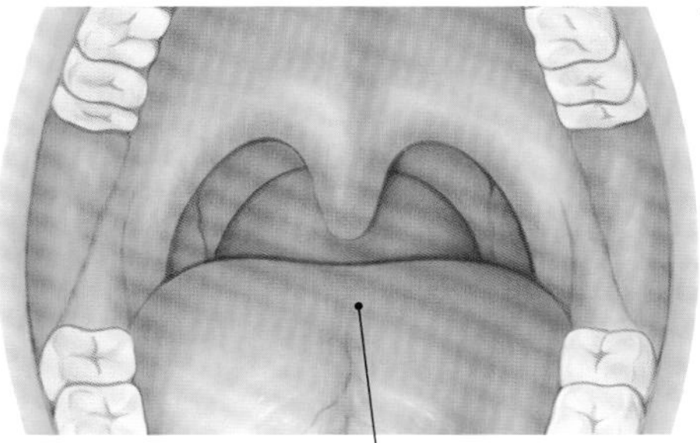

舌肌帮助把声音变成可被人听懂的词。

言语的形成

控制你舌头、嘴唇、面颊的肌肉接受来自你大脑的命令，从而使声音发生改变，成为一连串的词，讲出来就是能被人听懂的话语。听到你说的话，通常别人就能知道你是怎么想的，有什么看法。

快速资讯

- 今天，世界上人们讲的语言大约有6900种。使用人数最多的5种语言是汉语、英语、西班牙语、印地语和俄语。
- 女高音的声带每秒钟的振动次数可多达2000次。
- 男低音的声带每秒钟只振动60次。

受到大脑中枢的控制

下面两幅扫描图显示，你在说话时（左图）和听别人说话时（右图），你大脑的哪些区域在使用。左图中，韦尼克区找出恰当的词，好与大脑想要说的话相匹配，并向布罗卡区发出信号。接着，布罗卡区向喉部和嘴发出信号，指导这些部位产生言语。

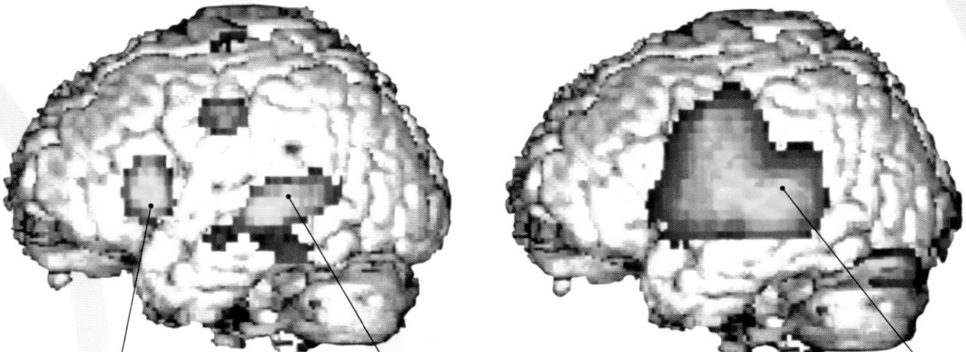

布罗卡区控制着言语。

说话

韦尼克区能“理解”听到的词。

聆听

大脑的听区

奏乐

有些人能利用呼吸系统和某种乐器，使产生的声音比他们自己的声音响亮得多。下图中，来自音乐家肺部的一股股气流在她的嘴唇之间产生嗡嗡的振动。这些声音振动进入并通过管状的小号，使声音变得更响亮。

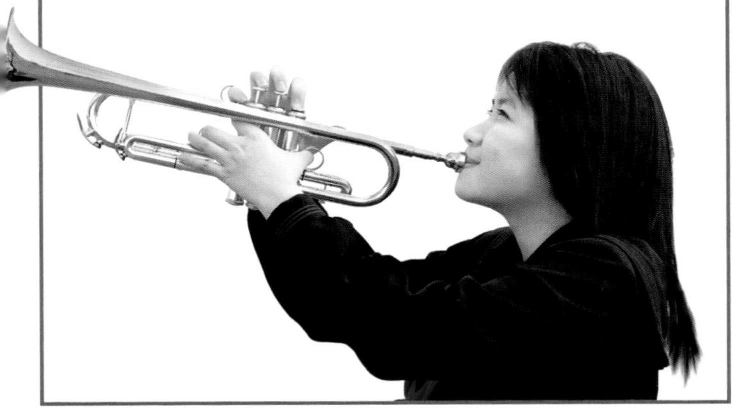

▶ **听** 来自说话人的嘴巴的声波进入听者的耳朵，在这里被声音感受器检测到。声音受体向大脑发出信号。

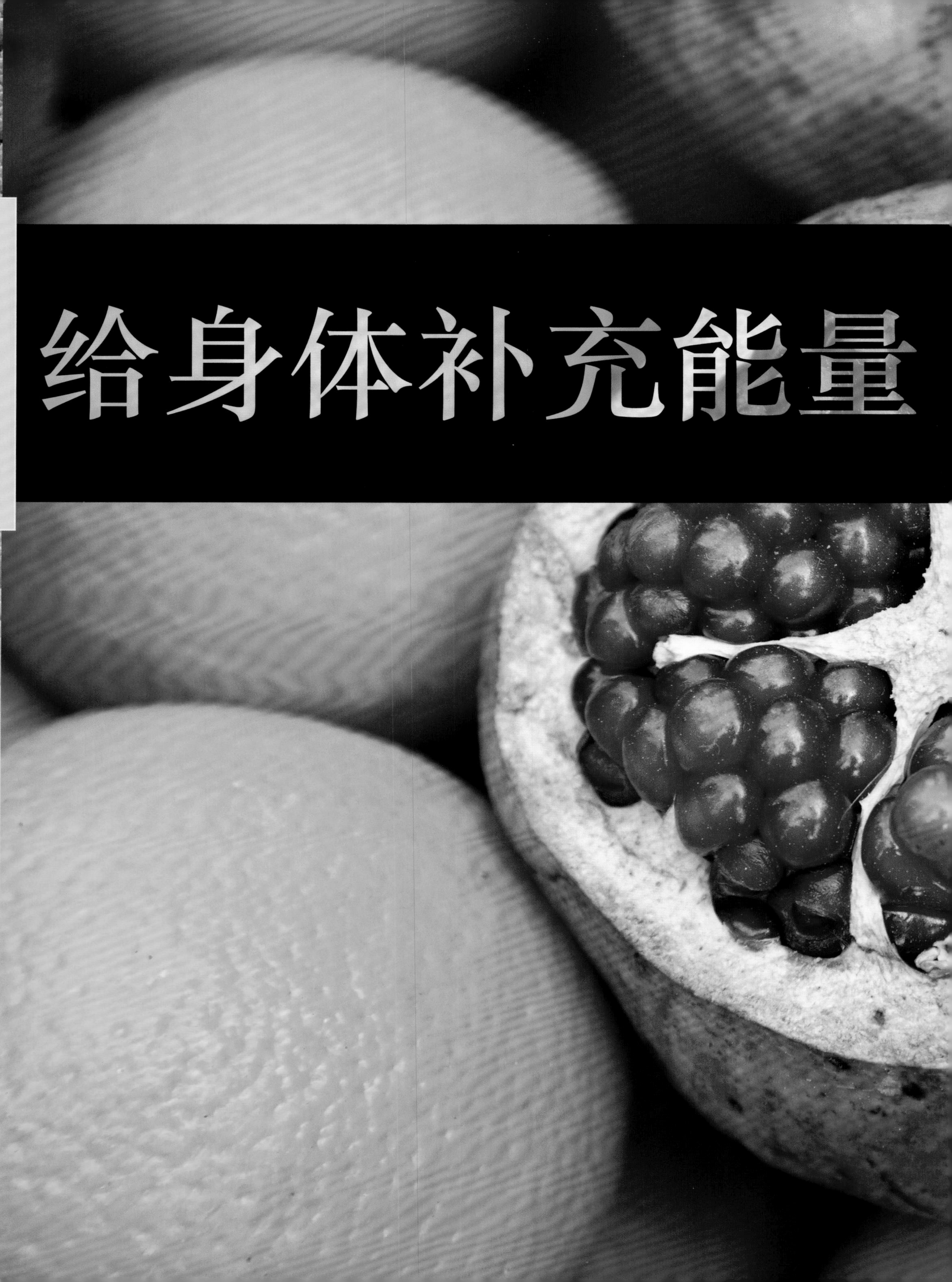

给身体补充能量

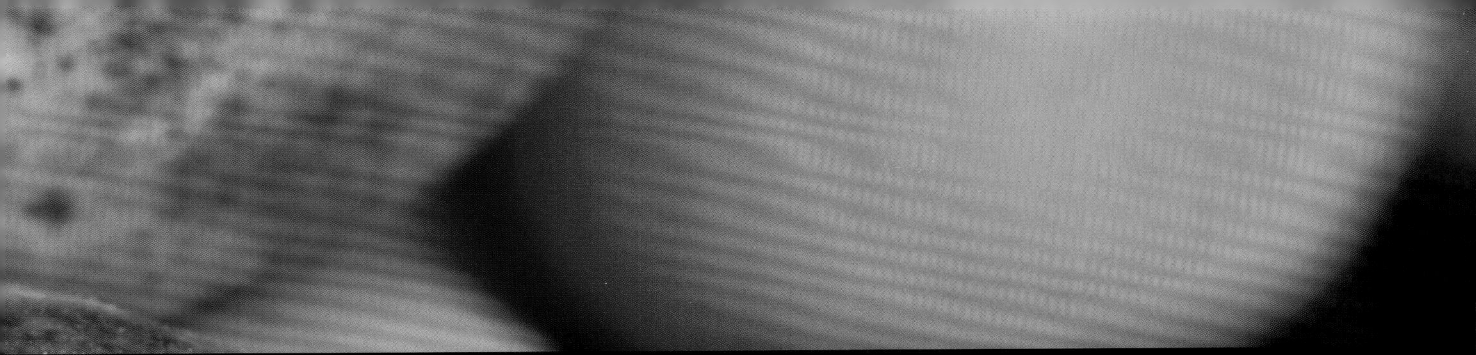

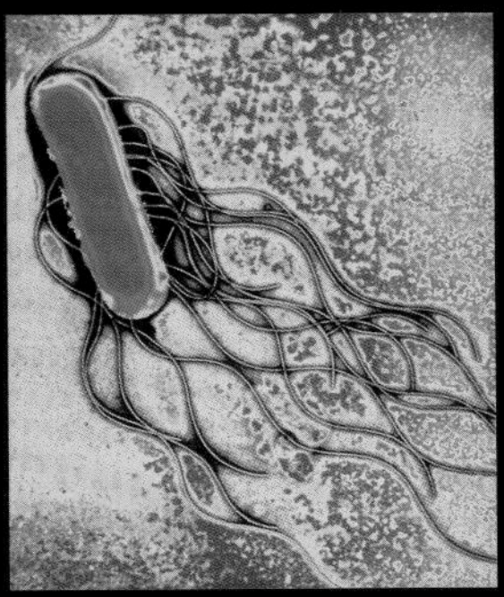

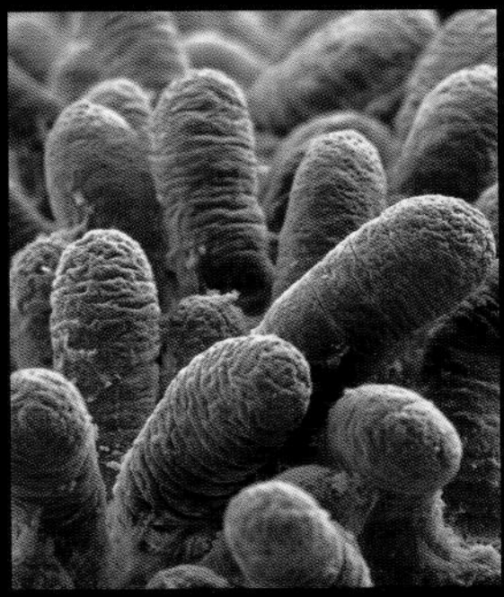

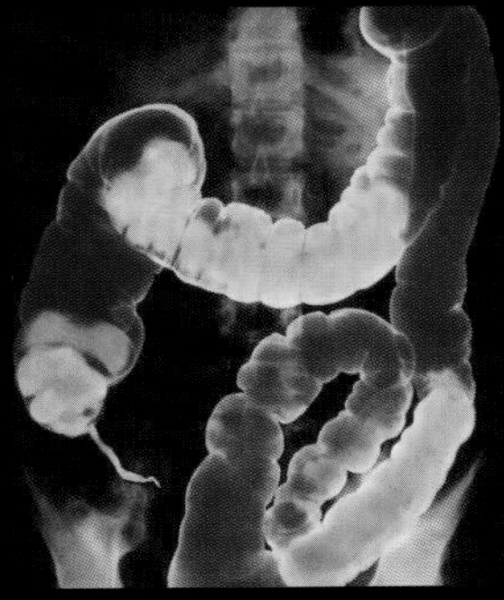

你的身体就像汽车一样，需要补给“燃料”才能继续活动。你所有的能量都来自食物。你的消化器官把食物分解成简单的分子，然后才能被身体吸收。

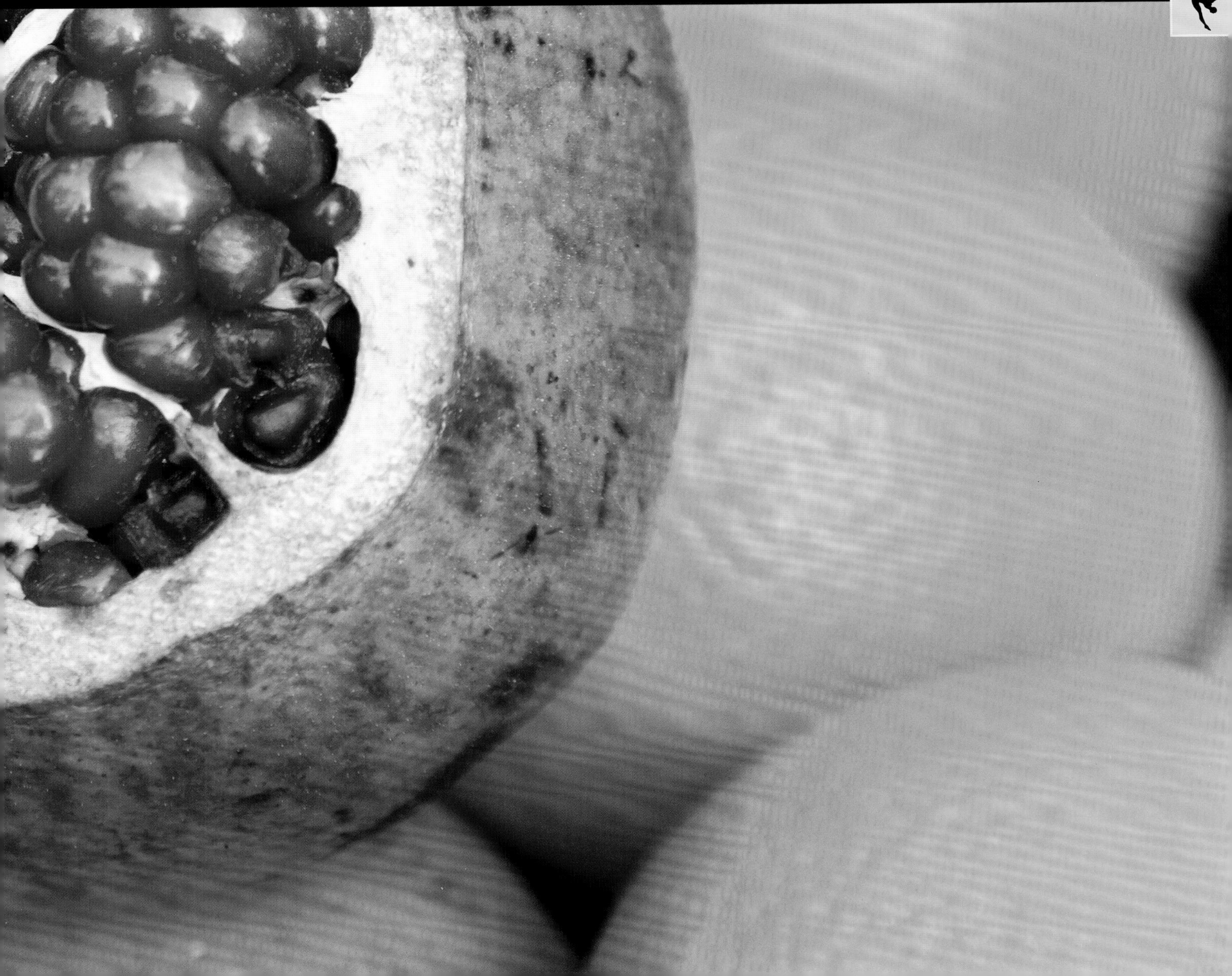

生命必需的食物

你需要吃东西，这样才能获得你身体生长、发育、修复和维护所需的营养。你所需的某些营养物质的量很大，其中包括碳水化合物和蛋白质。碳水化合物能提供能量，蛋白质是身体细胞的物质基础，修复身体细胞也离不开蛋白质。维生素和矿物质的需要量都很小。

哇哦！

水是你膳食中的一个重要部分。有些水果含大量水分——苹果重量的 84% 来自水。

健康的膳食

你所需要的用以维持健康的营养物质都能在食物里找到。不同类型的食物能提供不同类型的营养物质。右图盘子上摆放了不同数量的各种食物，从图中可以看出，每个类型你应吃多少。例如，新鲜的水果和蔬菜应当多吃，而肉类和脂肪则要少吃。

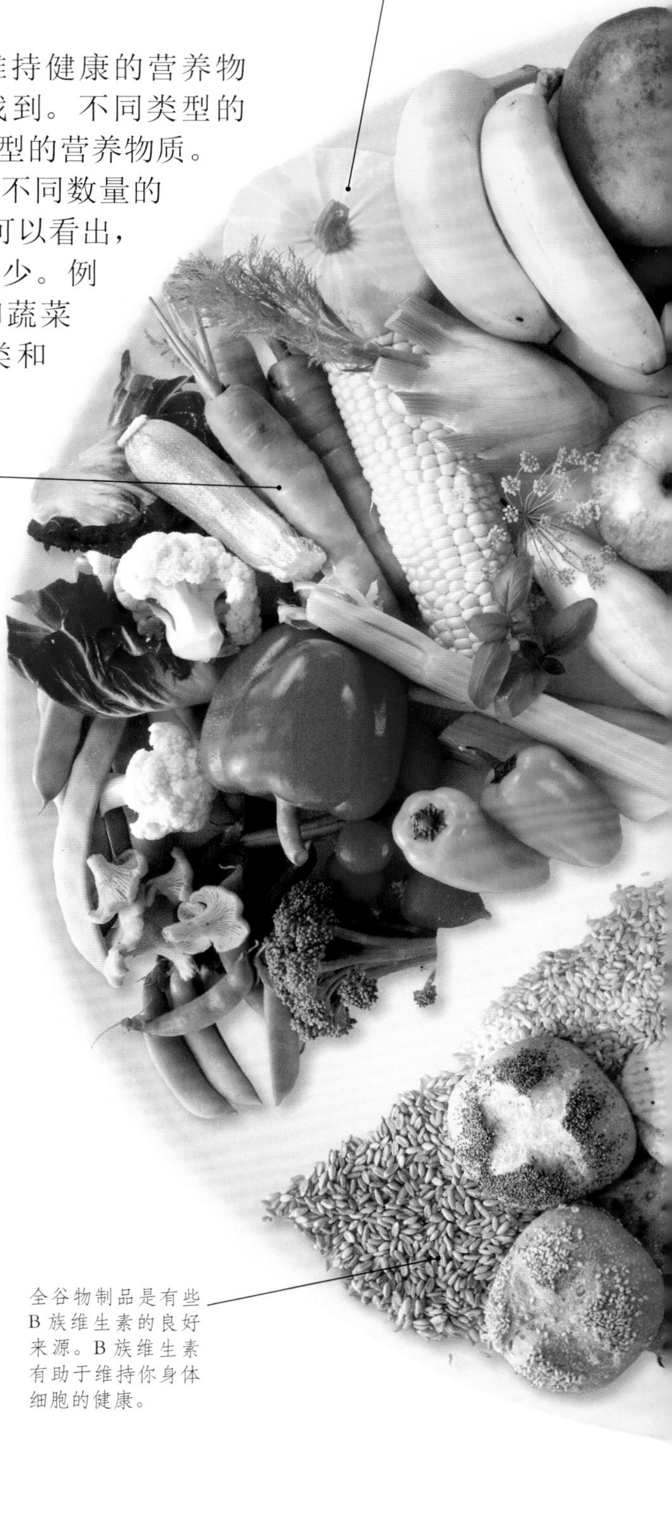

辣椒类蔬菜能提供矿物质和多种维生素，也是纤维的良好来源，能促进消化。

胡萝卜含维生素 A。你需要维生素 A 以维持眼睛的健康。

全谷物制品是有些 B 族维生素的良好来源。B 族维生素有助于维持你身体细胞的健康。

把食物分解

我们需要的营养素常常被“锁”在食物里，不能马上被你的身体利用。你的消化系统把结构复杂的食物分解成简单的糖、脂肪酸和氨基酸（蛋白质的基本组成单位），这样身体就能吸收、利用。

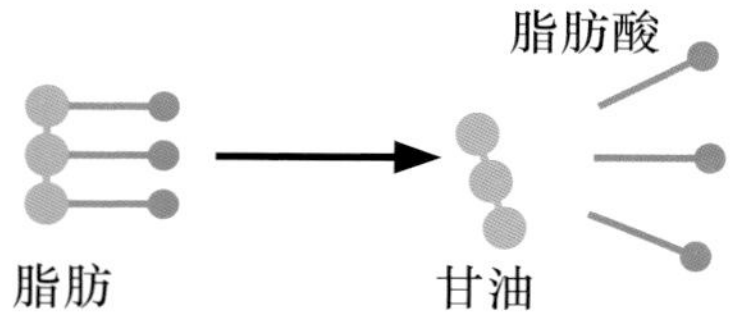
脂肪酸
脂肪
甘油

◂**脂肪** 脂肪被分解为结构更简单的甘油和脂肪酸分子。

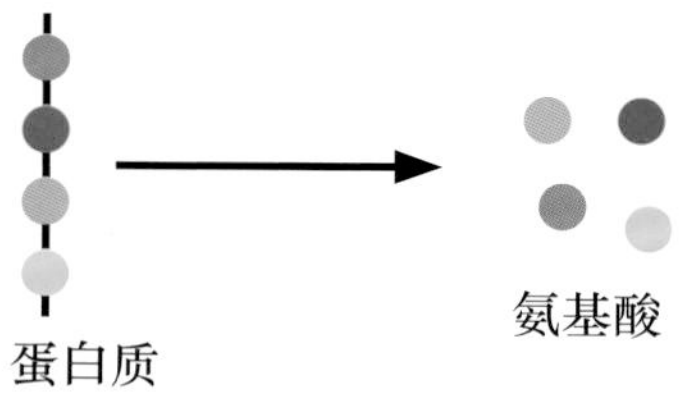
蛋白质
氨基酸

◂**蛋白质** 蛋白质被分解为一个个的氨基酸。

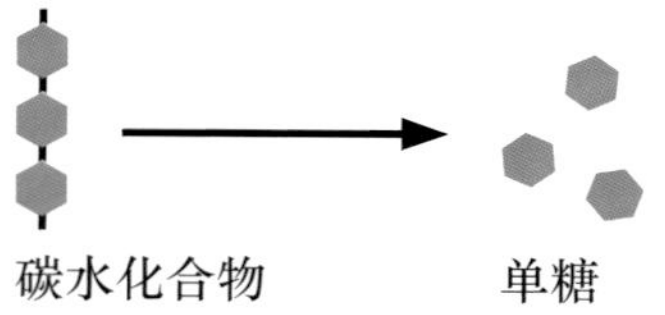
碳水化合物
单糖

◂**碳水化合物** 复杂的碳水化合物，如淀粉，被转化为单糖，如葡萄糖。

▶ 佝偻病 这幅 X 线片显示的是一个佝偻病患儿弯曲的腿骨。身体得不到足够的维生素 D 就会患佝偻病。维生素 D 对正常的骨骼生长是不可或缺的。鱼和蛋类中就含这种维生素。如果阳光能直接照射到你的皮肤上，那么你的身体也能自己制造维生素 D。

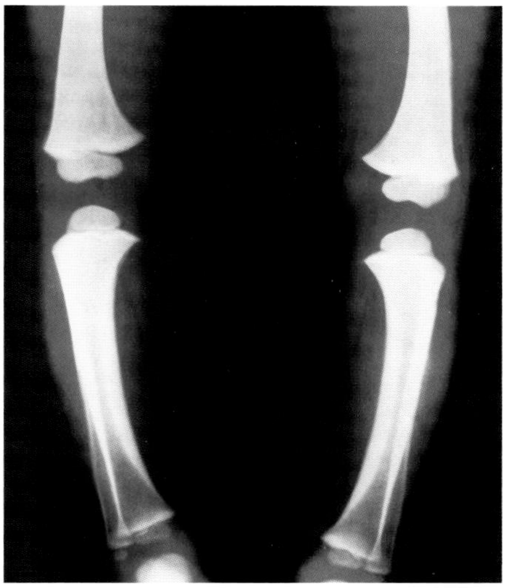

维生素和矿物质

虽然维生素和矿物质的需要量都很小，但它们对身体健康却是必不可少的。健康的膳食应包含维生素 A、B、C、D 和 E。重要的矿物质包括钙（维持骨骼和牙齿的健康）和铁（生成红细胞的原料之一）。

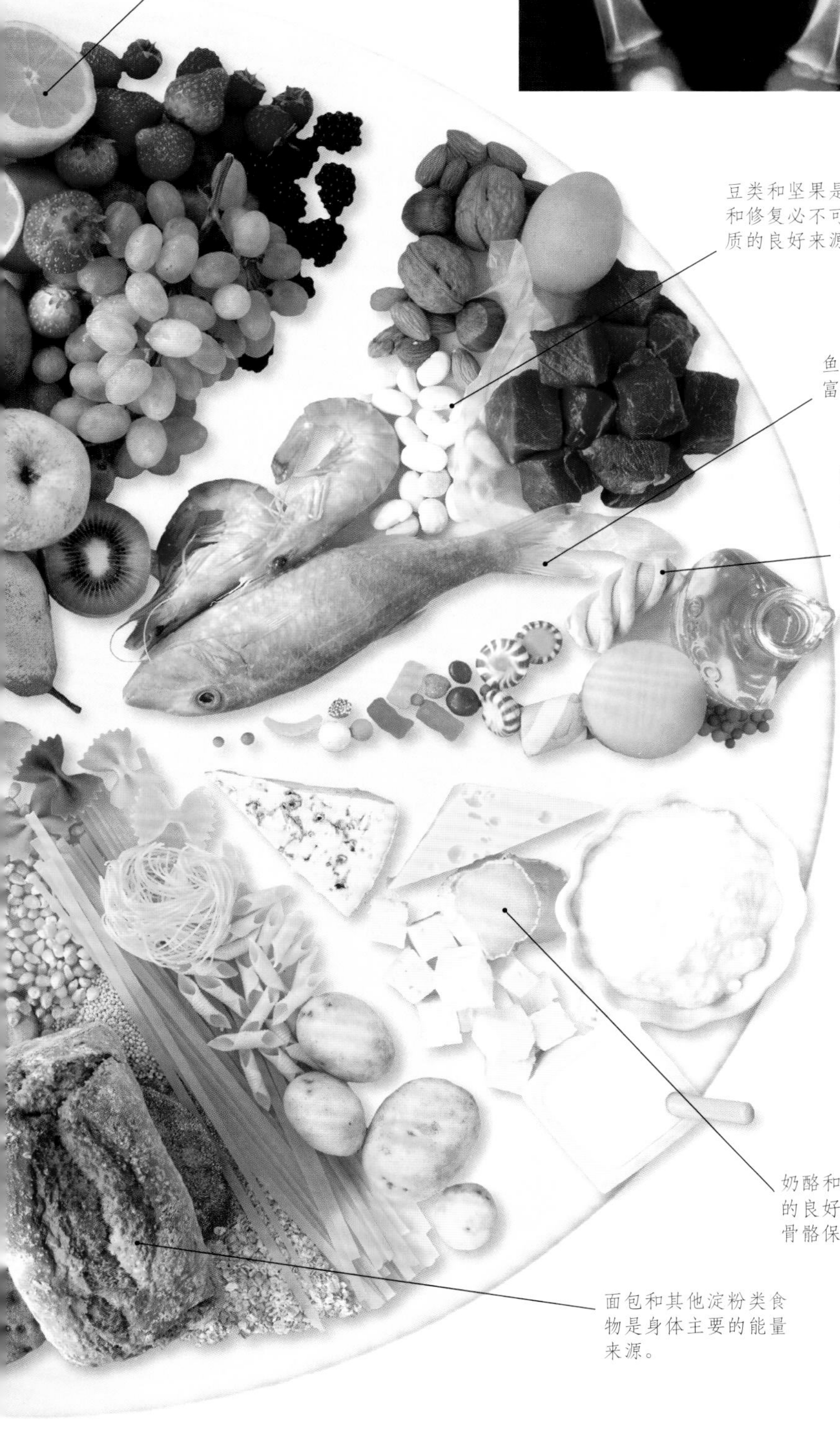

柑橘类水果，如柠檬，是维生素 C 的良好来源。维生素 C 有助于抵御感染。

豆类和坚果是细胞生长和修复必不可少的蛋白质的良好来源。

鱼、肉、蛋类富含蛋白质。

甜食和脂肪含量多的食物只能吃一点点。

奶酪和其他奶制品是钙的良好来源。钙可以使骨骼保持健康。

面包和其他淀粉类食物是身体主要的能量来源。

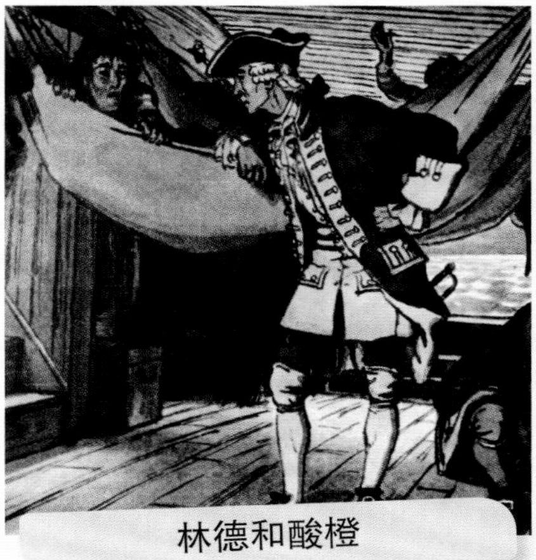

林德和酸橙

从前长期在海上航行的水手常患一种致命的疾病——坏血病。1747 年，一位名叫詹姆斯・林德的海军军医发现，给这些患病的水手吃柑橘类水果，如酸橙，就能治好他们的病。后来证明，坏血病的病因就是缺乏维生素 C。

觉得饿了

饿和饱都是一种感觉，由你脑中称为海马的部位产生。吃饭前，胃分泌一种激素，使你觉得饿了。吃完饭后，脂肪组织释放出另一种激素，使你觉得饱了。

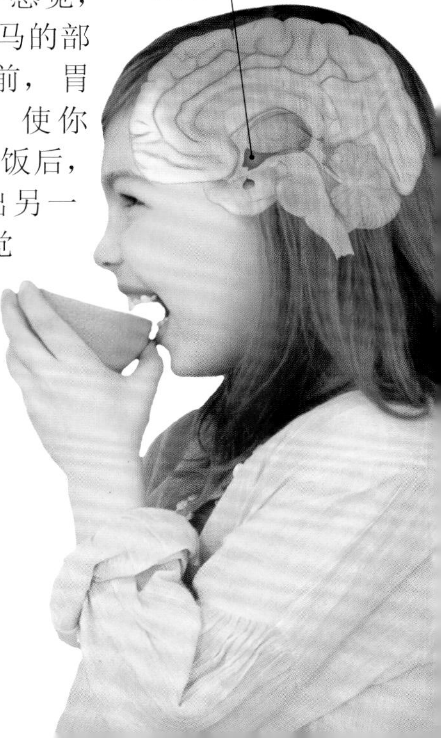

你脑中的这个部位控制着你的食欲。

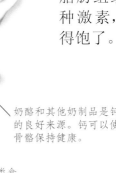

消化

食物向身体提供营养物质。但把这些营养物质从食物里释放出来，需要一个称为消化的过程。首先，食物必须被咀嚼、研磨，变成小块。这样消化酶才容易对组成食物的复杂化学成分起作用，把它们分裂成能被身体利用的物质。所有这些现象都发生在消化系统里。

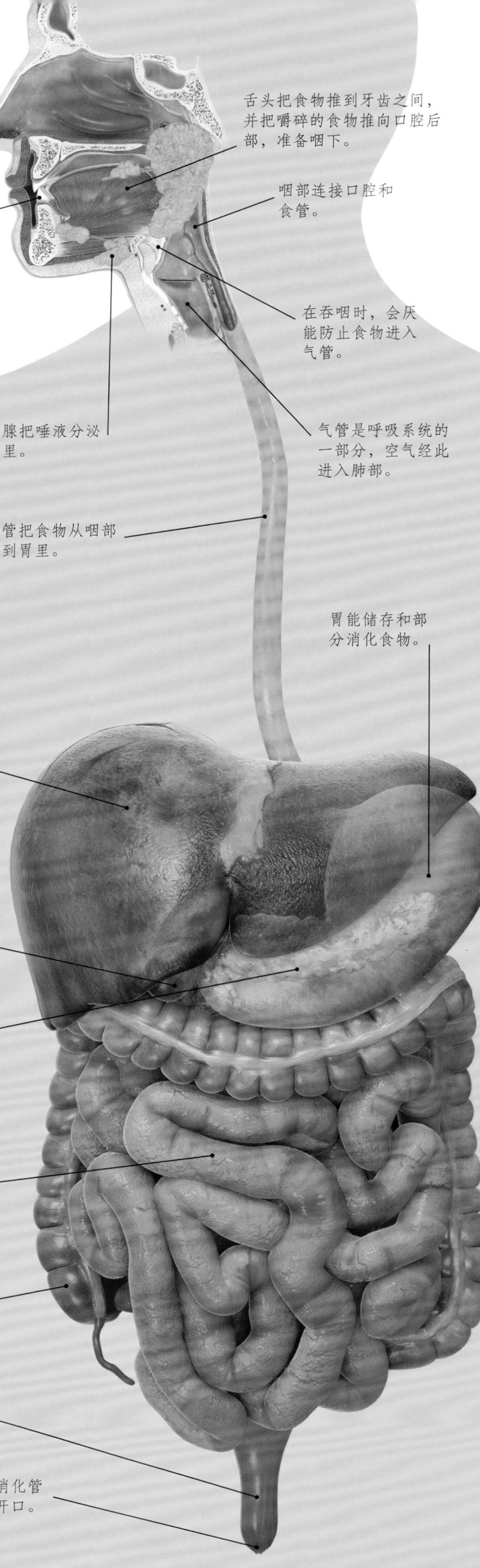
舌头把食物推到牙齿之间，并把嚼碎的食物推向口腔后部，准备咽下。
牙齿把食物切开、磨碎。
咽部连接口腔和食管。
在吞咽时，会厌能防止食物进入气管。
唾液腺把唾液分泌到嘴里。
气管是呼吸系统的一部分，空气经此进入肺部。
食管把食物从咽部送到胃里。
胃能储存和部分消化食物。
营养物质在肝加工。
脂肪被胆囊释出的绿色液体——胆汁转化成微小的滴状。
胰腺把消化液排进小肠。
大部分食物在小肠里消化，释出的营养物质被吸收进入血流。
在大肠里，水分被吸收之后，消化不了的食物残渣变成粪便。
直肠保存和排出粪便。
肛门是消化管末端的开口。

消化系统

消化系统是一条长长的肌肉质的管状结构，称为消化管，上端是口，下端是肛门。消化管可分为几个区域，包括食管、胃、小肠和大肠，各有分工。其他能帮助消化的器官，如胆囊和胰腺，把消化液分泌到消化管的不同部位。

哇哦！

平均计算，一个人一生中要吃和消化掉20吨食物。

消化酶是怎样工作的?

消化酶的成分是蛋白质,它们能使复杂的分子加速分解成更为简单的分子,从而能进入血流并被细胞所利用。如果没有消化酶,消化就会变得很慢,你就会饿死。每种消化酶只作用于某一类食物,如胃液中的胃蛋白酶把蛋白质分解为更简单的营养物质。图中所示的是消化酶是如何起作用的。

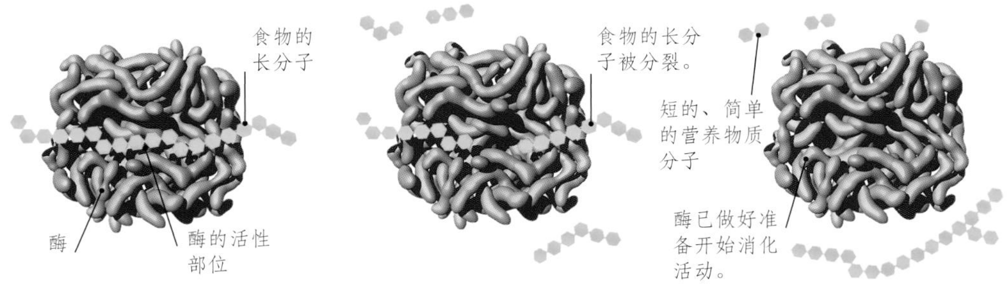
食物的长分子
酶
酶的活性部位
食物的长分子被分裂。
短的、简单的营养物质分子
酶已做好准备开始消化活动。

▲**附着** 在消化管里,一个食物分子附着在专门作用于它的酶的活性部位上。

▲**分裂食物分子** 该活性部位把食物分子的某些化学键分解开,把这个分子分裂成较小的营养物质分子。

▲**从不停止的活动** 一旦食物分子被分裂成小分子,酶就把它释放出。一个酶在一秒钟内能加工数以百计的食物分子。

消化是要花时间的

把已经嚼烂的食物从嘴里咽到胃里,只需要几秒钟。但是,看看这幅消化管的示意图,你就能明白其余的消化过程为何要花费两天的时间。这是为了确保食物能完全消化,释放出尽可能多的营养物质,并且这些营养物质能够被吸收进入血流。

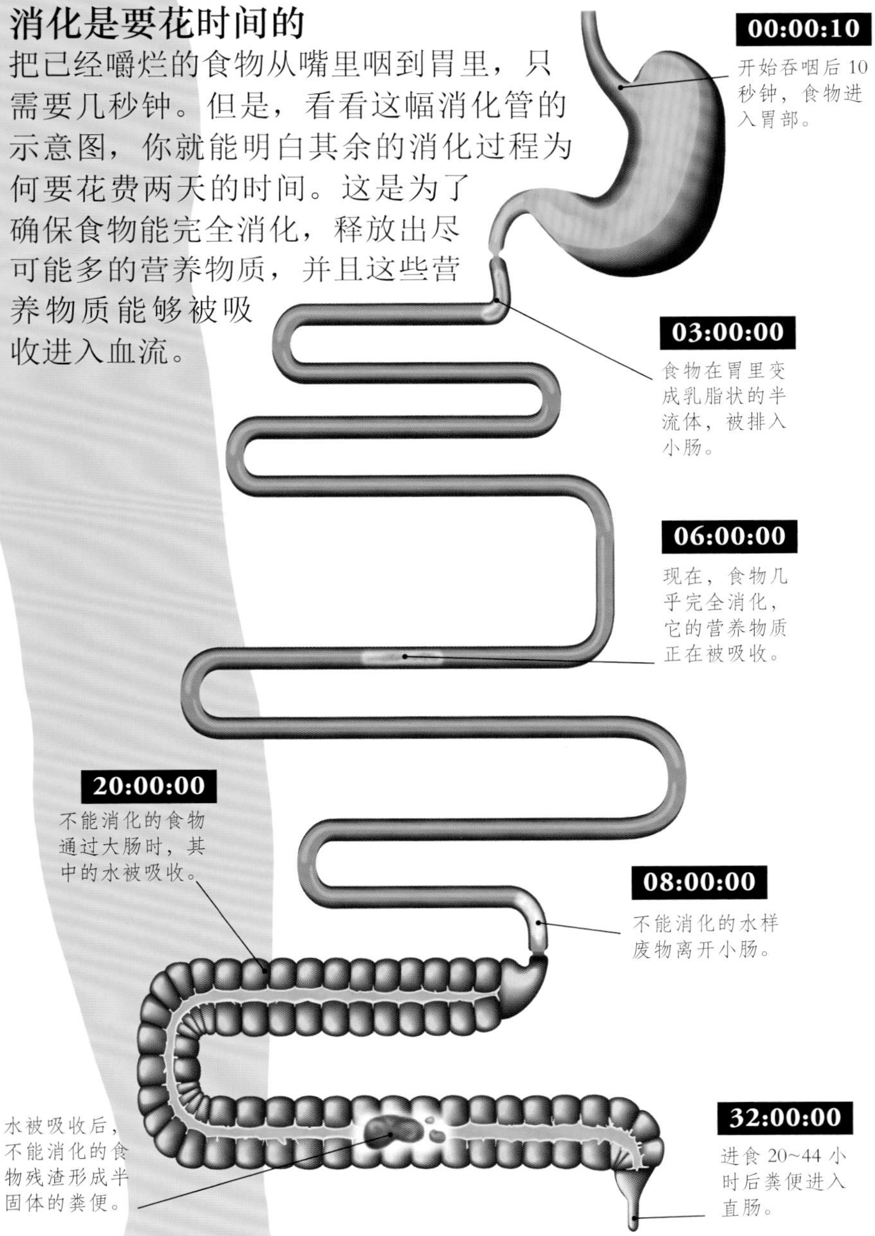
00:00:10
开始吞咽后10秒钟,食物进入胃部。
03:00:00
食物在胃里变成乳脂状的半流体,被排入小肠。
06:00:00
现在,食物几乎完全消化,它的营养物质正在被吸收。
20:00:00
不能消化的食物通过大肠时,其中的水被吸收。
08:00:00
不能消化的水样废物离开小肠。
水被吸收后,不能消化的食物残渣形成半固体的粪便。
32:00:00
进食20~44小时后粪便进入直肠。

走近了看:食物中毒

胃里的环境是强酸性的,严酷的,大部分细菌在这里被消灭。但某些有害的细菌却能存活下来。这些细菌或它们产生的毒素能刺激胃肠,引起食物中毒。症状有恶心、呕吐、腹泻等。

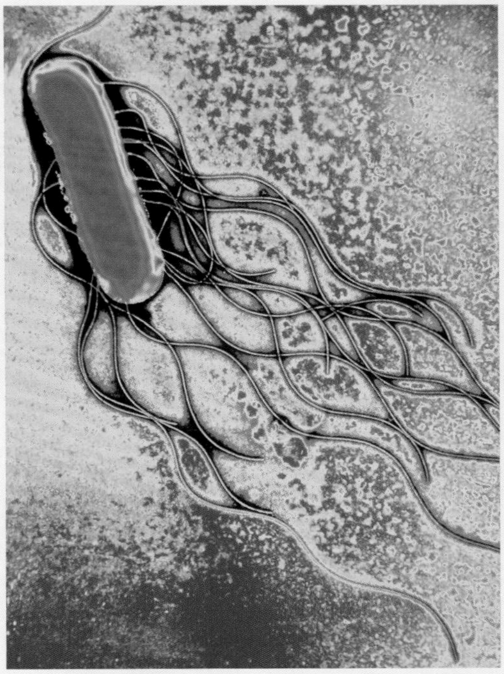

▲**胃里的致病菌** 这幅显微照片显示一个能引起食物中毒的沙门氏菌。沙门氏菌呈杆状,通过来回摆动鞭毛向前运动。

好大一口！

如果你嚼都不嚼就想把一大块食物吞下去，你很可能被噎着。你首先必须活动你的牙齿，不停地咀嚼、研磨，使食物成为很小的碎块。当你在咀嚼时，唾液使食物变得潮湿，你的舌头把食物推来推去，使食物与唾液充分混合。除了能使食物变得潮湿，唾液里还含有消化酶，能消化食物。

食物舱

口腔是消化系统的第一部分，里面有牙齿和舌头。有3对唾液腺，分别位于舌下和耳前，能把滑溜溜的唾液分泌到嘴里，润滑食物。食物经过咀嚼变成黏浆状。然后，一团一团的食物被推到咽部吞下，经食管送到胃里。

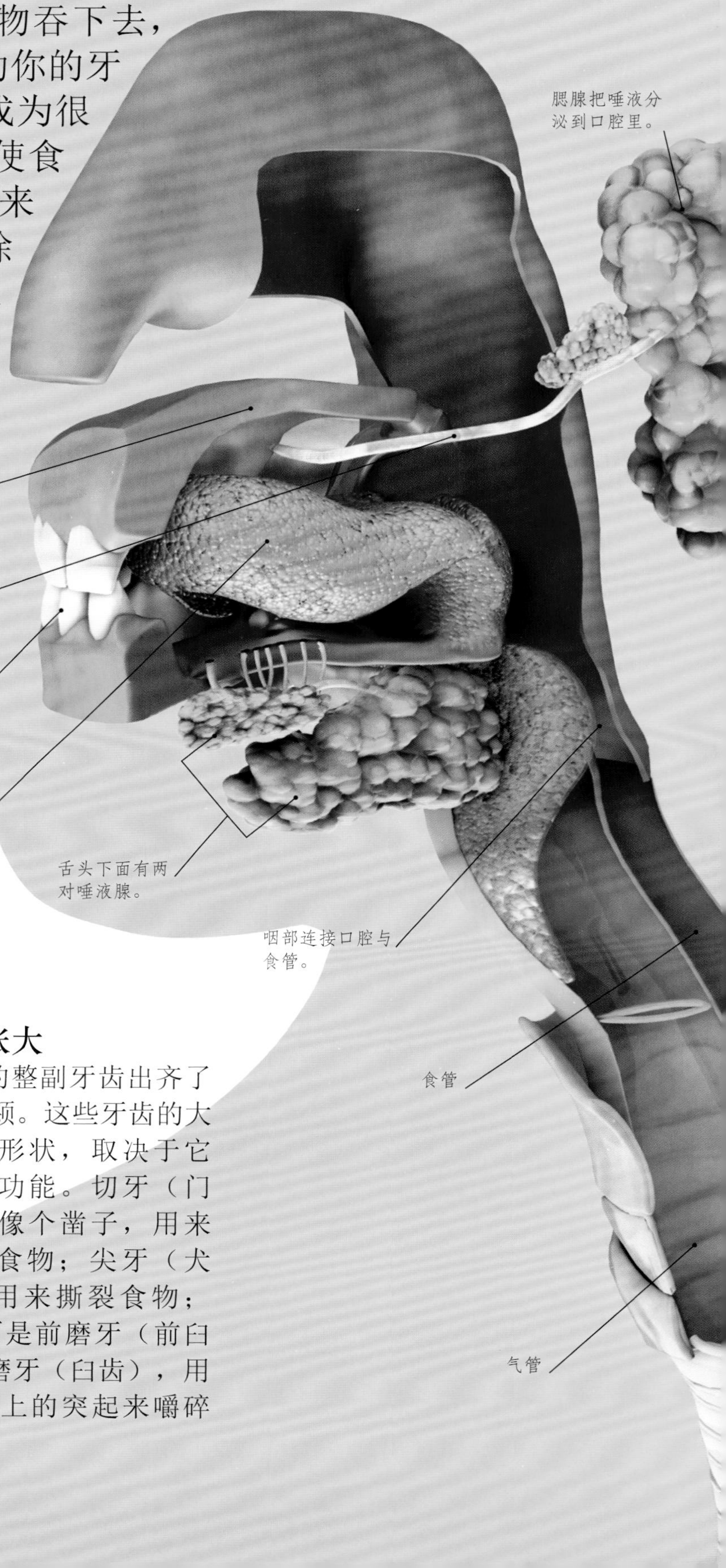
腮腺把唾液分泌到口腔里。
口腔的顶部称为硬腭。
通到口腔的腮腺管
食物进入口腔先被切牙切断。
舌头把食物在牙齿之间推动，并尝它们的味道。
舌头下面有两对唾液腺。
咽部连接口腔与食管。
食管
气管

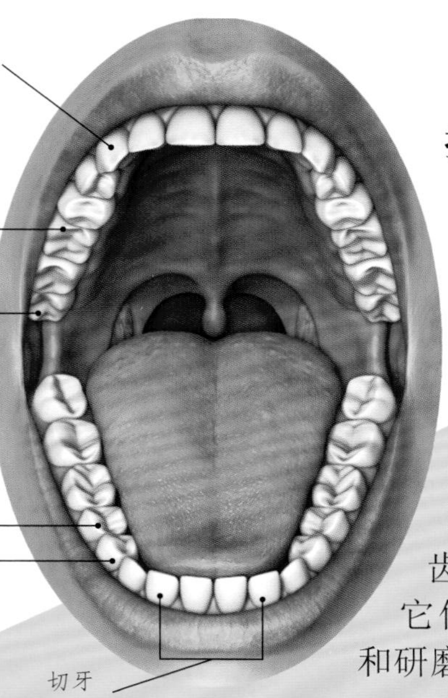
尖牙（犬齿）
磨牙（臼齿）
前磨牙（前臼齿）
切牙（门齿）

把嘴张大

成人的整副牙齿出齐了有32颗。这些牙齿的大小和形状，取决于它们的功能。切牙（门齿）像个凿子，用来切断食物；尖牙（犬齿）用来撕裂食物；再后面是前磨牙（前臼齿）和磨牙（臼齿），用它们牙冠上的突起来嚼碎和研磨食物。

哇哦！

你有 6 个唾液腺，每天把大约 1 升黏滑的水样唾液分泌到你的嘴里。

牙齿内部

每颗牙都分为两层：上面是光滑的牙釉质层，构成牙冠，质地坚硬，用作咀嚼的表面；下面的牙本质，构成牙根。牙本质内部是牙髓腔，包含着血管和神经。血管把血液提供给牙细胞，神经末梢可以测知压力、冷热，并能传导疼痛信号。

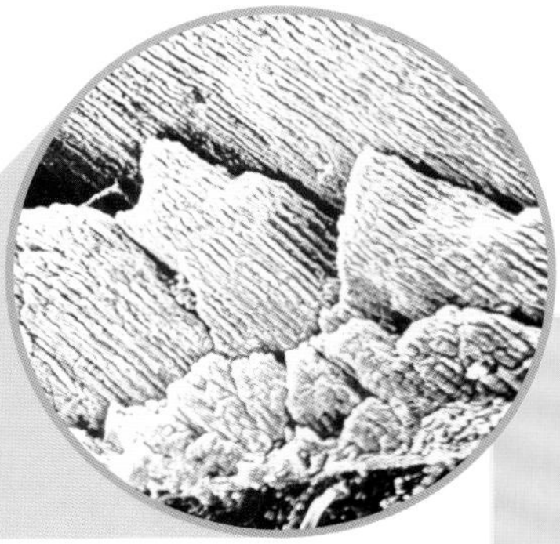

▲ **牙釉质** 身体最坚硬的物质，构成牙冠。在显微镜下可以看到由磷酸钙形成的杆状结构。

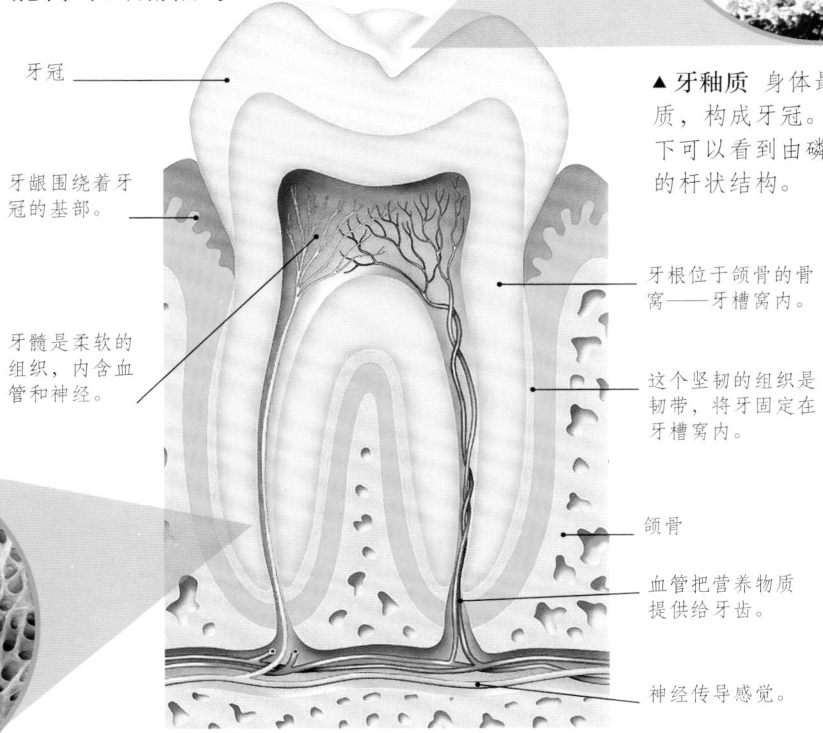
牙冠
牙龈围绕着牙冠的基部。
牙髓是柔软的组织，内含血管和神经。
牙根位于颌骨的骨窝——牙槽窝内。
这个坚韧的组织是韧带，将牙固定在牙槽窝内。
颌骨
血管把营养物质提供给牙齿。
神经传导感觉。

▼ **牙本质** 它比骨头还要硬，构成牙齿的框架。它的结构呈蜂窝状，有助于抵抗咬食物时产生的巨大的挤压力。

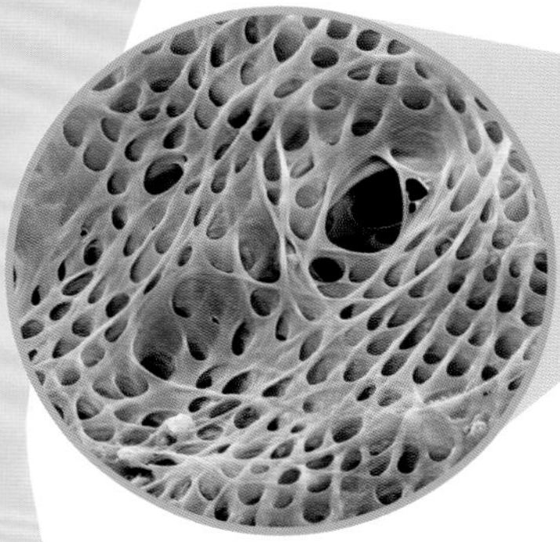

从口到胃

吞咽是把食物从嘴移动到胃的过程。这个过程可分为 3 个阶段。第一阶段发生在口腔内，是受你意志控制的，所以你能决定什么时候把食物推向咽部。另外两个阶段则是反射性的动作，是自动发生的。

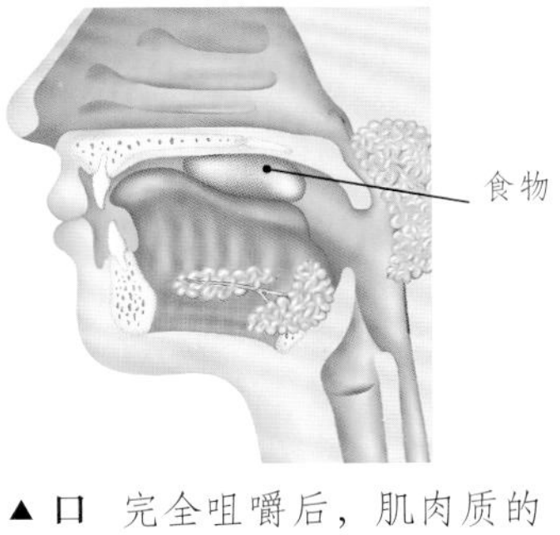
食物

▲ **口** 完全咀嚼后，肌肉质的舌头把食物团成球状，推向咽部。

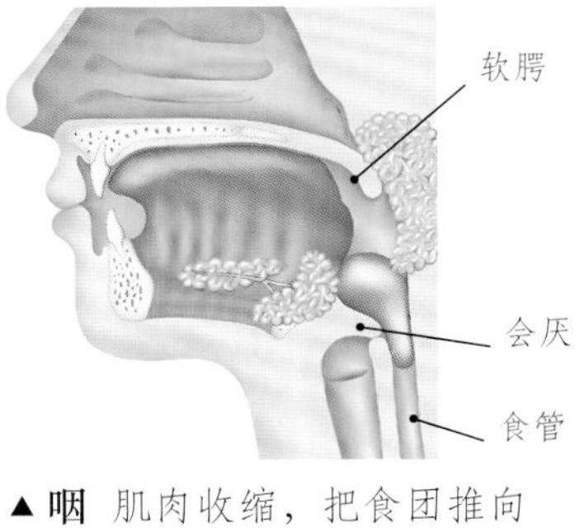
软腭
会厌
食管

▲ **咽** 肌肉收缩，把食团推向食管，同时软腭和会厌防止食物进入气管。

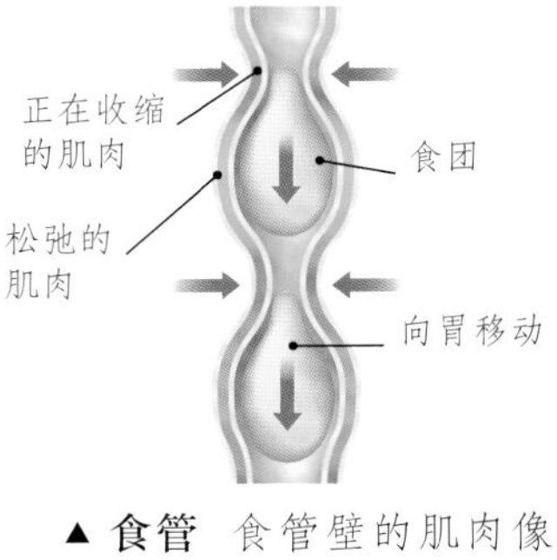
正在收缩的肌肉
食团
松弛的肌肉
向胃移动

▲ **食管** 食管壁的肌肉像涟漪一样，一波一波地收缩，把食团推向胃部。这个过程大约需要 10 秒钟。

在胃里

胃是一个肌肉质的“袋子”，正好位于膈肌下面的胸口部位。胃有两个关键的作用：你吃东西时，胃分泌出酸性的胃液，分解食物中的蛋白质。胃又能储存食物，并以稳定的速率将食物排入小肠，这样小肠就能有时间把食物充分消化。

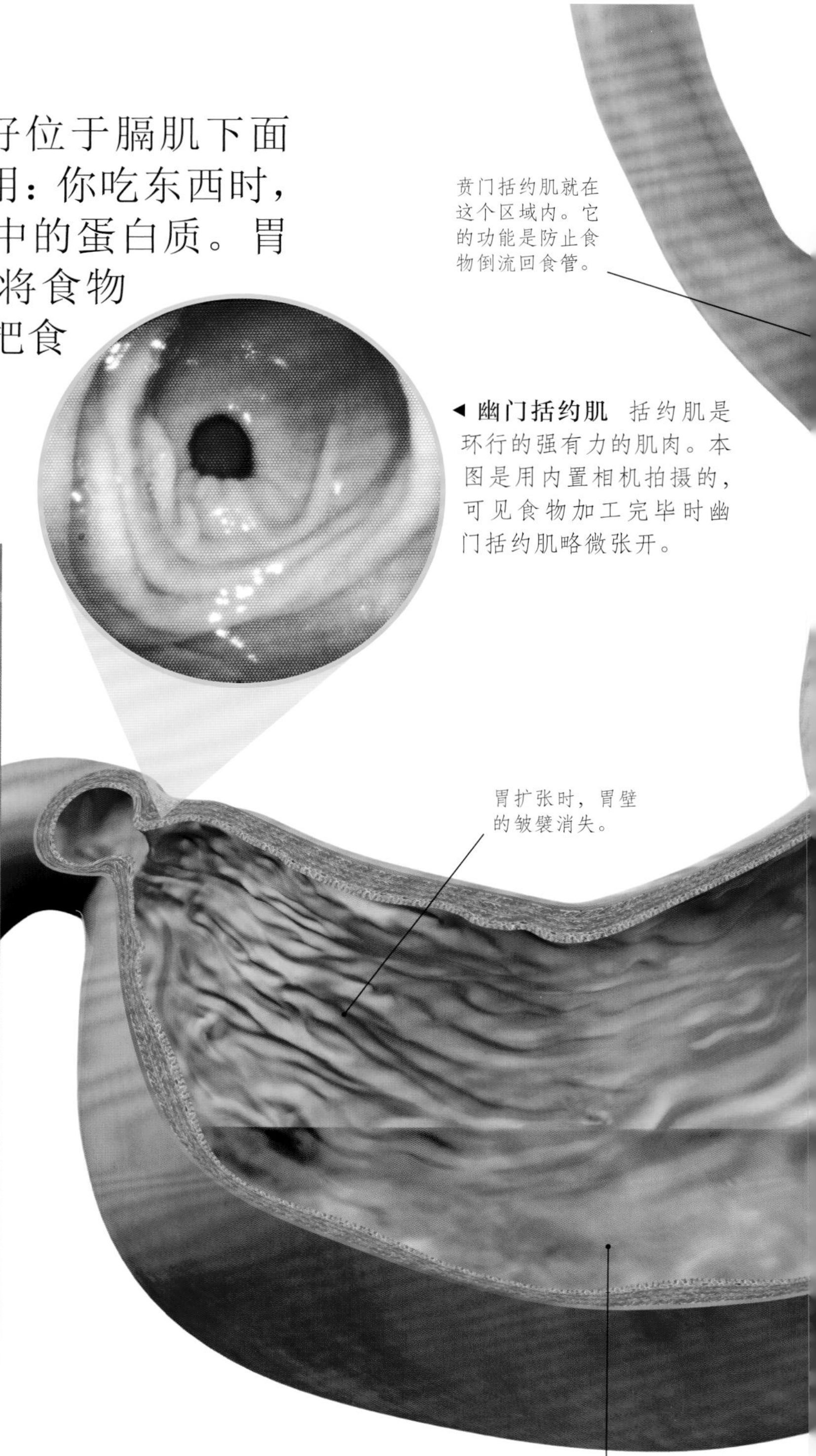
贲门括约肌就在这个区域内。它的功能是防止食物倒流回食管。
胃扩张时，胃壁的皱襞消失。
食糜（液状的食物）

◀ **幽门括约肌** 括约肌是环行的强有力的肌肉。本图是用内置相机拍摄的，可见食物加工完毕时幽门括约肌略微张开。

充满和排空

胃充满和排空的过程取决于吃进去的食物的类型，但这个过程至少需要3小时。在这段时间里，食物被部分消化，准备进入小肠，主要的消化过程在这里发生。食物在胃里变成液态后才排入十二指肠。

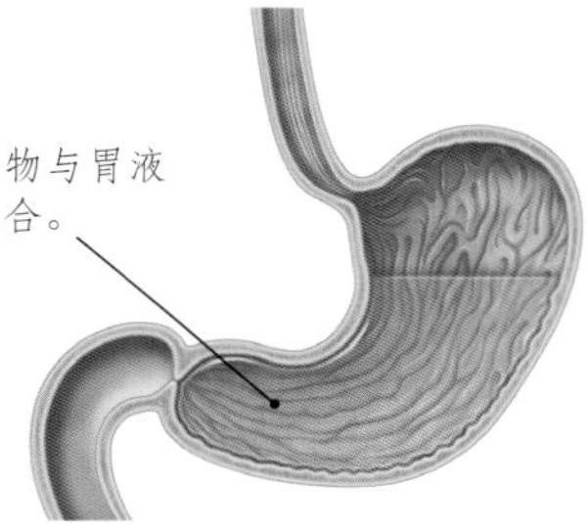
食物与胃液混合。

◀ **进餐时** 胃充满并扩张时，胃壁收缩，把刚刚嚼碎的食物与胃液混合。

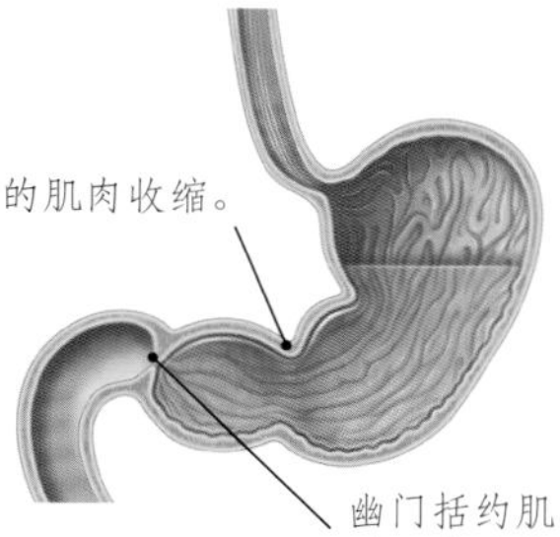
胃壁的肌肉收缩。
幽门括约肌收缩，使食物停留在胃里。

◀ **进食后1～2小时** 食物被胃液部分消化，胃壁的肌肉强力收缩，把食物搅拌成奶酪状的液体，称为食糜。

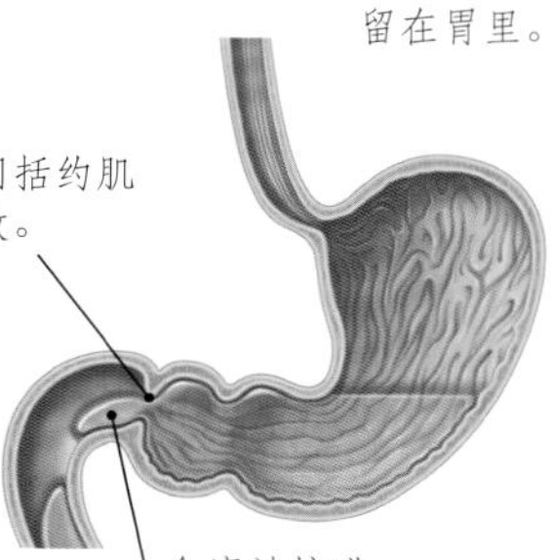
幽门括约肌开放。
食糜被挤进十二指肠。

◀ **进食后3～4小时** 幽门括约肌打开了一点，胃壁收缩，把少量食糜推到小肠的第一部分——十二指肠。

挤压和搅拌

胃壁有3层肌肉，相互间呈不同的角度排列。这些肌肉强烈地收缩，挤压食物并使食物与胃液混合。胃蛋白酶把蛋白质分解成更简单的物质。

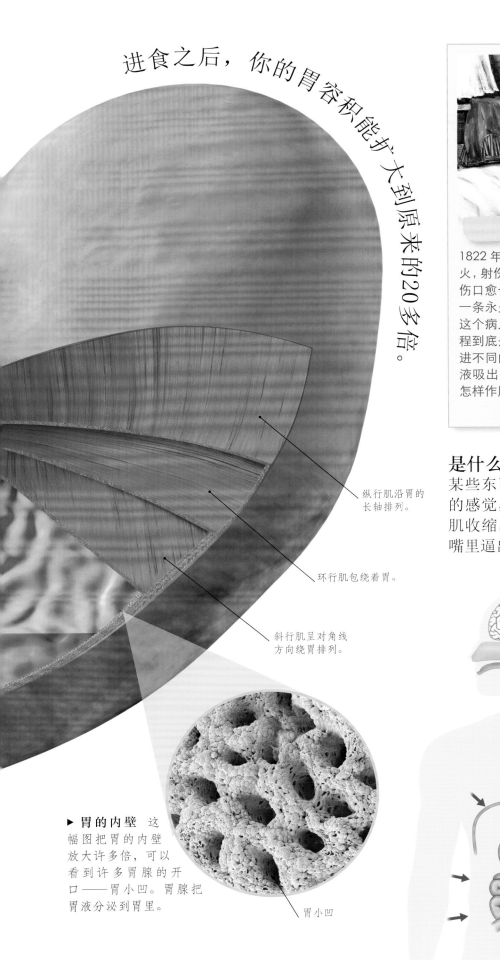

进食之后，你的胃容积能扩大到原来的20多倍。

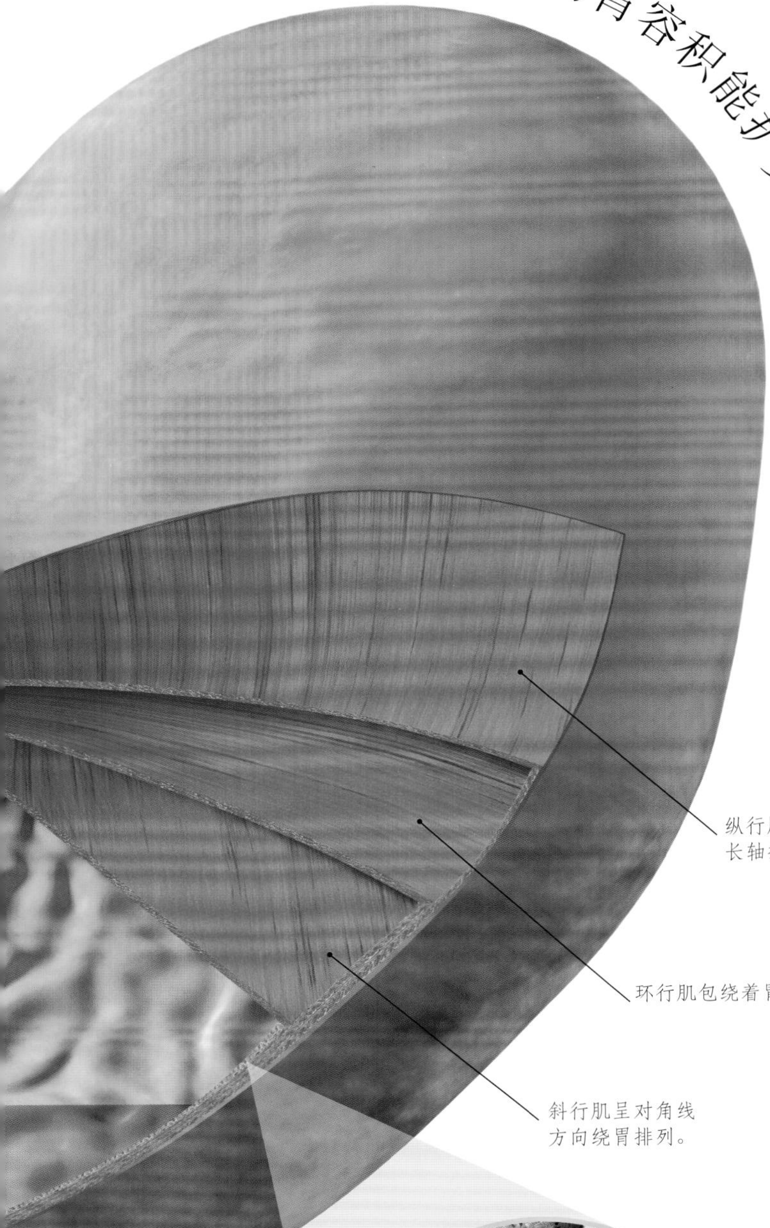
纵行肌沿胃的长轴排列。
环行肌包绕着胃。
斜行肌呈对角线方向绕胃排列。

胃小凹

▶ **胃的内壁** 这幅图把胃的内壁放大许多倍，可以看到许多胃腺的开口——胃小凹。胃腺把胃液分泌到胃里。

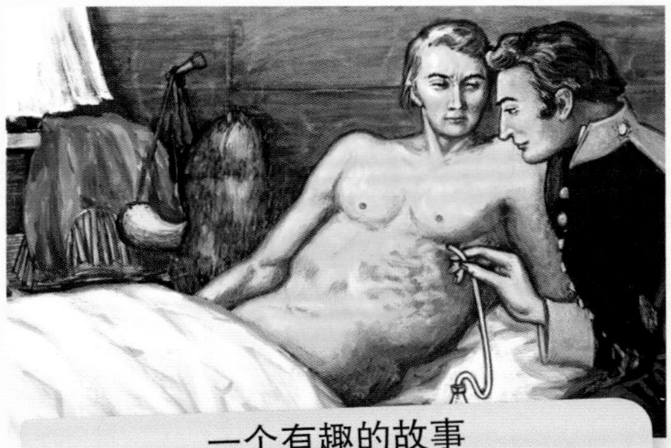

一个有趣的故事

1822 年，捕兽人阿列克斯·圣马丁因为枪支走火，射伤胁部，美国军医威廉·博蒙特给他治疗。伤口愈合后，圣马丁的胃部与体壁之间遗留了一条永久性的瘘管。博蒙特认识到，他能利用这个病人身上的瘘管来搞清胃里进行的消化过程到底是怎样的。他通过瘘管开口处往胃里放进不同的食物，看消化的速度如何。他也把胃液吸出（如图），研究它的成分，并观察胃液怎样作用于食物。

是什么使你呕吐?

某些东西刺激胃的内壁，就会引起恶心的感觉，这就激起呕吐反射。膈肌和腹肌收缩，挤压胃部，把食物往上推，从嘴里逼出去。

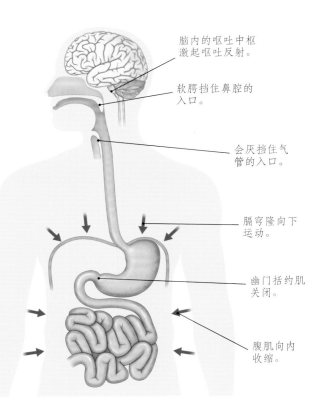

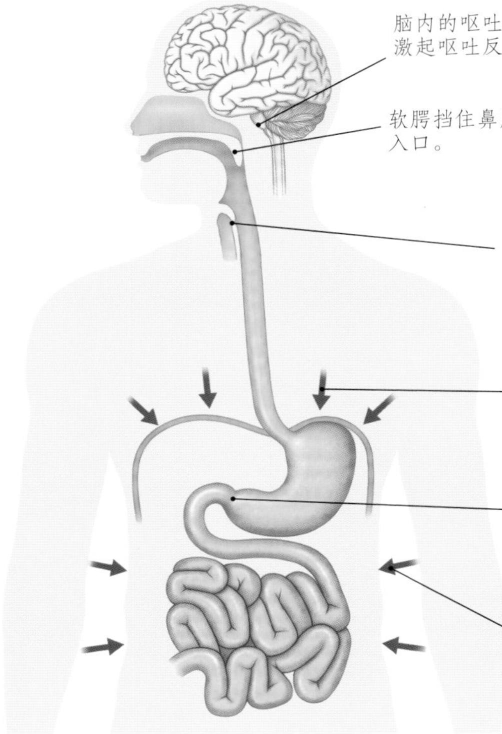
脑内的呕吐中枢激起呕吐反射。
软腭挡住鼻腔的入口。
会厌挡住气管的入口。
膈穹隆向下运动。
幽门括约肌关闭。
腹肌向内收缩。

肠道反应

小肠有5~7米长，是消化系统里最长、最重要的部分。在胰腺和胆囊的帮助下，小肠完成了消化过程。然后，小肠吸收来自食物的营养物质，这样营养物质才能被你的身体细胞所利用。

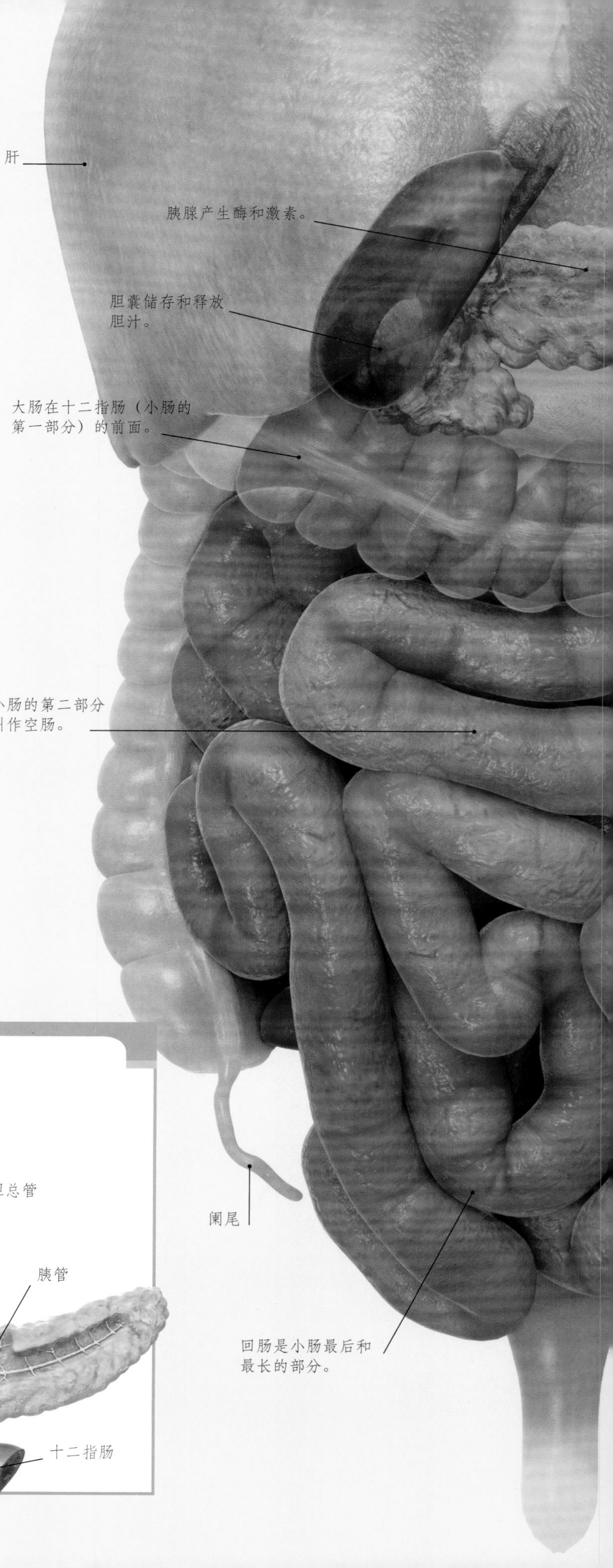

肝
胰腺产生酶和激素。
胆囊储存和释放胆汁。
大肠在十二指肠（小肠的第一部分）的前面。
小肠的第二部分叫作空肠。
阑尾
回肠是小肠最后和最长的部分。

漫长而曲折的旅程

小肠是消化管的中段，盘曲在我们的腹部，这样腹腔里才容纳得下它。小肠可分为3个部分。十二指肠最短，接收来自胃部的食糜和来自胆囊和胰腺的消化液。空肠和回肠较长，食物的消化和吸收过程大部分在这里进行。

胆囊和胰腺

来自胆囊和胰腺的消化液通过一个共同的管道进入十二指肠，并立即启动小肠里的消化过程。胆囊的形状好像一个袋子，里面储藏着肝分泌的胆汁。胆汁使脂肪变成微小的滴状，这样消化起来容易得多。胰腺能分泌胰液，里面含有能分解我们所吃食物中的碳水化合物、蛋白质和脂肪的物质。

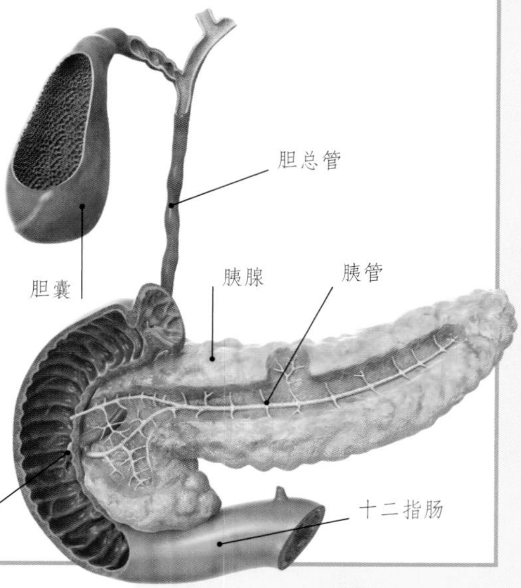

胆总管
胆囊
胰腺
胰管
胰管和胆管的共同开口
十二指肠

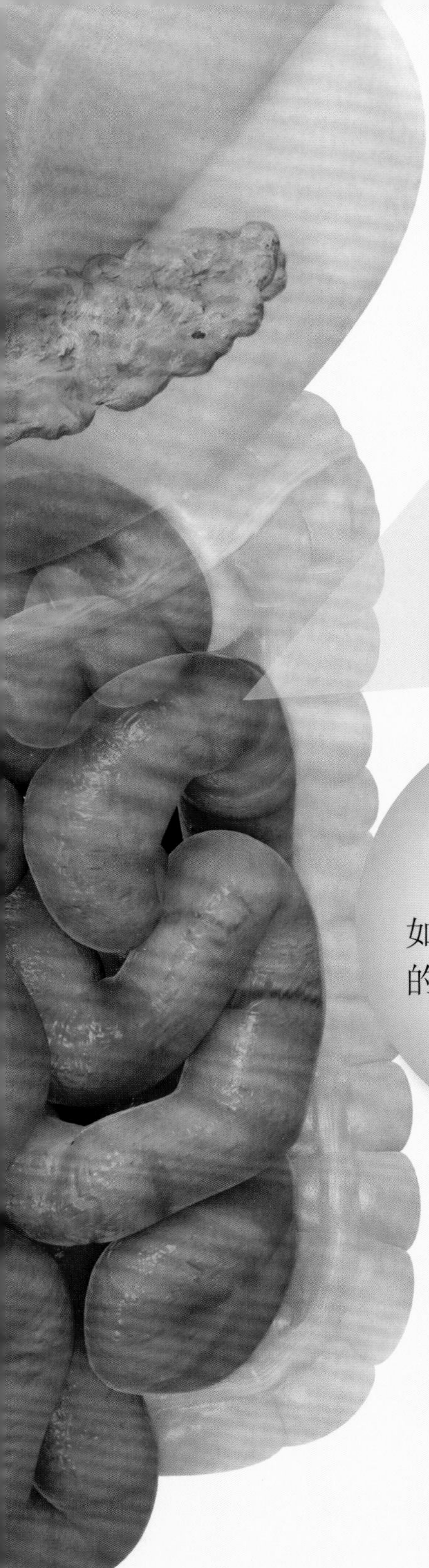

▲ **位于胃与大肠之间** 小肠位于胃与大肠之间，盘曲在腹腔里，占据了腹腔的大部分空间。

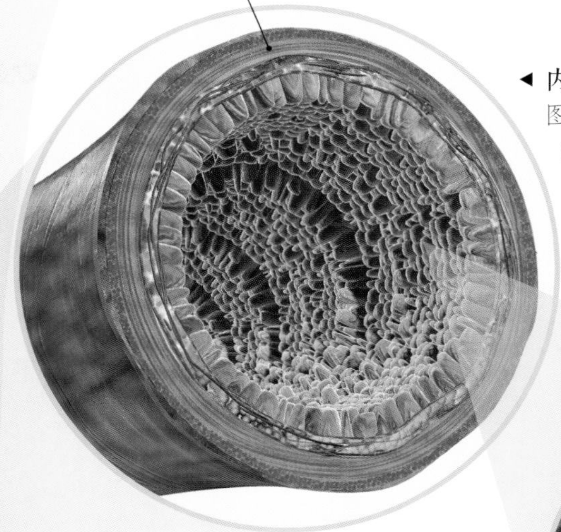
小肠肌壁

◀ **内视图** 这是一幅小肠的横断面图，显示了小肠的结构。小肠壁的肌肉能做波浪状运动，这既能把食物混合，又能把食物向前推进。内壁覆盖着微小的形似手指的突起，称为小肠绒毛。

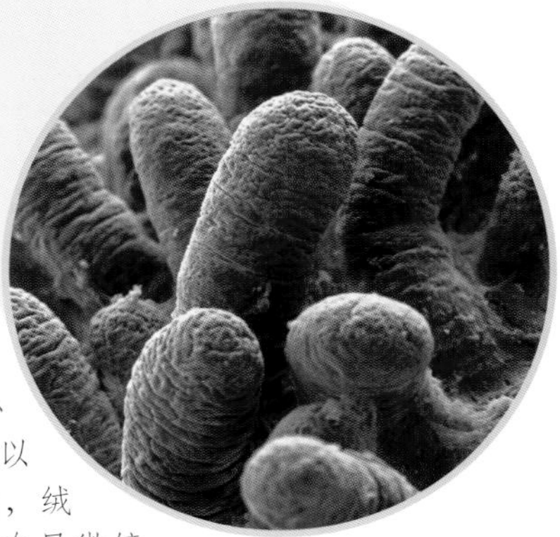

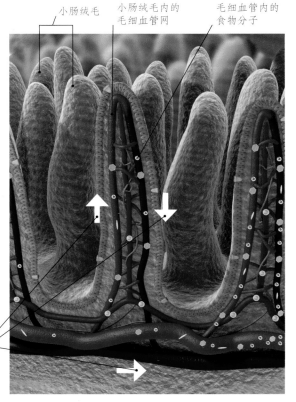

▶ **小肠绒毛** 小肠壁覆盖着数以百万计的绒毛，绒毛很小，只能在显微镜下看到。小肠绒毛提供了巨大的表面积，消化和吸收就在这里进行。如果把你小肠里所有绒毛的表面都摊开，大致可以覆盖一个网球场。

哇哦！

小肠盘曲在腹腔里。如果把它拉直，那么它的长度就相当于 4 个成年人从头到脚加在一起的高度。

消化和吸收

在小肠里，附着在小肠绒毛表面的酶完成消化过程。酶把食物分解成简单的营养物质——葡萄糖、氨基酸、脂肪酸。

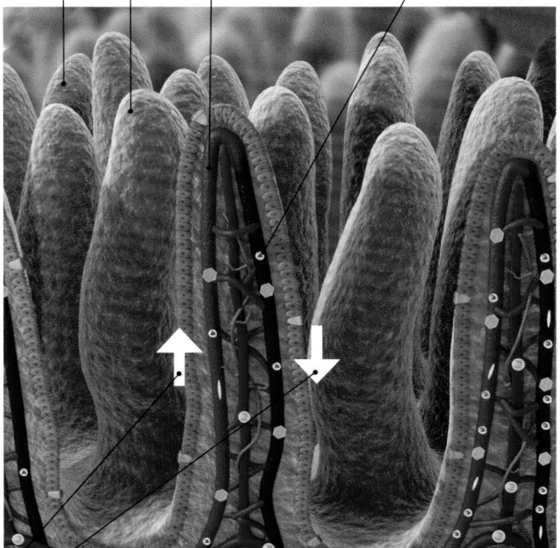
小肠绒毛
小肠绒毛内的毛细血管网
毛细血管内的食物分子
血流方向

▶ **吸收** 葡萄糖和氨基酸被吸收进入小肠绒毛内的毛细血管网，随血流进入肝，在那里进行加工。脂肪酸则进入毛细淋巴管（绿色），再流入肝。

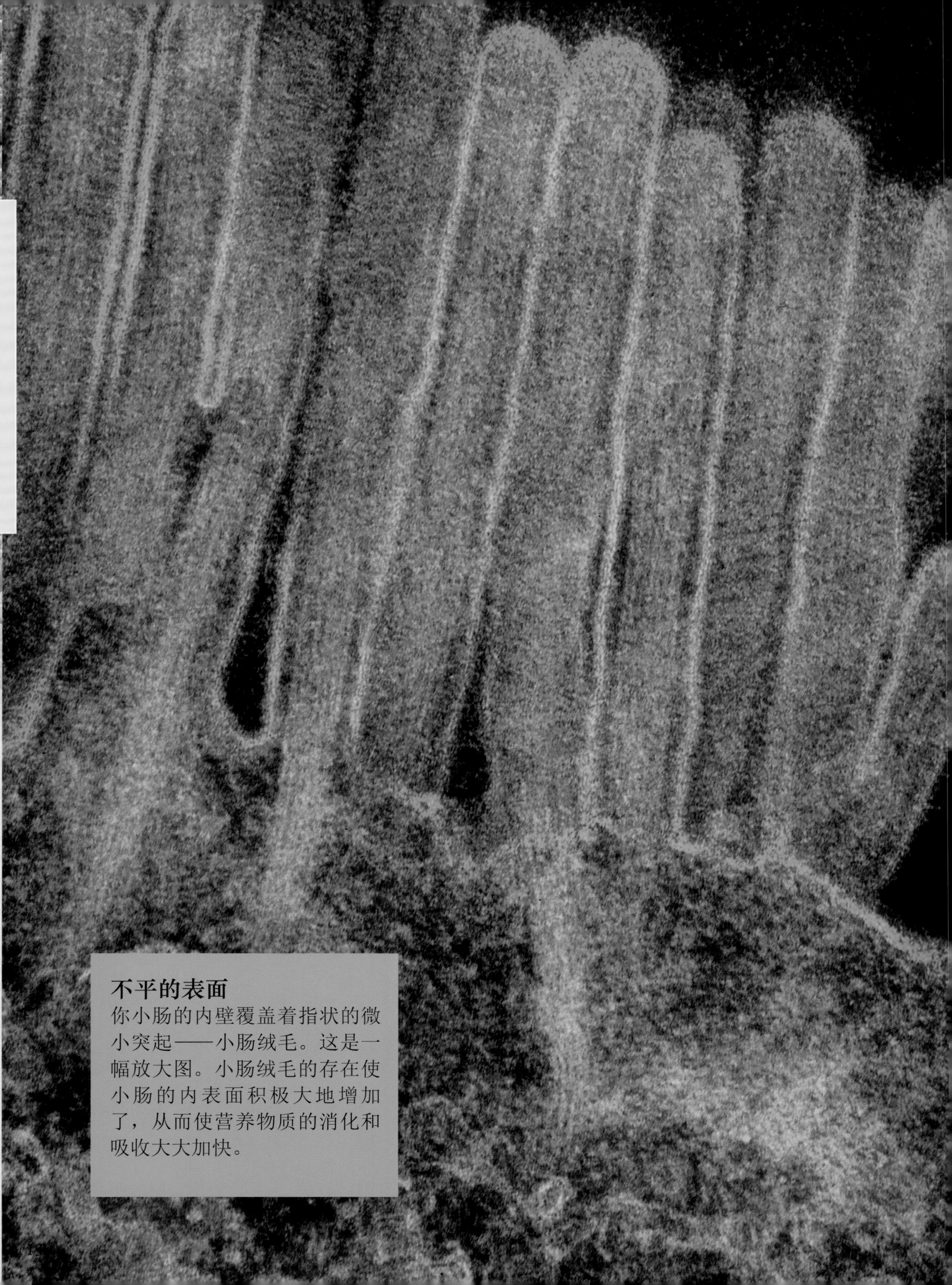

不平的表面

你小肠的内壁覆盖着指状的微小突起——小肠绒毛。这是一幅放大图。小肠绒毛的存在使小肠的内表面积极大地增加了，从而使营养物质的消化和吸收大大加快。

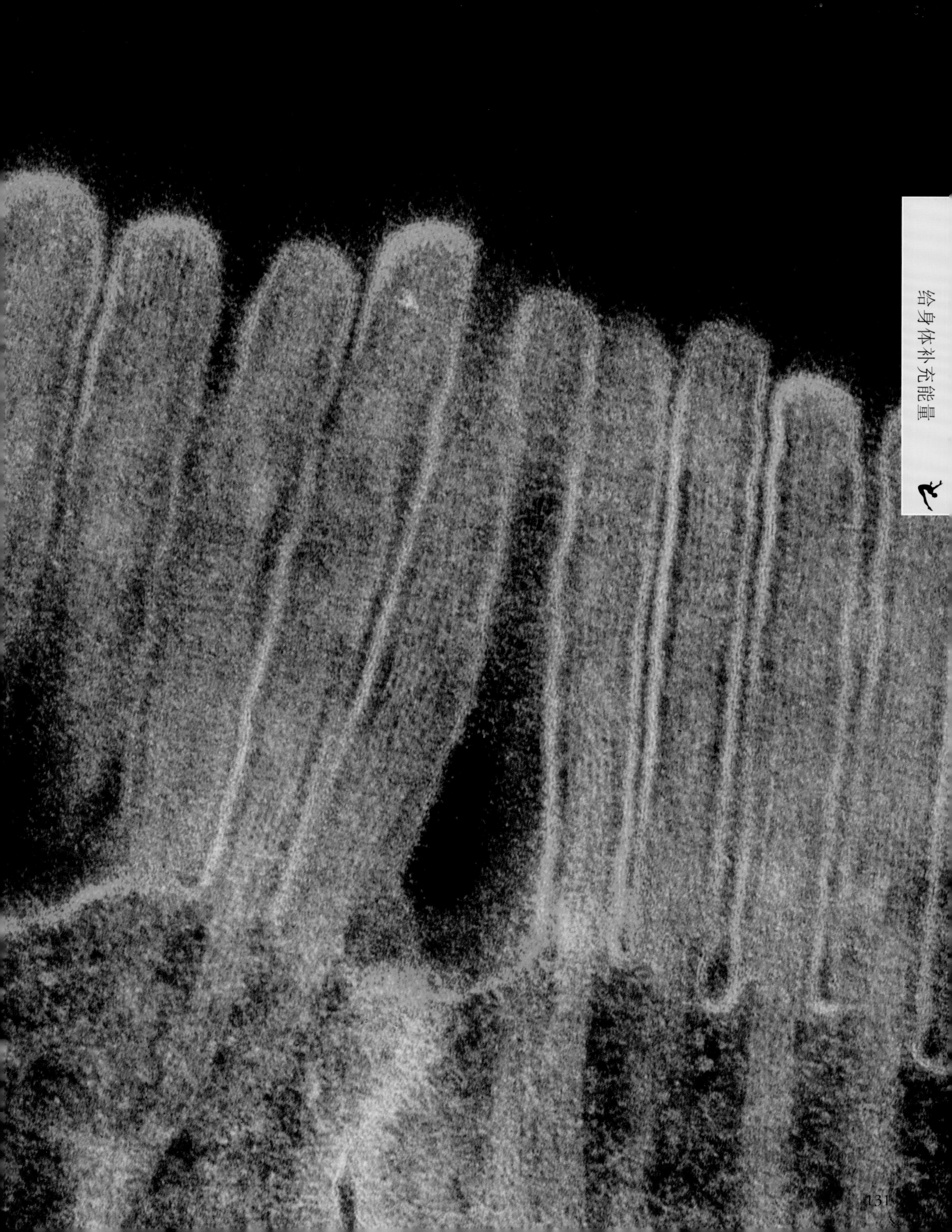

消化管的末端

大肠是消化管的最后一段，它的宽度是小肠的两倍，但长度只有 1.5 米。大肠接受来自小肠富含水分且消化不了的废物。有价值的水分被吸收后，这些废物在大肠里变成半固体的粪便，从你的身体排出。

大肠

大肠分为5个部分：盲肠、阑尾、结肠、直肠和肛管。最长的一段是结肠，粪便在这里形成和移动，粪便里包含消化不了的食物残渣、死亡的细胞以及细菌。最终，粪便到达直肠，当你有便意时被排出体外。

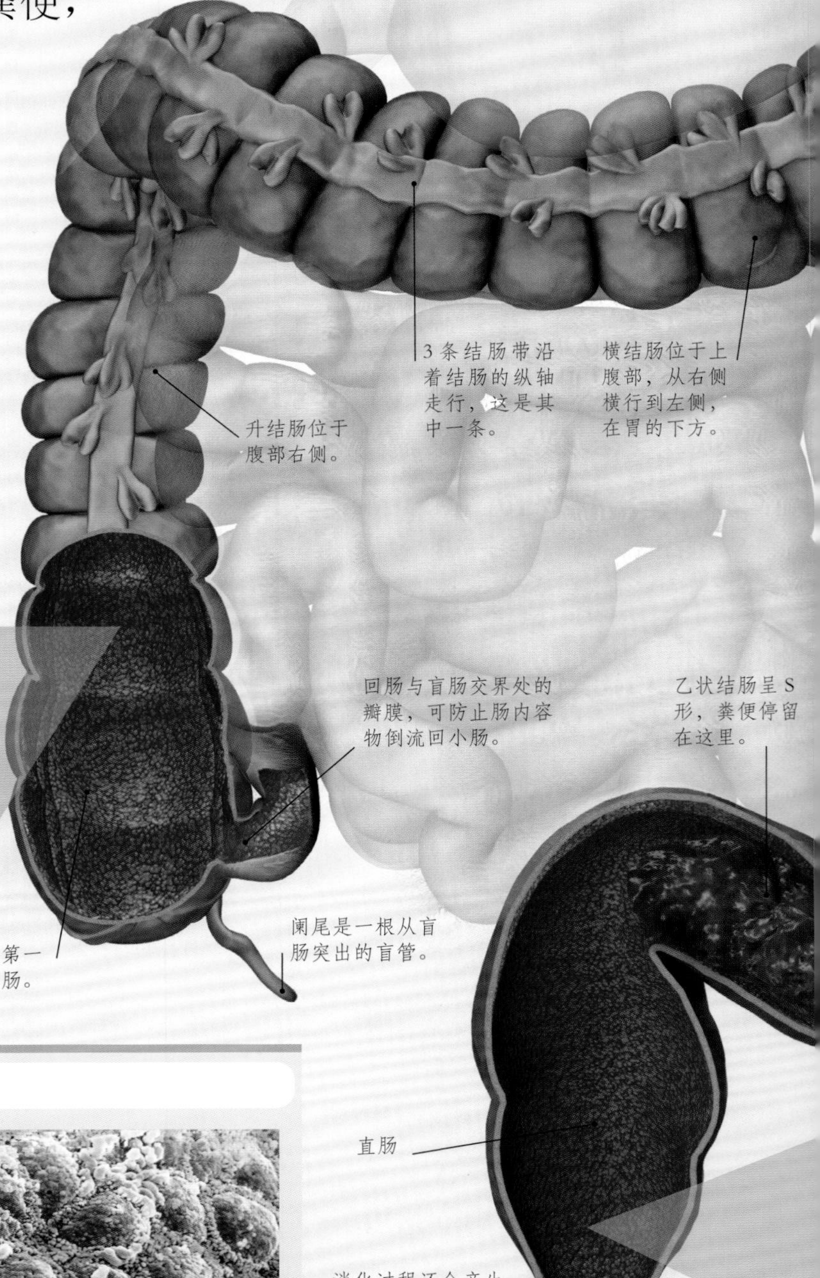

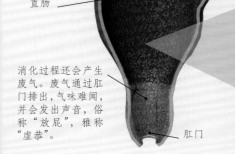

3 条结肠带沿着结肠的纵轴走行，这是其中一条。
横结肠位于上腹部，从右侧横行到左侧，在胃的下方。
升结肠位于腹部右侧。
回肠与盲肠交界处的瓣膜，可防止肠内容物倒流回小肠。
乙状结肠呈 S 形，粪便停留在这里。
大肠的第一段是盲肠。
阑尾是一根从盲肠突出的盲管。
直肠
消化过程还会产生废气。废气通过肛门排出，气味难闻，并会发出声音，俗称“放屁”，雅称“虚恭”。
肛门

▶ **结肠** 这幅横断面图显示结肠壁的肌肉。这些平滑肌收缩，推动结肠的内容物。结肠的内壁能分泌黏糊糊的黏液，使粪便变得潮湿，容易通过。

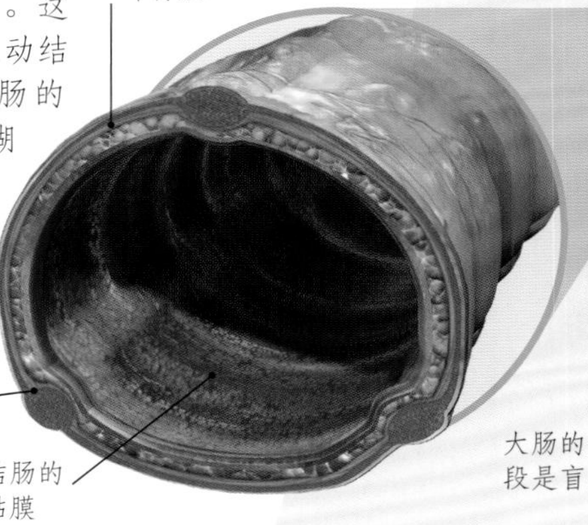

环行肌
结肠壁纵行肌增厚形成 3 条狭窄的纵行带（结肠带）。
结肠的黏膜

走近了看：友好的细菌

你的结肠里有数以万亿计的细菌，其中许多对身体是友善的或有帮助的。有一些物质是人体的酶不能消化的，而这些细菌却能从中释放出有用的营养物质，如维生素 K，被人体吸收。

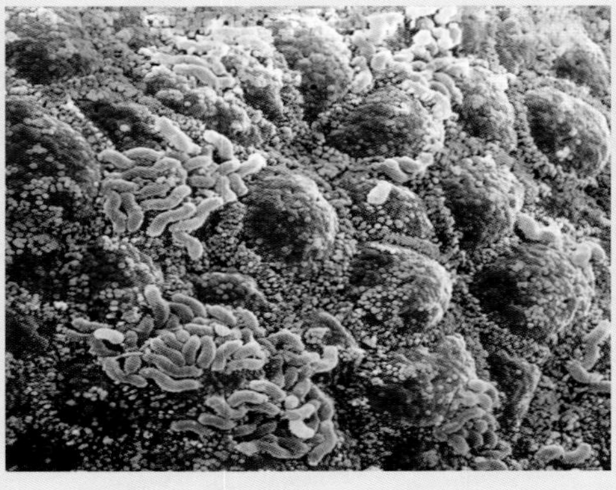

▶ **结肠里的细菌** 结肠黏膜（褐色）被细菌（紫色）覆盖，这些细菌以人体消化不了的食物为食。

把肠内容物向前推动

消化不了的食物残渣被混合起来，形成粪便，被沿着结肠推进。大肠有 3 种运动形式（见下图）。这 3 种运动形式都是由环行肌和结肠带里的纵行肌收缩引起的（纵行肌沿着结肠全长走行，组成 3 个条带，即结肠带）。大肠的运动速度比消化系统其他任何部位都慢，这样粪便在结肠里能停留较长的时间，从而使其中的水分被尽可能多地吸收。

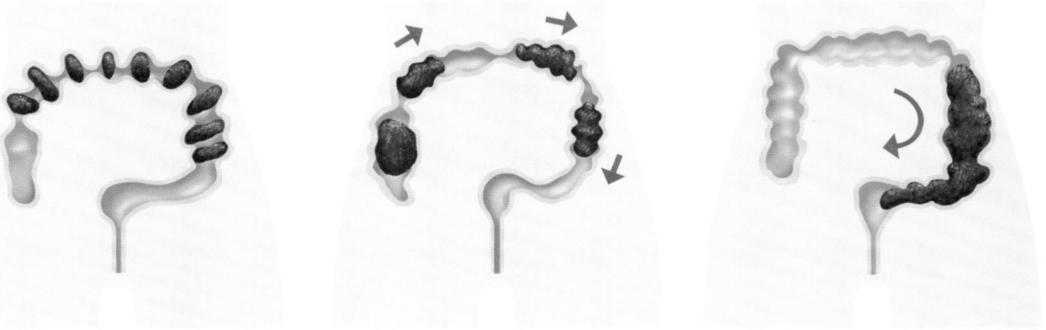

▲ **分节运动** 每 30 分钟，环行肌收缩一次，把食物残渣夹紧、混合，形成小团，但不向前推进。

▲ **蠕动** 肌肉交替地收缩和舒张，把肠管内容物向直肠推进。

▲ **集团运动** 强有力的肌肉收缩把粪便从降结肠推到直肠。这种运动一天发生 3 次。

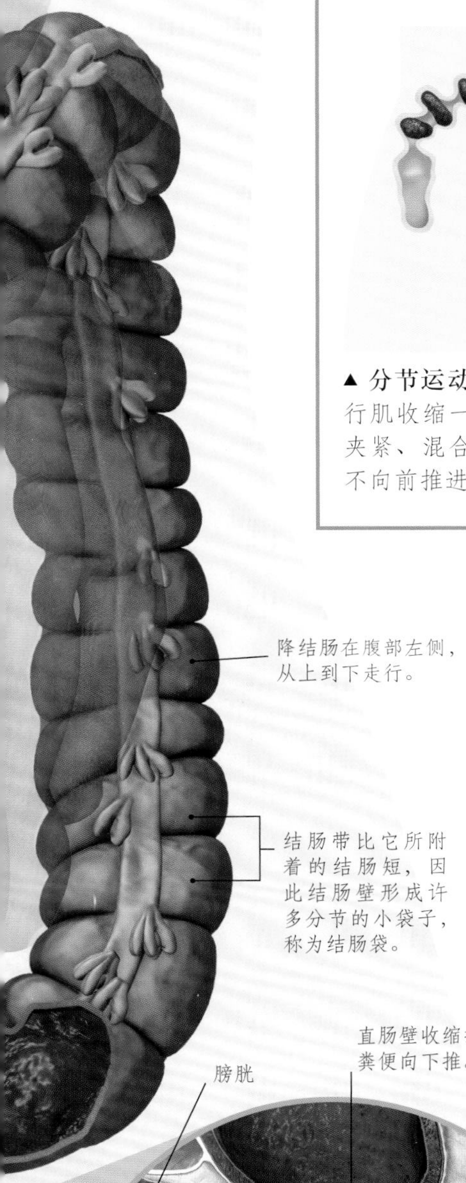
降结肠在腹部左侧，从上到下走行。
结肠带比它所附着的结肠短，因此结肠壁形成许多分节的小袋子，称为结肠袋。

哇哦！

大便后一定要洗手。粪便的 50% 是细菌，其中一些是有害的。

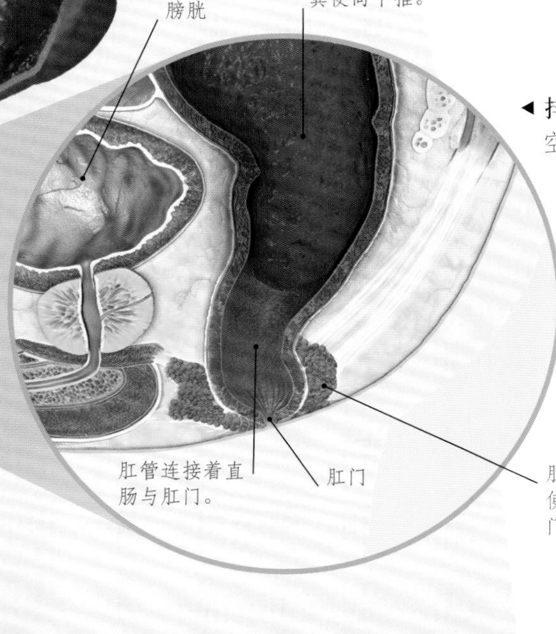
直肠壁收缩把粪便向下推。
膀胱
肛管连接着直肠与肛门。
肛门
肛门括约肌松弛，使粪便得以通过肛门排出。

◀ **排出粪便** 正常情况下直肠里是空的，结肠收缩时把粪便推到直肠，使肠壁扩张，引起便意。这时肛门处的两块强有力的括约肌松弛，直肠壁收缩，将粪便从开放的肛门推出。

为什么要有阑尾？

阑尾很细，一头是盲端。人们一度认为，人类的阑尾没有任何功能。但现在科学家认为，阑尾在我们身体的防御机制中也起作用，是免疫系统的一部分。阑尾也能储存对人友善的细菌，当腹泻时，结肠里的友善细菌随稀便排出体外，这时阑尾里的友善细菌就会取代它们。

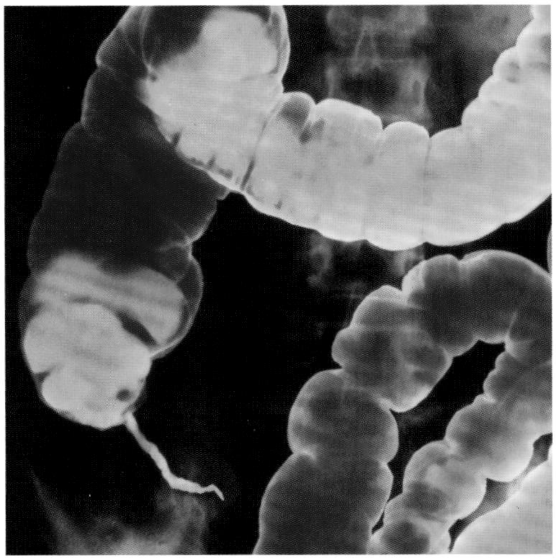

▲ **阑尾** 这幅彩色 X 线影像显示形似手指的细长阑尾位于小肠（右侧）与大肠（左侧）连接处附近。

人体化工厂

肝是你身体里最大的内脏器官。它能完成近500种功能，包括加工从食物中释放出来的营养物质。肝也能分泌胆汁，你的消化系统用胆汁来分解脂肪。

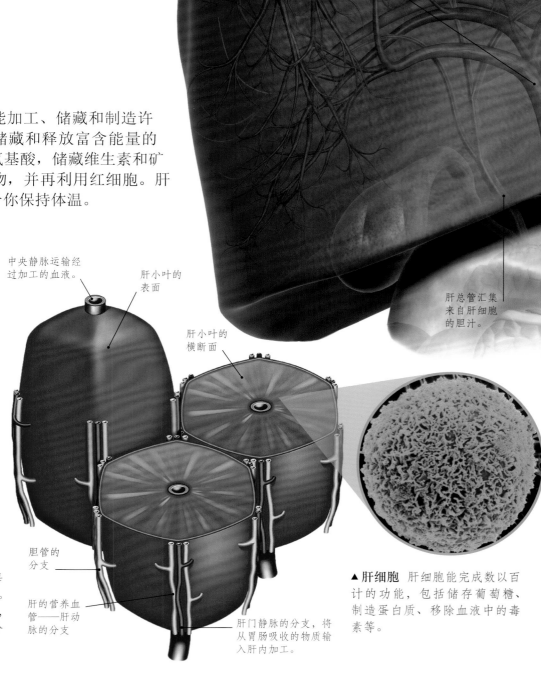

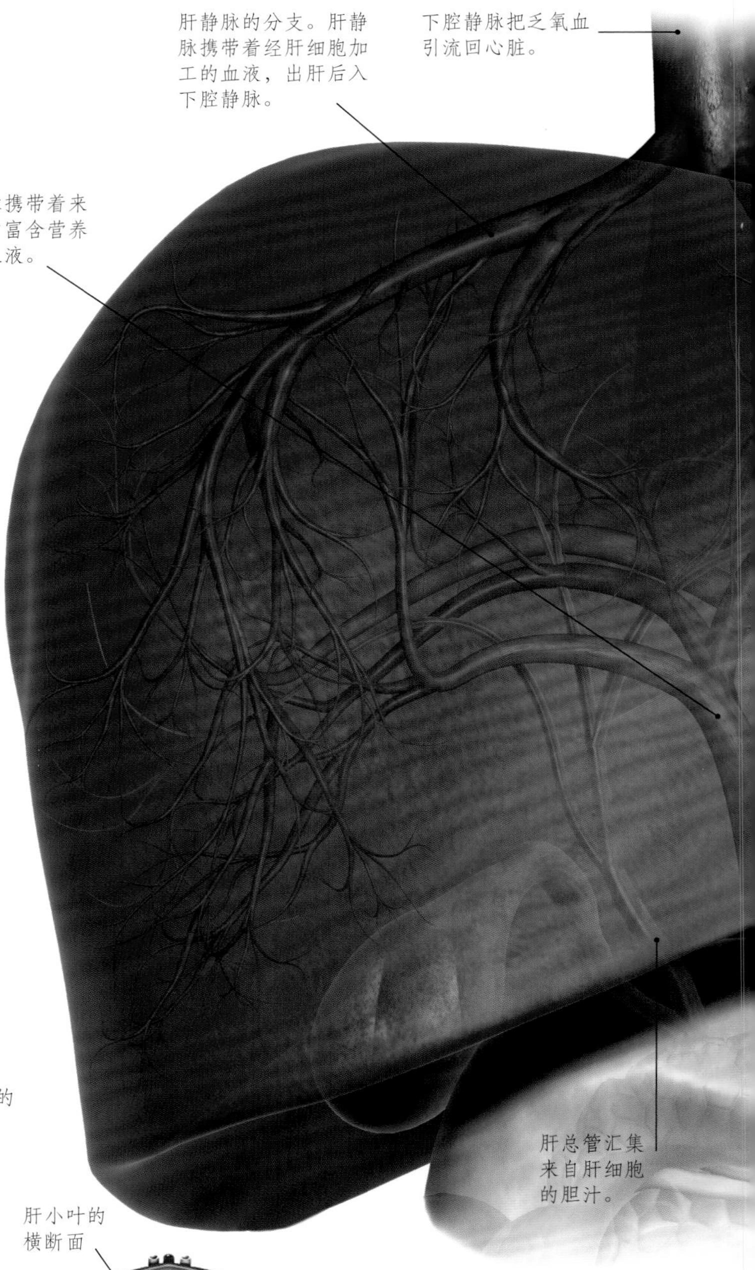
肝静脉的分支。肝静脉携带着经肝细胞加工的血液，出肝后入下腔静脉。
下腔静脉把乏氧血引流回心脏。
肝门静脉携带着来自胃肠的富含营养物质的血液。
肝总管汇集来自肝细胞的胆汁。

性命攸关的器官

肝非常重要，因为它能加工、储藏和制造许多物质。例如，肝能储藏和释放富含能量的葡萄糖，加工脂肪和氨基酸，储藏维生素和矿物质，分解毒素和药物，并再利用红细胞。肝也能放出热量，有助于你保持体温。

肝小叶

肝包含约100万个芝麻粒大小的结构和功能单位——呈六角柱形的肝小叶。在肝小叶里，肝细胞互相连接，排列成单个细胞厚度的细胞板——肝板。肝板以中央静脉为中心向周围呈放射状排列，好像轮辐一样。当血液流向静脉时，肝细胞把血液中一些物质滤出，又把另一些物质加入血液。

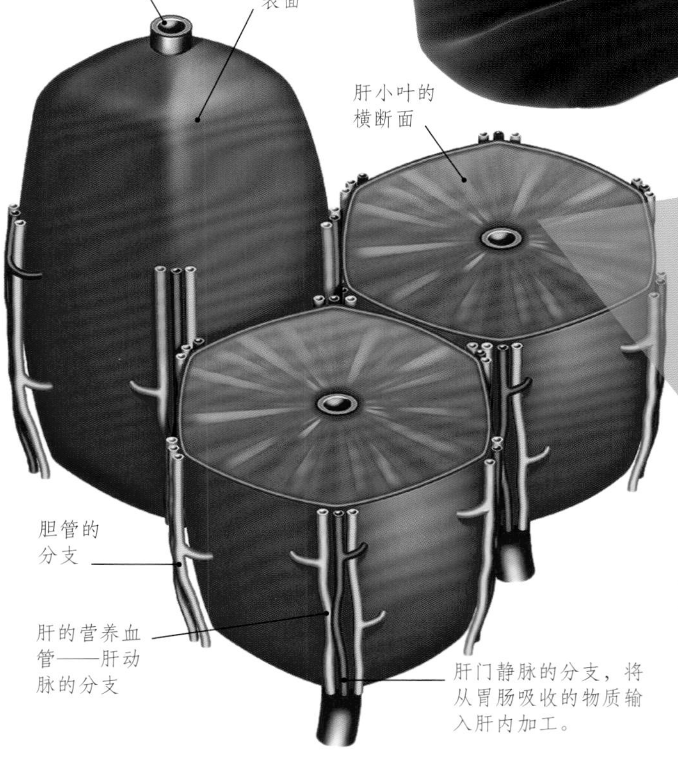
中央静脉运输经过加工的血液。
肝小叶的表面
肝小叶的横断面
胆管的分支
肝的营养血管——肝动脉的分支
肝门静脉的分支，将从胃肠吸收的物质输入肝内加工。

▶ **肝小叶的结构** 在六角柱的每一个角处都排列着3条管道。两条是提供血液的动脉和静脉，另一条是胆管，用来收集肝分泌的胆汁。

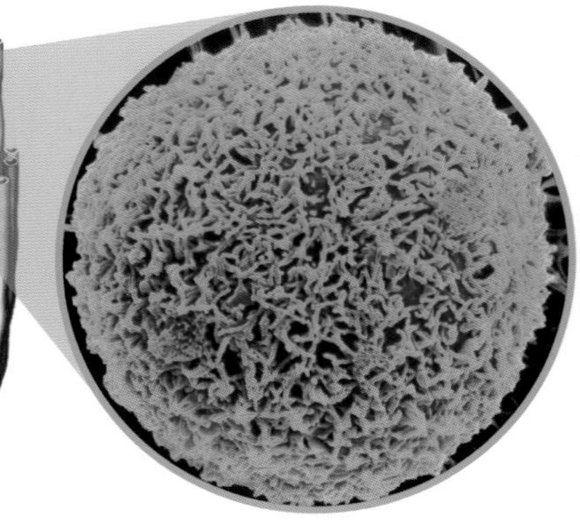

▲ **肝细胞** 肝细胞能完成数以百计的功能，包括储存葡萄糖、制造蛋白质、移除血液中的毒素等。

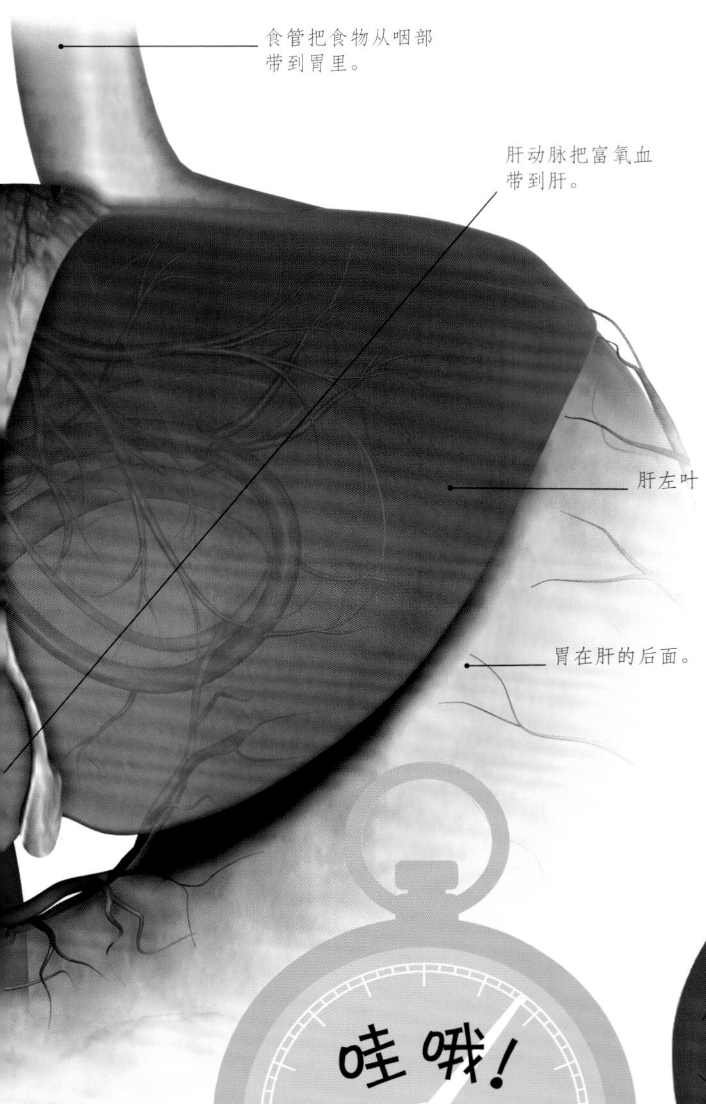

食管把食物从咽部带到胃里。
肝动脉把富氧血带到肝。
肝左叶
胃在肝的后面。

走近了看：血液清洁工

相邻肝板之间的腔隙是一种特殊的毛细血管（肝血窦），内面覆盖着许多名为库普弗细胞的巨噬细胞。它们能除去衰老的红细胞以及细菌、碎片等，从而使血液变得“清洁”。从红细胞中回收的铁可以循环再利用。

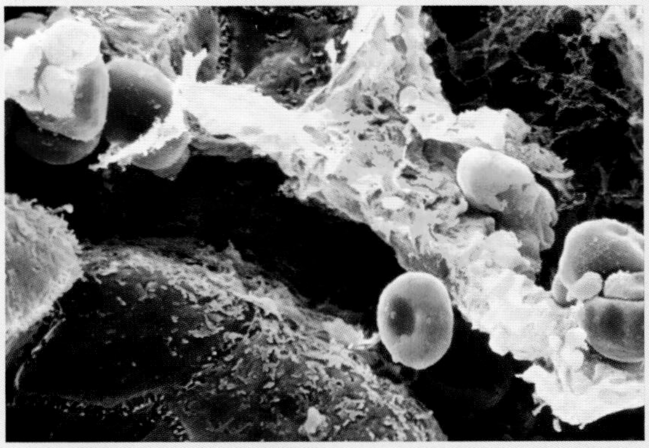

▲ **库普弗细胞** 这幅绝妙的放大图像显示一个库普弗细胞（黄色）正在吞下并吃掉红细胞（红色）。

哇哦！

肝每分钟接收1.5升的血液。

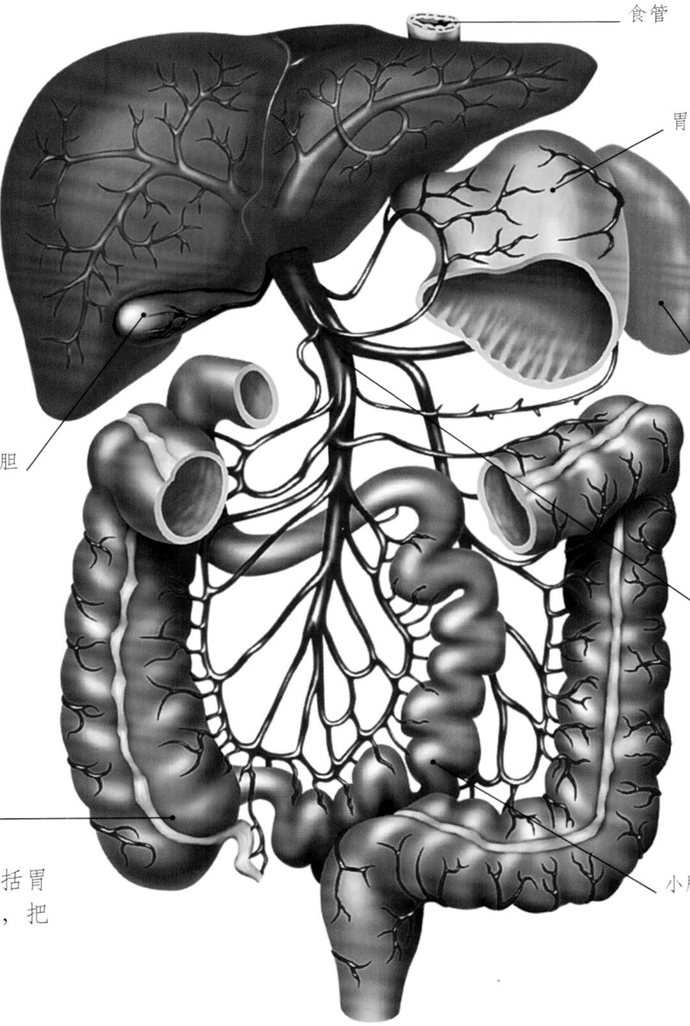

食管
胃
脾
胆
肝门静脉
大肠
小肠

血液供应

肝与其他器官不同，它有双重血液供应。肝动脉携带着来自心脏的富氧血。肝门静脉收集来自消化器官的静脉血，肝的血液供应中80%来自肝门静脉。血液中的营养物质和其他物质由肝加工。

▶ **肝门静脉** 来自消化系统许多部分（包括胃和肠）的静脉会聚起来，形成肝门静脉，把富含营养物质的血液运送到肝。

平衡膳食

天天吃一成不变的食物不但让人腻烦，对你的健康也是不利的。为了保持健康，为了使你的体重与身高相匹配，你必须要均衡膳食。这就意味着：在 5 个主要的食物组群里，每个组群你都要吃，而且吃的量应当合理。

计算卡路里

食物中所含的能量有时用卡路里（简称为“卡”，1 卡≈ 4.186 焦耳）计算。奶酪汉堡包里满是高能量的脂肪，所含的能量远远高于许多其他食物，如苹果。如果你经常摄入的能量多于你身体的需要量，那么这些多余的能量就会被你的身体以脂肪的形式储存起来，那时你就会超重了。

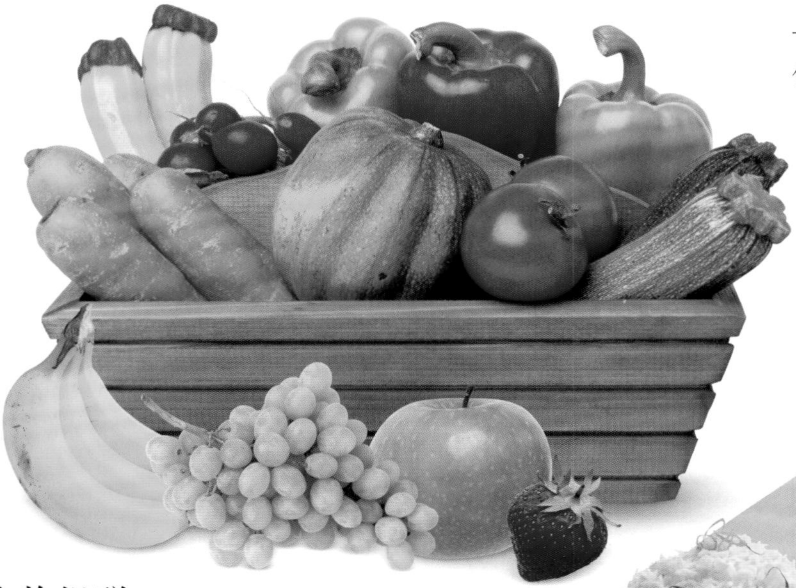

一天 5 份

你应该每天至少吃 5 份新鲜的水果和蔬菜。科学家已发现包含大量水果和蔬菜的膳食有助于减少日后发生严重疾病（如癌症和心脏病）的概率。

食物组群

为了保持健康，你必须吃对食物，吃对数量，就如图表所示。谷物（如小麦）要多吃，因为谷物含淀粉，能给你的身体提供最重要的糖类能源——葡萄糖。蔬菜和水果富含矿物质和维生素，而矿物质和维生素能帮助你的身体细胞正常地发挥功能。奶制品含钙，钙是维持骨骼和牙齿健康所必需的。最后，富含蛋白质的食物能提供用于生长发育和身体修复的基本成分。

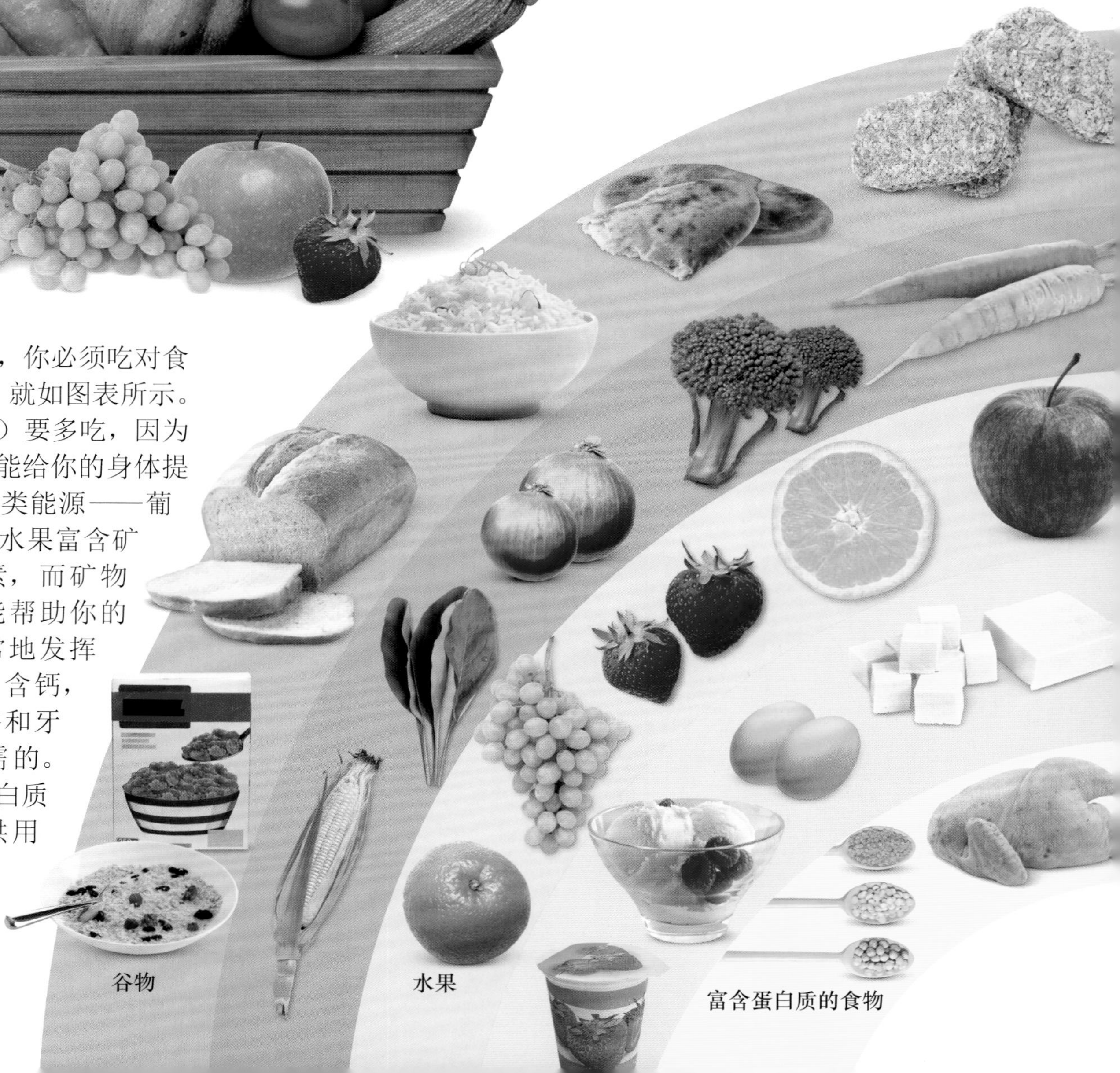
谷物
水果
富含蛋白质的食物

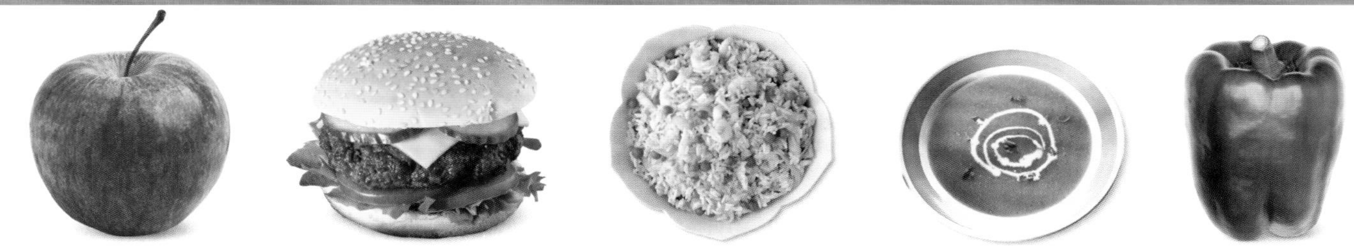
100千卡
360千卡
650千卡
200千卡
30千卡

需要多少能量?

每天需要能量的多少取决于许多因素。十几岁的青少年还处于生长发育时期，他们需要的能量比成年人多。男人需要的能量比女人多，因为男人通常比女人高大，需要消耗能量的肌肉也更多。

每日摄入的能量（千卡）	年龄	9~11 岁	12~14 岁	15~17 岁	18 岁以上
	男	2280	2640	2880	2550
	女	2050	2150	2150	1940

（以上数据为平均值，可根据个人情况进行调整。）

哇哦!

自己拉雪橇的极地探险家每天需要多至 6500 千卡能量才能在寒冷的冰天雪地环境里生存下来。

快还是慢?

快餐食品，如汉堡包，含有大量的脂肪和食盐。你吃这些食品的时候还常喝含糖量高的碳酸饮料。“慢”食品是用新鲜的食材以平衡的方式混合起来制成的，吃这样的食品更有利于健康。

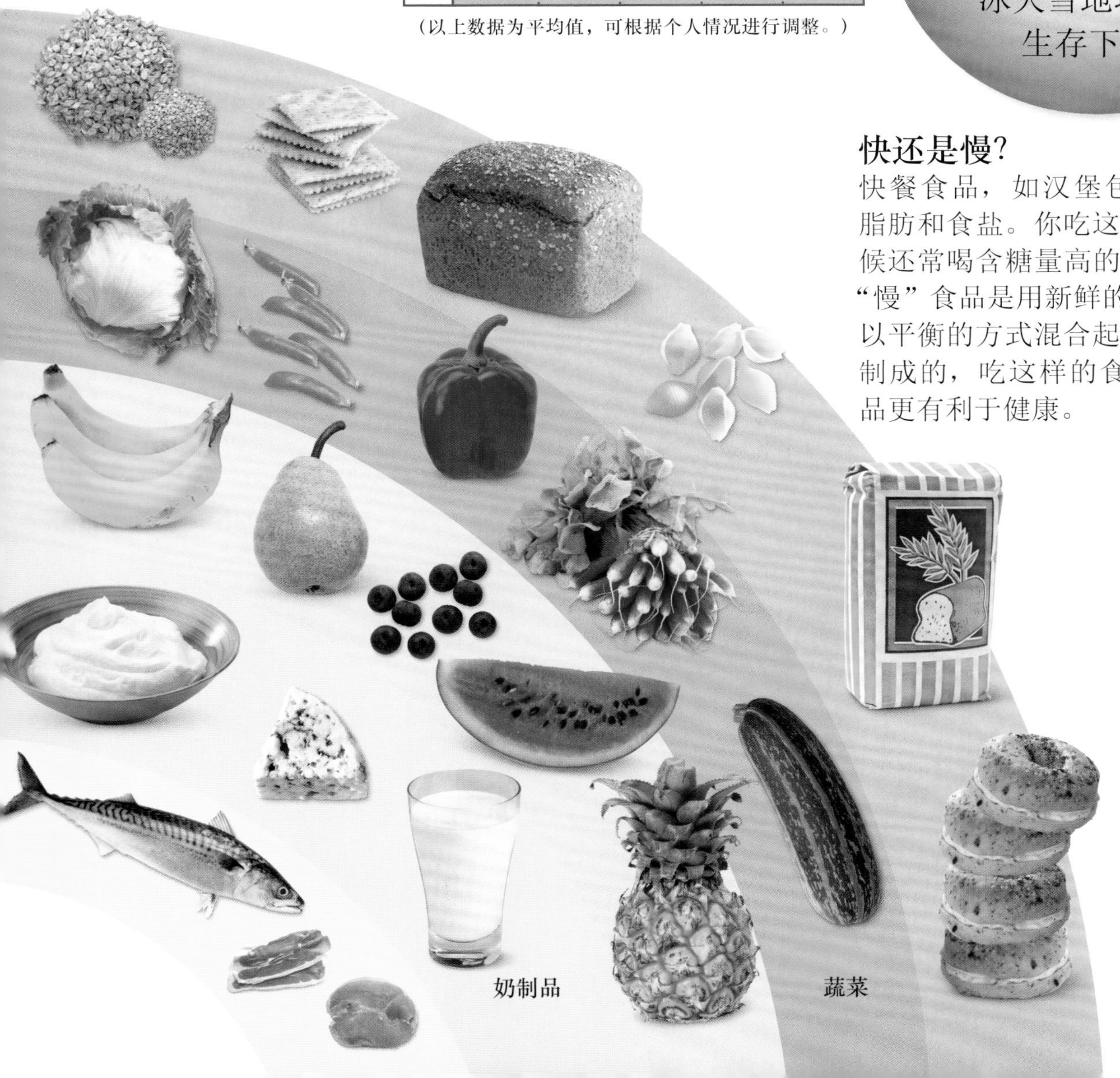
奶制品
蔬菜

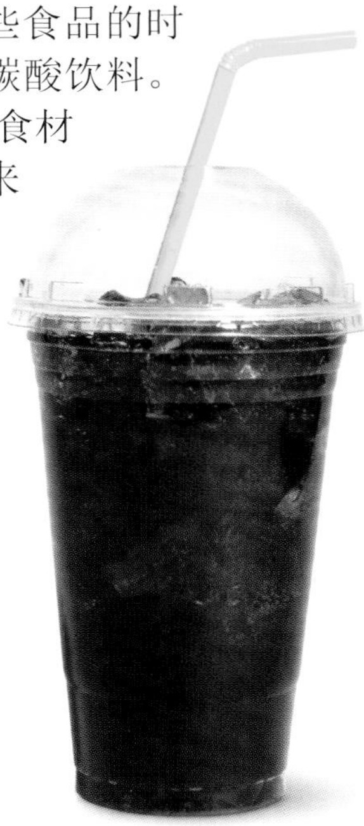

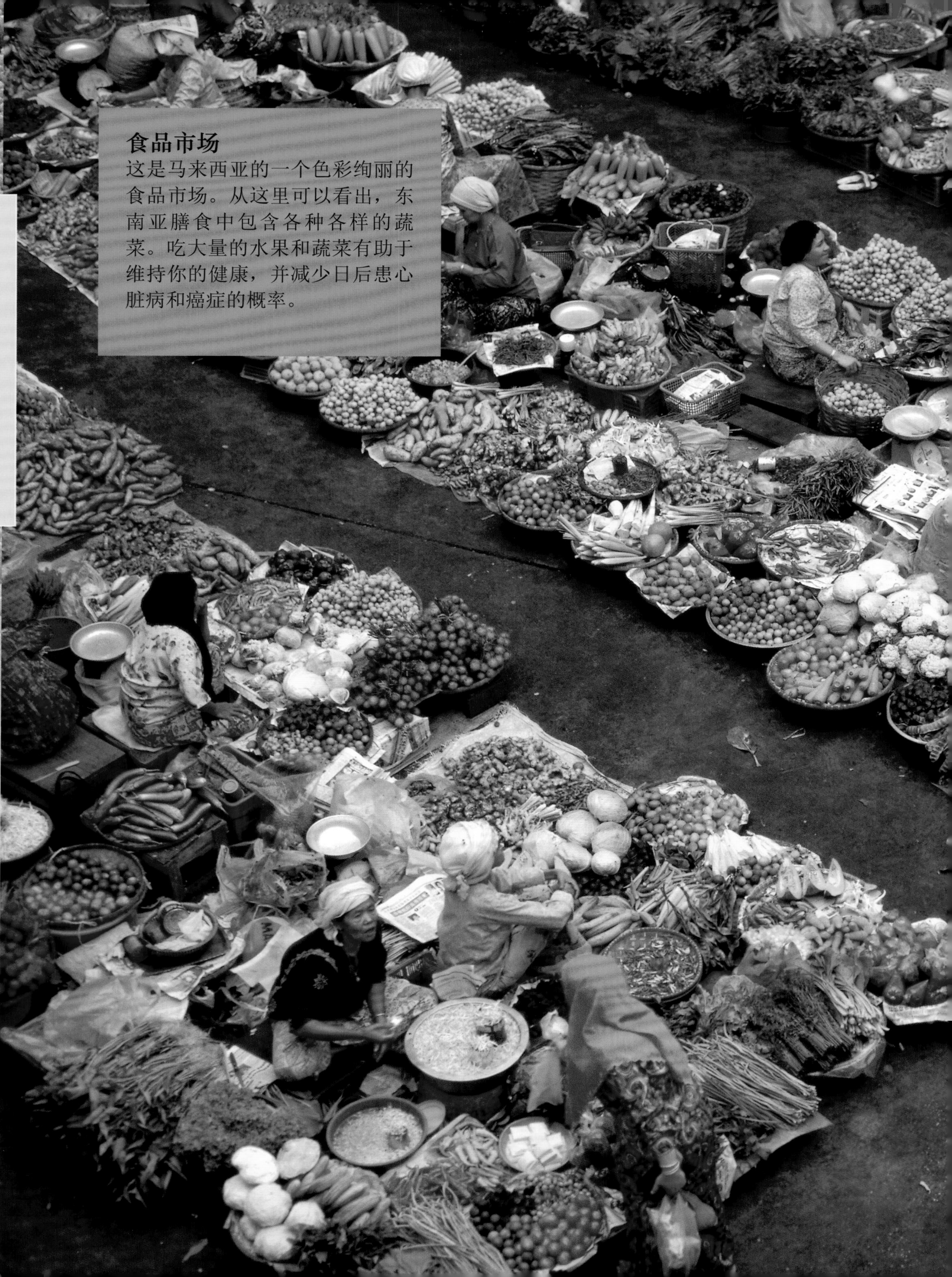

食品市场

这是马来西亚的一个色彩绚丽的食品市场。从这里可以看出，东南亚膳食中包含各种各样的蔬菜。吃大量的水果和蔬菜有助于维持你的健康，并减少日后患心脏病和癌症的概率。

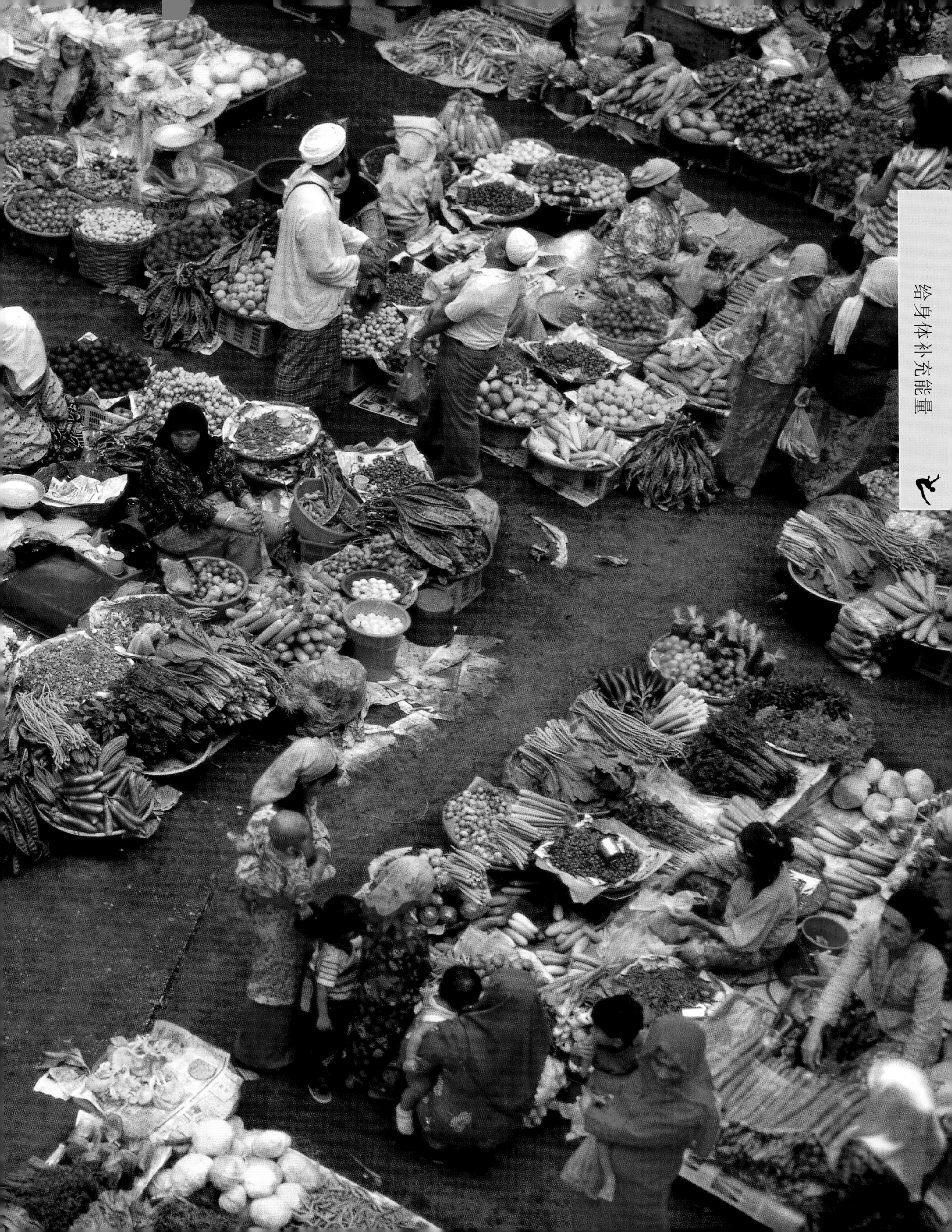

维生素

除了给你的身体提供能量之外，食物还含有 13 种对健康极为重要的维生素。你对维生素的需求量很小，但吃了维生素，你会看起来气色很好，自我感觉也会良好。如果缺少维生素，你的健康就会受到损害，你会患上令人痛苦的疾病。

哇哦！

并非所有的维生素都来自食物。维生素 D 对骨骼的生长至关重要。当你晒太阳时，你的皮肤就会制造维生素 D。

什么是维生素?

每种维生素都是复杂的自然化合物，在身体里各有其独特的功能。多数维生素的名称里有一个拉丁字母，有一些维生素的名称还带一个数字。例如，抗坏血酸通常被称为维生素 C，核黄素被称为维生素 B_2。你可以从一日三餐中的某些食物里获得维生素。

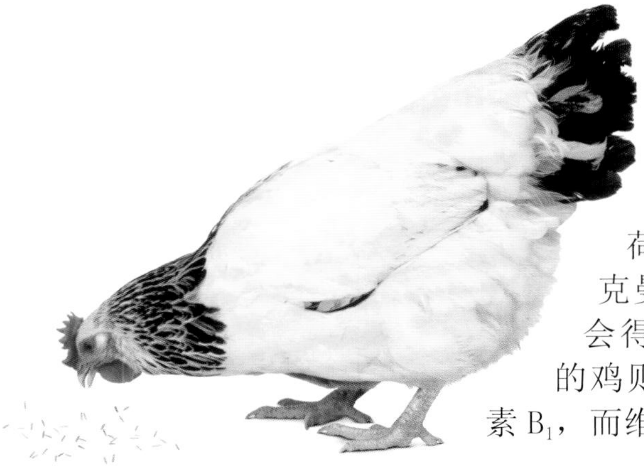

鸡饲料

过去，许多东南亚人死于一种消耗性疾病——脚气病。19 世纪 90 年代，荷兰医生克里斯蒂安·埃克曼发现，只喂白米的鸡也会得同样的疾病，但喂糙米的鸡则是健康的。糙米含维生素 B_1，而维生素 B_1 能预防脚气病。

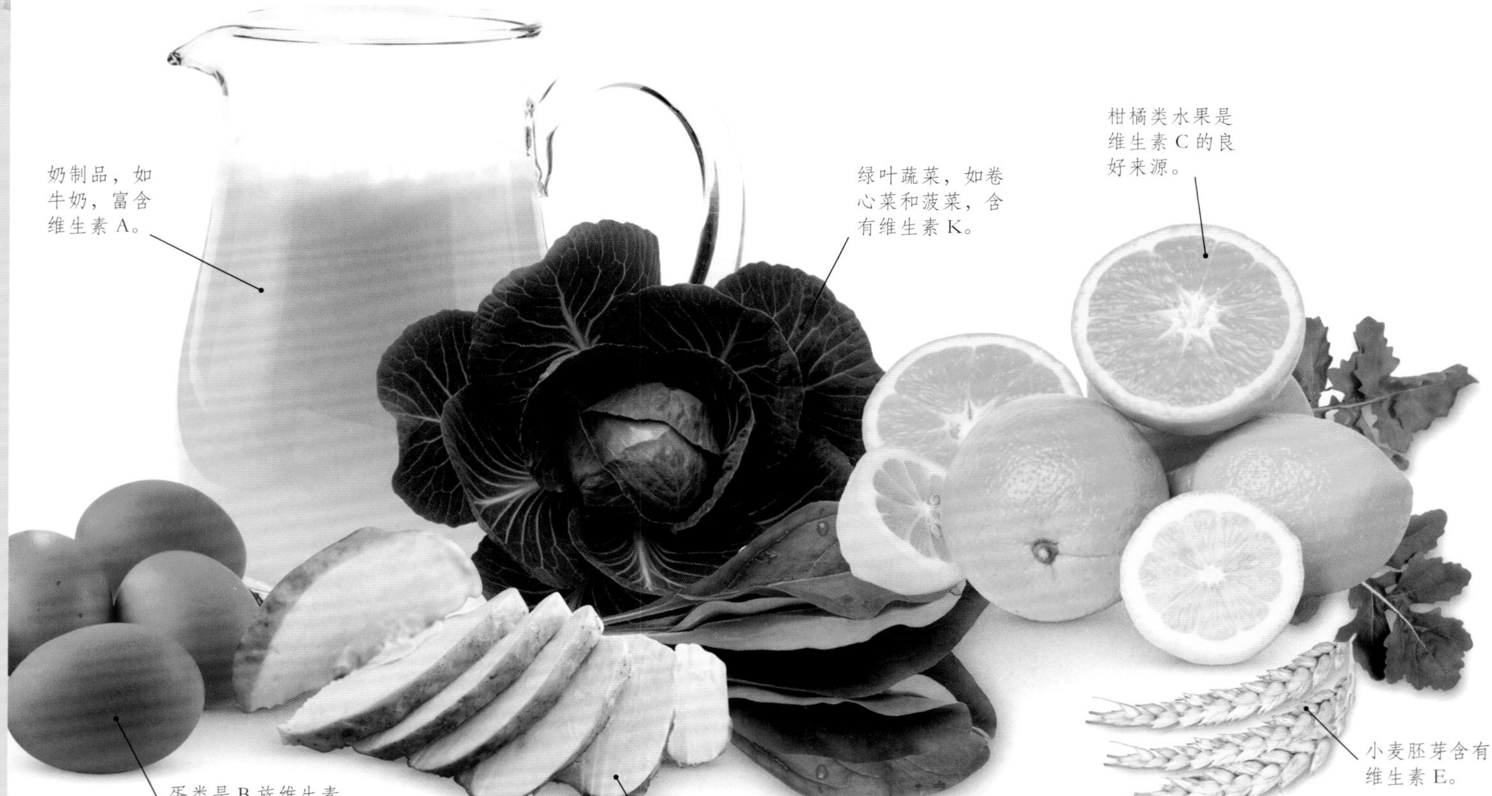
奶制品，如牛奶，富含维生素 A。
绿叶蔬菜，如卷心菜和菠菜，含有维生素 K。
柑橘类水果是维生素 C 的良好来源。
蛋类是 B 族维生素的良好来源。
鸡肉和其他肉类含有 B 族维生素。
小麦胚芽含有维生素 E。

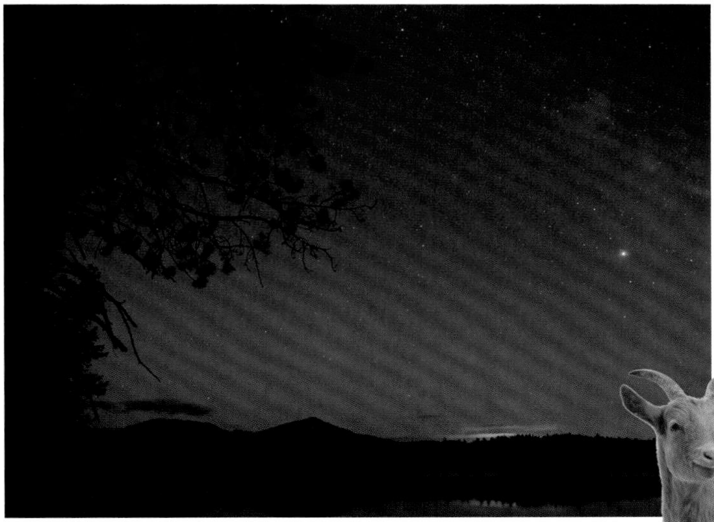

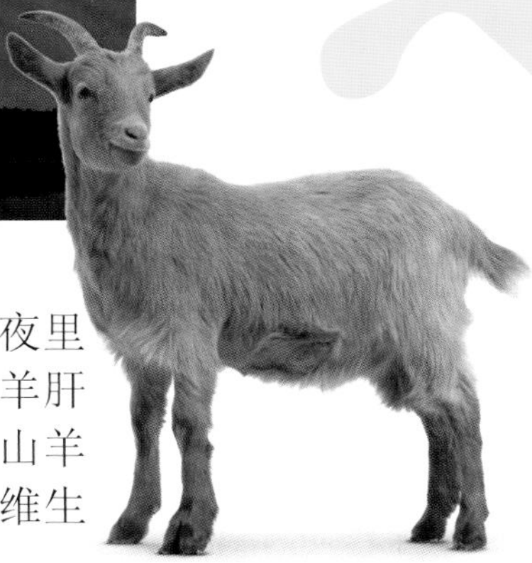

呕吐物中的科学

吃了富含维生素 B_{12} 的食物能治好一种名为恶性贫血的疾病。1928年，威廉·卡斯尔博士发现，由胃制造的一种蛋白质能帮助身体吸收这种维生素。他把自己呕吐物中滤出的液体与富含维生素的食物混合，然后给贫血病人吃！当然，这些病人的病情都好转了。

夜盲症

古罗马人有一个奇怪的疗法，能治好那些到夜里就看不见东西的人。他们烤一只山羊，把山羊肝的脂肪抹在病人的眼睛里，也让病人吃一些山羊肝。这很管用！为什么？因为肝含很丰富的维生素 A，而维生素 A 能帮助你在夜里看清东西。

致命的维生素

虽然维生素 A 对健康至关重要，但也不能多吃。某些动物的肝含维生素 A 非常多，吃下去是危险的。因纽特人早就知道不能吃北极熊、海豹和爱斯基摩犬的肝。但有几位绝望的欧洲探险家，在经历了长距离的极地探险后吃了这些动物的肝，饱受疾病折磨。在经受一番痛苦之后，他们才懂得这个道理。

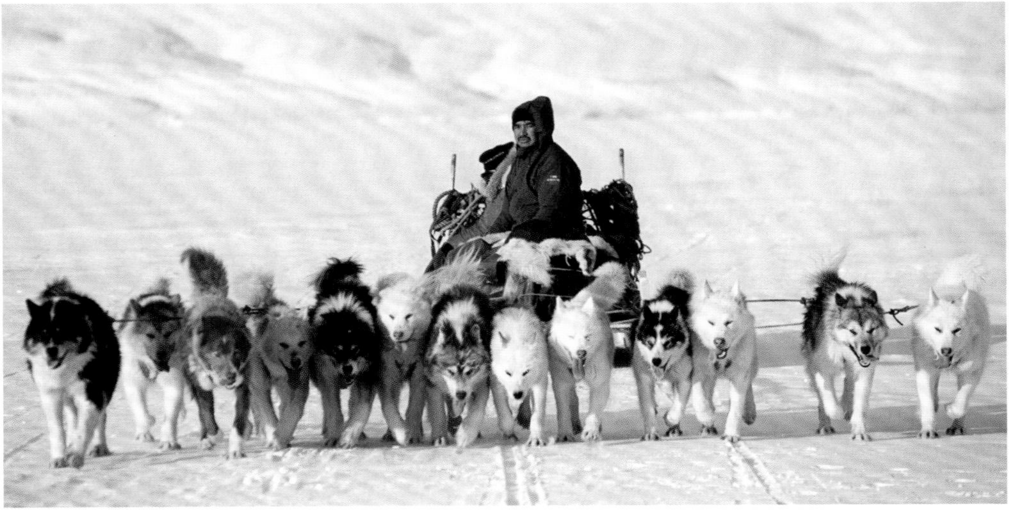

快速资讯

- 要确保你获得足够的维生素，最好的办法就是什么都吃，而不是只吃几种爱吃的食物。
- 维生素 C 是人类膳食中一个至关重要的部分，但大部分动物能自己制造所需的维生素 C。
- 有些常见的食物加了维生素，变得更有营养。
- 小宝宝出生以前需要妈妈给他们提供维生素。

精神障碍与玉米

20 世纪初，一种奇怪的疾病横扫美国南部。病人出现精神异常，皮肤疼痛。1915 年，约塞夫·戈尔德伯格博士发现人们只吃当地的主要膳食——玉米，就会患上这种疾病，而给他们吃一剂酵母提取物就能治好。他认识到，这种疾病与玉米中缺乏而酵母中含有的一种物质有关，后来确认这种物质就是维生素 B_3（烟酸）。

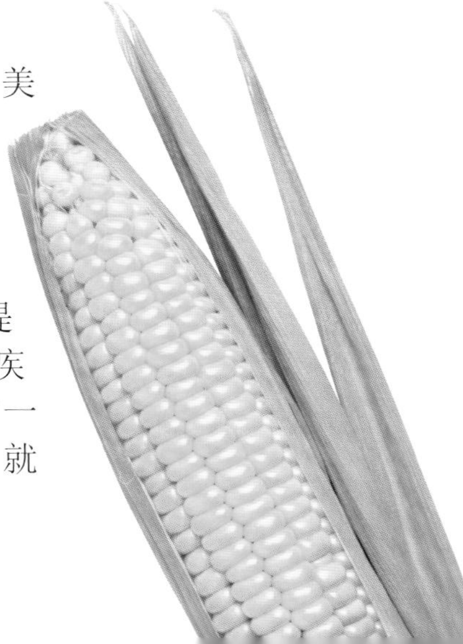

废物的排出

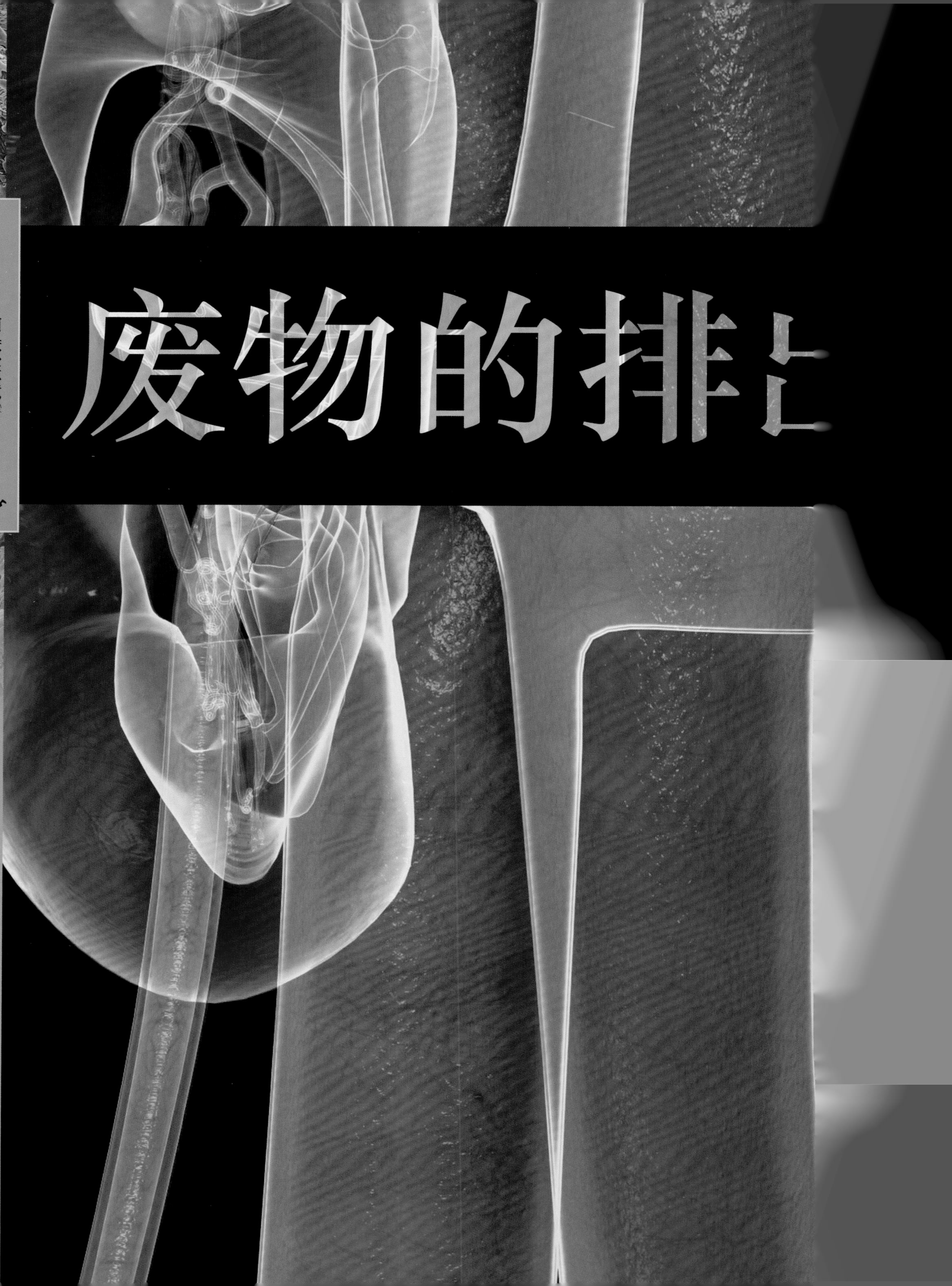

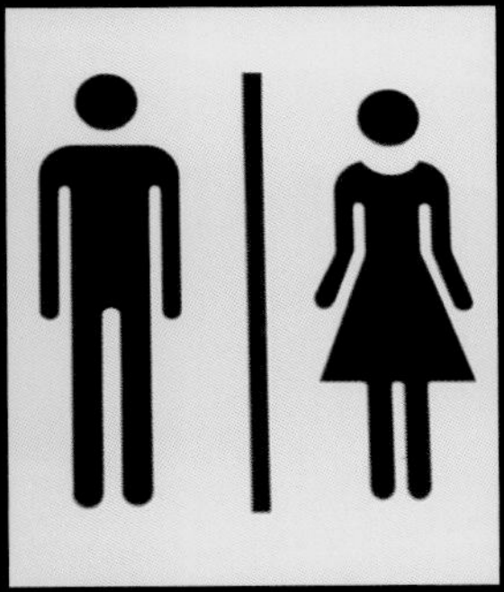

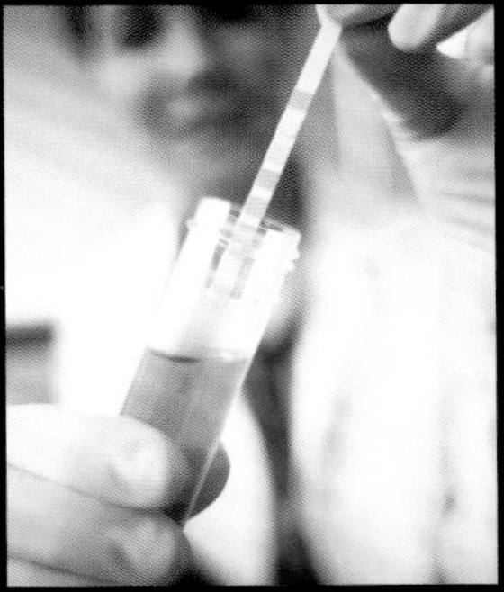

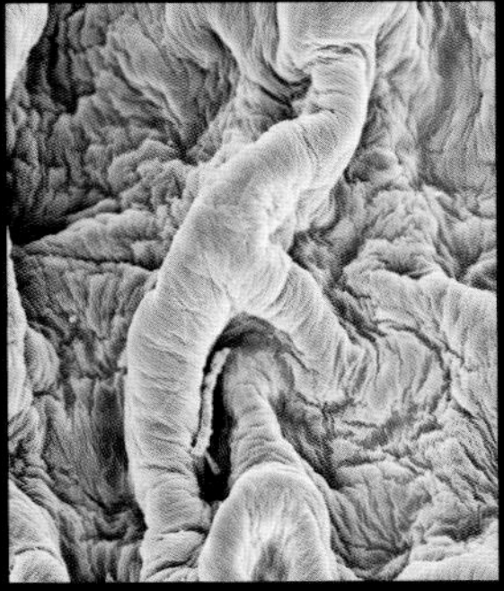

每天你的肾都要净化好几百升的血液，并把对身体有害的化学物质滤出去。这些废物与你身体不再需要的水分一起，以尿的形式排出体外。

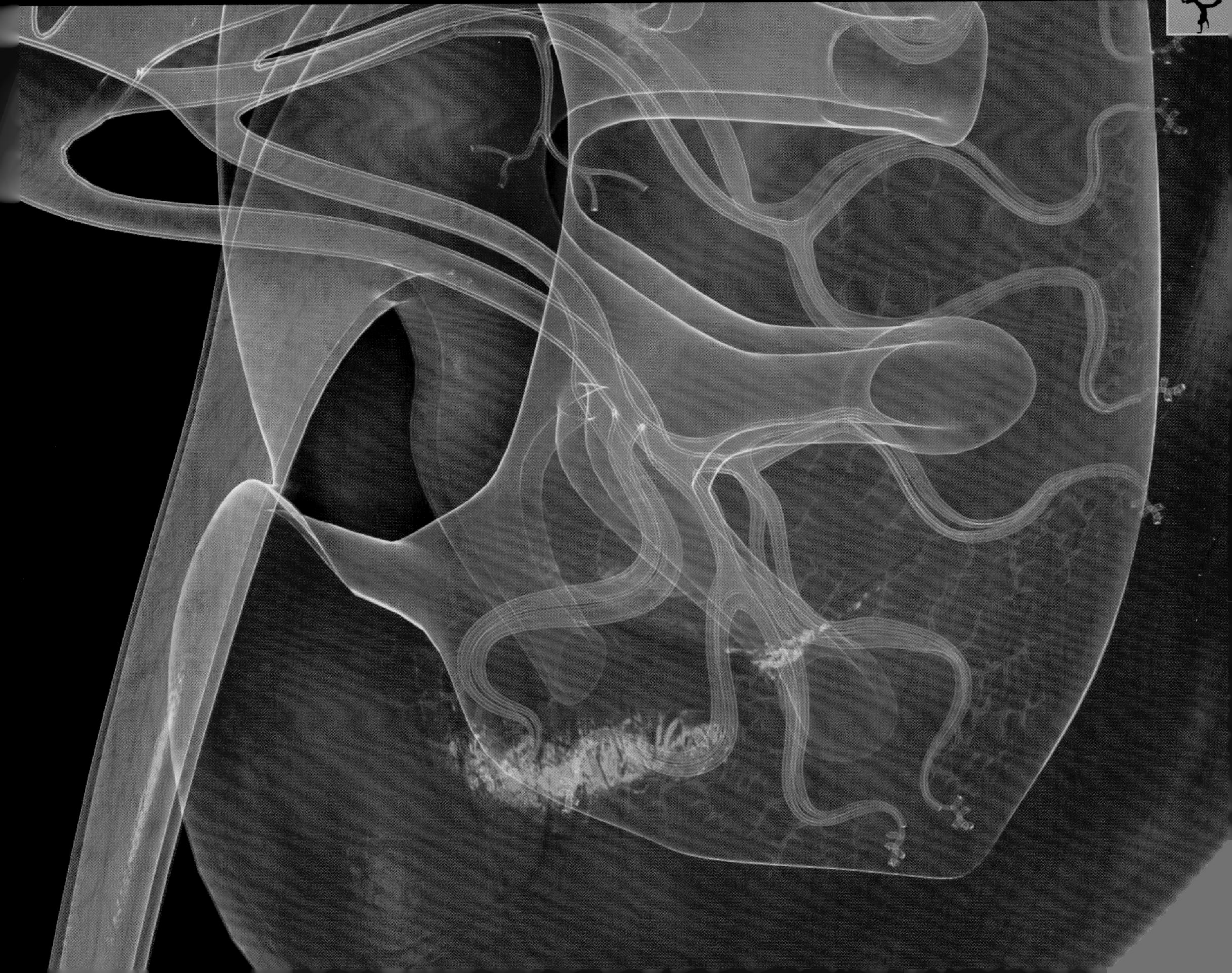

泌尿系统

你的身体细胞会把有毒的废弃产物释放出来。其中许多废物通过泌尿系统排出体外。两个肾对身体的血液进行加工，把多余的水和废物去掉。这些液体状的废物称为尿，被送到膀胱，当你小便时就通过尿道排出体外。

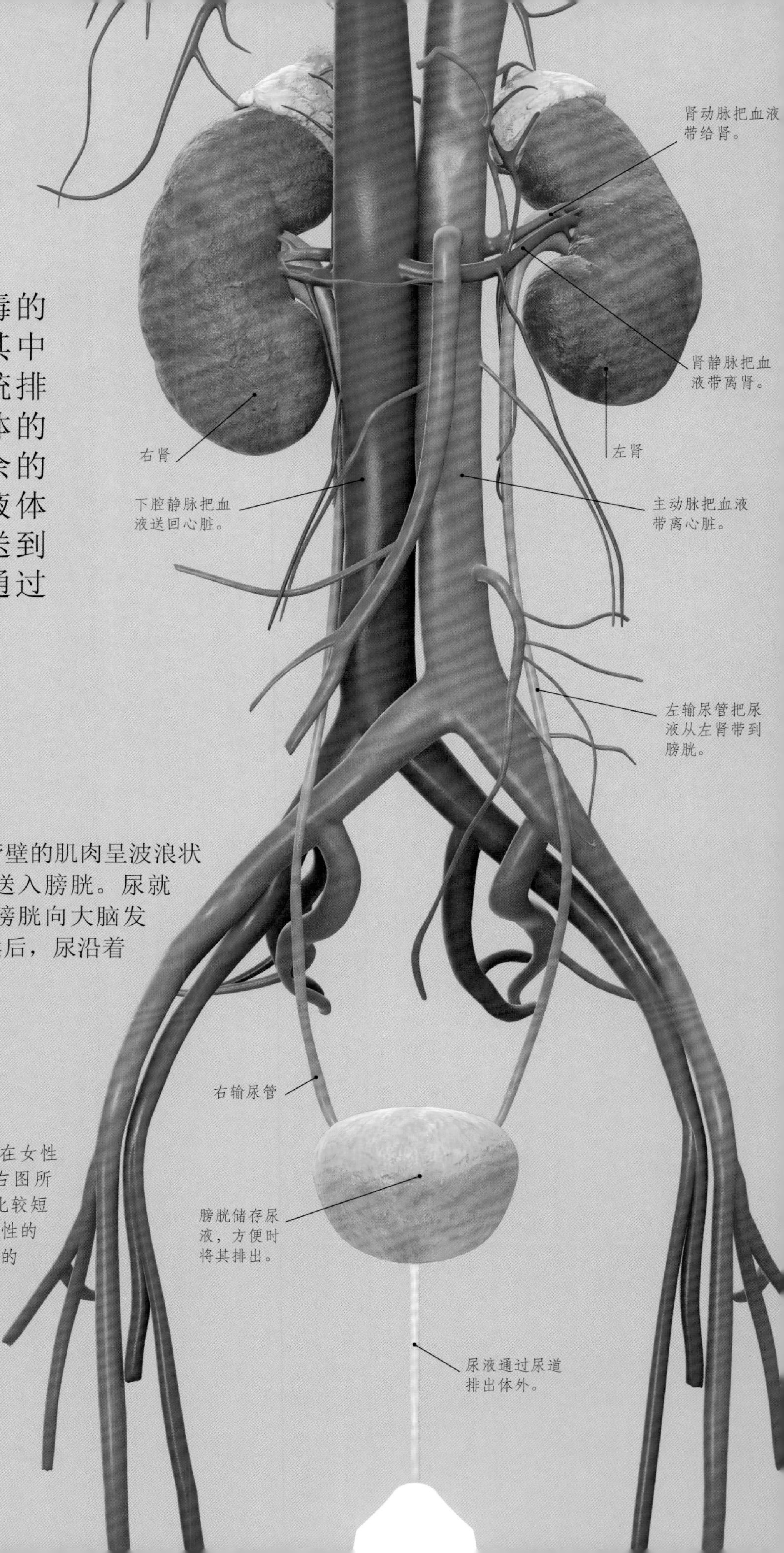

肾动脉把血液带给肾。
肾静脉把血液带离肾。
右肾
左肾
下腔静脉把血液送回心脏。
主动脉把血液带离心脏。
左输尿管把尿液从左肾带到膀胱。
右输尿管
膀胱储存尿液，方便时将其排出。
尿液通过尿道排出体外。

尿液储存在膀胱

尿是肾产生的。输尿管壁的肌肉呈波浪状向前依次收缩，把尿送入膀胱。尿就储存在膀胱里，直到膀胱向大脑发出需要排空的信息。然后，尿沿着尿道排出体外。

▶ **长尿道和短尿道** 在女性的泌尿系统中（如右图所示），尿液通过一条比较短的尿道排出体外。男性的泌尿系统构造与女性的差不多是相同的，但尿道较长，并且从阴茎中通过。

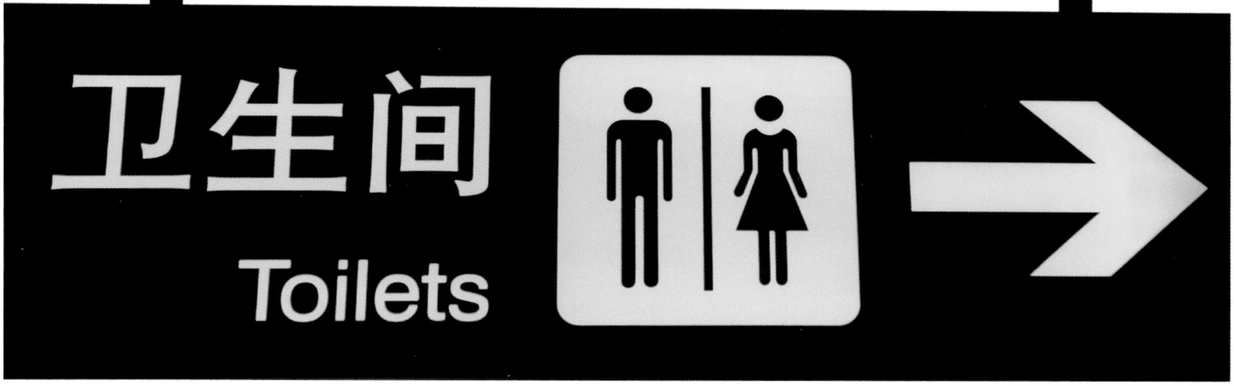
卫生间
Toilets

每天必不可少的休息时间

我们每天能产生多至 1.5 升的尿液——足够装满半打咖啡杯的了。当你的膀胱充满时，膀胱肌壁的神经末梢给大脑发出信号：是休息一下去一趟厕所的时候了。有一块括约肌使膀胱的出口紧闭，直到你准备排尿为止。这时，括约肌松弛，膀胱的肌肉收缩，帮助把尿排出。

哇哦！

你勤奋的肾只占你体重的 1%，但它们却能消耗你体内 25% 的氧。

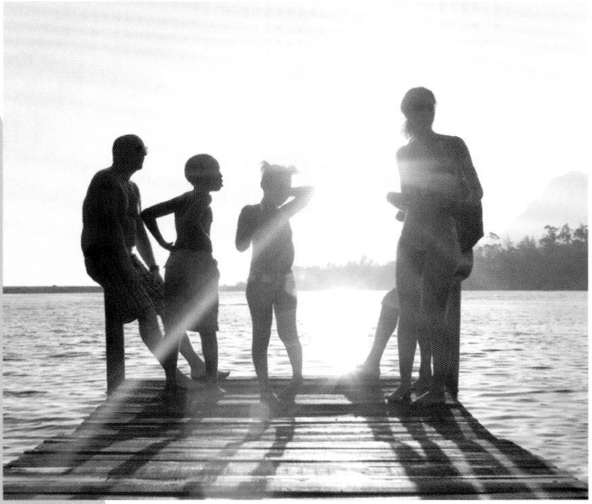

其他任务

肾所做的工作不仅仅是滤过和净化血液，产生尿液，还帮助控制你的血压，使血压保持在安全的范围之内。你的肾还能释放出一种激素（化学信使），能增加你骨骼里红细胞的产量。另外，肾还能把晒太阳后皮肤里生成的维生素 D 活化。身体需要有活性的维生素 D，这样钙才能被小肠吸收用来构建骨骼。

快速资讯

- 每天的每分钟里，都有大约 1 升的血液通过你的肾，血液在这里被滤过、净化。
- 把你全身的血液净化一遍用不了一个小时。
- 每个肾包含约 100 万个肾单位，用来滤过血液，产生尿液。
- 按平均寿命计算，肾能加工 4500 万升的血液，这数量足够灌满 18 个奥林匹克运动会的标准游泳池了。

透析机

有时，肾因为生了病不能很好地完成任务。一个解决办法就是把一个健康的肾移植到肾已经衰竭的病人体内。但肾移植不是总可以做到。肾透析是一个替代性的治疗方法。把病人的血液通过一个代行肾功能的机器，从而把血液净化。这种机器就像是一个人工肾。

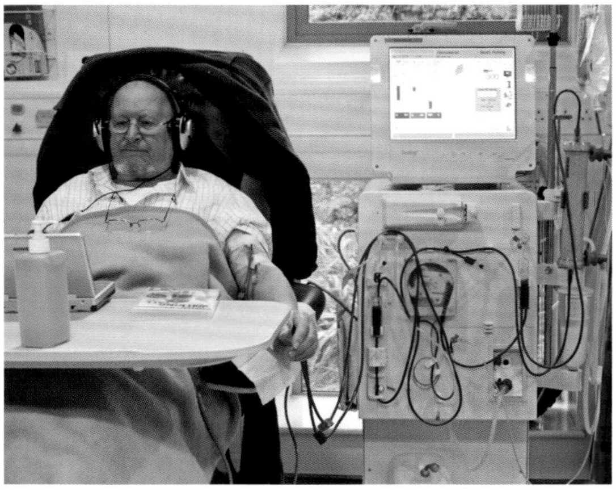

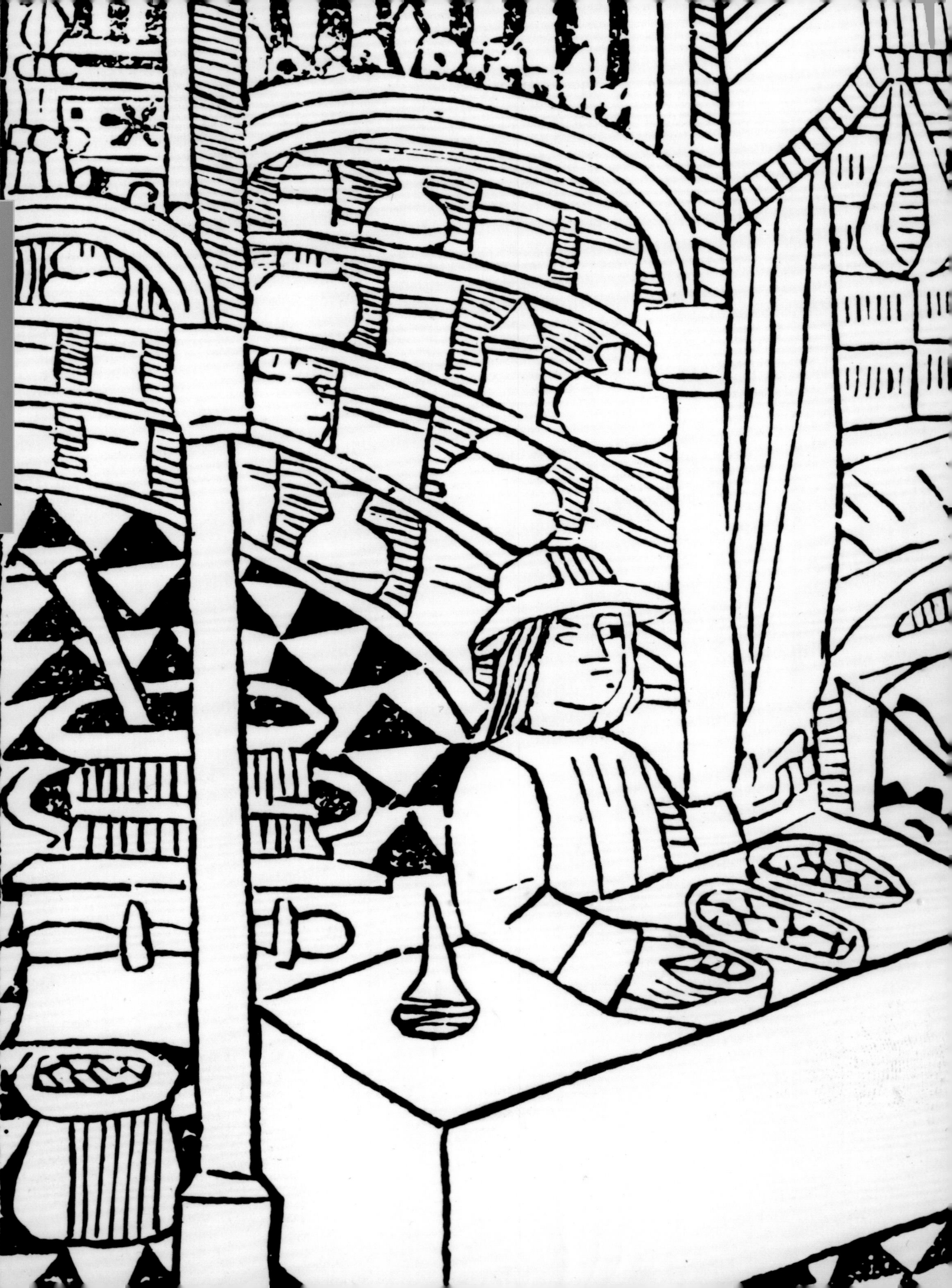

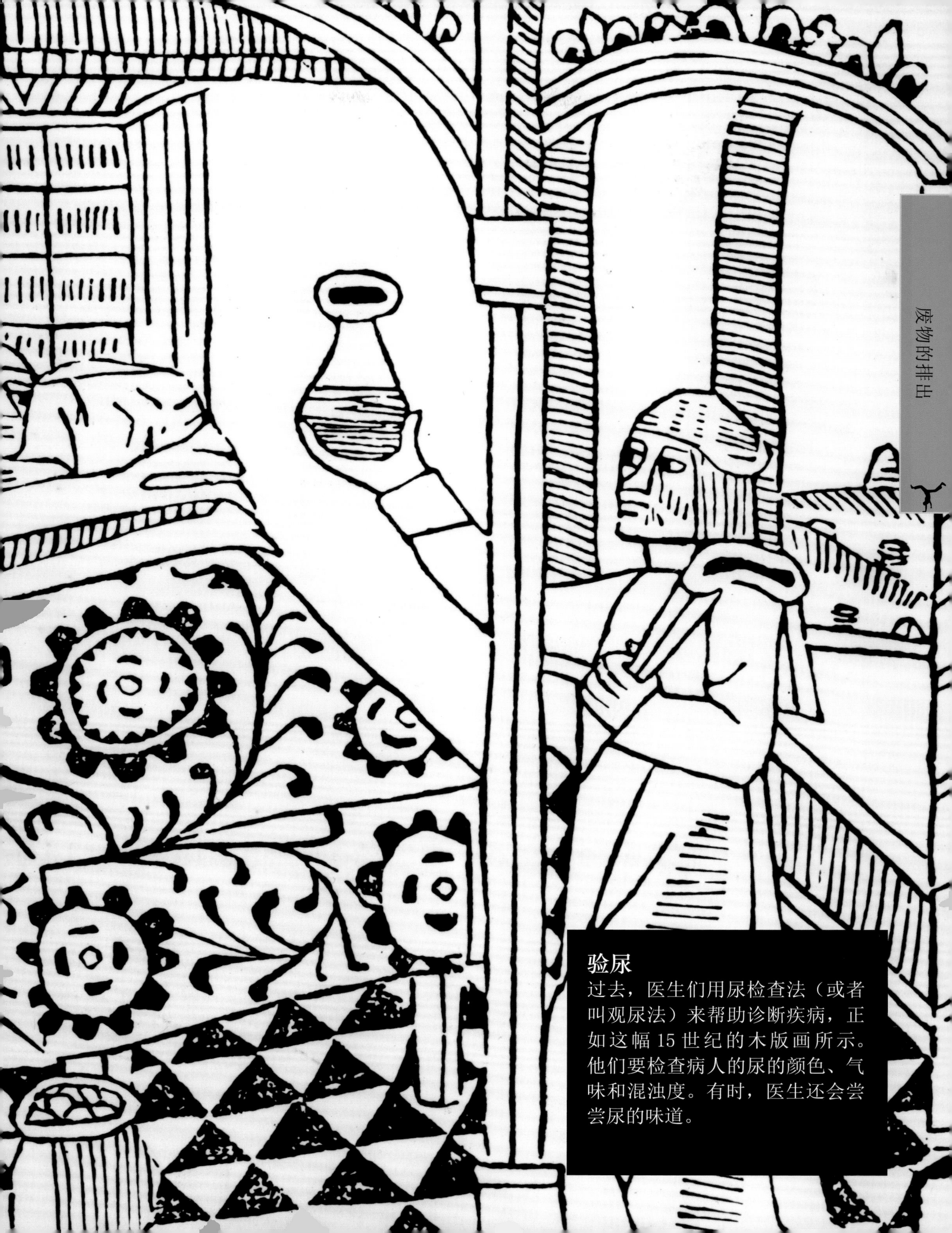

验尿

过去，医生们用尿检查法（或者叫观尿法）来帮助诊断疾病，正如这幅15世纪的木版画所示。他们要检查病人的尿的颜色、气味和混浊度。有时，医生还会尝尝尿的味道。

水在这里起作用

为了让你的身体功能达到最佳状态，必须仔细控制你血液的组成成分。你的肾就在这方面起到一个关键作用。没日没夜，肾都在排除你血液中过多的水、盐类和有毒的废物，生成尿液。随后，被净化的血液回到你体内的血液供应中去。

肾内部

肾的形状像豆子，外面的一层叫肾皮质，里面的一层叫肾髓质。一个血管网把血液送进和移出肾皮质和肾髓质。尿就在这些地方生成。随后，尿液排入一个扁平的漏斗形的管子——肾盂，离开肾盂后进入输尿管，准备排出体外。

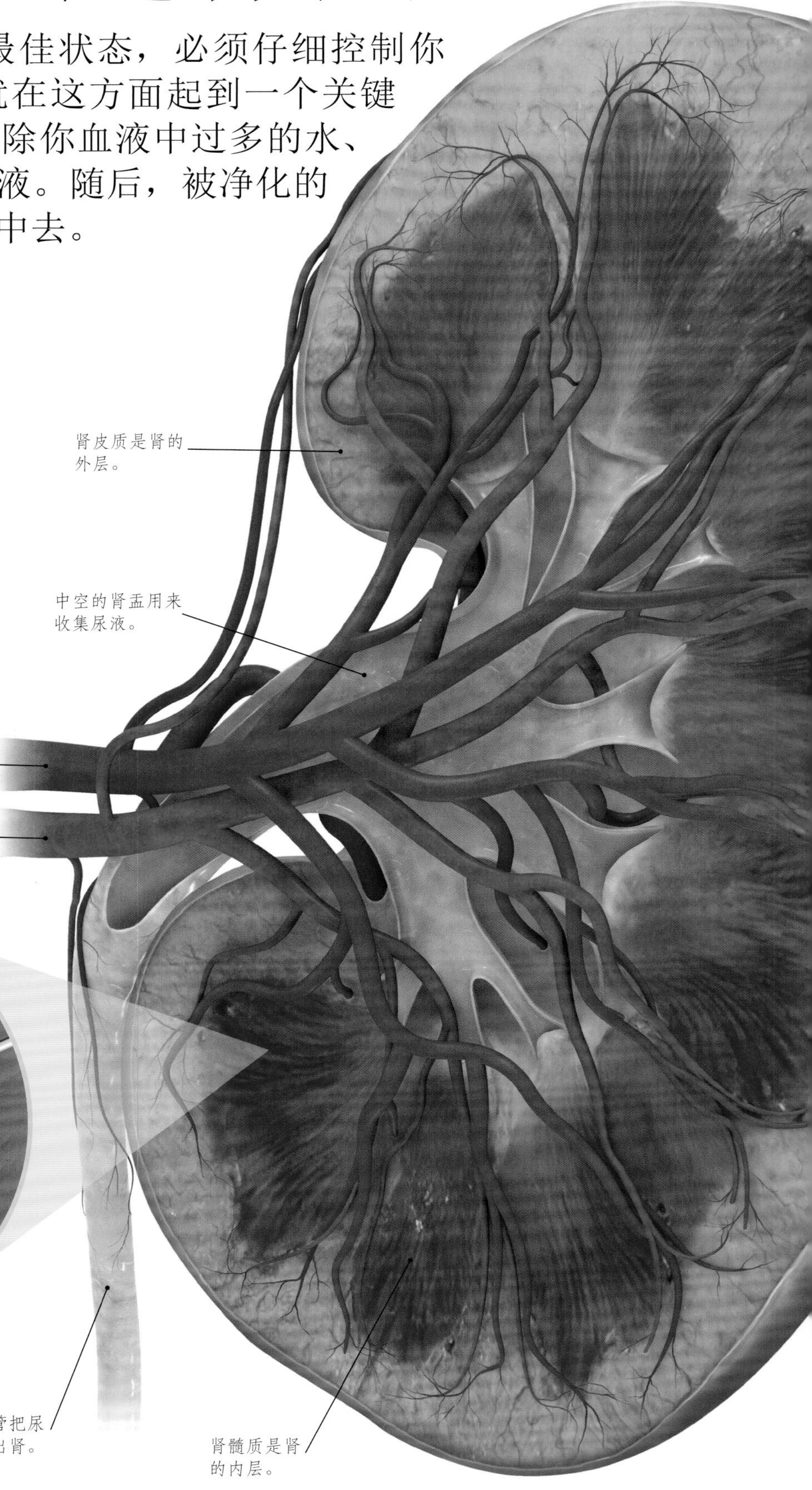

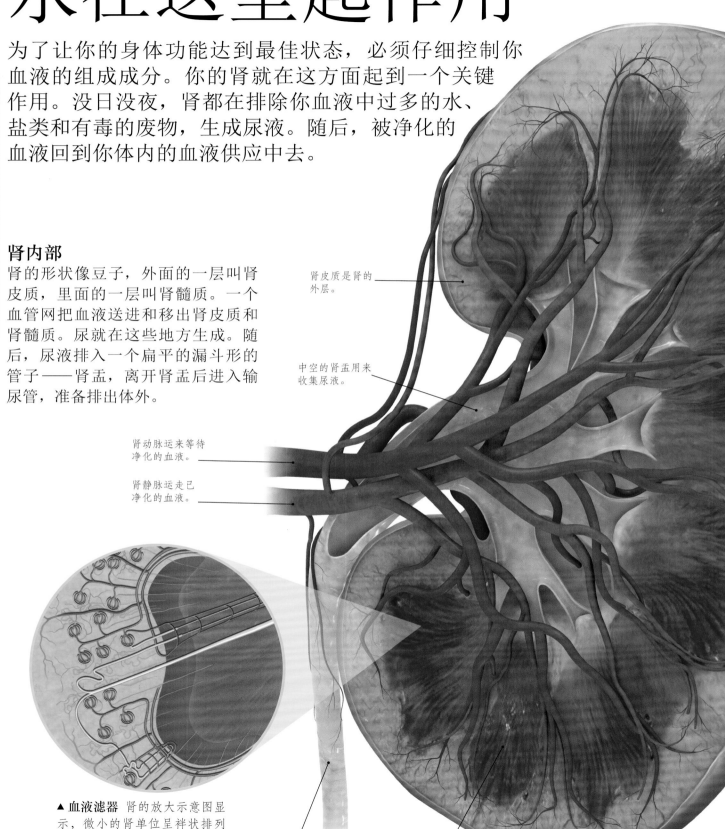

肾皮质是肾的外层。
中空的肾盂用来收集尿液。
肾动脉运来等待净化的血液。
肾静脉运走已净化的血液。
输尿管把尿液运出肾。
肾髓质是肾的内层。

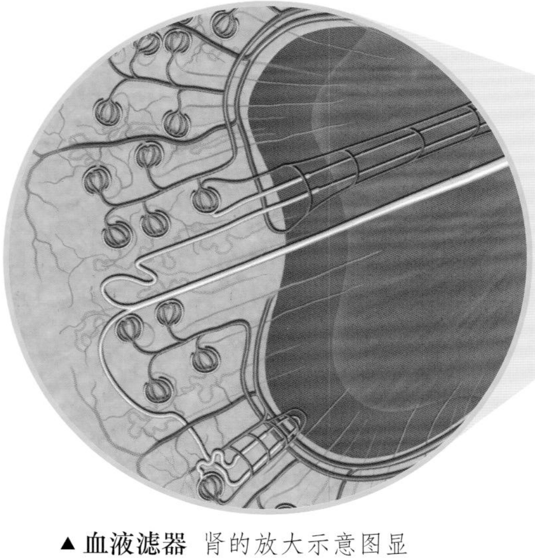

▲**血液滤器** 肾的放大示意图显示，微小的肾单位呈袢状排列在肾皮质与肾髓质之间。血液在这里滤过，产生尿液。

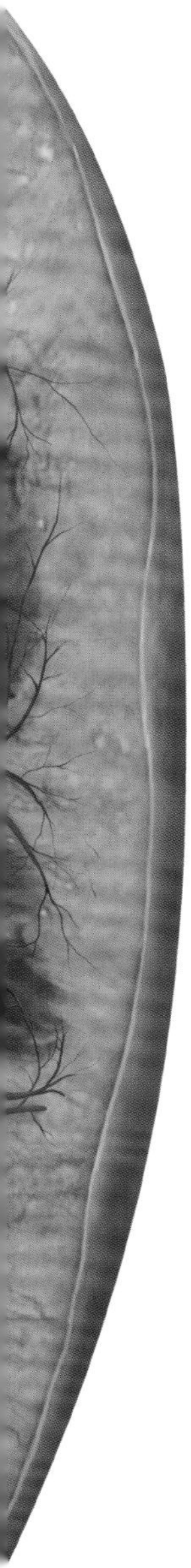
一个纤维囊包绕着肾，起保护作用。

尿是怎样生成的？

肾单位由肾小体和肾小管组成。肾小体中心是毛细血管丛，外面包以肾小囊，肾小囊与细长、弯曲的肾小管相连。除了血细胞，血液的液体通过毛细血管丛进入肾小囊和肾小管。当滤出的液体在肾小管里上上下下地流动时，大部分的水和身体需要的物质（如葡萄糖）被重新吸收回血流。留下来的东西——多余的水和盐类以及废物——就形成尿液。

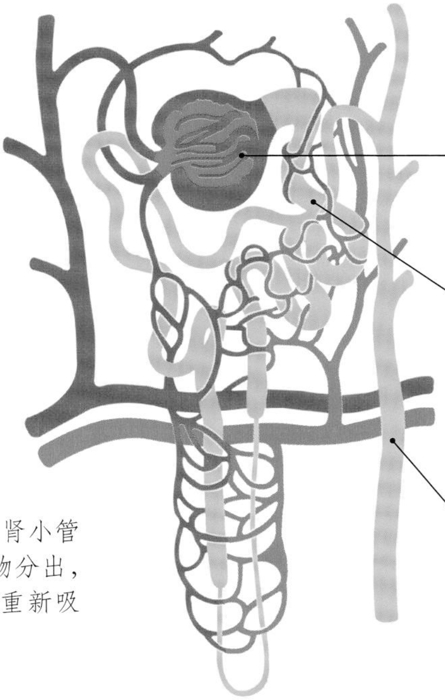
血液从毛细血管丛流过时，液体从血液离开，进入肾小管（黄色）。
肾小管先向下，再向上，弯弯曲曲地前进，然后连到集合管。
集合管把来自许多肾单位的尿导入肾盂。

▶ **滤过单元** 毛细血管丛和肾小管构成滤过单元，用来把废物分出，并把其他必不可少的物质重新吸收回血流。

什么是尿？

你的尿液由水和溶在水里的身体需要清除的物质组成。尿通常为浅黄色，这是因为尿里含有一种来自衰老红细胞的物质，这些物质被肾从血流里清除出去。你身上瘀伤的地方会呈浅黄色，也是这种物质引起的。

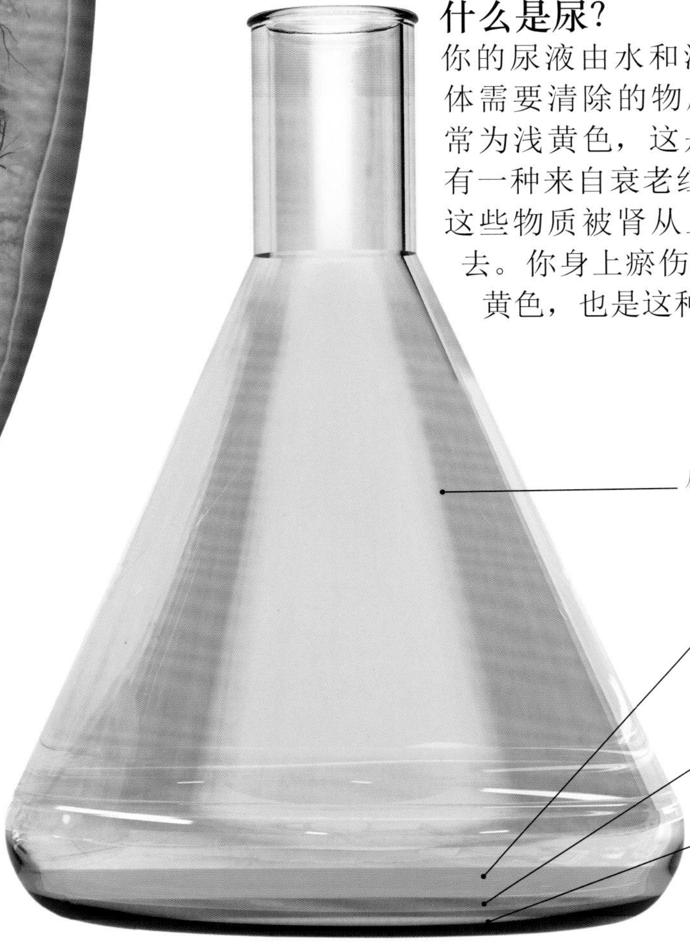
尿液的 94% 是水。
在肝里，蛋白质分解为氨基酸时产生尿素。
钠（过多的盐分）也由尿排出。
尿中也含有少量能溶于水的其他物质。

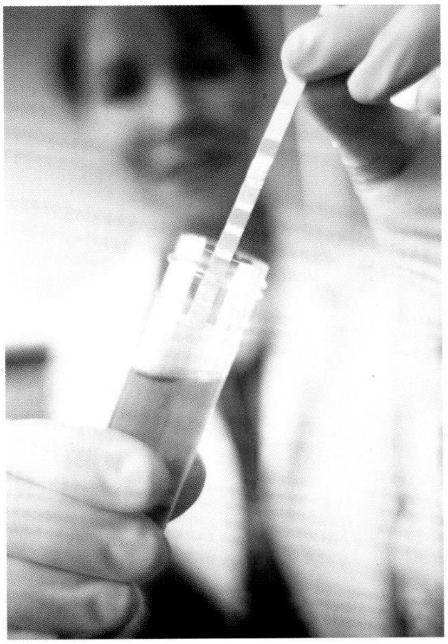

验尿

医生可能需要检查病人的尿，以帮助他找出毛病在哪里。把标有色带的试纸浸入病人的尿液样品中，当色带与尿中某种化学物质起反应时，色带能改变颜色。把色带与色表相对比，就能测出尿中物质的异常水平。

膀胱的充盈和排空

在肾里，一天到晚尿都是在一滴一滴地产生。如果尿也是以同样的方式，不断地一滴一滴地从身体排出，那生活可就太煞风景了。幸运的是，我们的身体里有一个能扩张的、肌肉质的囊状器官——膀胱，用来储存尿液，直到我们感觉有必要把尿排出体外为止。

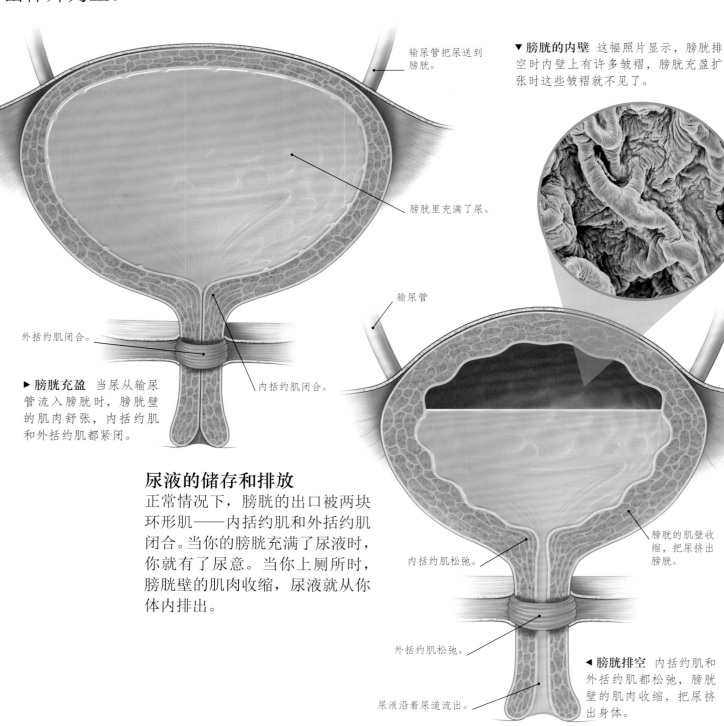

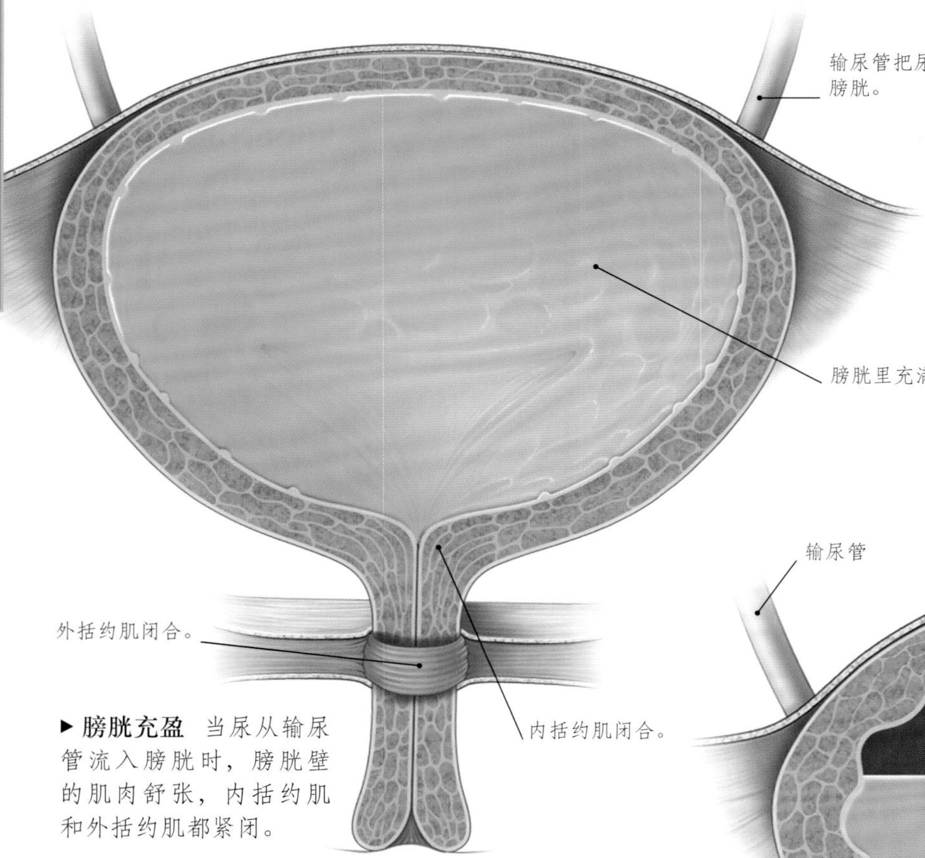
输尿管把尿送到膀胱。
膀胱里充满了尿。
外括约肌闭合。
内括约肌闭合。

▶ **膀胱充盈** 当尿从输尿管流入膀胱时，膀胱壁的肌肉舒张，内括约肌和外括约肌都紧闭。

▼ **膀胱的内壁** 这幅照片显示，膀胱排空时内壁上有许多皱褶，膀胱充盈扩张时这些皱褶就不见了。

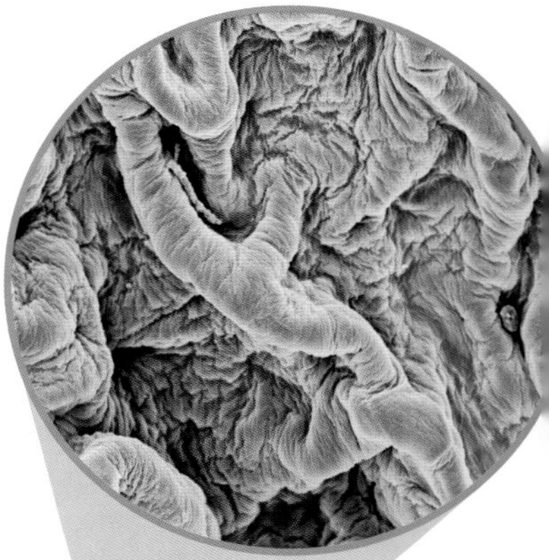

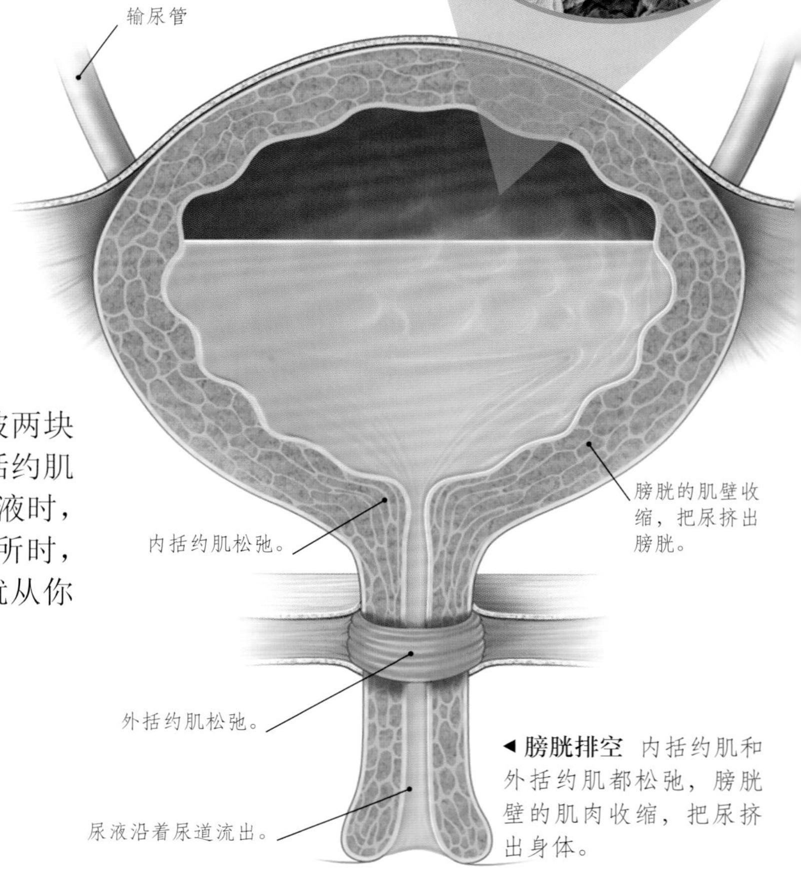
输尿管
膀胱的肌壁收缩，把尿挤出膀胱。
内括约肌松弛。
外括约肌松弛。
尿液沿着尿道流出。

◀ **膀胱排空** 内括约肌和外括约肌都松弛，膀胱壁的肌肉收缩，把尿挤出身体。

尿液的储存和排放

正常情况下，膀胱的出口被两块环形肌——内括约肌和外括约肌闭合。当你的膀胱充满了尿液时，你就有了尿意。当你上厕所时，膀胱壁的肌肉收缩，尿液就从你体内排出。

婴儿不会控制膀胱

婴儿不会控制他们的膀胱外括约肌，这块肌肉始终处于松弛状态。当膀胱充满尿液时，内括约肌自动松弛，于是尿就流出体外。大部分婴儿到两岁左右才能控制膀胱功能。在两岁以前，小宝宝需要用尿布或尿不湿。

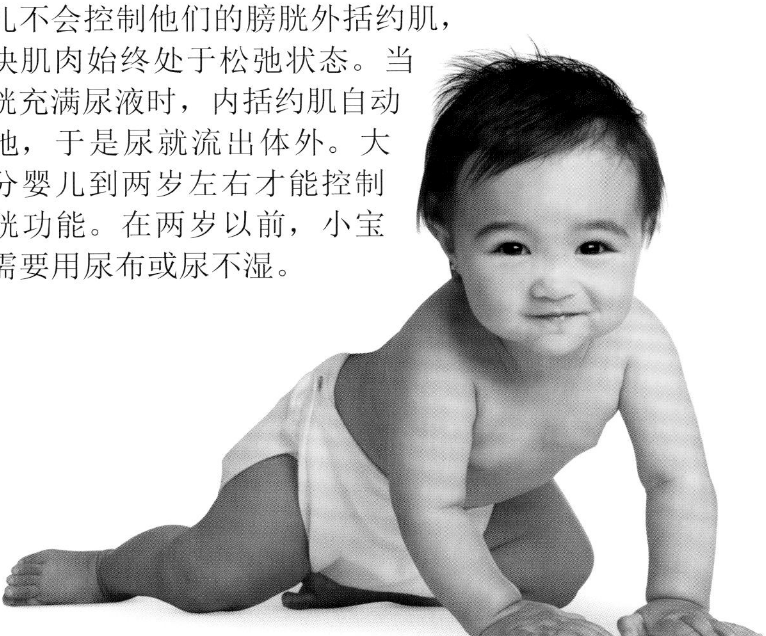

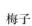

尿量有多少？

每天排出多少尿，尿的浓度如何，这些都取决于你喝多少水和你的身体是否出汗。你脑中的下丘脑全面控制你的排尿，监控你血液中含水量的高低。如果血液中含水量太低，下丘脑就命令垂体往血液里分泌一种激素。这种激素又命令肾把更多的水吸收进血液，从而使尿量减少，浓度升高。

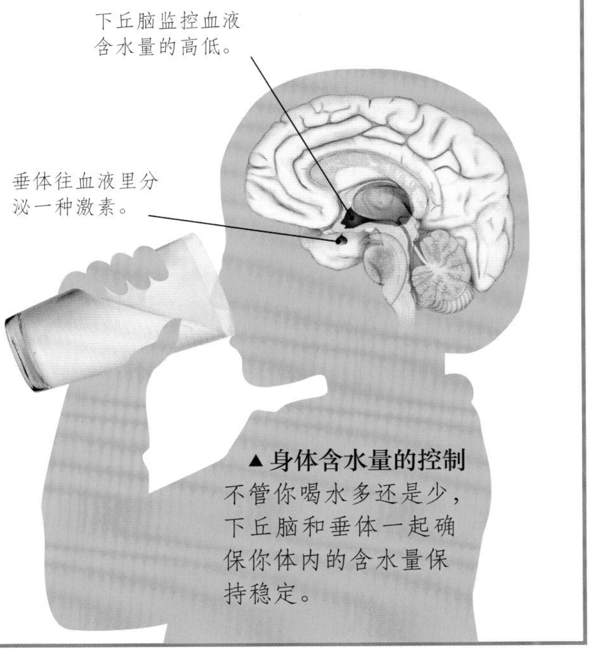
下丘脑监控血液含水量的高低。
垂体往血液里分泌一种激素。

▲身体含水量的控制
不管你喝水多还是少，下丘脑和垂体一起确保你体内的含水量保持稳定。

哇哦！

每年，全球的人要排出6.4万亿升的尿，足够灌满一个湖泊。

充分扩张的膀胱有多大？

膀胱壁的弹性极强。这意味着膀胱里有尿时它的容积能够扩大。膀胱排空时就像一颗梅子那么大，而当充满时，能扩张到一个橙子，甚至葡萄柚那么大。这时，你就真有尿意了。

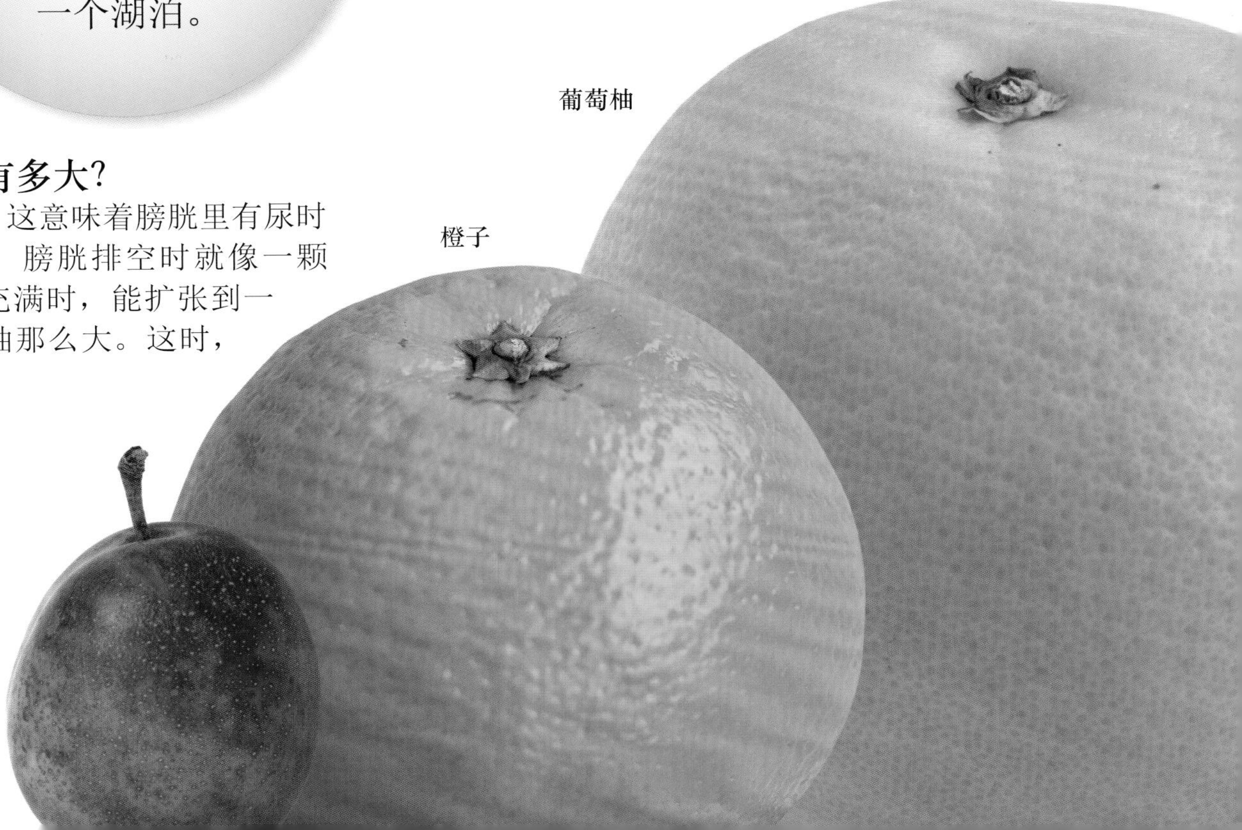
葡萄柚
橙子
梅子

奇妙的水

水对生命是至关重要的。水是你身体里每种组织（包括骨）必不可少的成分，占你体重的一半以上。如果你体内的含水量降到10%以下，你就可能病得不轻。但是，你的身体总是在丢失水，因此人体就有一个特别的系统，每当你的身体需要补充水的时候，这个系统就会让你想喝水。

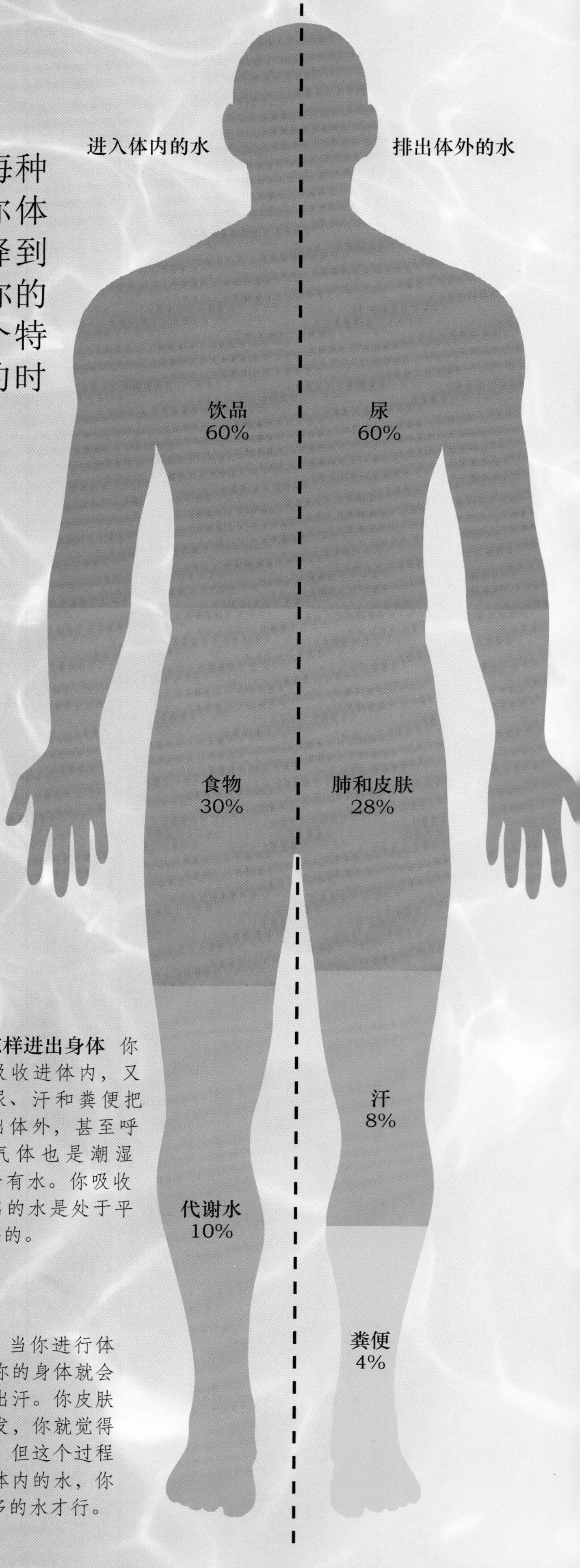
进入体内的水
排出体外的水
饮品
60%
尿
60%
食物
30%
肺和皮肤
28%
汗
8%
代谢水
10%
粪便
4%

▶ **水怎样进出身体** 你把水吸收进体内，又通过尿、汗和粪便把水排出体外，甚至呼出的气体也是潮湿的，含有水。你吸收和排出的水是处于平衡状态的。

你觉得渴了吗？

在不吃东西的情况下，你还可以存活很长时间，但你的身体需要不断补充丢失的水。身体细胞里进行着化学反应，产生代谢水，这可以补充一部分丢失的水，但其他所需的水来自食物和饮品。你的脑中有一个部分称为下丘脑，它监控着你血液里的含水量。如果血液里的含水量过低，下丘脑就引起口渴的感觉，于是你就会喝水。

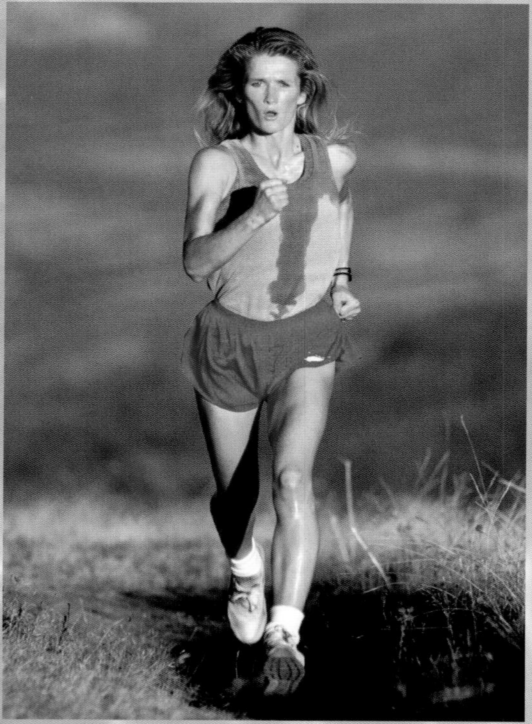

◀ **水冷却器** 当你进行体育运动时，你的身体就会发热并开始出汗。你皮肤上的水会蒸发，你就觉得不那么热了。但这个过程要消耗掉你体内的水，你必须补充更多的水才行。

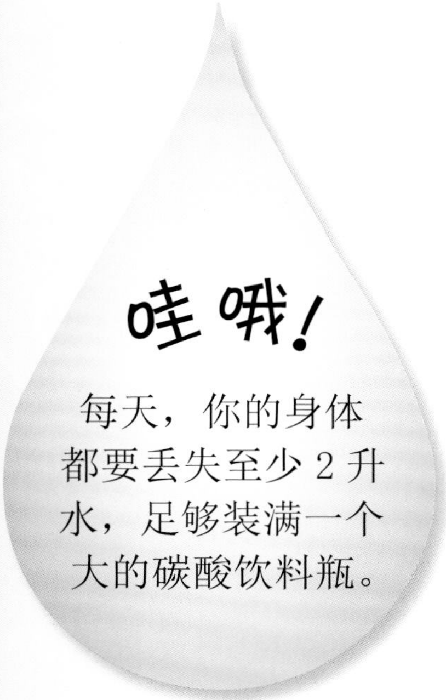

哇哦!

每天，你的身体都要丢失至少 2 升水，足够装满一个大的碳酸饮料瓶。

含水量

婴儿的体重中水所占比例可能高达 74%。随着小宝宝年龄的增长，身体含水量也在下降。一个健康的年轻男人，他身上有许多含水量高的肌肉，于是他体重的大约 60% 是水。年轻女人身体里的肌肉不像男人那么多，所以她们身体的含水量也要少些——大约 50%。年龄较大的人，身体里肌肉也少，所以他们体内所含的水可能只占体重的 40%。

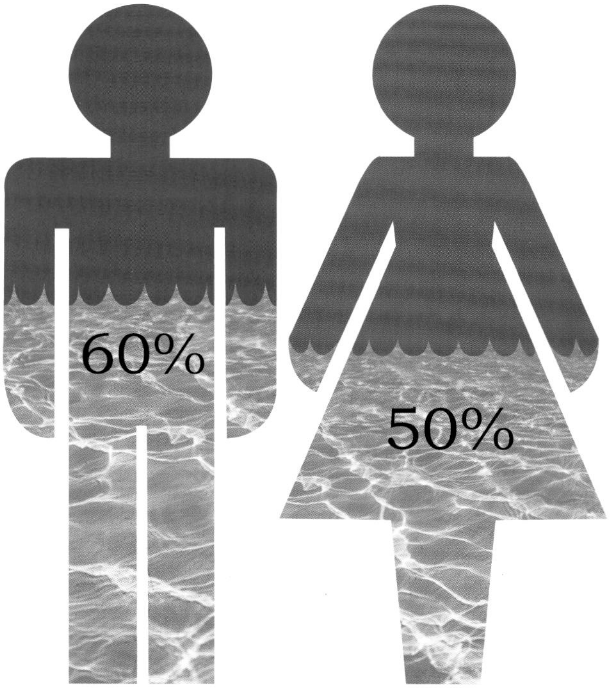
60%
50%

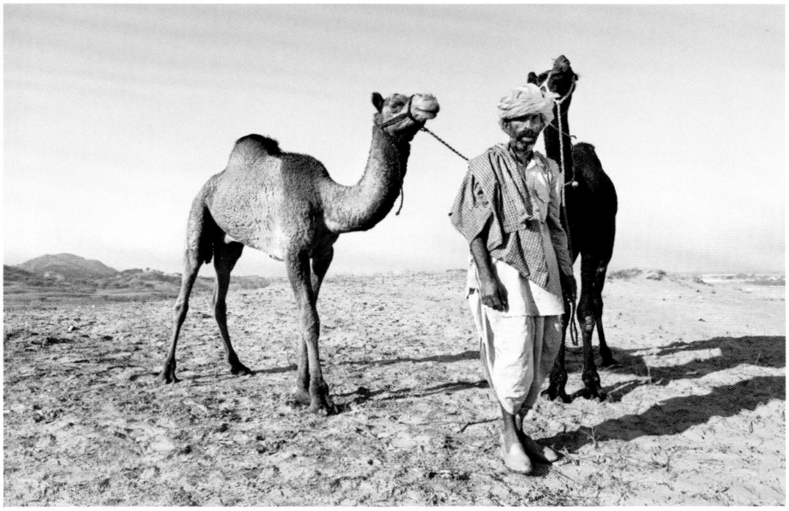

沙漠生存

沙漠里，水稀缺到难以置信的地步。任何水滴落到沙漠表面都会马上干掉，所以要在沙漠里找到可以饮用的水非常困难。人在沙漠里想要生存下来必须随身携带水。但是，沙漠动物的身体已经适应了这种环境，能把水分丢失减少到最低限度。例如，骆驼在出汗导致水分丢失之前，体温能升高 6℃。如果人的体温也升高那么多，可能就活不成了。

水对生命是必不可少的

你的身体里有 100 万亿个细胞，每个细胞里都含有水。所有能给生命提供动力的化学反应都发生在细胞内的水里。如果没有水，也就没有化学反应，也就没有生命。各种身体组织含水量不同，有的多，有的少。肌肉组织的含水量是脂肪组织的 3 倍。至关重要的体液，如血液，其成分主要就是水。

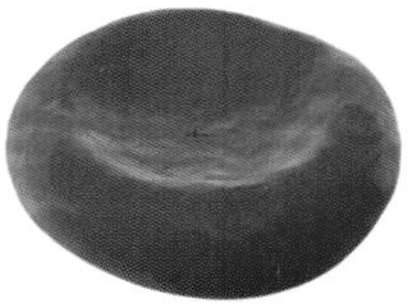
红细胞
含水量83%

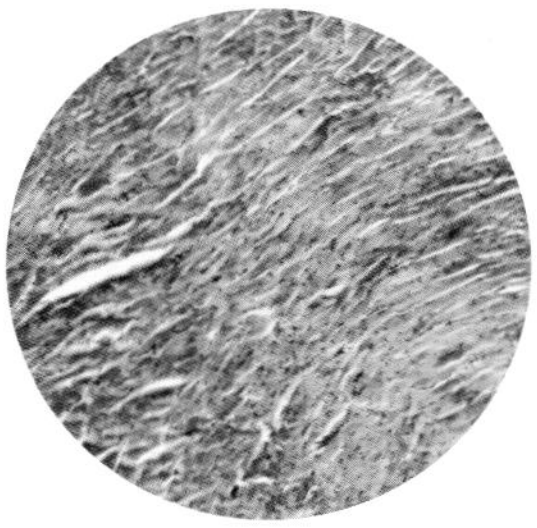
肌肉
含水量75%

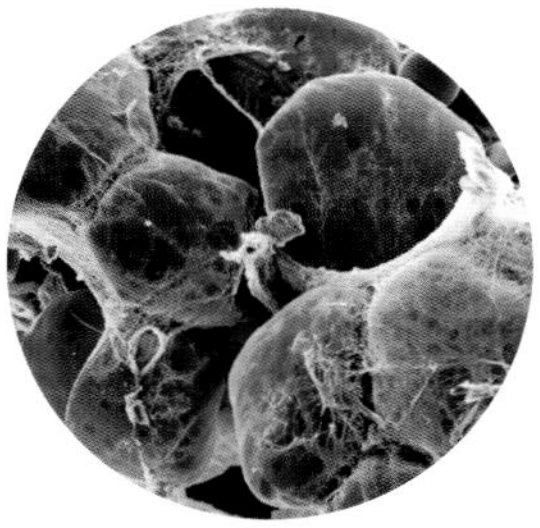
脂肪
含水量25%

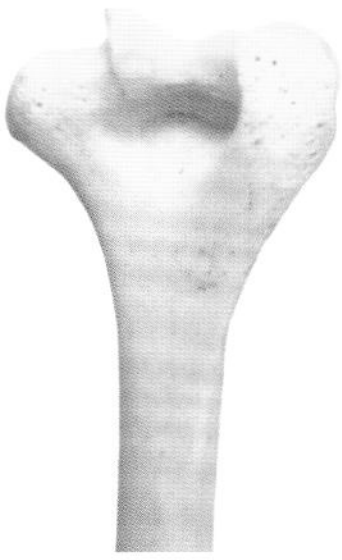
骨
含水量22%

生命周期

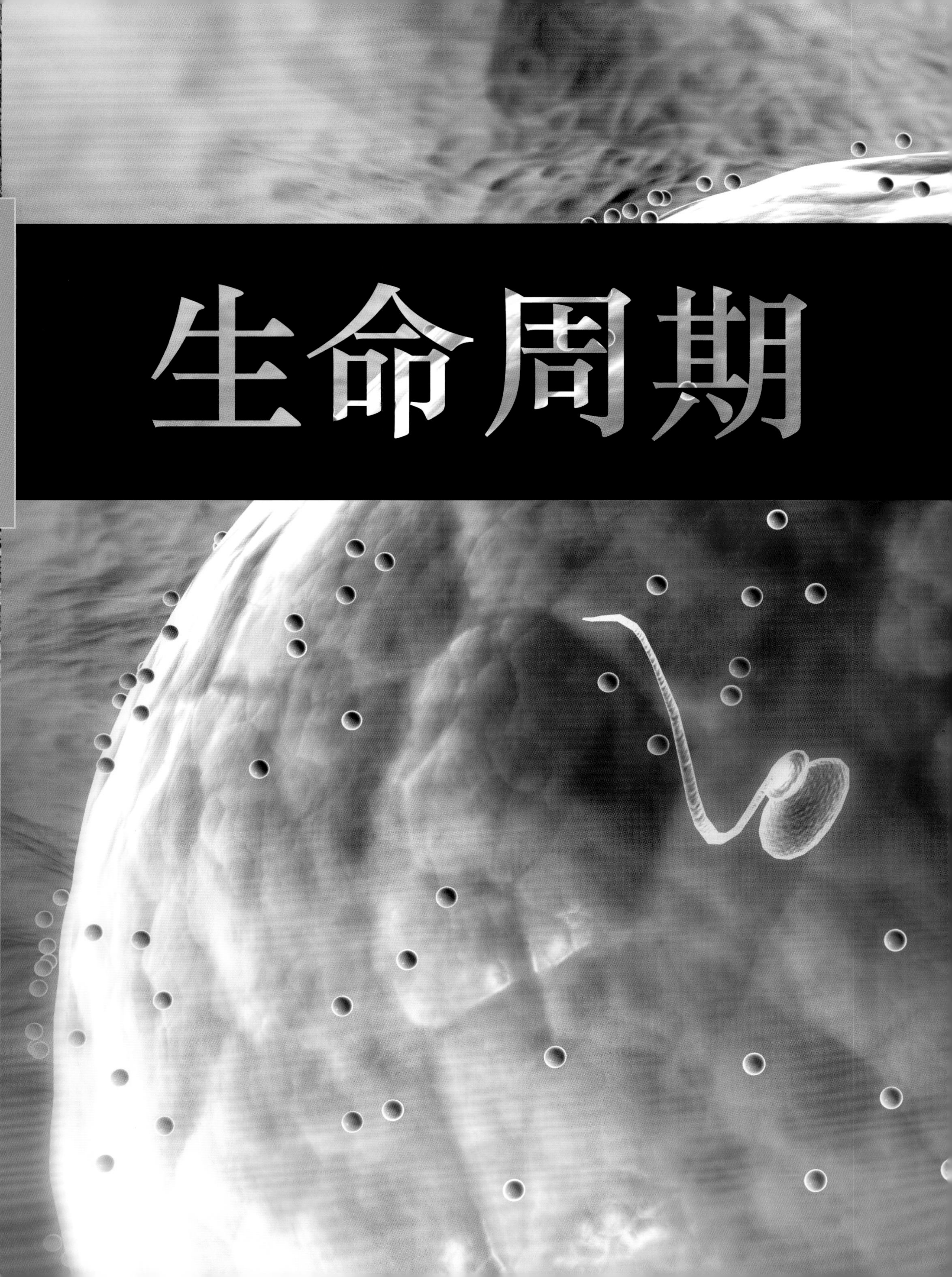

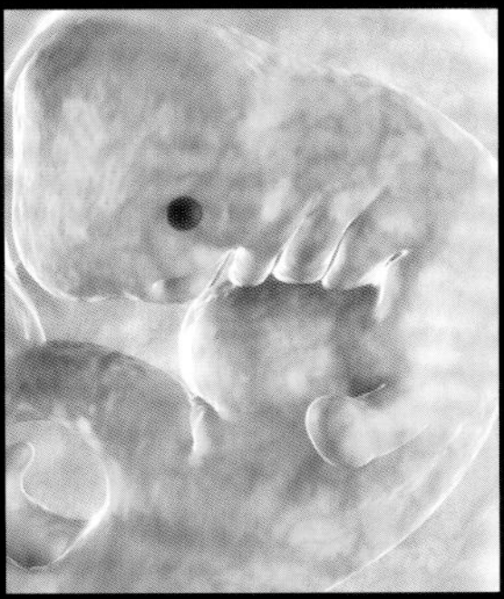
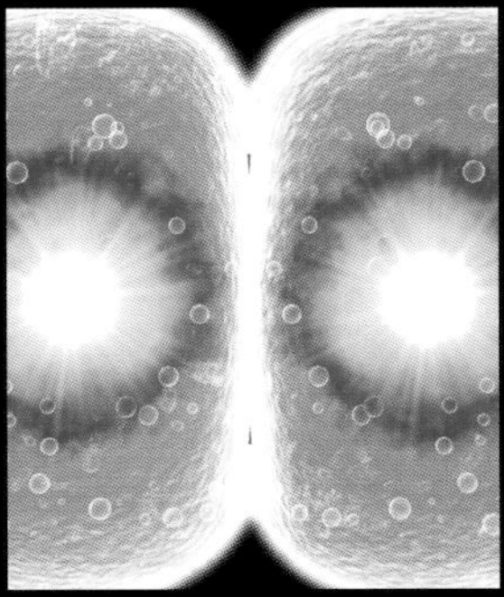
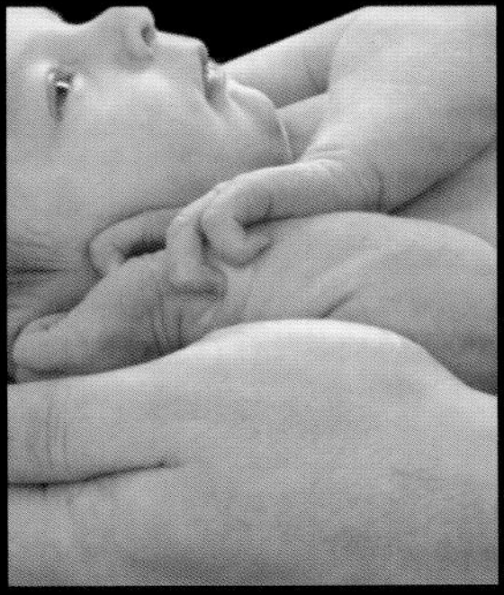

你的生命开始于一个你母亲体内的比针尖还小的细胞。随着时间的推移，这个细胞生长发育成你构造复杂的身体，里面含有数以万亿计的细胞。

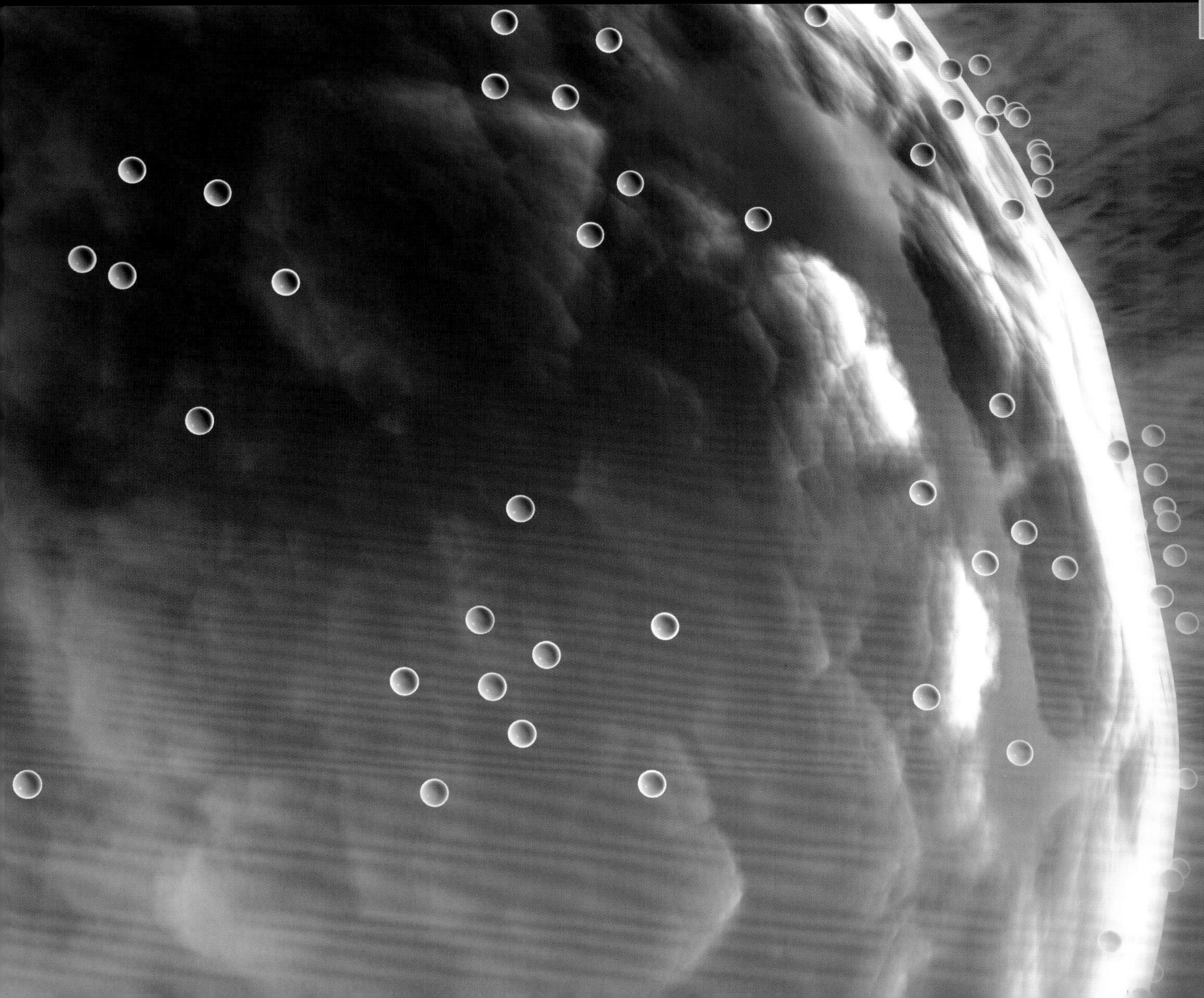

生命的开始

生殖系统是一个男女有别的身体系统。有一个母亲和一个父亲，才能有一个宝宝。男女双方各提供一个性细胞，男方提供精子，女方提供卵子，精子与卵子结合，成为受精卵，受精卵最后发育为小宝宝。你的生殖系统要到十几岁时才发育完全。

受精和以后的发育过程

精子遇到卵子时，就围绕着卵子，准备穿过卵子坚韧的胶冻状的外层钻进去。最后，只有一个精子成功地钻了进去，并且把尾部遗留在外面。精子的头部与卵子的核融合，使染色体的数目恢复为 46 条，这是发育成一个人所必需的数目。受精后，受精卵就反复分裂，形成一个微小的胚胎。

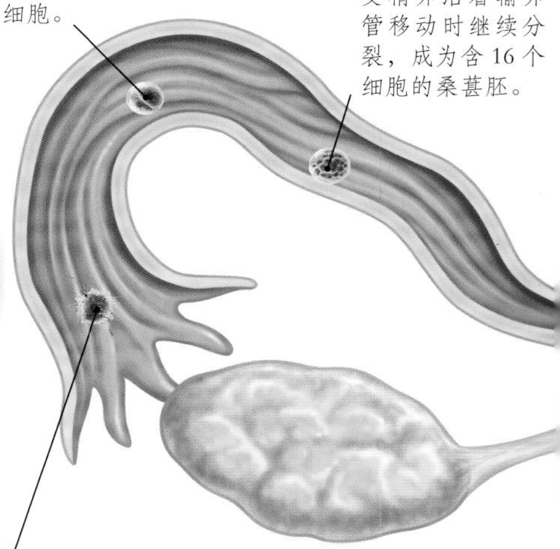
受精卵分裂为
两个细胞。
受精卵沿着输卵
管移动时继续分
裂，成为含 16 个
细胞的桑葚胚。
卵子排出卵巢后
在这里受精。

▶ **精子与卵子相遇** 每个月，卵巢排出一个卵子。如果卵子排出卵巢 24 小时内与精子相遇，受精就可能发生。

哇哦！

男人的睾丸每秒钟能产生约 3000 个精子，也就是每天能产生 2.5 亿个精子。

男性生殖系统

男性的性器官——两个睾丸和阴茎是悬挂在身体外面的。这些器官通过各种管道和腺体互相连接。14 岁以上的青少年和成人，睾丸每天产生数以亿计的精子。精子沿着这些管道移动，通过阴茎排出体外。

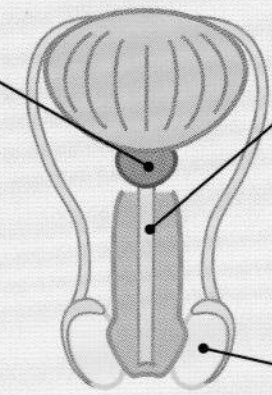
这些腺体释放出
一些液体，可以
活化精子。
阴茎把精子排入
女性的阴道。
睾丸产生精子。

走近了看：会游泳的精子

精子是流线型的，非常适于游泳，这对完成它们的任务再合适不过了。精子的头部像棒棒糖，里面含有基因指令。尾长而细，能左右摆动，把精子推向目的地，与来自女性的卵子相遇。

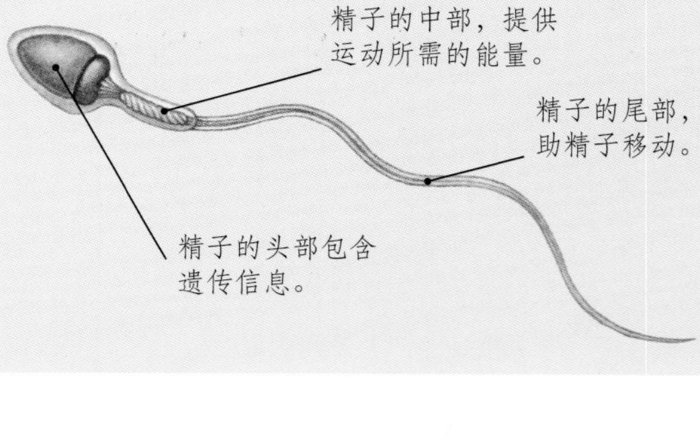
精子的中部，提供
运动所需的能量。
精子的尾部，帮
助精子移动。
精子的头部包含
遗传信息。

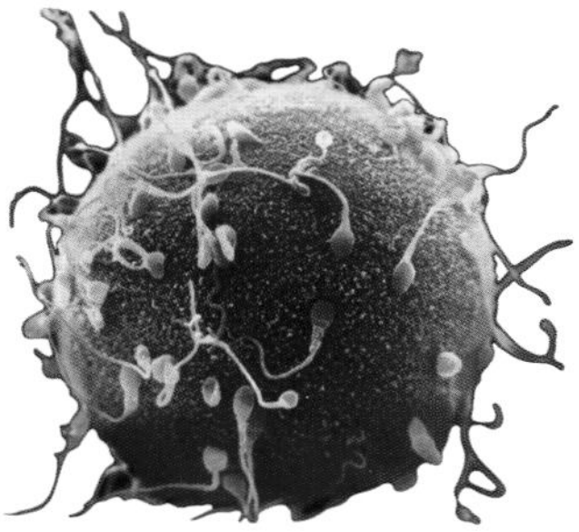

▲**受精** 许多精子围绕着卵子。最后，只有一个精子成功地钻了进去使卵子受精。

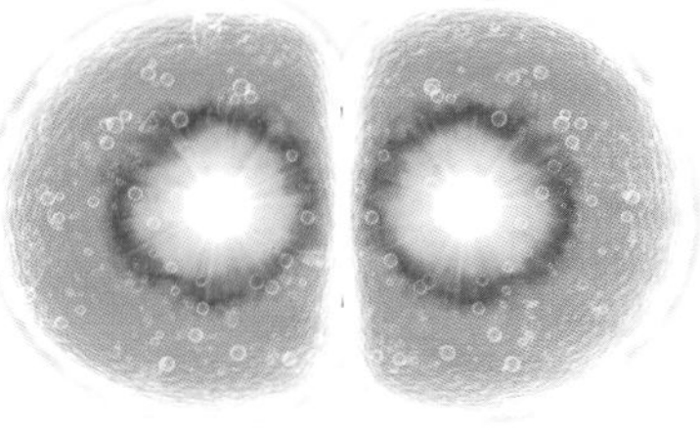

▲**两个细胞** 受精后约 36 小时，受精卵分裂成两个互相连接的细胞。

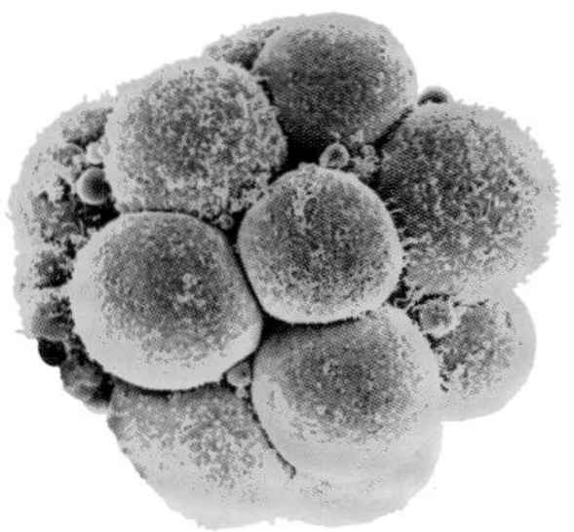

▲**细胞分裂** 受精后 3 天，细胞分裂形成由 16 个细胞组成的桑葚胚。

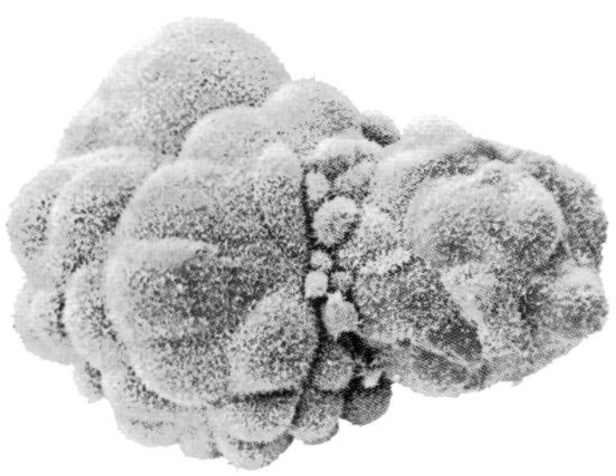

▲**囊胚** 受精后 6 天，形成一个中空的囊胚。囊胚分两层，内层细胞将发育为胚胎。

女孩子出生时，她的卵巢里已经包含上百万个卵子。

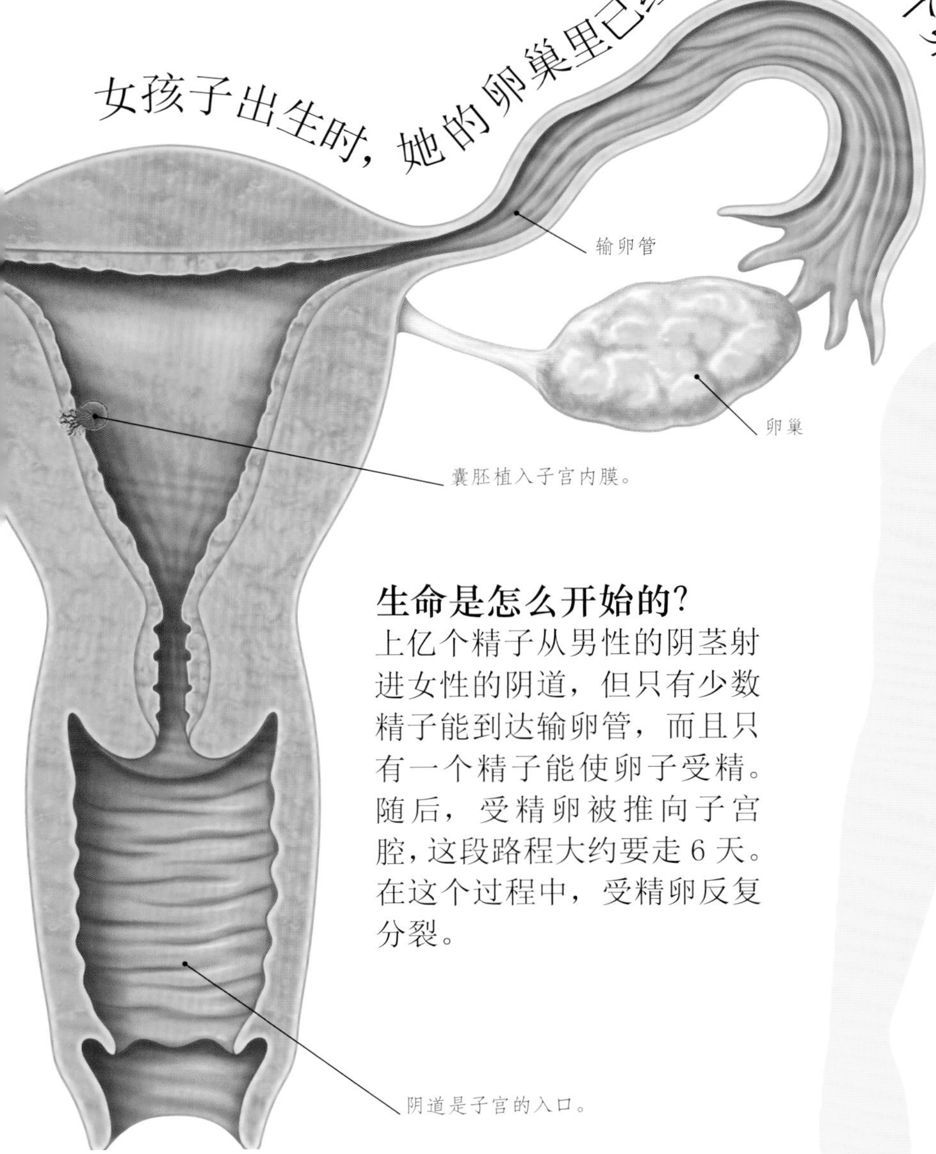
输卵管
卵巢
囊胚植入子宫内膜。
阴道是子宫的入口。

生命是怎么开始的？

上亿个精子从男性的阴茎射进女性的阴道，但只有少数精子能到达输卵管，而且只有一个精子能使卵子受精。随后，受精卵被推向子宫腔，这段路程大约要走 6 天。在这个过程中，受精卵反复分裂。

女性生殖系统

女性主要的生殖器官都在盆腔里。卵巢有两个，每个月，其中的一个卵巢产生一个卵子。如果卵子受了精，就沿着输卵管移动，并且钻入子宫内膜，在这里发育成胚胎。

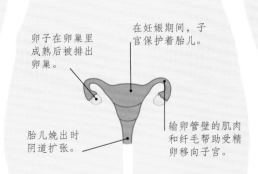

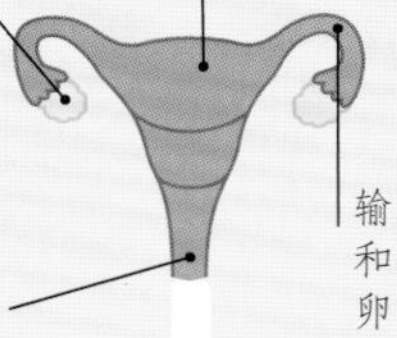
卵子在卵巢里成熟后被排出卵巢。
在妊娠期间，子宫保护着胎儿。
胎儿娩出时阴道扩张。
输卵管壁的肌肉和纤毛帮助受精卵移向子宫。

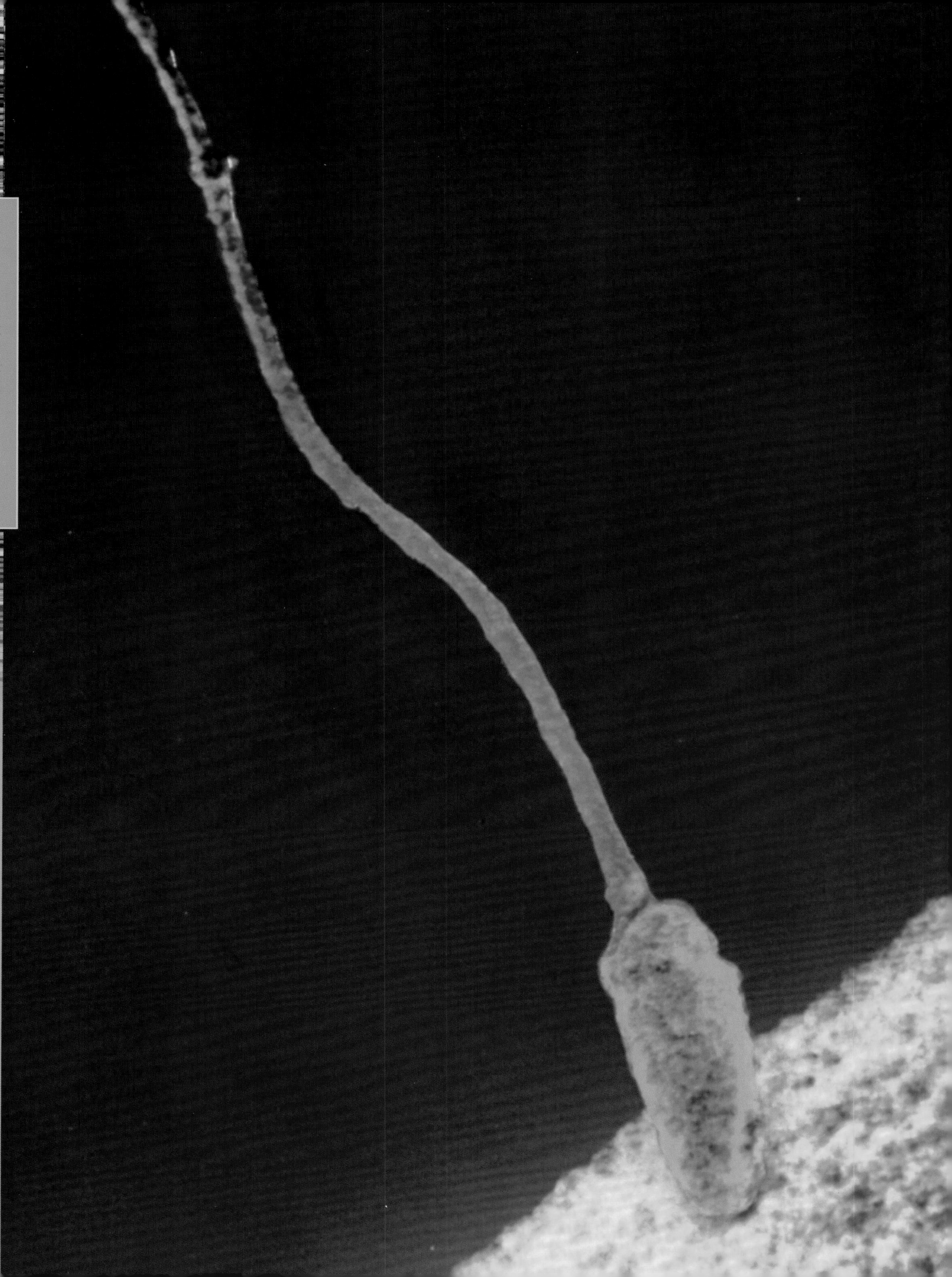

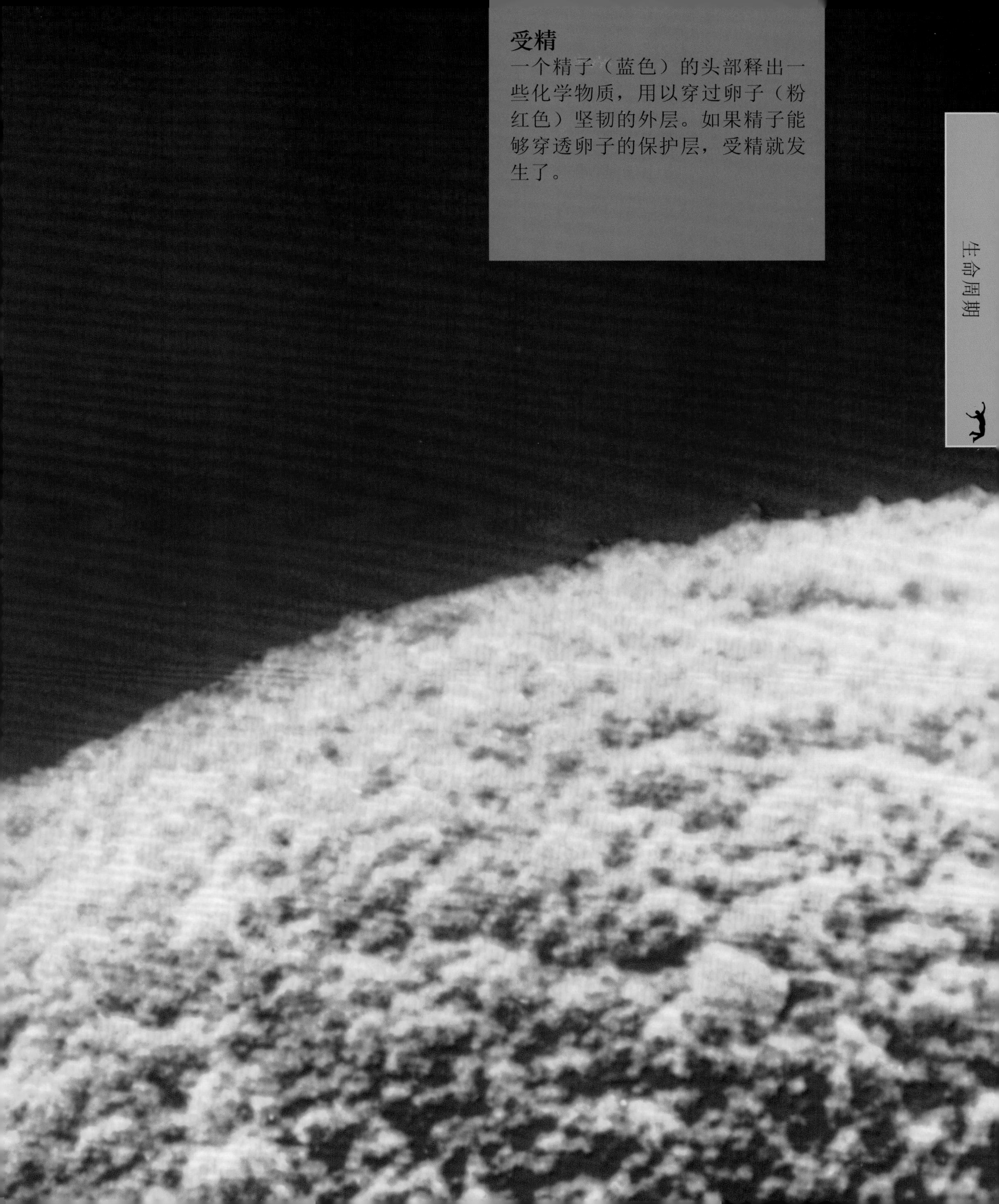

受精
一个精子（蓝色）的头部释出一些化学物质，用以穿过卵子（粉红色）坚韧的外层。如果精子能够穿透卵子的保护层，受精就发生了。

妊娠与分娩

妊娠过程长达 9 个月。在这个过程中，母亲的子宫里发生一系列引人注目的变化。一个微小的球状细胞团发育成一个小宝宝。小宝宝一出生就能自己呼吸、活动，感受周围的环境。

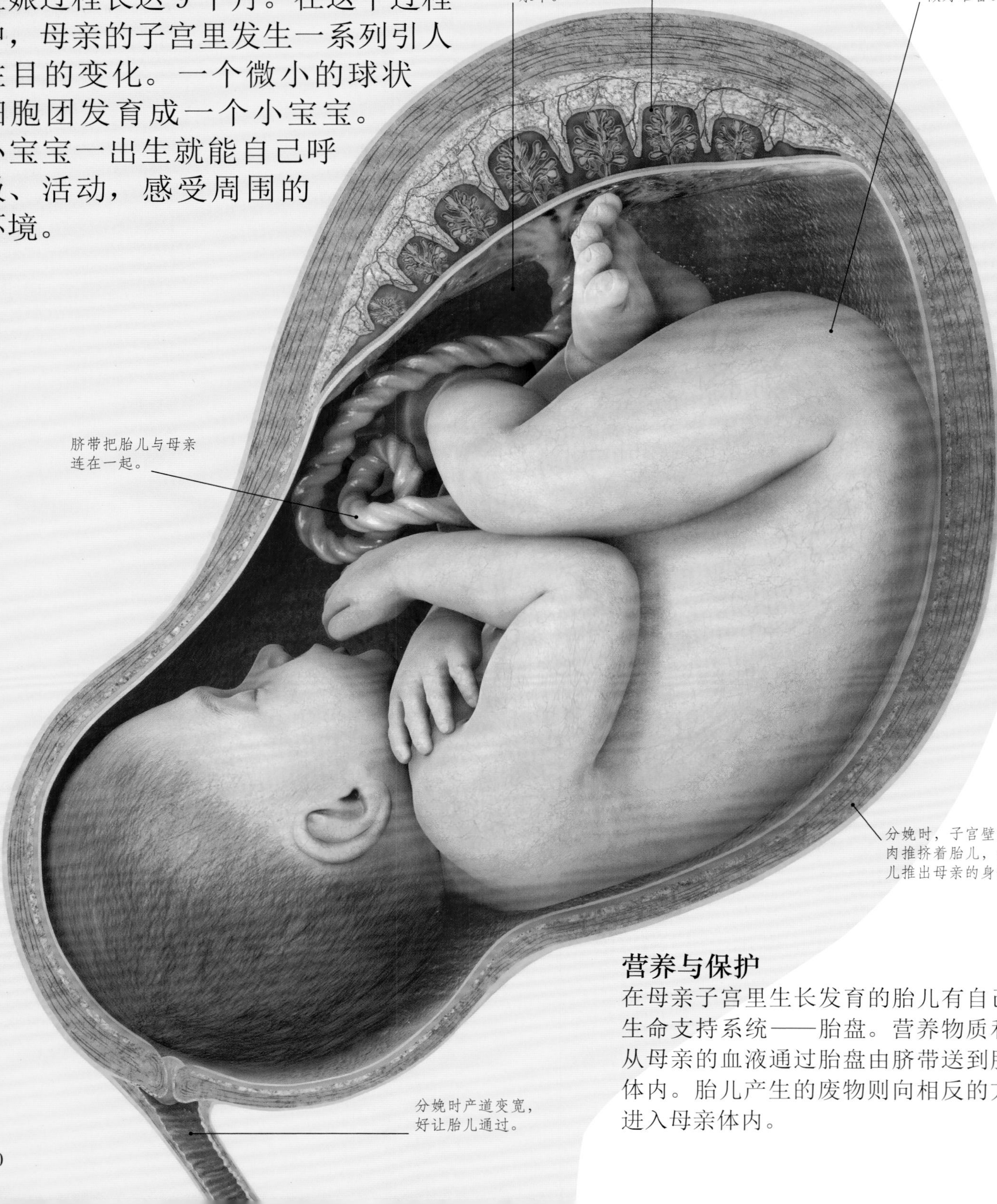

胎儿漂浮在一种液体——羊水中。
胎盘把母亲的血液供应与胎儿的血液供应连接起来。
胎儿在子宫内头部朝下，为分娩做好准备。
脐带把胎儿与母亲连在一起。
分娩时，子宫壁的肌肉推挤着胎儿，把胎儿推出母亲的身体。
分娩时产道变宽，好让胎儿通过。

营养与保护

在母亲子宫里生长发育的胎儿有自己的生命支持系统——胎盘。营养物质和氧从母亲的血液通过胎盘由脐带送到胎儿体内。胎儿产生的废物则向相反的方向进入母亲体内。

生长中的小宝宝

受精并到达子宫后的几个星期内，桑葚胚发育成一个胚胎。胚胎有能跳动的心脏，大部分器官也已经长出。妊娠11个星期，发育中的胚胎已经看起来很像一个人了，从这时候开始就叫作胎儿。在余下的妊娠阶段里，胎儿变得越来越强健，越来越活跃。胎儿最后发育成小宝宝，被娩出母亲体外。

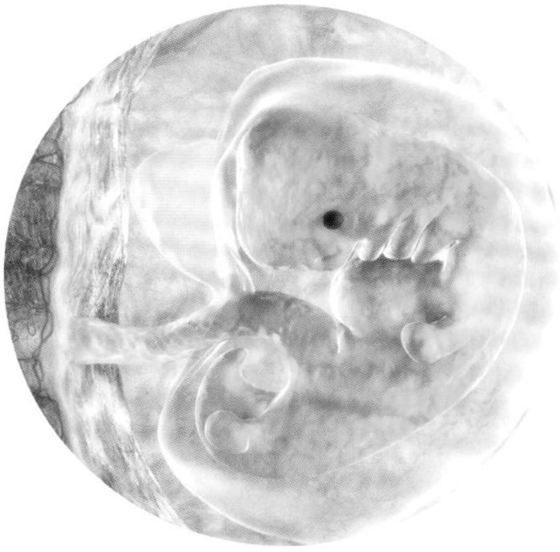

▲**5个星期的胚胎** 大小好像一颗豆子，器官正在发育，臂和腿从肢芽生长出来。

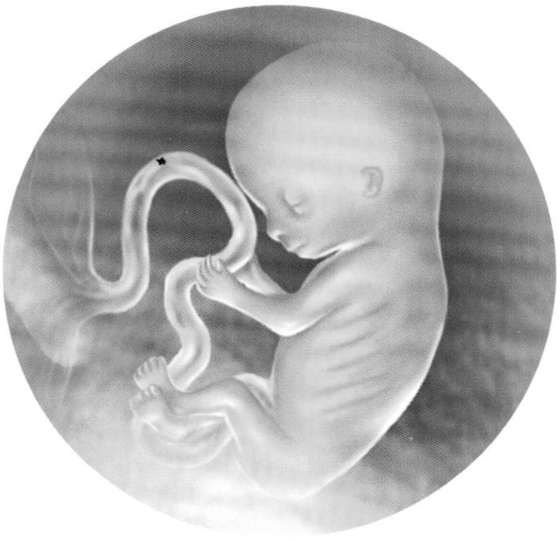

▲**11个星期的胎儿** 大小好像一个柠檬。有手、脚，头很大，脑正在发育。

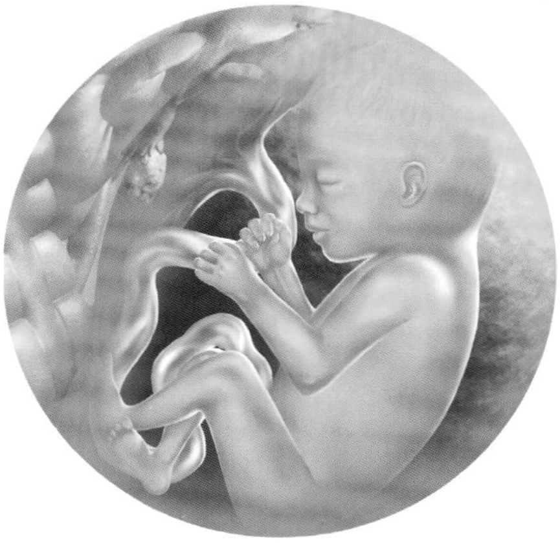

▲**26个星期的胎儿** 有睫毛和眉毛，能眨眼。母亲能感觉到胎儿在她身体里动。

一模一样的两个胎儿

女人通常每次只生一个孩子，但有时也会生下两个，甚至更多的孩子。一次妊娠中生下的两个胎儿称为双胎（孪生儿）。孪生儿可以是同卵双胎，原因是一个受精卵分裂成两个细胞，分别发育为两个胚胎，他们长得一模一样。如果凑巧同时排出两个卵子，两个卵子又与不同的精子融合，就发育成异卵双胎。

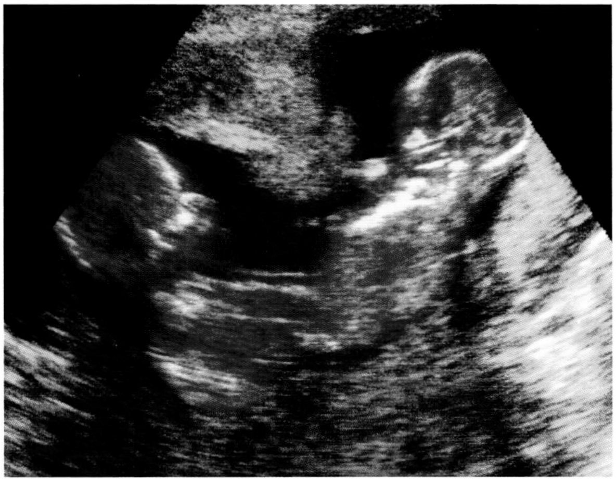

◀**双胎** 这是一幅超声波扫描图，显示两个约4个月大的胎儿在母亲的子宫里生长发育。因为这时胎儿还很小，他们有足够的活动空间。

哇哦！

你最早开始做梦时还在母亲的子宫里——离降生还有20个星期呢！

新生命的到来

经过大约40个星期的妊娠以后，母亲就要分娩了。肌肉质的子宫壁收缩，把已经发育成熟的胎儿推出去。现在脐带已经没有用了，会被切断。小宝宝开始用自己的肺呼吸。

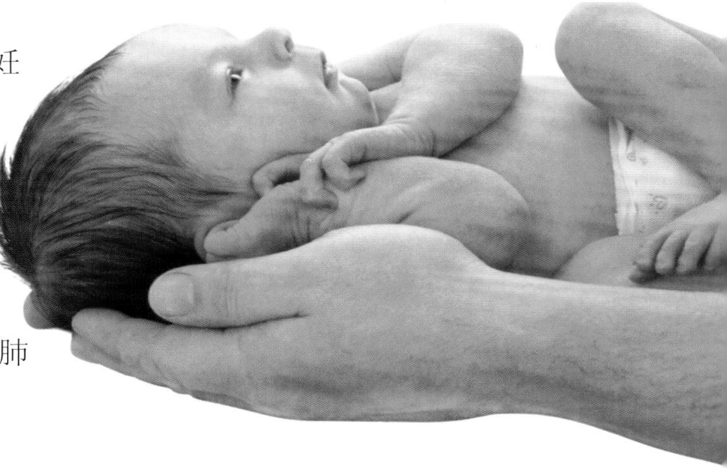

生命的故事

在一生之中，我们的身体一直在变化。从出生到老年，我们要经历好几个阶段。在婴儿期和儿童期，我们生长发育得很快，在这时期还学会许多生活的技巧。在青少年期，我们成长为成人。作为成熟的女人和男人，我们可能有自己的孩子。最后，在老年期，我们的身体功能渐渐衰退。

儿童期

1～10 岁，儿童继续生长发育，身体各部分的比例也发生变化。四肢变得更长，与身体相比，头显得小一些。大脑发育得很快，建立了更多的新联系，这使儿童能获得新的技巧，包括说话、读书、写字。他们也学会走路、奔跑和骑自行车。

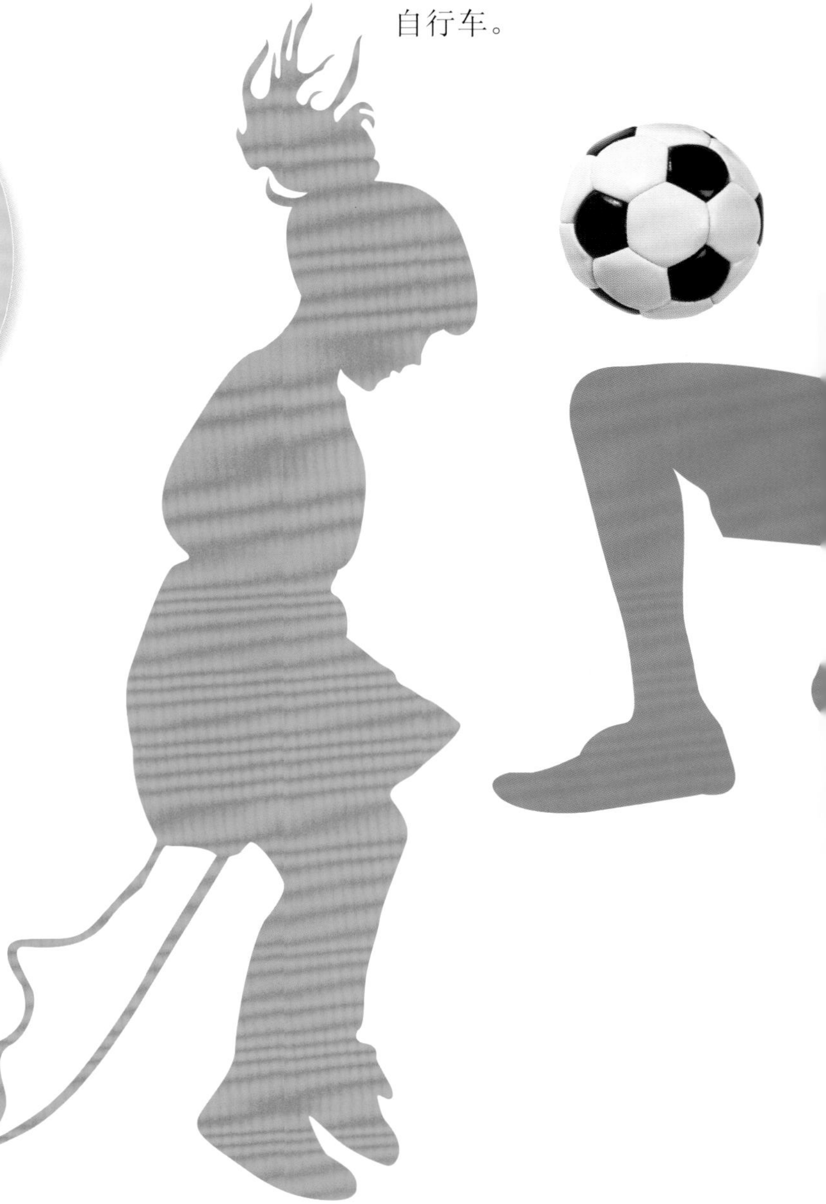

哇哦！

已知寿命最长的人是法国妇女让娜·卡尔芒。她在 1997 年去世时是 122 岁又 164 天。

婴儿期

在生命的第一年，婴儿在生活上完全依赖父母。但是，婴儿生长得很快，渐渐地对肌肉越来越能控制，先会坐，再会爬，会站，然后会走路。婴儿逐渐能听懂大人讲话，并且能用目光接触、声音和面部表情与父母互动。

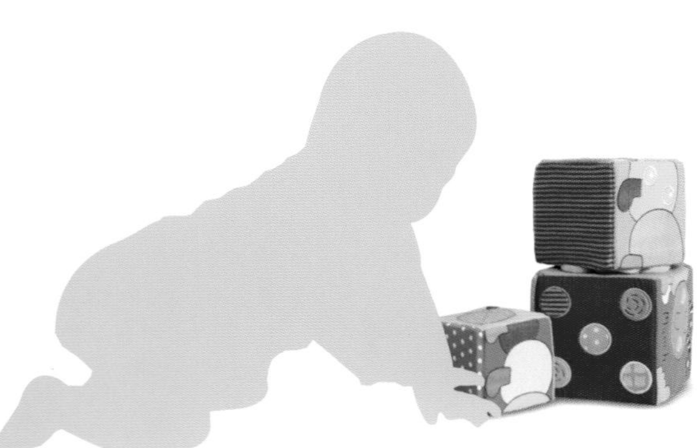

青春期的变化

青春期是身体迅速变化的时期。女孩在 10 ～ 12 岁时进入青春期，男孩则在 12 ～ 14 岁。无论是女孩还是男孩，都会出现“突增”，这时他们的身体发育成熟，生殖系统开始发挥功能。按照平均水平，到 14 或 15 岁时，男孩比女孩高，体重更大，而且更为强壮。

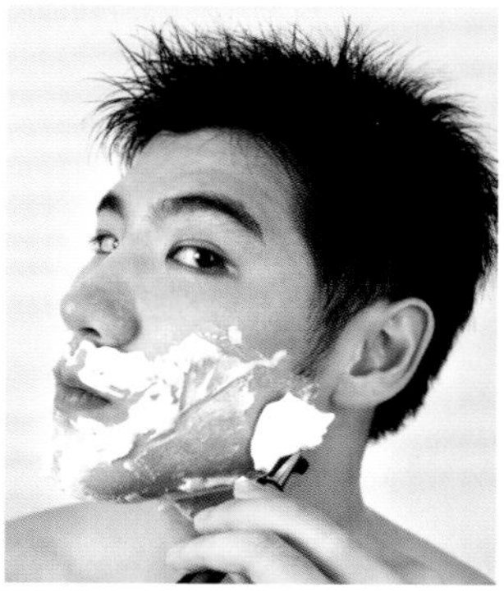

▶ **青春期的岁月** 这时期激素分泌剧增，男孩的嗓音变得更粗，脸上长出胡子。他们必须开始刮胡子了。

青春期

十几岁时，儿童渐渐发育为成人，这个时期叫作青春期。青春期是一个生长发育迅速的时期。此时，体型发生变化，生殖系统也发育起来。在这个时期，青少年的行为也在改变，他们对父母的依赖更少，喜欢独立做事情。

老年期

随着年龄的增大，你的身体需要更长的时间来进行自我修复和替换衰老的细胞。这就导致机体老化，这些现象在过了60岁以后就更加明显。头发变得稀疏，发白；皮肤起皱；视力和听力减退；肌力变弱；关节僵硬、不灵活；骨头变脆，容易骨折。可是，成年期良好的膳食和规律的运动能降低衰老的速度。

成年期

到了 20 岁，身体停止生长，这说明成年期开始了。在成年期的早期阶段，我们的身体健康水平和生殖能力达到巅峰。成年期也是我们致力于工作和照顾家庭，需要担负责任的时期。

生命密码

在你的每个细胞里都有一套独特的指令，要建造和维护你的身体，这套指令是必不可少的。除了同卵双胎以外，世界上没有两个人的这套指令完全相同。遗传信息由细胞核里一种叫作脱氧核糖核酸（DNA）的物质携带。

超螺旋

细胞核里有一些成对的 X 形结构，称为染色体。每条染色体都是由紧紧盘旋着的 DNA 分子构成。把这样的螺旋解开，就可以看到 DNA 是由两条相连的长链相互缠绕而成，很像一座旋梯。这些 DNA 链构成 46 条染色体，携带着大约 2.3 万个基因指令。

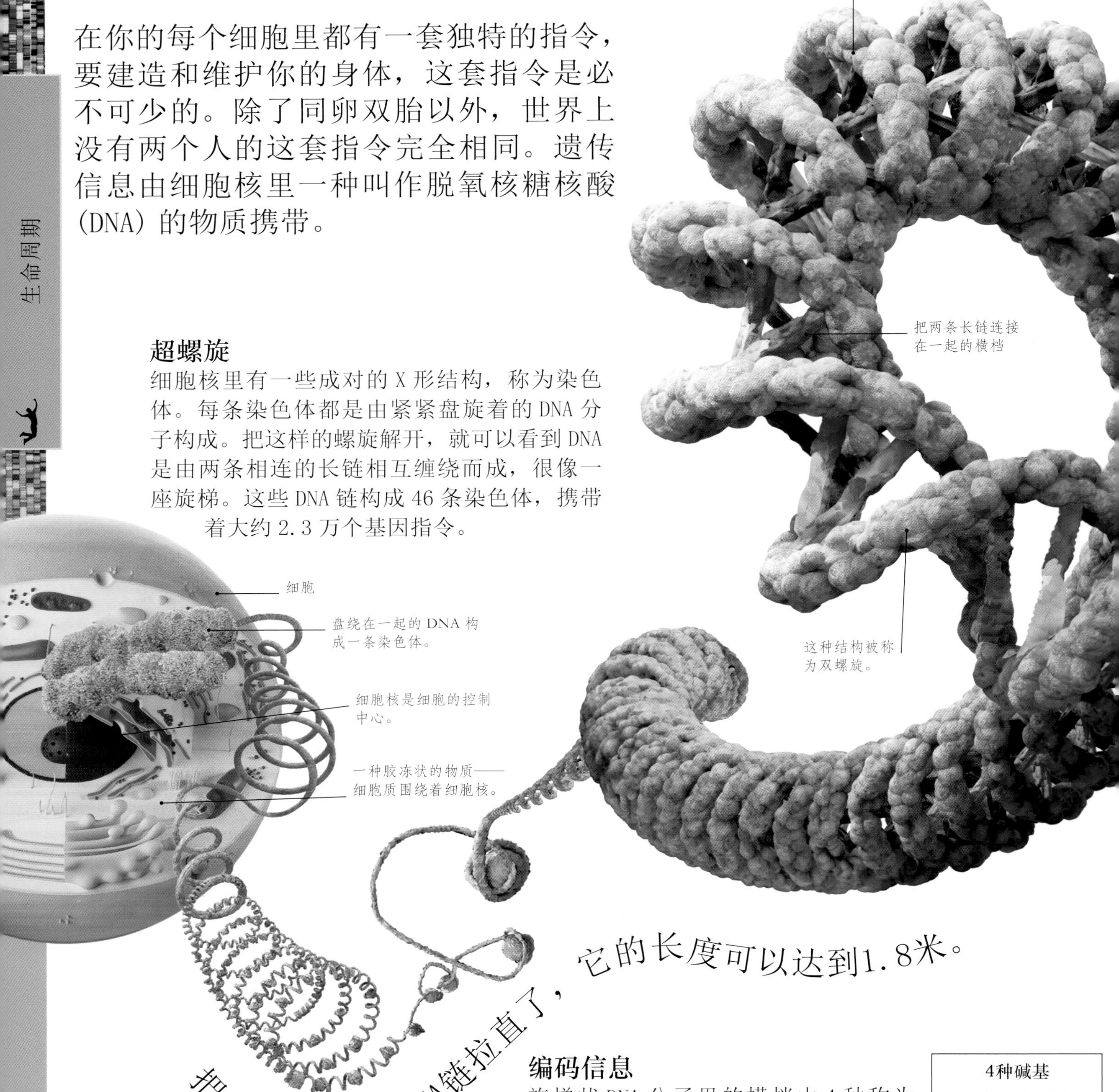
构成 DNA 的
一条长链
把两条长链连接
在一起的横档
这种结构被称
为双螺旋。
细胞
盘绕在一起的 DNA 构
成一条染色体。
细胞核是细胞的控制
中心。
一种胶冻状的物质——
细胞质围绕着细胞核。

把一个细胞里的DNA链拉直了，它的长度可以达到1.8米。

编码信息

旋梯状 DNA 分子里的横档由 4 种称为碱基的化学物质构成。它们是制造蛋白质的编码指令。这些物质至关重要，你的头发、皮肤和肌肉，无一不是由蛋白质构成的。

4种碱基

- 鸟嘌呤
- 胞嘧啶
- 胸腺嘧啶
- 腺嘌呤

哇哦！

如果把你所有细胞里的 DNA 头尾相接排列起来，它的长度可以从地球到太阳来回 600 次。

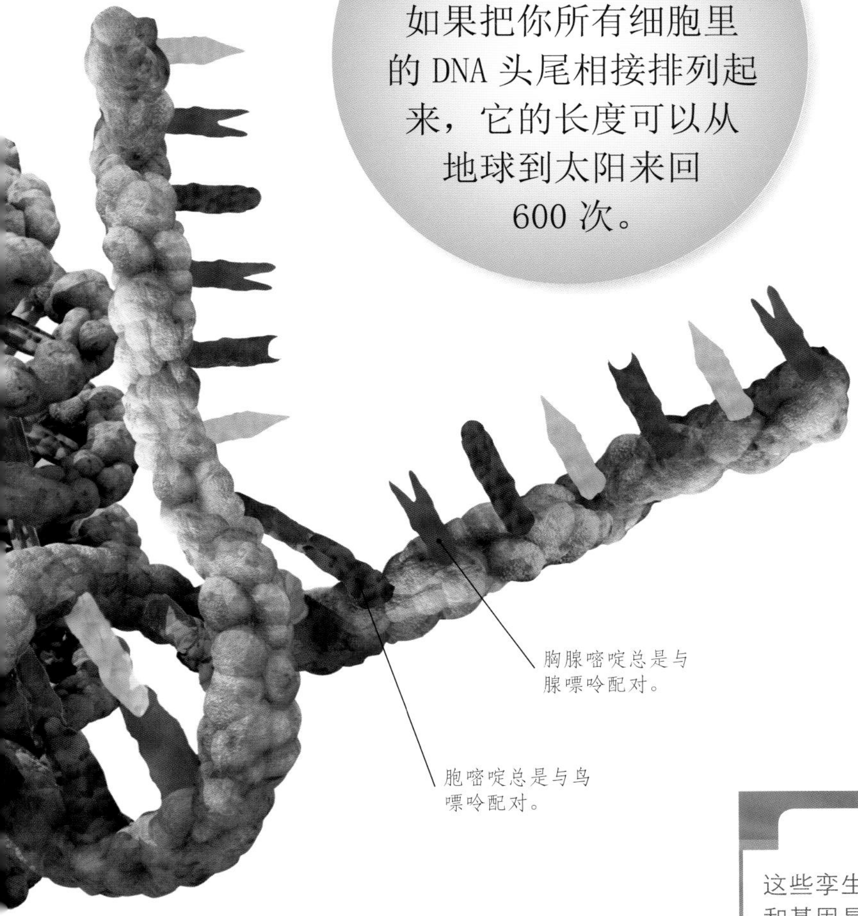
胸腺嘧啶总是与腺嘌呤配对。
胞嘧啶总是与鸟嘌呤配对。

人类的近亲

与人类亲缘关系最近的现生动物是黑猩猩，它们的 DNA 有 96% 与人类相同。人和黑猩猩都属于灵长类哺乳动物，灵长类还包括大猩猩和猴子。

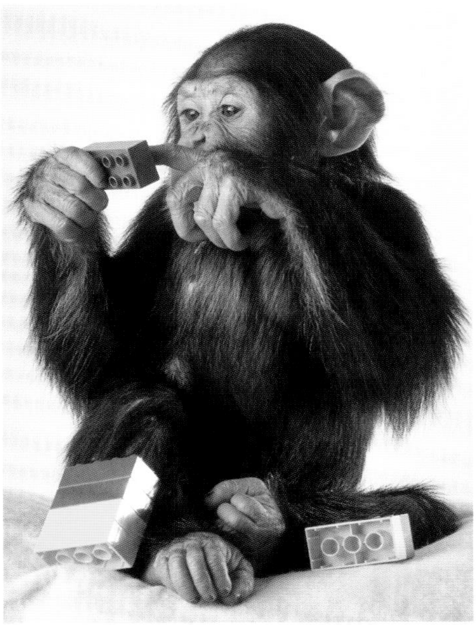

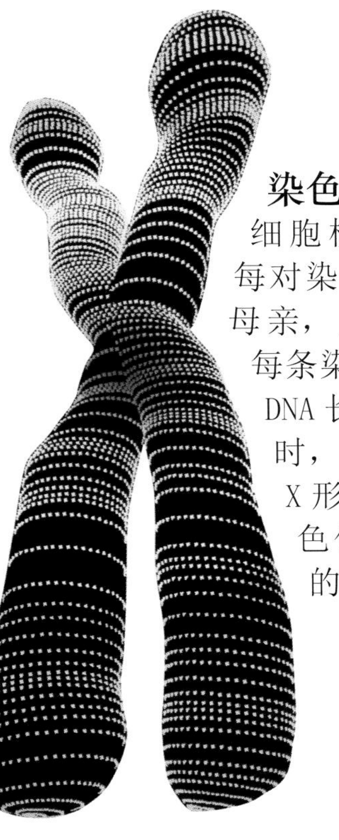

染色体

细胞核里有 23 对染色体，每对染色体中的一条继承自母亲，另一条继承自父亲。每条染色体都由一条盘旋的 DNA 长链构成。当细胞分裂时，各对染色体都排列成 X 形，就如左图所示。染色体上的条纹表示基因的位置。

同卵双胎

这些孪生的兄弟姐妹看起来长得非常相似，因为他们的 DNA 和基因是一模一样的。但是，孪生的兄弟姐妹中的任何一个，都会受到他们不同的生活经历的影响，所以各有各的个性特征。科学家们研究同卵双胎以搞清一些问题，例如，患上某种疾病的概率到底是与基因有关还是与出生后的养育有关。

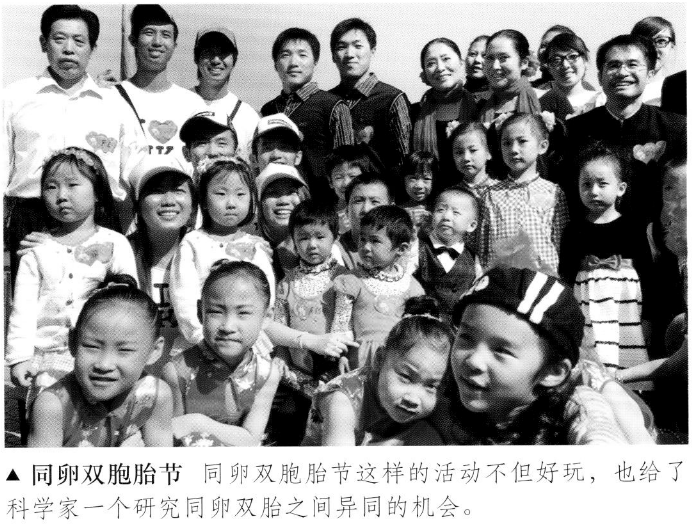

▲ **同卵双胞胎节** 同卵双胞胎节这样的活动不但好玩，也给了科学家一个研究同卵双胎之间异同的机会。

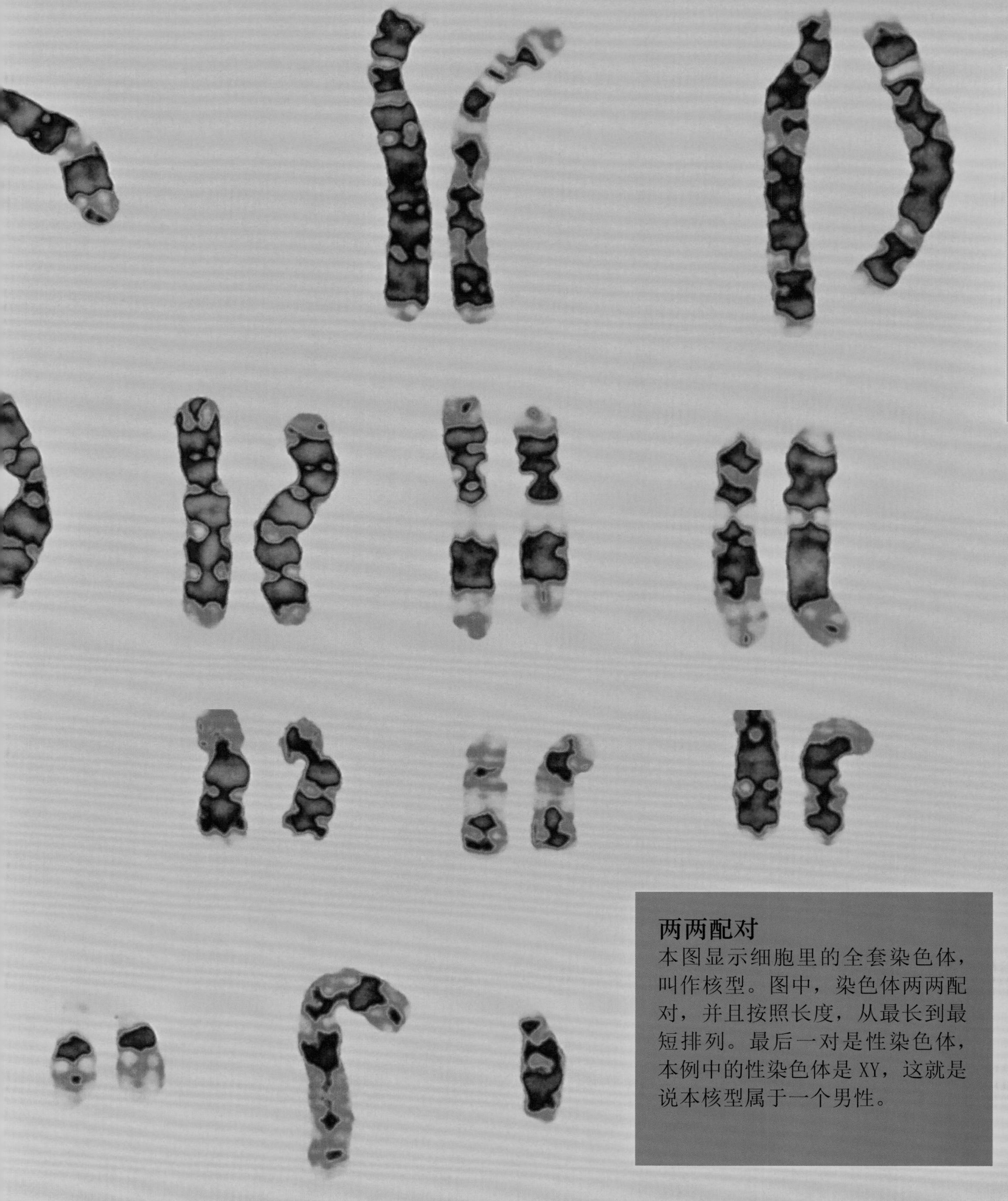

两两配对

本图显示细胞里的全套染色体，叫作核型。图中，染色体两两配对，并且按照长度，从最长到最短排列。最后一对是性染色体，本例中的性染色体是 XY，这就是说本核型属于一个男性。

在基因里面

我们从父母那里分别继承了 23 条染色体。精子使卵子受精后，受精卵里包含着数以千计基因的染色体就恢复到 46 条，一个新的生命就从这受精卵开始了。我们每个人的基因各不相同，所以我们都是独特的个体。

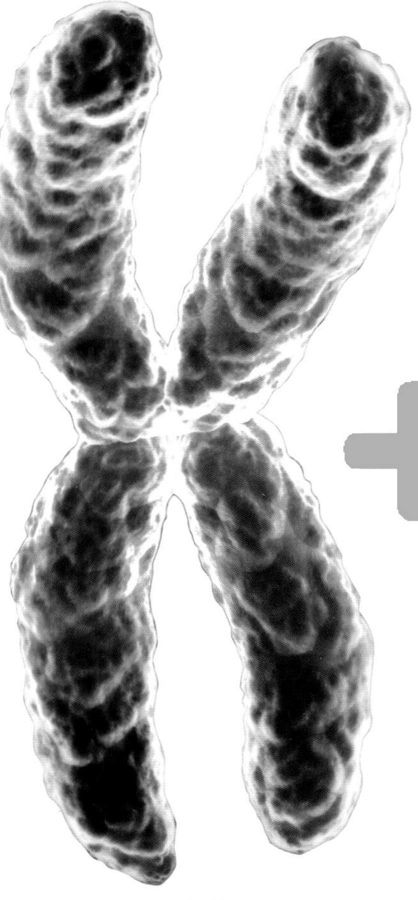

X染色体

哇哦！

一个人体细胞包含约 2.3 万个基因，这个数目比小鼠细胞里的基因数多不了多少！

女孩还是男孩？

染色体中有两条是很特殊的。一条叫 X 染色体，一条叫 Y 染色体。它们控制着这个胚胎到底会发育为男孩还是女孩。如果胚胎从母亲和父亲那里分别接受一条 X 染色体和一条 Y 染色体，就会发育为一个男孩。如果胚胎从父亲和母亲双方各接受一条 X 染色体，就会发育为一个女孩。

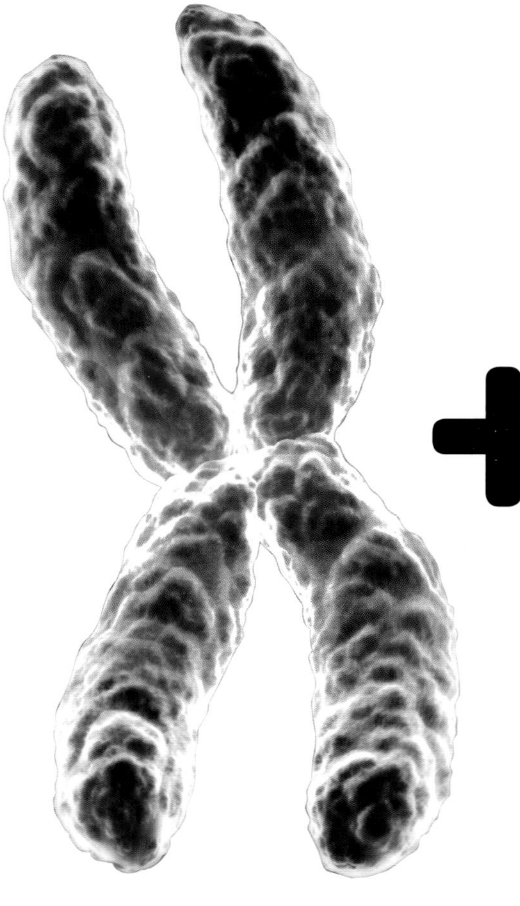

不同的特点

你长什么样，取决于你的基因。你从父母那里继承到的基因可能有些小差别。有些基因是显性的，无论相对的基因是否显性，由它决定的性状都可以表现出来。其他基因是隐性的，由它决定的性状只能在相对基因并非显性时才能得到表现。如果你能把你的大拇指向后弯得像图中那样，你就有两个弯曲拇指的基因。

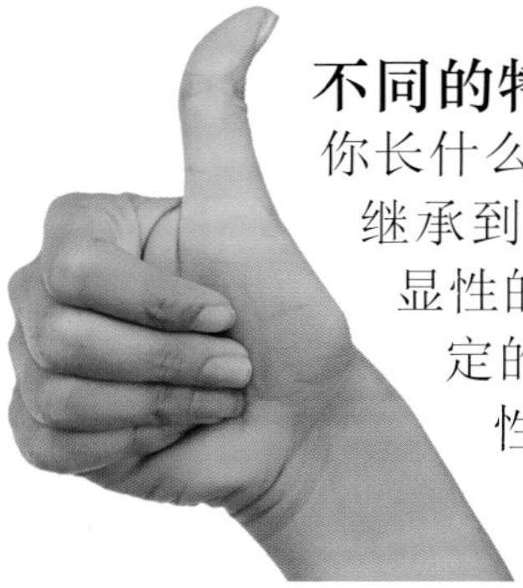

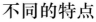

色盲

如果你看不出右面的圆形图中有个数字 5，你就患了红绿色盲。色盲者分不清某些颜色。这种病的病因在于继承自母亲的一个基因，但色盲主要影响男性。

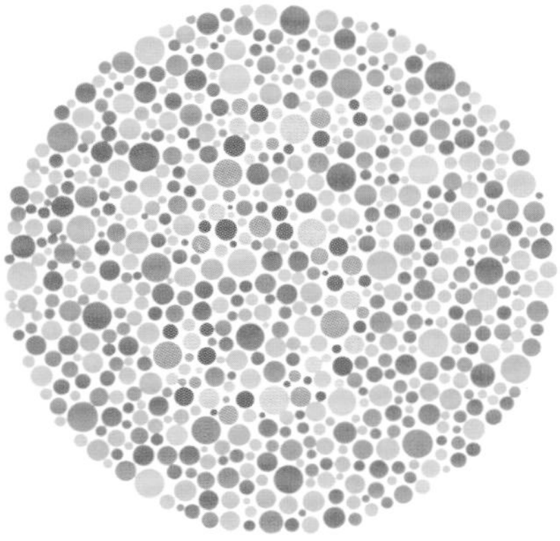

色盲测试图

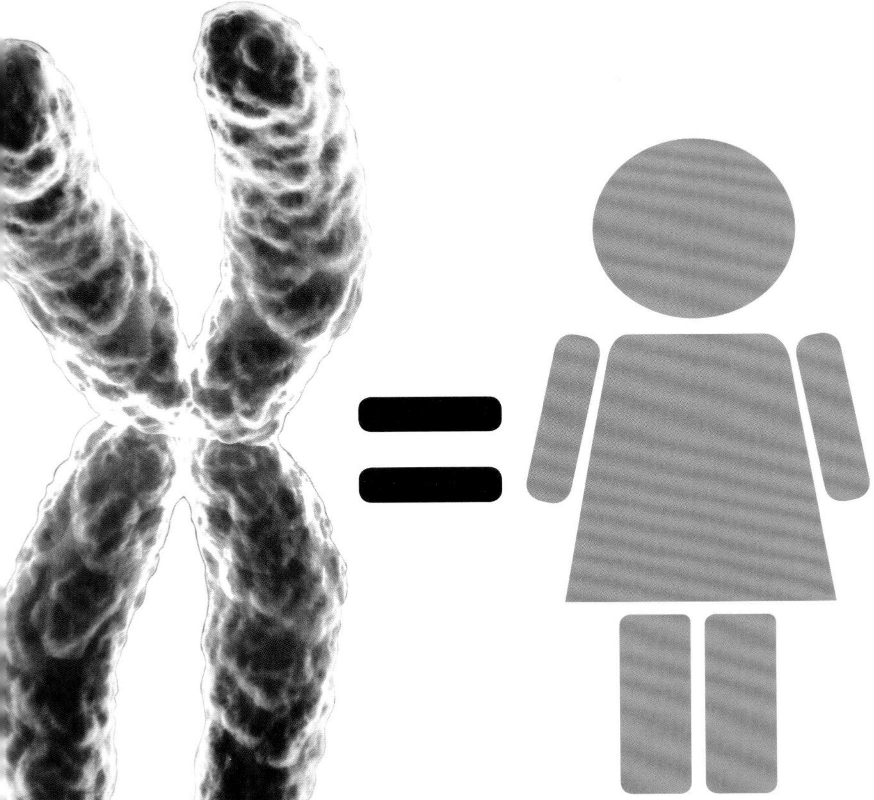

两条X染色体的胚胎发育成女孩。

基因的传递

眼睛的颜色是基因传递的一个例子。如果父亲有两个隐性的蓝眼睛基因，母亲有两个显性的棕眼睛基因，那么他们的孩子将会有棕色的眼睛，因为孩子继承了一个显性的棕眼睛基因。

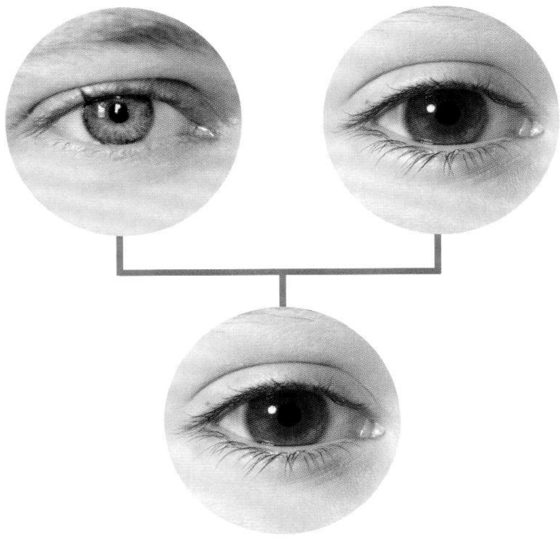
父亲
母亲
孩子

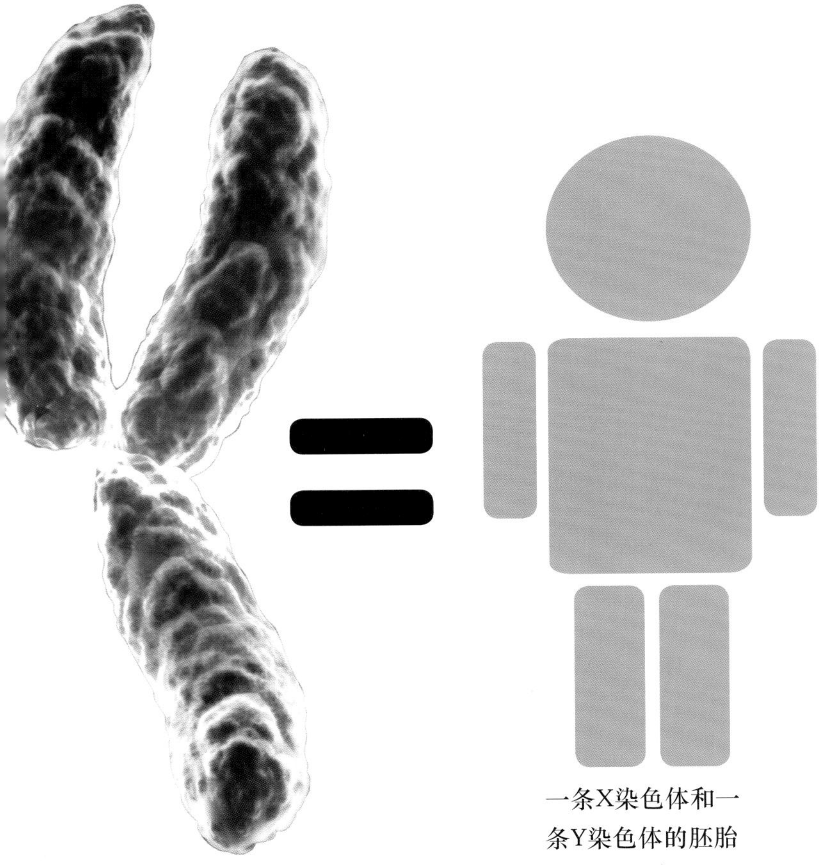

Y染色体

一条X染色体和一条Y染色体的胚胎发育成男孩。

先天的还是后天的?

决定我们外貌和举止的不仅仅是基因。我们的教养、周围环境和生活方式也都在起作用。相扑力士并没有肥胖基因。他们之所以发福，是因为他们遵循了特定的生活方式，包括大量的运动和睡眠，吃大量富含蛋白质的炖煮的菜肴——力士料理。

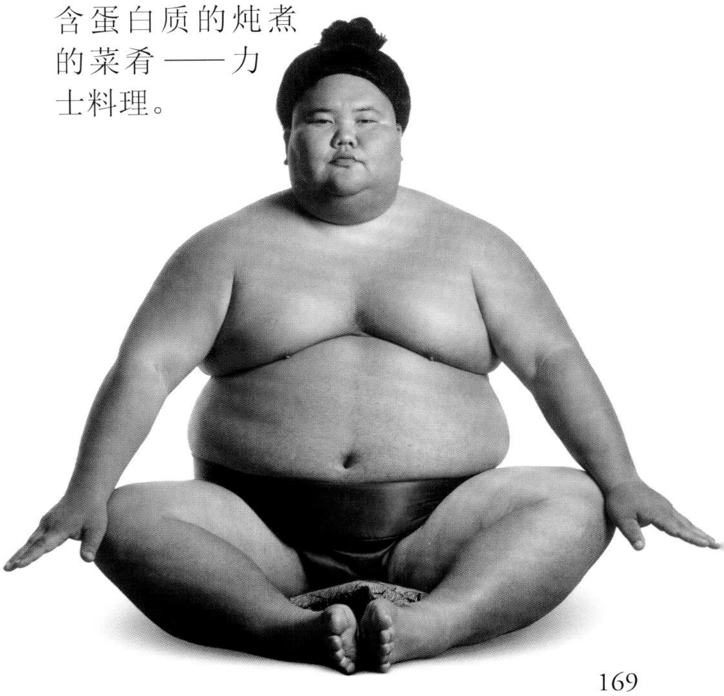

人类基因组

你生命之始的一团细胞里含有遗传指令，有了这些指令你才能发育为一个独特的人。你身体里大约有 100 万亿个细胞，每个细胞里都有一份你自己的基因组——编码的信息，这些信息可以在继承自你父母的 23 对染色体里找到。在你的一生中，它都控制着你身体的发育变化。

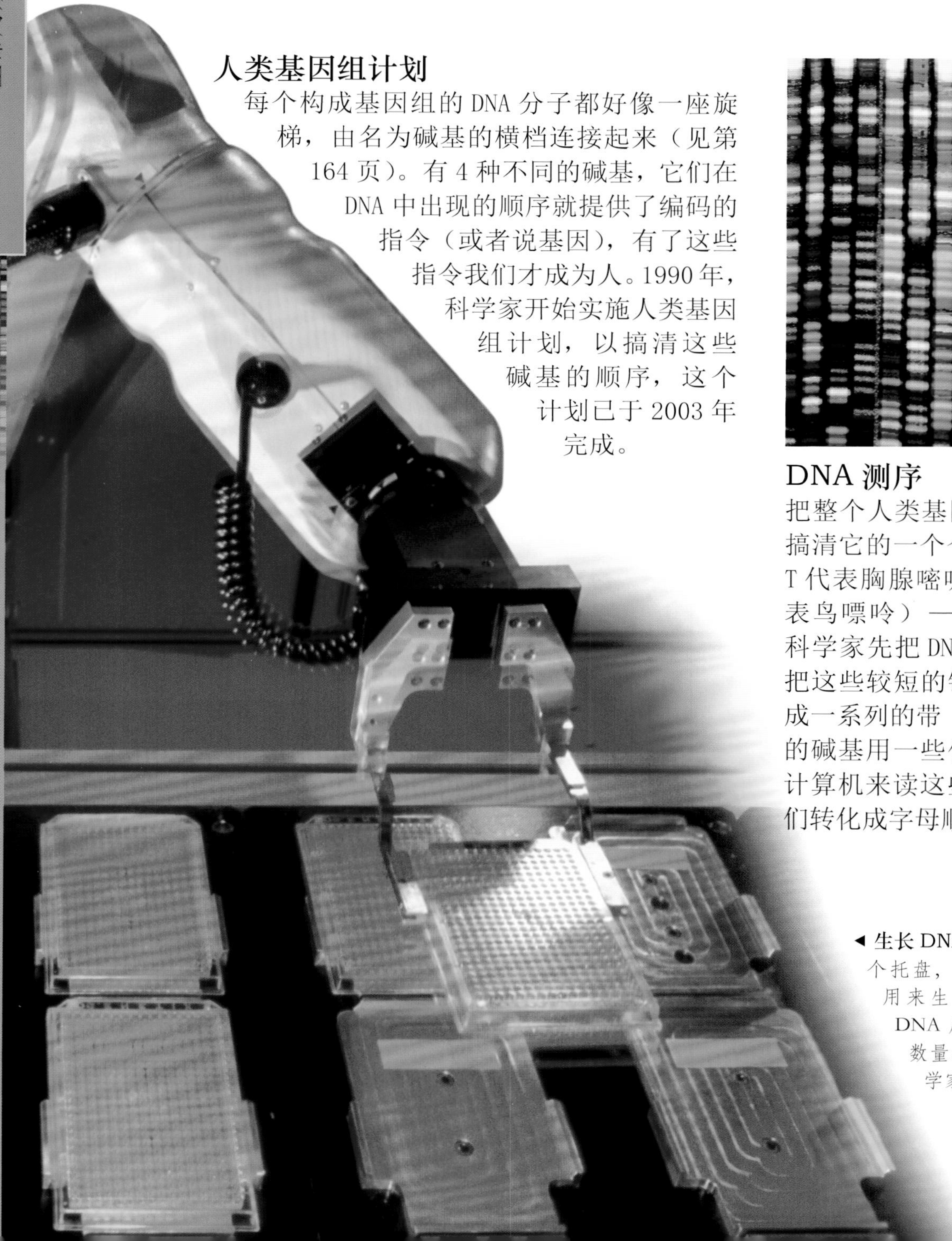

人类基因组计划

每个构成基因组的 DNA 分子都好像一座旋梯，由名为碱基的横档连接起来（见第 164 页）。有 4 种不同的碱基，它们在 DNA 中出现的顺序就提供了编码的指令（或者说基因），有了这些指令我们才成为人。1990 年，科学家开始实施人类基因组计划，以搞清这些碱基的顺序，这个计划已于 2003 年完成。

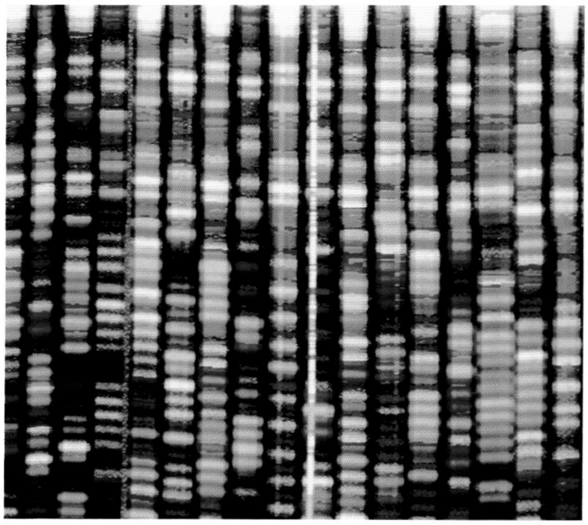

DNA 测序

把整个人类基因组解码，就意味着要搞清它的一个个字母（A 代表腺嘌呤，T 代表胸腺嘧啶，C 代表胞嘧啶，G 代表鸟嘌呤）——这个过程称为测序。科学家先把 DNA 断成较短的链，然后把这些较短的链按大小排列起来，形成一系列的带（带型）。位于各带末端的碱基用一些化学物质染色，然后用计算机来读这些染了色的带，并将它们转化成字母顺序。

◀ **生长 DNA** 这条机械臂正端着一个托盘，上面有许多细菌菌落，用来生长人类 DNA。微小的 DNA 片段被细菌克隆，使其数量增加到足够多，可供科学家进行分析。

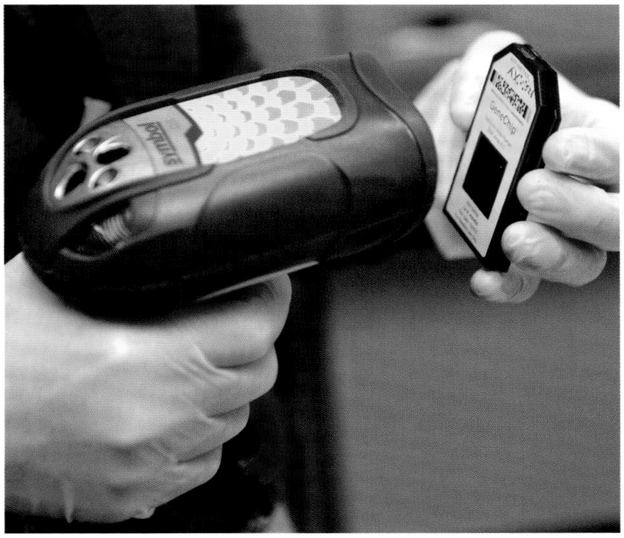

基因芯片

现在医生能用生物芯片来扫描你的DNA，找出数千个不同基因。这些芯片包含着数千个DNA传感器，能帮助预测你患上一系列疾病的概率。

◀ **生物芯片扫描** 将来自一个人的DNA样品滴到一个生物芯片上，这个生物芯片含有数千个DNA传感器。随后进行扫描，找出相配的DNA。

哇哦！

在你的DNA中，能使你成为你的基因只占3%。

DNA指纹

除了同卵双胎，每个人的基因组都与别人的有点差异。这就是说，一个罪犯在犯罪现场留下一点血迹、唾液或毛发，我们都能通过这些东西里所含的DNA把罪犯找出来。科学家能从这些样品里提取DNA，用来制成具有自己独特模式的“DNA指纹”。然后，他们把这指纹与每个嫌疑人的DNA指纹比对。你能看出右图中哪个嫌疑人的指纹与给出的样本相配吗？

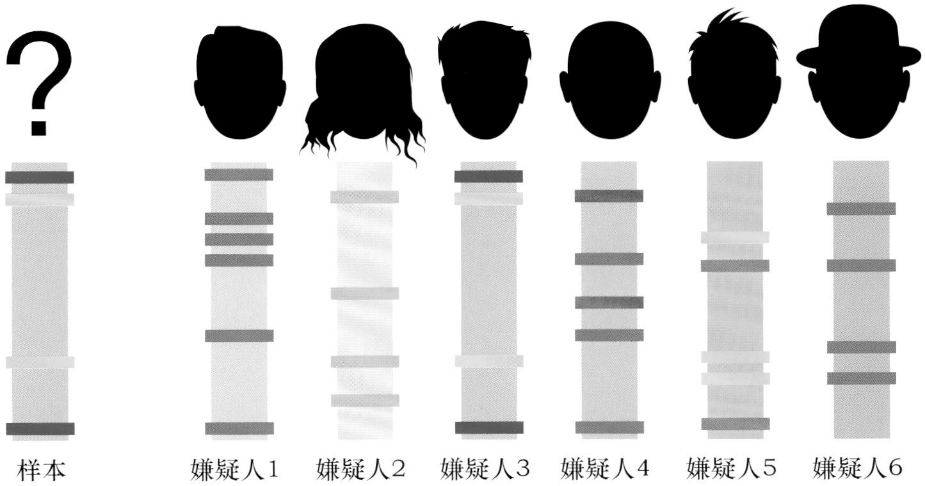
?
样本
嫌疑人1
嫌疑人2
嫌疑人3
嫌疑人4
嫌疑人5
嫌疑人6

基因身份证

有一天，我们将不得不携带右图这样的身份证，它标明了我们的遗传信息。上面有指纹、以条形码表示的个人资料、持有者虹膜颜色的编码信息以及持有者编码在特殊电子芯片内的基因组。这样的遗传信息很难伪造和否认，所以就能更快、更精准地认出一个人。

基因身份证
吉玛·皮尔森

神经系统控制着你的身体

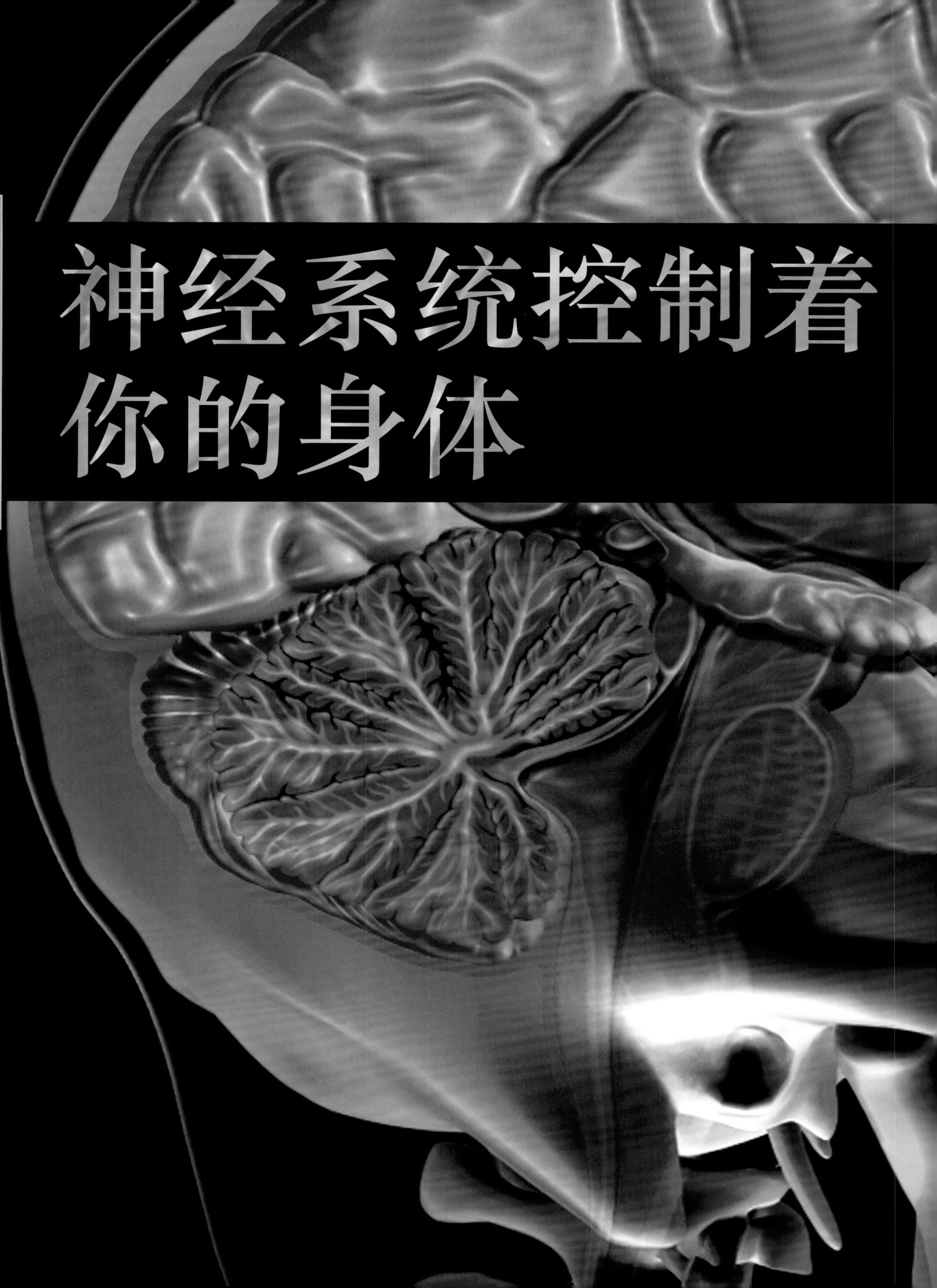

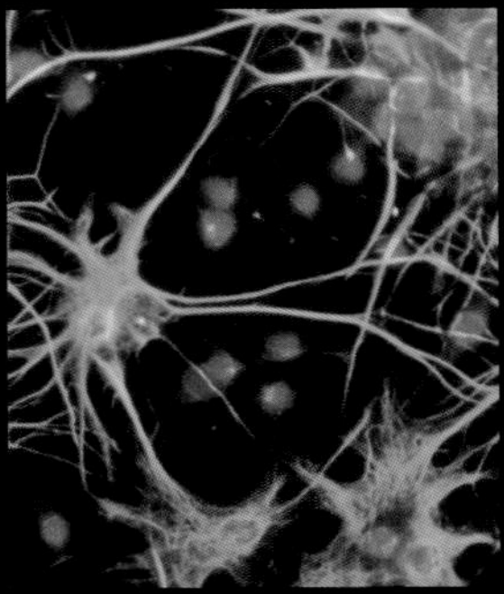

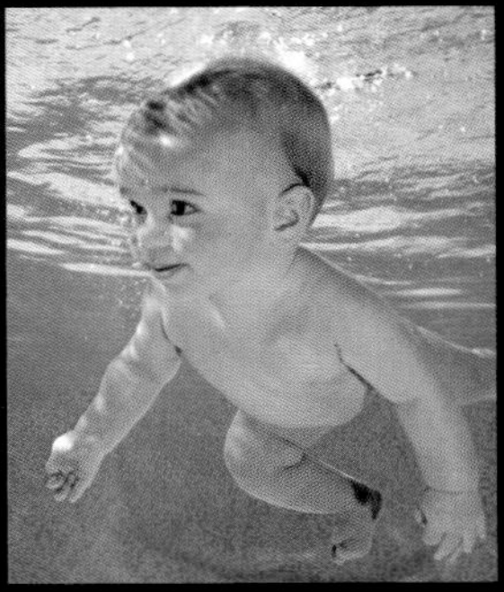

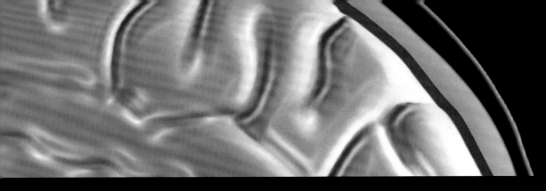

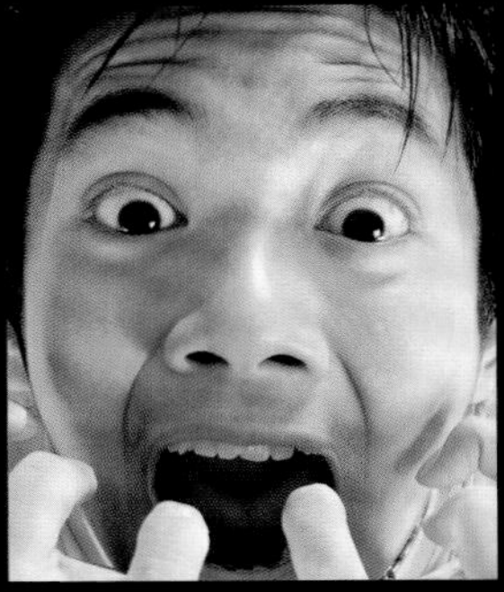

你的脑和神经系统控制着你的身体。电信号嗖的一下就沿着你的神经网络传到每一个器官和每一块肌肉，送去命令，带回来信息。

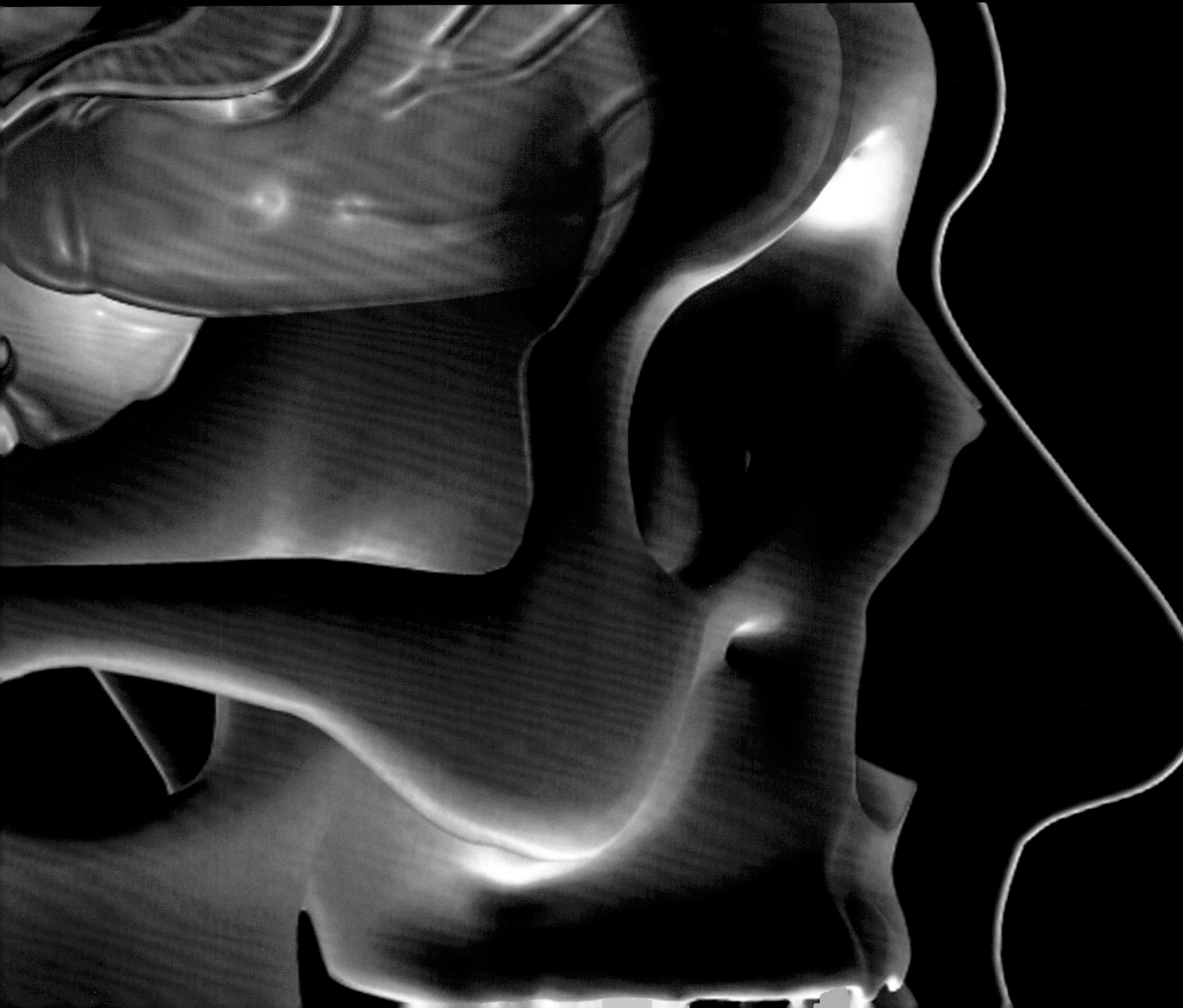

控制网络

人体受一个特别的细胞网络控制，这个细胞网络就是神经系统。组成神经系统的神经细胞（神经元）传递着电信号，电信号一天到晚在你全身传来传去，把来自你感觉器官的信息带到脑，控制着你的器官和肌肉。

神经系统

身体的所有部分都与神经系统相连接。神经系统的控制中心是脑——一团复杂得难以置信的神经细胞，它们一起工作，好像一台有生命的计算机，对信息进行加工。一些神经细胞集拢起来形成束状，称为神经，正是这些神经把来自脑的电信号带到全身各处。

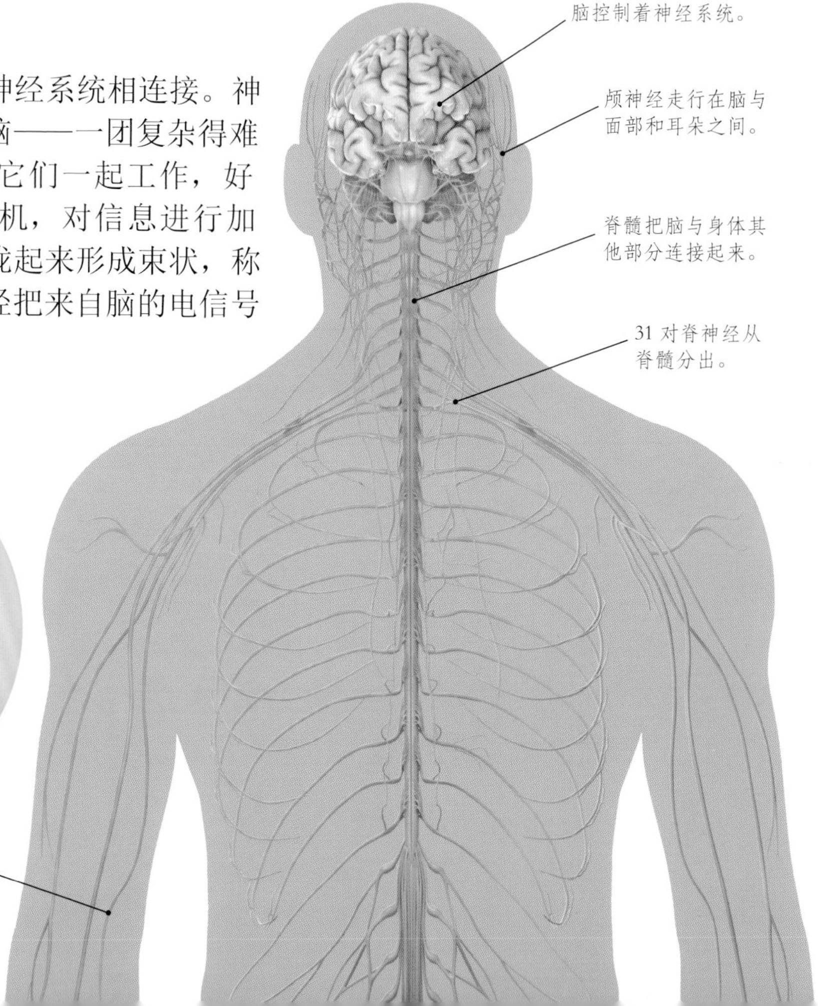
脑控制着神经系统。
颅神经走行在脑与面部和耳朵之间。
脊髓把脑与身体其他部分连接起来。
31 对脊神经从脊髓分出。
尺神经在肱骨内侧走行，在肱骨内上髁尺神经沟处最为表浅，肘部碰撞后会感觉发麻。

哇哦！

神经信号从脑传到大脚趾，只需 0.01 秒。

神经系统的两个部分

你的神经系统有两个部分。中枢神经系统是你身体的控制中心，由脑和脊髓构成。周围神经系统通过神经把信号传递到身体各处。这些神经把中枢神经系统与你的感觉器官、肌肉和内脏器官连接起来。

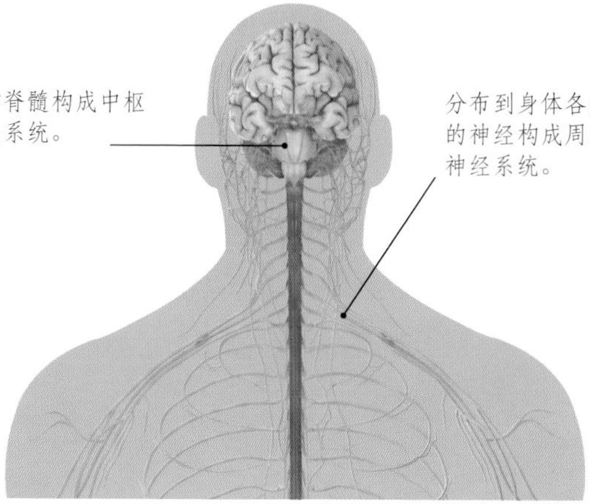
脑和脊髓构成中枢神经系统。
分布到身体各处的神经构成周围神经系统。

神经分布在什么地方？

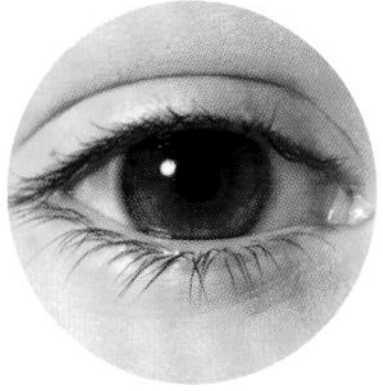

▲ **感觉器官** 神经把来自眼睛等感觉器官的信号带回脑。然后脑做出判断应该如何应答。

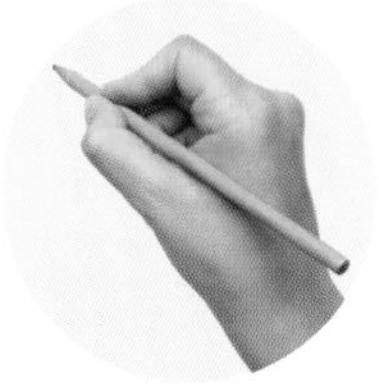

▲ **肌肉** 神经也把信号从脑传出，送达肌肉，使肌肉收缩。你身上大部分的肌肉活动都受意志控制。

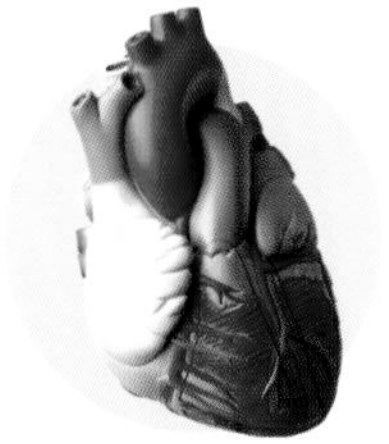

▲ **内脏器官** 内脏器官，如心脏，也受神经控制。这些控制是自动的，不受意志的控制。

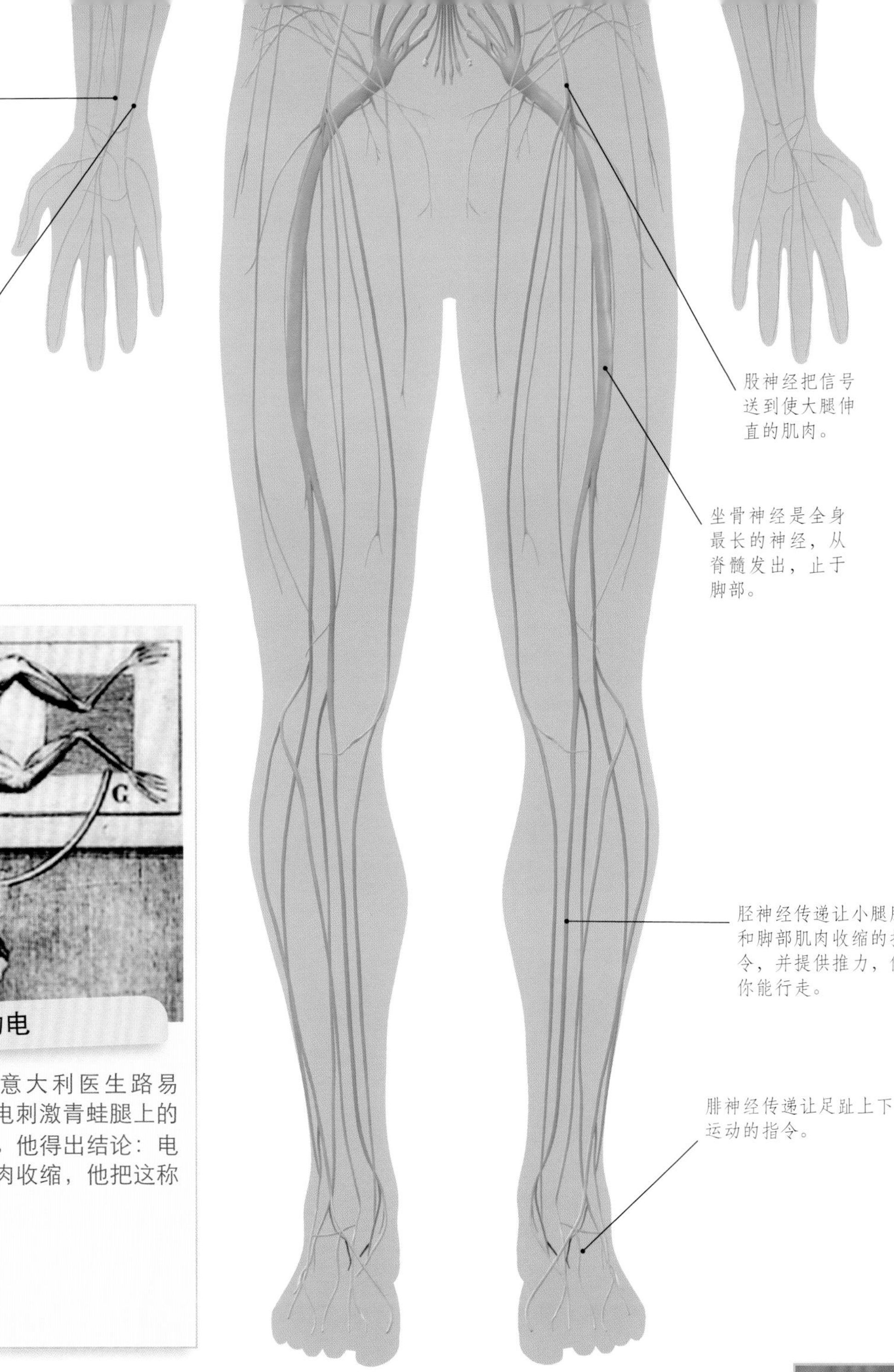
正中神经把手上触觉感受器的信号传递给大脑。
你的尺神经把信号传递给手上的肌肉。
股神经把信号送到使大腿伸直的肌肉。
坐骨神经是全身最长的神经，从脊髓发出，止于脚部。
胫神经传递让小腿肚和脚部肌肉收缩的指令，并提供推力，使你能行走。
腓神经传递让足趾上下运动的指令。

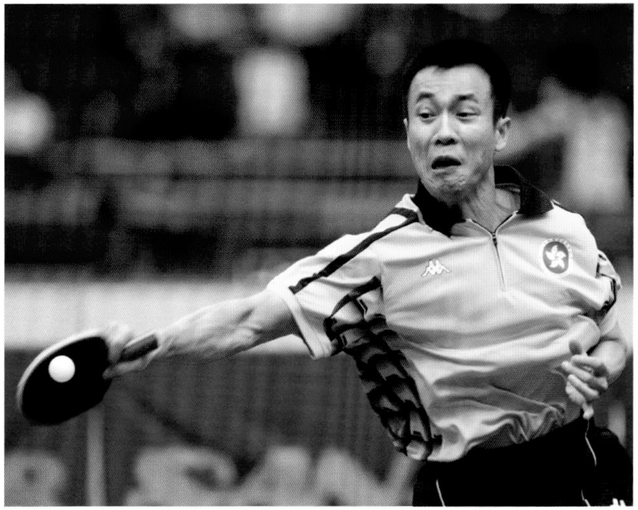

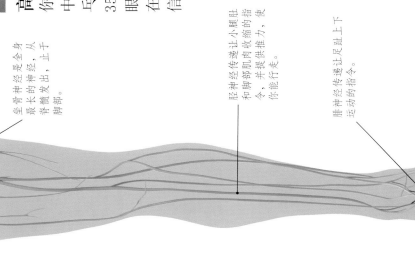

高速通信

你的神经以极高的速度把信号传进传出脑。图中这位乒乓球运动员能把向他猛冲过来的乒乓球打回去，因为信号在他的神经里以每小时350千米的速度传递。在一瞬间，信号从他的眼睛一下子传到脑，提出警告：那个乒乓球正在冲过来。随后，他的脑向他手臂的肌肉发出信号，让手臂以惊人的精确度把球打回去。

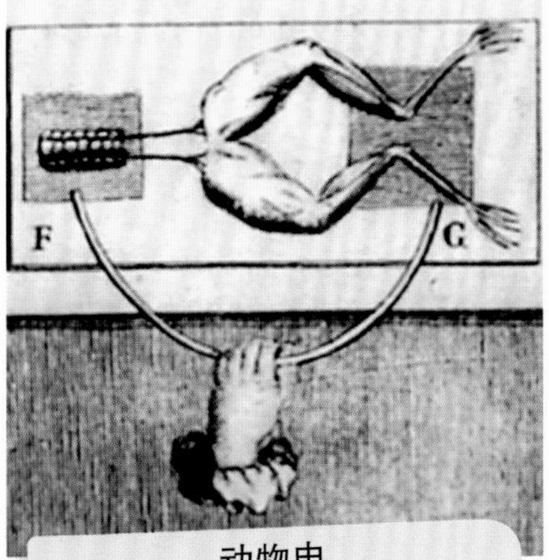
F
G

动物电

18世纪80年代，意大利医生路易吉·伽伐尼发现用电刺激青蛙腿上的肌肉能使蛙腿抽动。他得出结论：电信号能使动物的肌肉收缩，他把这称为“动物电”。

快速资讯

- 人的脑重平均为 1.3 ～ 1.4 千克。
- 抹香鲸的脑是世界上最大的动物脑子，重量为 8 千克。
- 人类最长的神经，长度大于 1 米，起点在脊髓下部，止点在脚趾。
- 长颈鹿沿着颈部向下走行的神经可以长达 3 米多。

传送信号

神经系统由数以千亿计的细胞构成，这些细胞称为神经元（神经细胞）。神经元借助纤细的金属丝一样的线状结构相互联系，这些线状结构携带电信号,并能延伸到 1 米多长。神经元组成身体里活的导线系统，你脑中的大部分细胞是神经元。

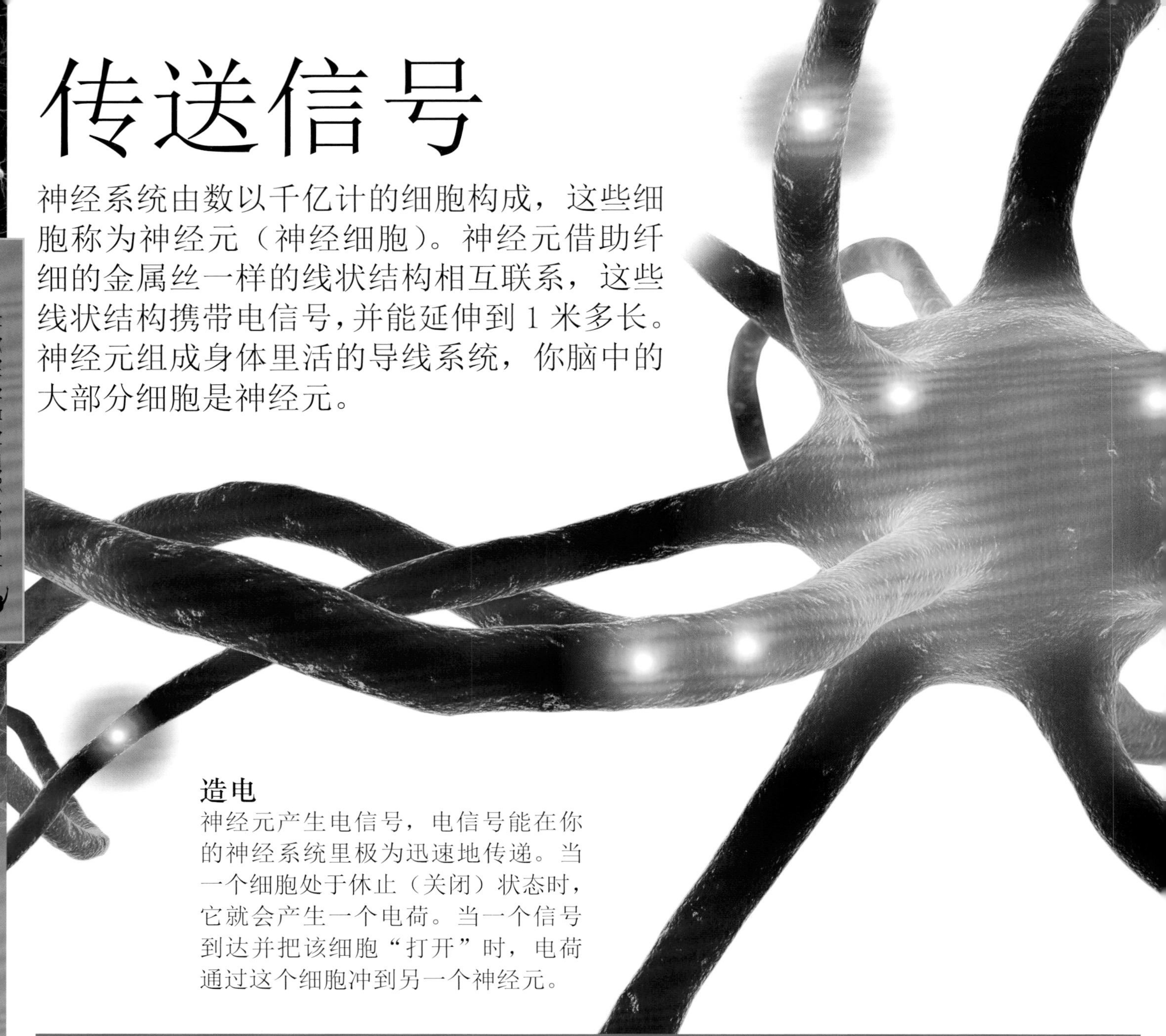

造电

神经元产生电信号，电信号能在你的神经系统里极为迅速地传递。当一个细胞处于休止（关闭）状态时，它就会产生一个电荷。当一个信号到达并把该细胞“打开”时，电荷通过这个细胞冲到另一个神经元。

有生命的计算机

你可能还没认识到，脑的加工能力比世界上任何最先进的计算机都要强。你的脑工作起来有点像微小的构成计算机芯片的晶体管。计算机芯片有数以十亿计的晶体管，相互间有3或4个连接点；而你的脑里有大约1000亿个神经元，每个神经元与其他神经元之间有多至1万个连接点（即突触）。连接点和线路数量之大，使脑能同时加工数百万个信息。

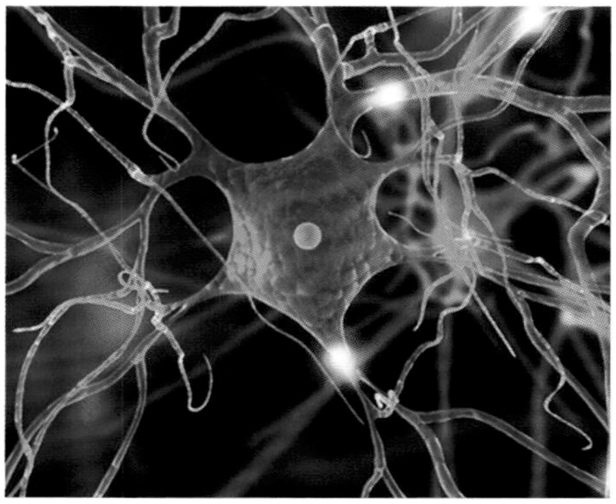

▲ **脑内的电路** 与计算机不同，人脑终生都能够产生新的连接点，并不断接通新的线路。

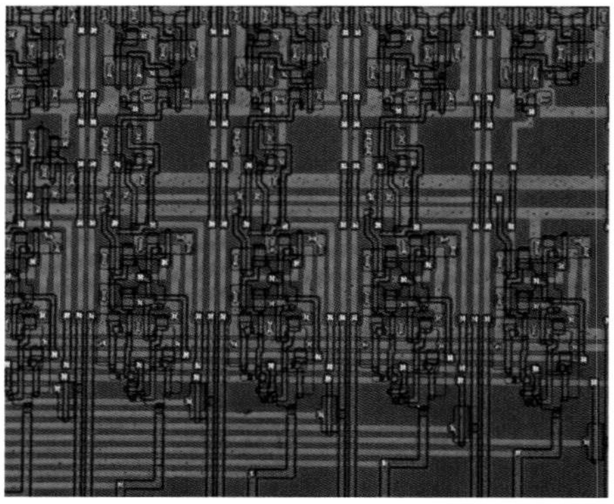

▲ **计算机芯片** 计算机芯片上的电路是在工厂里压上去的，之后不能再改变。

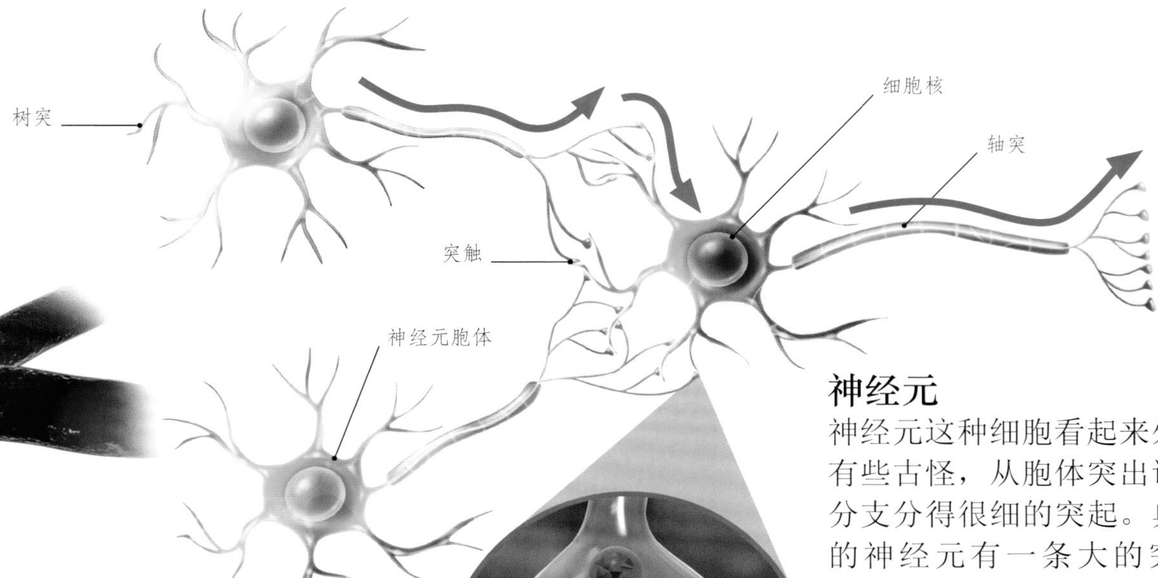
树突
细胞核
轴突
突触
神经元胞体

神经元

神经元这种细胞看起来外形有些古怪，从胞体突出许多分支分得很细的突起。典型的神经元有一条大的突起（轴突），用以携带传出的电信号，还有许多较小的突起（树突），用以携带传入的电信号。神经元通过一种特化的结构——突触与其他神经元连接，但突触里存在着微小的间隙，信号不能跳过这个间隙。名为神经递质的一类化学物质释放入突触间隙，激发另一个神经元产生新的信号。

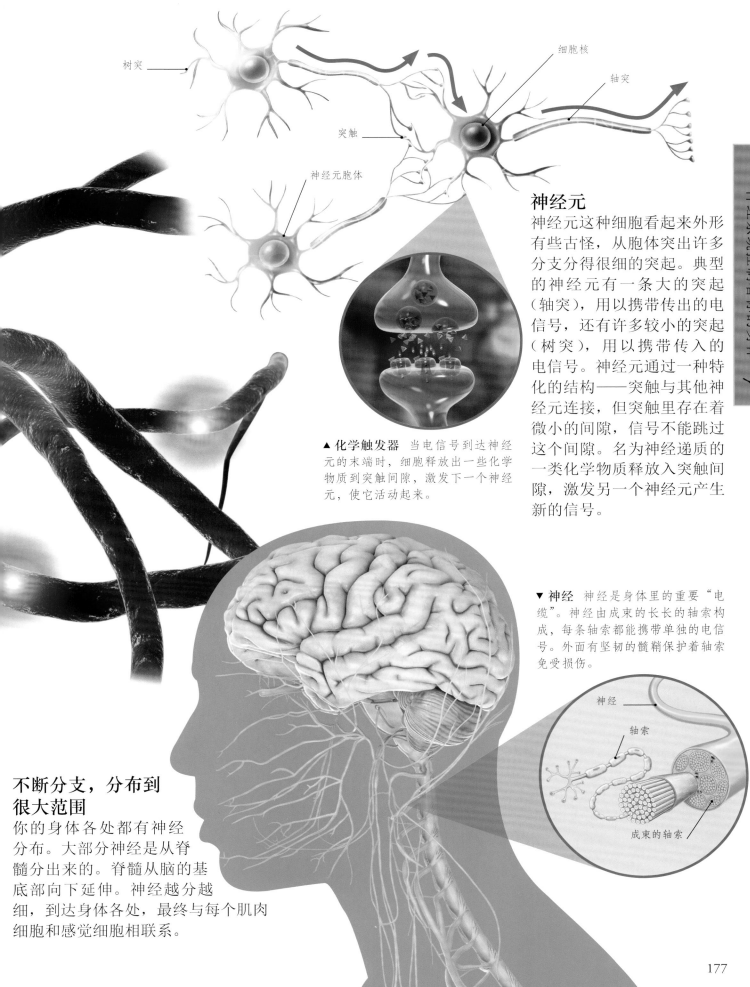

▲ **化学触发器** 当电信号到达神经元的末端时，细胞释放出一些化学物质到突触间隙，激发下一个神经元，使它活动起来。

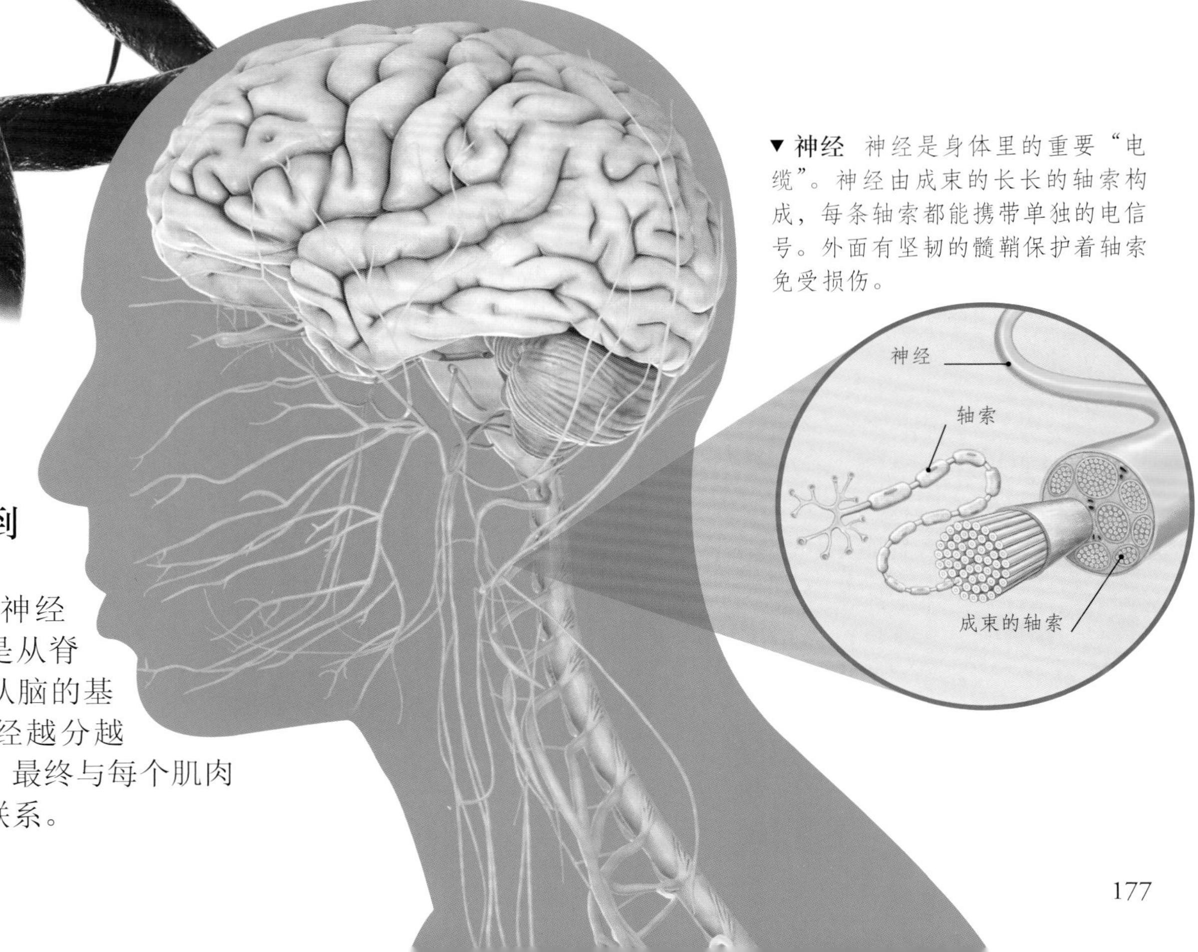
神经
轴索
成束的轴索

▼ **神经** 神经是身体里的重要“电缆”。神经由成束的长长的轴索构成，每条轴索都能携带单独的电信号。外面有坚韧的髓鞘保护着轴索免受损伤。

不断分支，分布到很大范围

你的身体各处都有神经分布。大部分神经是从脊髓分出来的。脊髓从脑的基底部向下延伸。神经越分越细，到达身体各处，最终与每个肌肉细胞和感觉细胞相联系。

脑

你的脑被安全地锁在你的颅骨里，它是神经系统的司令部，是你身体的控制中心。在脑里，无数神经细胞把传进来的信息分类、储存，并发出指令，好让你的身体能正常地工作。你怎么想问题，记忆力好不好，想象力如何，都与这些细胞有关。

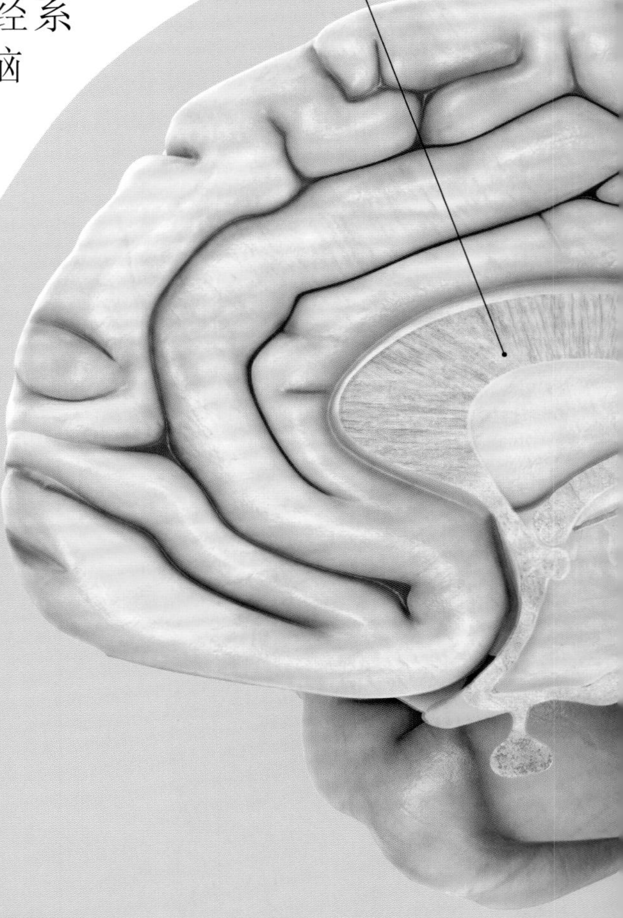
胼胝体是连接左右两侧大脑半球的横行神经纤维束。

沟和回

脑最大的部分是大脑。大脑被一条又长又深的沟分为左右两部分。大脑表面尽是弯弯曲曲的小沟和褶皱。这种结构增加了大脑皮质的表面积和灰质体积，使大脑有更多的思考能力。

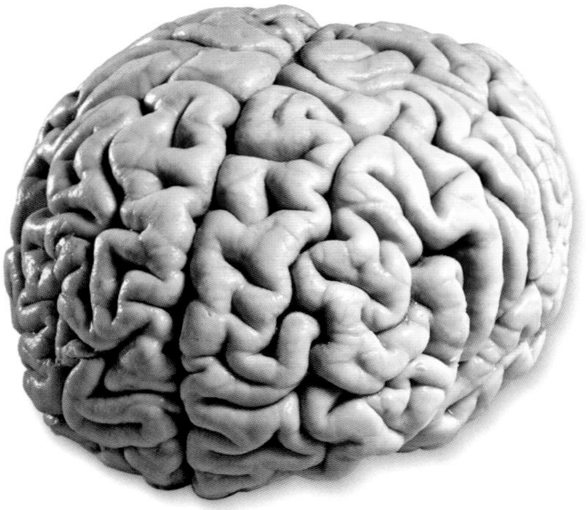

脑的内部

这是一幅从中间切开的脑的图像。从图可见，脑分为三部分。大脑是脑中最大的部分，控制你所有的意识活动、言语、感觉。小脑要小一些，协调你的运动和平衡。脑干把脑与脊髓连接起来，并控制你的反射和基本功能，如心率和血液流动。

人脑和黑猩猩的脑

人脑的重量与和我们亲缘关系最近的动物黑猩猩相比，是它的 4 倍。人类的颅骨也要大得多，但里面依然很拥挤——大脑占了 85% 的空间。黑猩猩的脑，沟回少得多，但许多结构还是与人脑相同的。

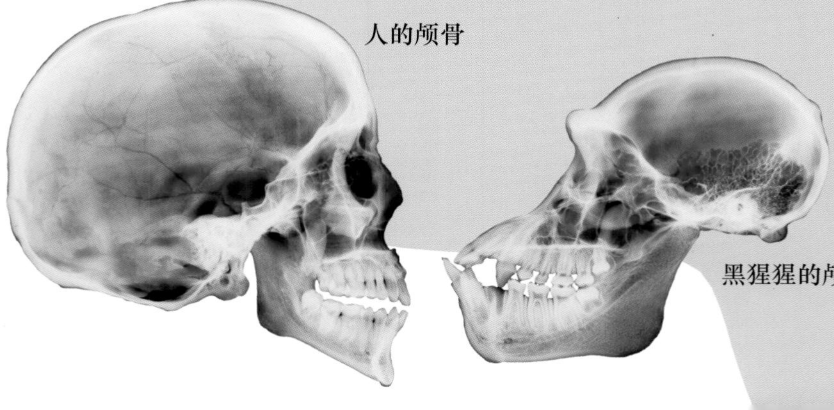
人的颅骨
黑猩猩的颅骨

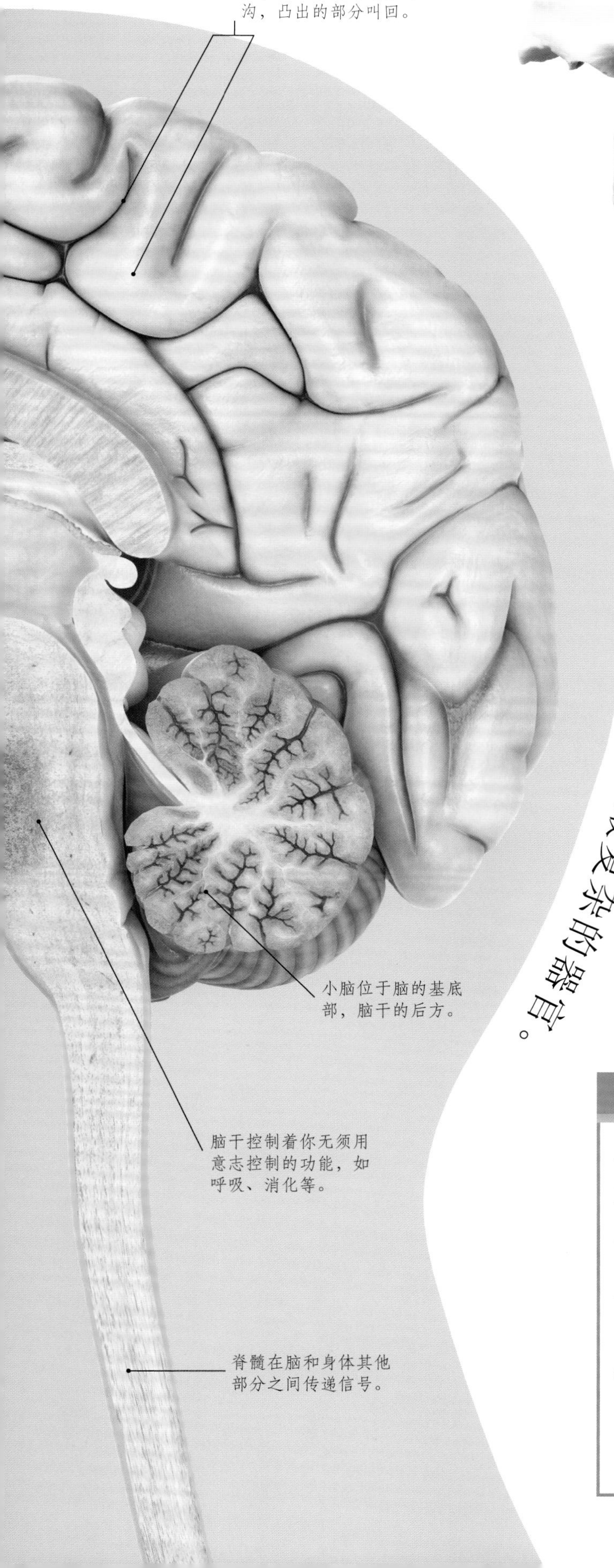
脑表面凹下去的地方叫沟，凸出的部分叫回。
小脑位于脑的基底部，脑干的后方。
脑干控制着你无须用意志控制的功能，如呼吸、消化等。
脊髓在脑和身体其他部分之间传递信号。

人脑是整个生命世界里最复杂的器官。

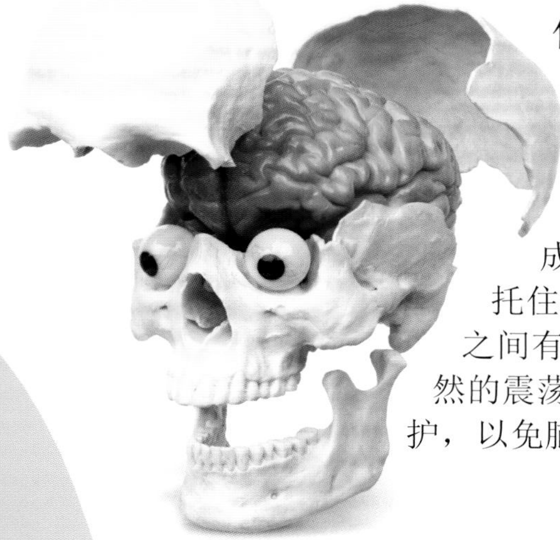

保护脑的结构

你的脑又柔软又娇嫩，颅骨可以保护它免受撞伤和击伤。这些颅骨结合得非常紧密，形成一个硬而坚强的头盖，托住和围住脑。在脑与颅骨之间有稀薄的液体，在出现突然的震荡时，可以提供额外的保护，以免脑与颅骨相撞。

脑的磁共振图像

这是一幅健康人的头部磁共振水平断面图。磁共振成像通常用来寻找损伤或疾病。这幅图像显示了从上往下看到的大脑左右两半球。你也能看到眼睛和通到脑部的视神经。

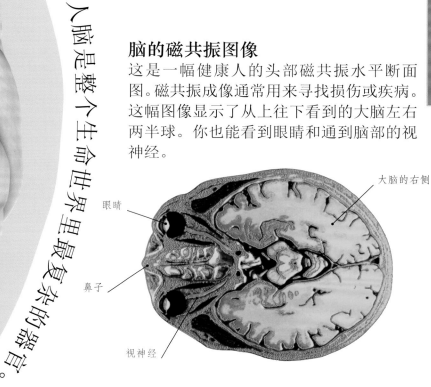

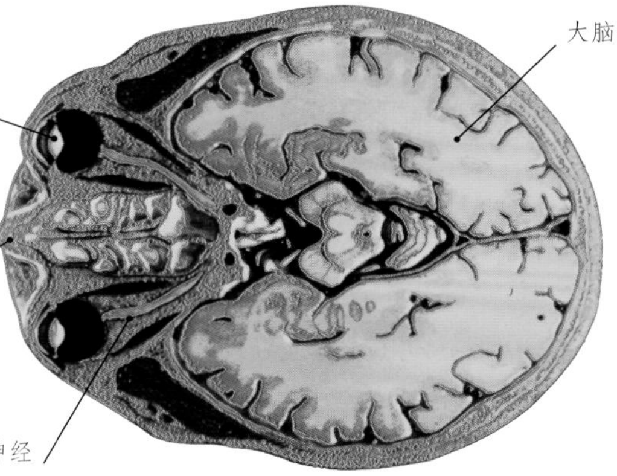
大脑的右侧
眼睛
鼻子
视神经

血液供应

脑细胞需要葡萄糖和氧气的不断供应，才能正常地工作。这些必不可少的物质都是由许多向头部供血的血管运送来的。图中，红色的是动脉，蓝色的是静脉。事实上，脑的血流量占心搏出量的1/5。如果血液供应中断，几分钟后脑就会死亡或受到严重的损伤。

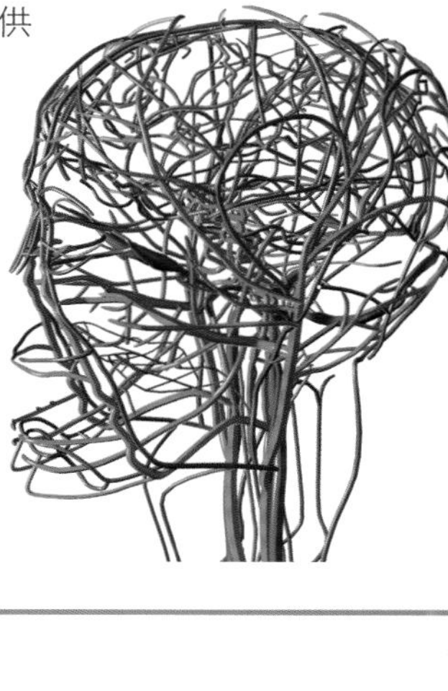

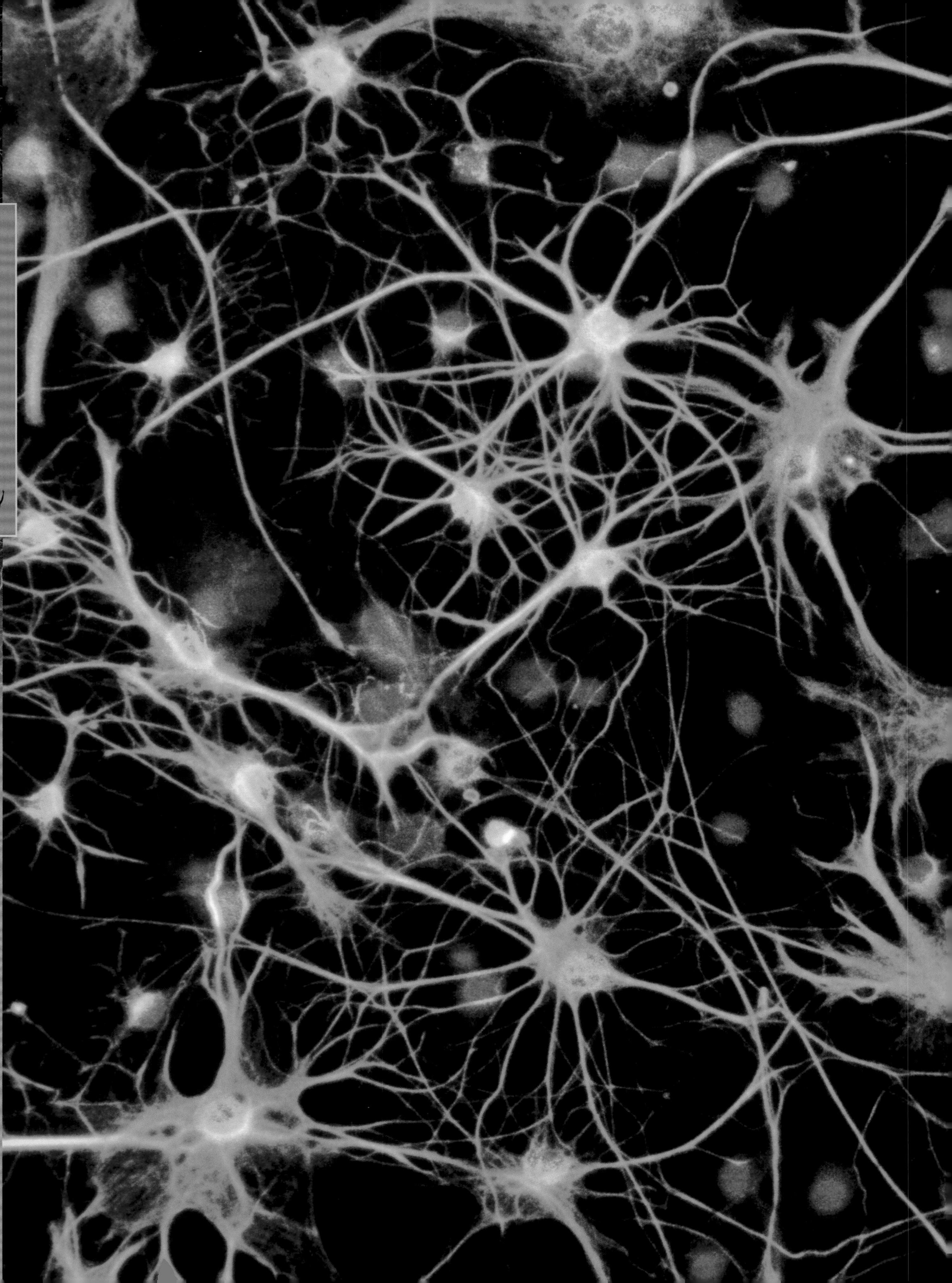

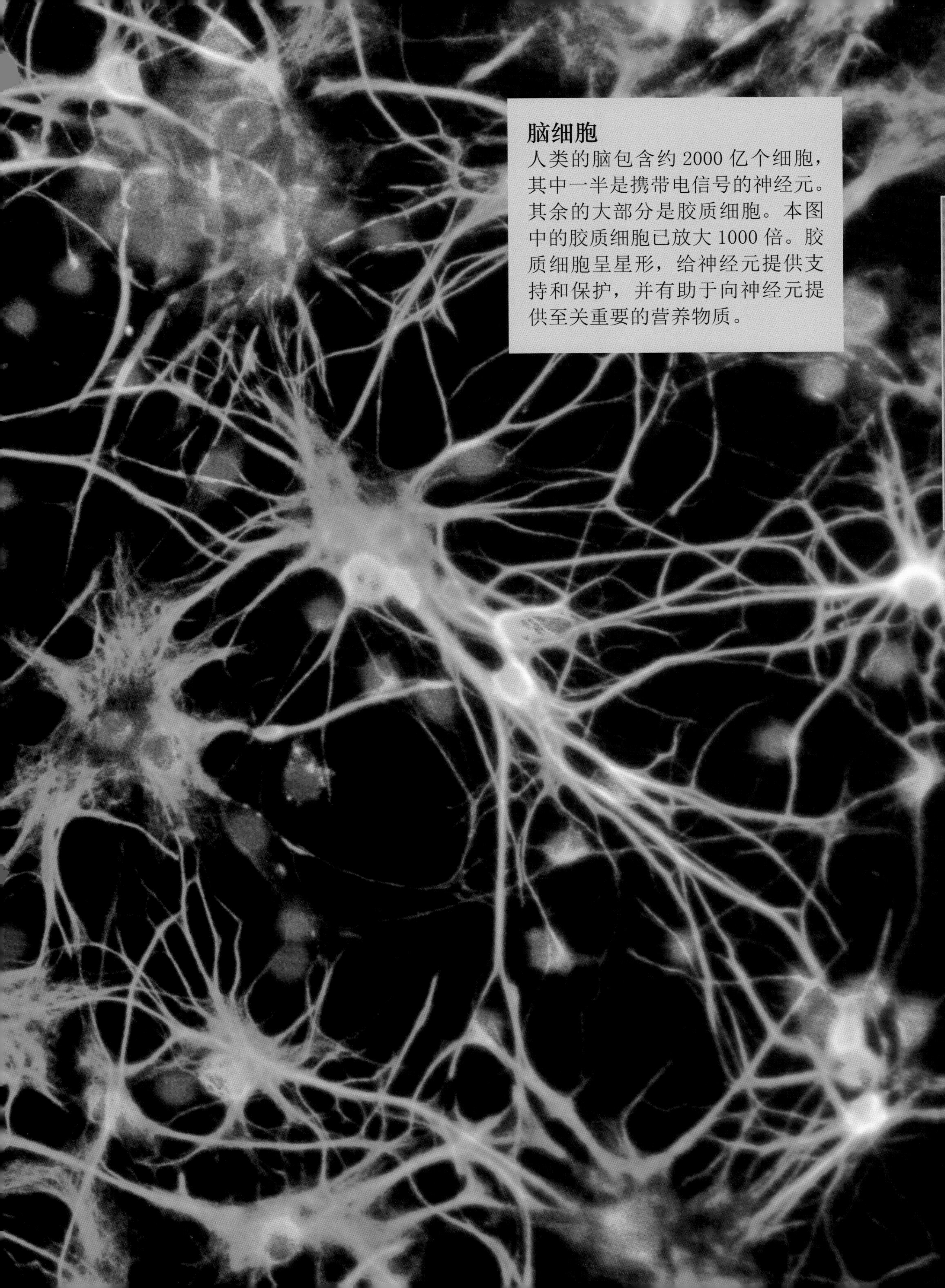

脑细胞

人类的脑包含约 2000 亿个细胞，其中一半是携带电信号的神经元。其余的大部分是胶质细胞。本图中的胶质细胞已放大 1000 倍。胶质细胞呈星形，给神经元提供支持和保护，并有助于向神经元提供至关重要的营养物质。

灰质

你脑中最大的部分叫大脑。大脑的表面满是皱褶，由一薄层神经构成，称为灰质或大脑皮质。这一层极为重要，你能够感觉到周围的事物，看到东西，听到声音，能够思考，能够想象，能够记忆，这些全部依赖于这一层。另外，你的身体活动也是由它控制的。

白质

在这薄层灰质下面是颜色比较浅的白质。白质里充满了神经纤维，在脑的不同部位之间和脑与身体其余部分之间传送着电信号。

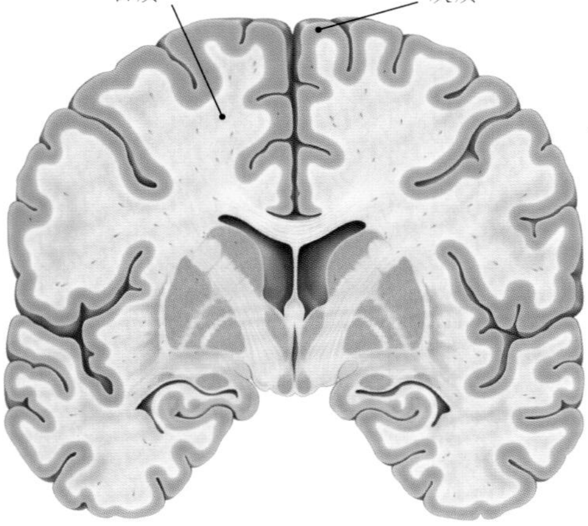
白质
灰质

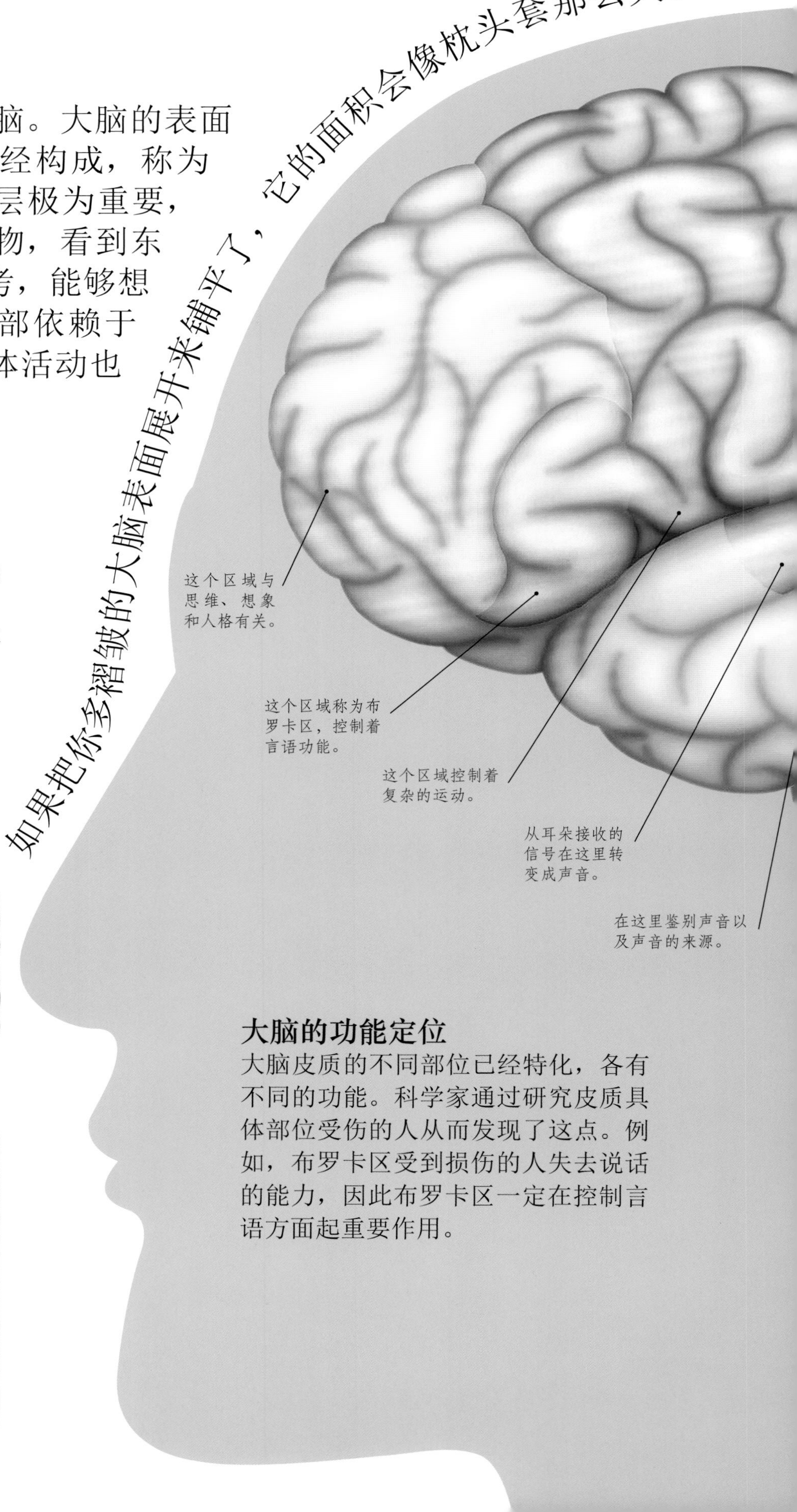
如果把你多褶皱的大脑表面展开来铺平了，它的面积会像枕头套那么大。
这个区域与思维、想象和人格有关。
这个区域称为布罗卡区，控制着言语功能。
这个区域控制着复杂的运动。
从耳朵接收的信号在这里转变成声音。
在这里鉴别声音以及声音的来源。

快速资讯

- 在你的脑细胞之间有不止 125 万亿个连接点。
- 你的脑的重量只占全身体重的 2%，但它消耗了你身体能量的 20%。
- 大脑占据了你头颅里 2/3 的空间。

大脑的功能定位

大脑皮质的不同部位已经特化，各有不同的功能。科学家通过研究皮质具体部位受伤的人从而发现了这点。例如，布罗卡区受到损伤的人失去说话的能力，因此布罗卡区一定在控制言语方面起重要作用。

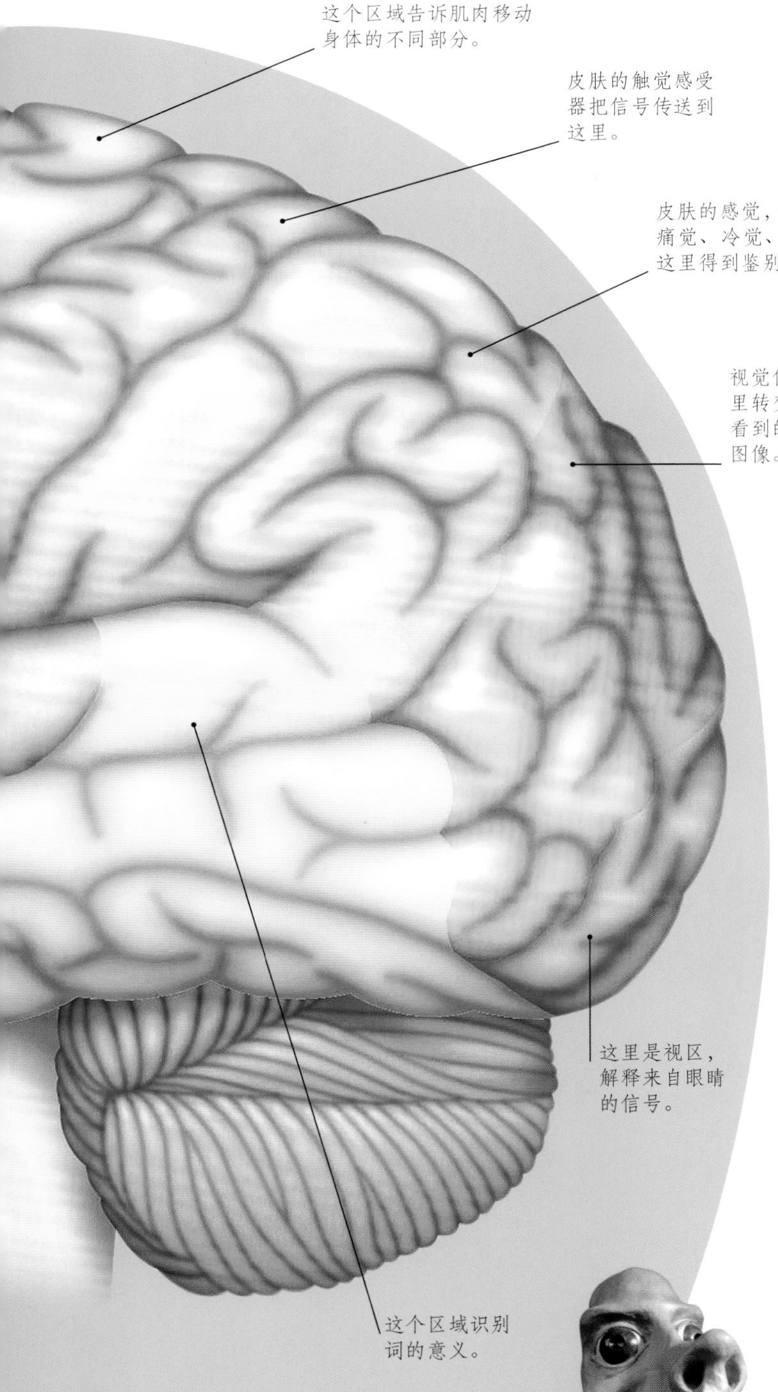
这个区域告诉肌肉移动身体的不同部分。
皮肤的触觉感受器把信号传送到这里。
皮肤的感觉，如压觉、痛觉、冷觉、热觉在这里得到鉴别。
视觉信号在这里转变成我们看到的世界的图像。
这里是视区，解释来自眼睛的信号。
这个区域识别词的意义。

头部的一个洞

1848年9月，美国建筑工人菲尼亚斯·盖奇遭遇了飞来横祸。发生了一起爆炸事故，一根铁杆扎穿了他的头部，损伤了他脑的前部。简直难以置信，盖奇活了下来，但他的行为发生了变化。原来他是个有礼貌、负责任的人，现在他变得粗鲁，胆大妄为。这件事使科学家得出结论：脑的前部控制着人格。

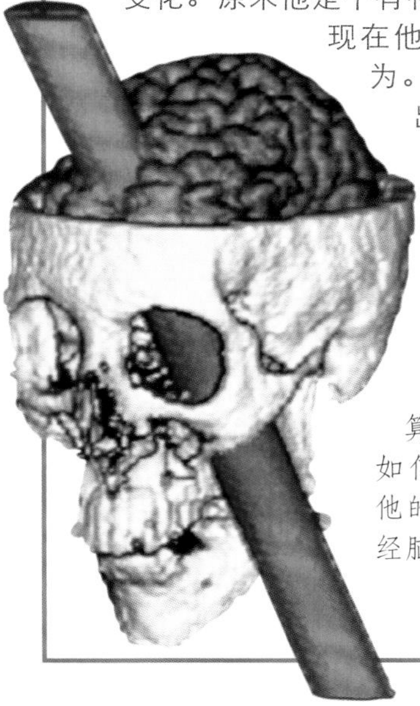

◀ **盖奇的脑** 这是盖奇头颅和脑的计算机影像，显示他是如何受伤的。铁杆从他的左眼下方穿进去，经脑和颅骨穿出来。

大脑在行动

现代科学家能用扫描仪来观察某人在做某事时大脑皮质的哪些部分会“亮起来”。本扫描图显示，当一个人在活动手指时，其大脑皮质的几个区域同时“亮起来”。这样的研究表明，许多心理活动都不止一个投射区域，因为这些活动牵涉到大脑皮质几个共同工作的部分。

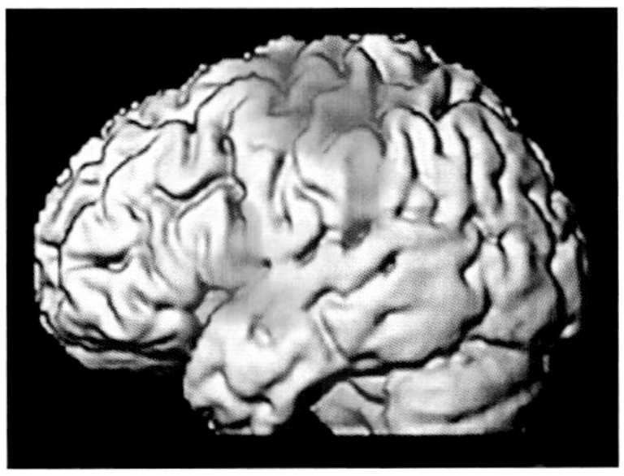

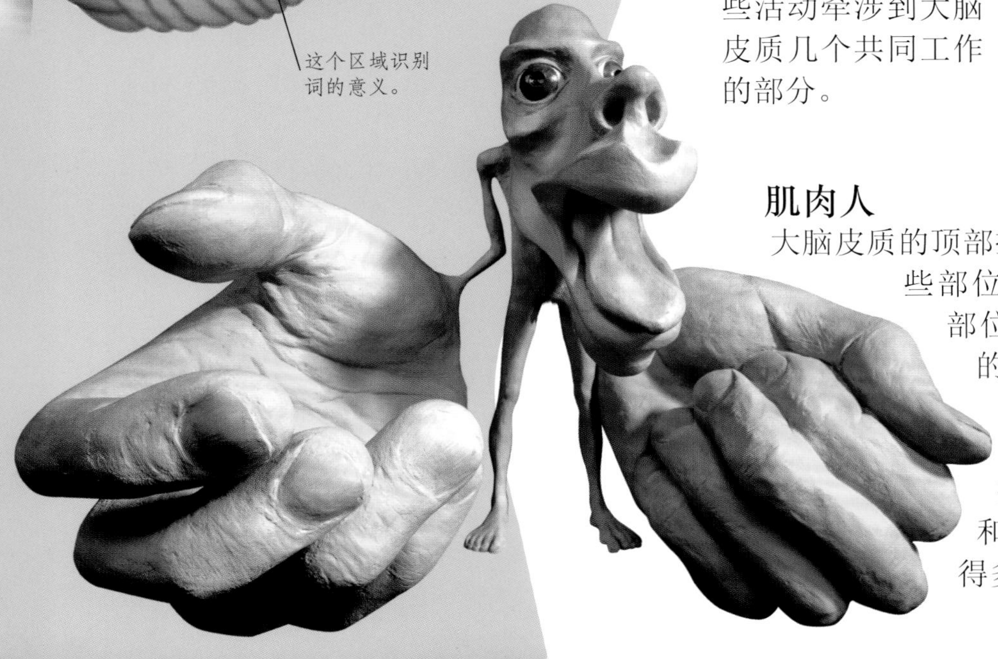

肌肉人

大脑皮质的顶部控制着肌肉，但控制身体某些部位的皮质部分要比控制其他部位的大得多。这个奇形怪状的人显示了控制不同肌肉的大脑皮质面积是不同的。皮质里有一大块面积负责控制手的运动，而控制上臂和腿运动的皮质面积则要小得多。

睡眠

人人都需要睡眠，不睡觉我们就不能生存，我们把生命的三分之一时间用于睡眠。当我们睡着以后，呼吸和心率就慢下来，我们对周围世界的感知能力也大为减弱。没有人了解睡眠的确切目的何在，但睡眠可能会给大脑提供一个机会去加工白天接收的信息。

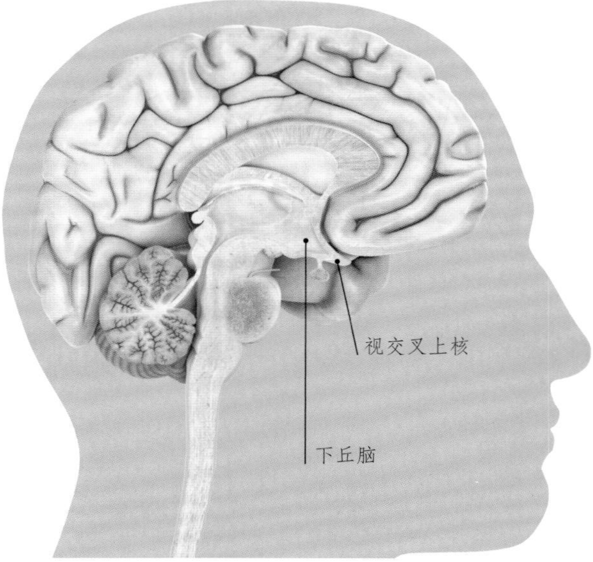
视交叉上核
下丘脑

哇哦！

连续活动而不睡觉的世界纪录是 11 天，这是美国学生兰迪·加德纳于 1964 年创造的。

控制中心

每天的睡眠和清醒周期是由脑的一部分——下丘脑控制的，下丘脑向脑和身体的许多其他部分发出信号，控制它们的活动。这些信号的时间程序由下丘脑的一部分——视交叉上核（SCN）设定。视交叉上核接收到来自眼睛的信号，就能知道白天什么时候变成黑夜。

睡眠周期

睡眠可以分为 5 个不同的阶段，循环往复，这种循环我们每晚都要经历。做梦发生于快速眼动睡眠（REM）阶段，那时大脑是非常活跃的。其他 4 个阶段总称为非快速眼动睡眠。第四阶段时睡眠最深，也最难唤醒。如果你把一个处于第四阶段睡眠的人叫醒，他会站立不稳，头脑不清。

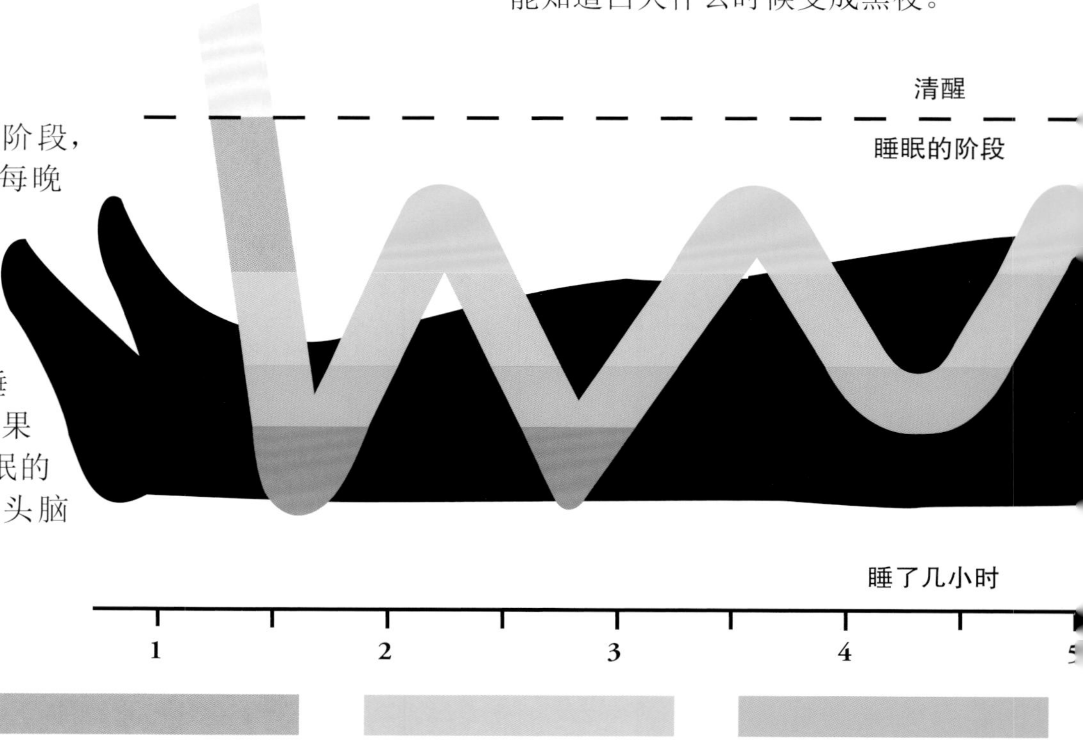
清醒
睡眠的阶段
睡了几小时
1
2
3
4
5

▲**清醒** 清醒时，你对周围的事物都能感知。这与睡眠时正相反。

▲**第一阶段睡眠** 这是睡眠周期中睡得最浅的阶段，你感到昏昏欲睡，而不是很快睡着。

▲**第二阶段睡眠** 你进入浅睡阶段，体温下降，心率减慢。

▲**第三阶段睡眠** 这个阶段处于浅睡和深睡之间。δ 波开始出现（见右图）。

需要睡多久

年龄越大，人需要的睡眠就越少。婴儿每天需要的睡眠时间多达 16 小时，这样才能正常地生长发育。学龄儿童每天需要睡 8 ～ 10 小时。成年人一天只睡 7 小时就行。

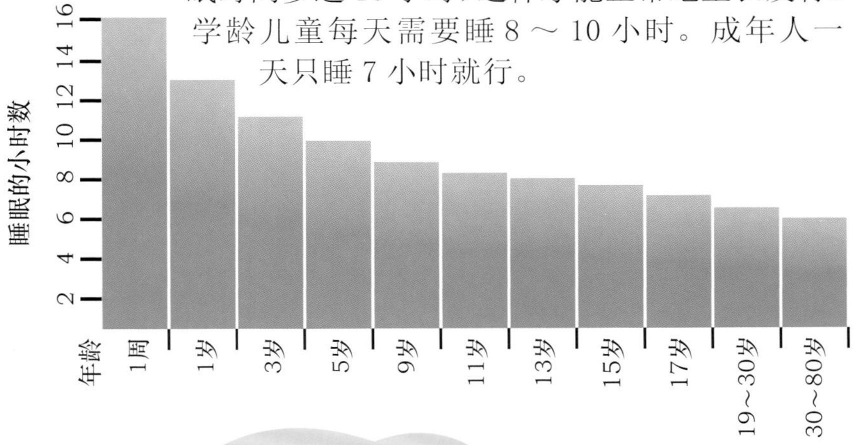

睡眠的小时数
16
14
12
10
8
6
4
2
年龄
1周
1岁
3岁
5岁
9岁
11岁
13岁
15岁
17岁
19～30岁
30～80岁

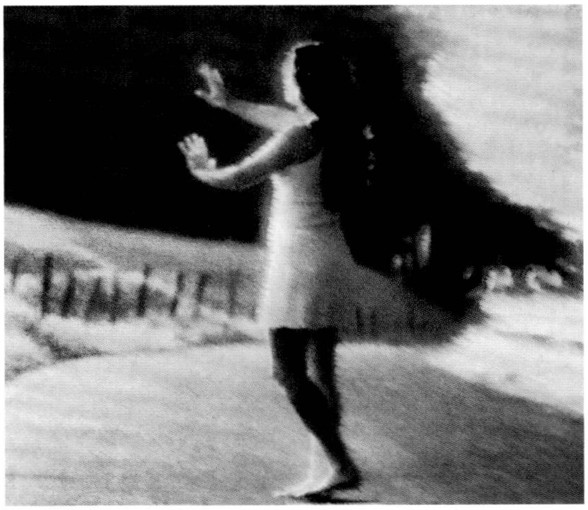

梦游

有些人睡着后会起床，到处走动，眼睛是张开的，但看起来还处于昏睡状态。这种情况称为梦游。已知有些梦游者曾做饭、驾车，甚至发电子信件，但他们醒来以后完全不记得自己曾做过这些事情。梦游发生于深度睡眠的阶段，其实梦游与做梦没有关系。

做梦

没有人知道为什么做梦。梦中经常出现一些疯狂的、混杂的人物形象和根本不可能发生的事件，如不借助任何外力就飞起来等。做梦时，脑停止了身体肌肉的运动，这样不致把梦境中的动作移到现实中来，但我们的眼睛还是能动的。

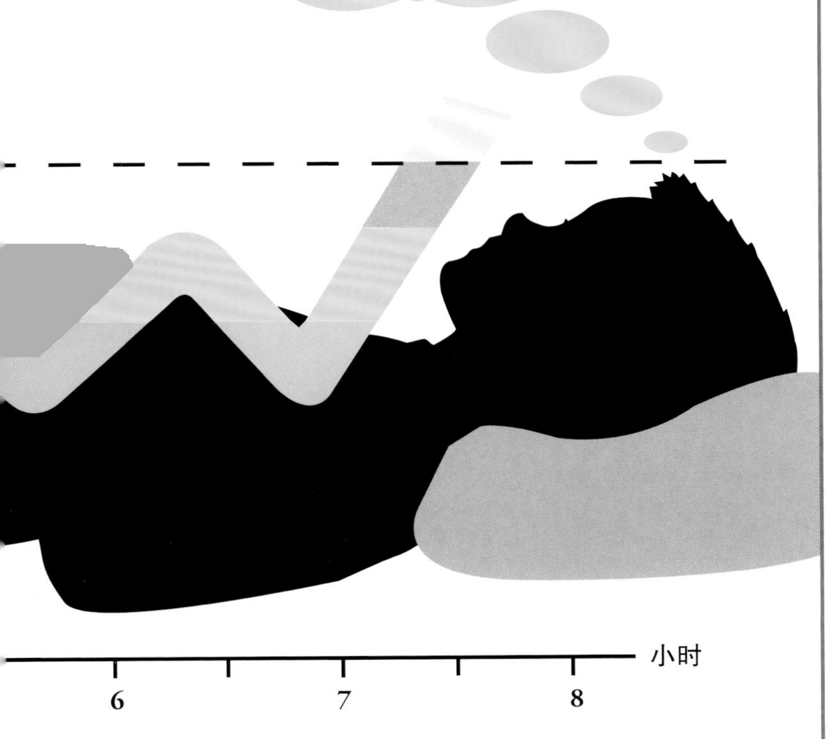

小时
6
7
8

▲ **第四阶段睡眠** 这是睡眠最深的阶段，持续时间约 30 分钟。

▲ **快速眼动睡眠（REM）** 在快速眼动睡眠阶段，眼球在眼睑下不停地左右转动，同时人会做梦。

脑电波

科学家能通过测量数以百万计的脑细胞同时产生的电场，来监控我们脑的活动是否活跃。脑的电活动忽高忽低，记录下来可以得出一个波形脑电波。在脑处于活跃、松弛或睡眠等不同状态时，记录到的脑电波是不同的。

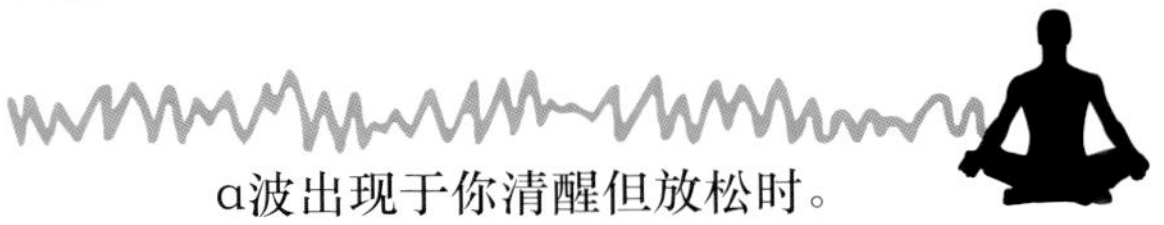

α波出现于你清醒但放松时。

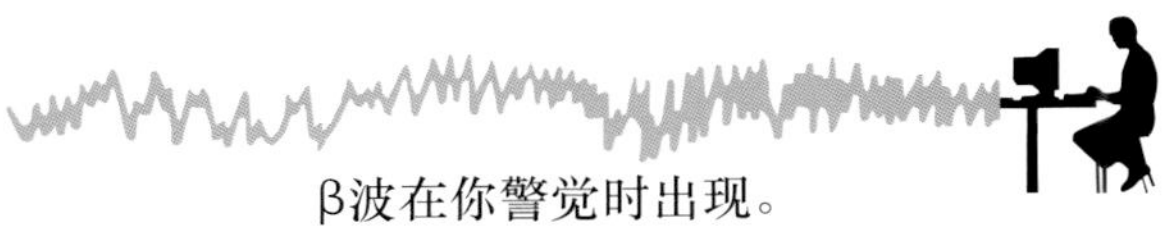

β波在你警觉时出现。

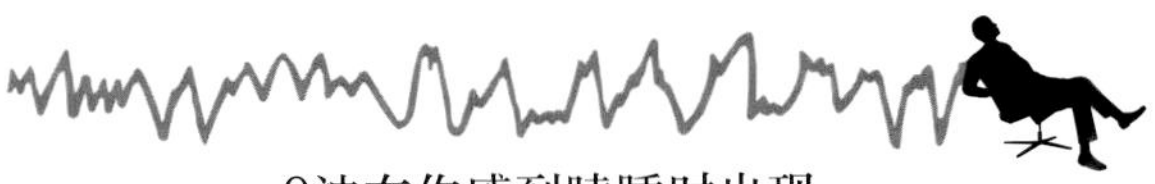

θ波在你感到瞌睡时出现。

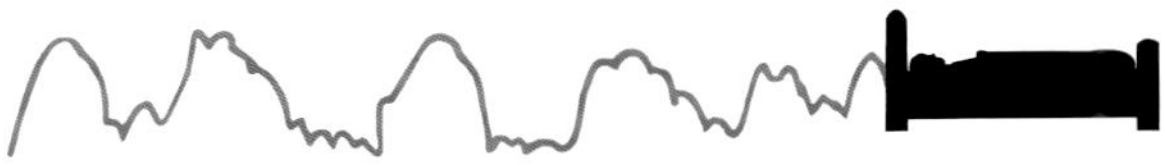

δ波在你深睡时（第三和第四阶段）出现。

脊髓

你的脊髓是一大束神经组织与脑相连，从颈部向下延伸，长度与整个背长相等。脊髓在脑与身体大部分组织之间传递信息。脊髓也控制着不用想就能自动发生的行动，即反射。

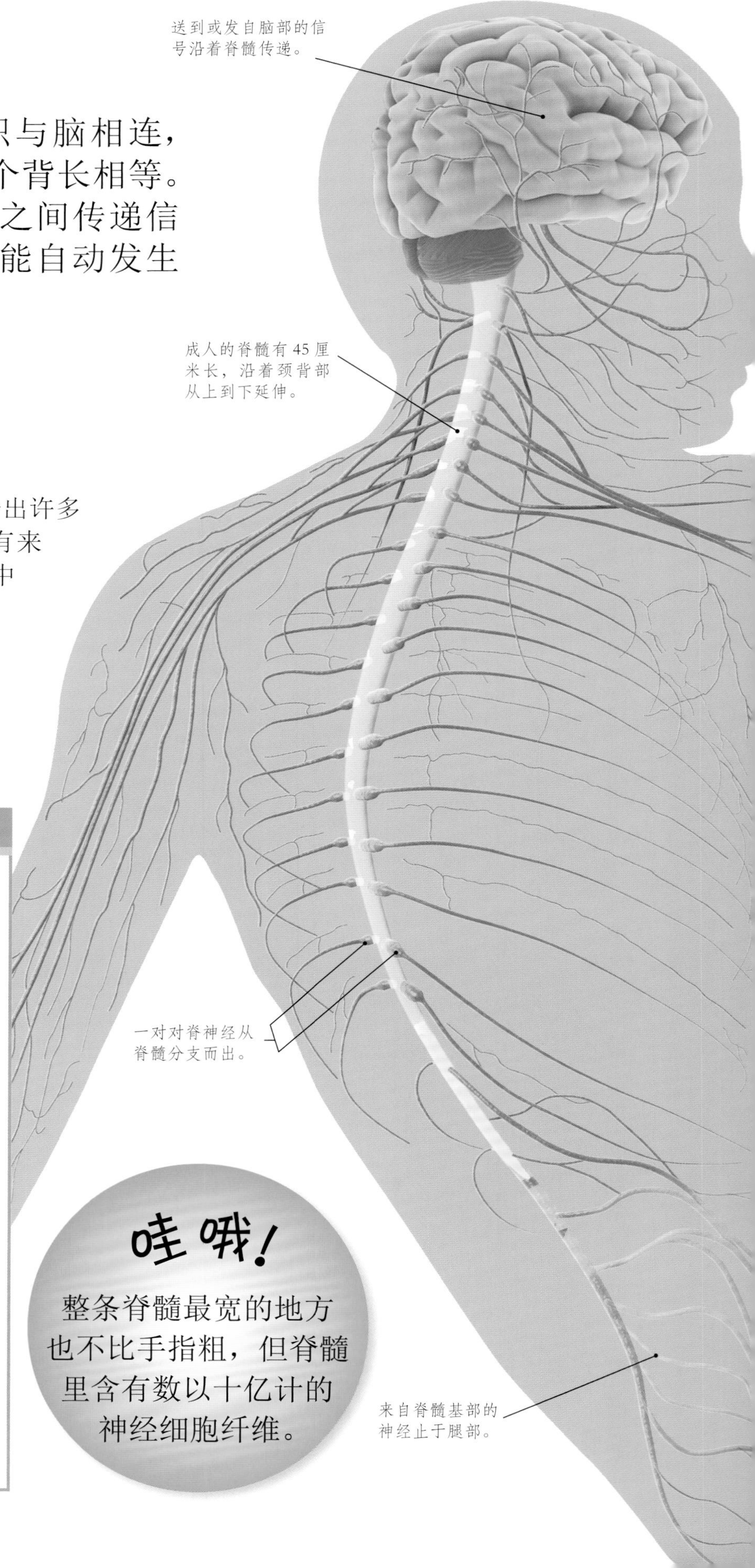
送到或发自脑部的信号沿着脊髓传递。
成人的脊髓有45厘米长，沿着颈背部从上到下延伸。
一对对脊神经从脊髓分支而出。
来自脊髓基部的神经止于腿部。

信息高速公路

你的脊髓就像一条公路，从这里分出许多较小的支路——脊神经。并非所有来自身体的信息都要传到大脑，其中一些传递到脊髓就行了，随后脊髓就指示肌肉或腺体对刺激做出应答，例如把你的手从很烫的东西上挪开。这种不由自主的行为就叫作反射。

对脊髓的保护

脊髓得到很好的保护。一系列椎骨互相交锁，构成脊柱，这些椎骨的椎体后部形成一条隧道状的管子，脊髓就位于这条隧道里。这种保护至关重要，因为脊髓损伤会导致严重的后果。如果脊髓因外伤而受损，会导致瘫痪（身体不能动，或者失去感觉）。

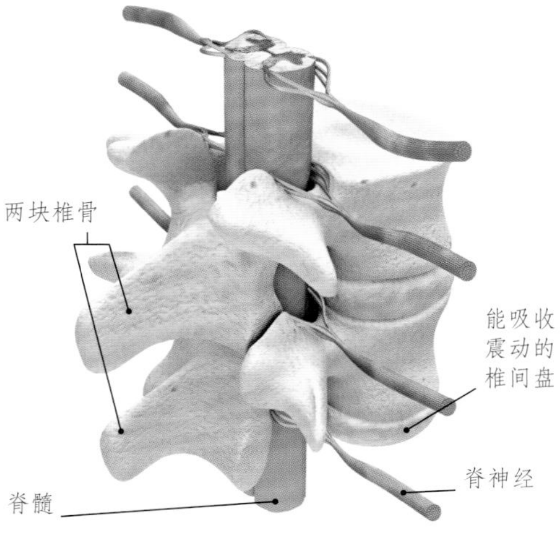
两块椎骨
能吸收震动的椎间盘
脊神经
脊髓

哇哦！

整条脊髓最宽的地方也不比手指粗，但脊髓里含有数以十亿计的神经细胞纤维。

反射动作

来自你感觉器官的信号大部分被你的脑加工，然后你的身体才做出反应。但反射动作的发生却要快得多，因为信号走的是捷径，只通到脊髓而绕开了脑。例如，如果你的手离某种很烫的东西太近，反射动作立即使你胳膊的肌肉收缩，把手挪到安全的地方。你的脑还没来得及感觉到热或痛，反射就发生了。

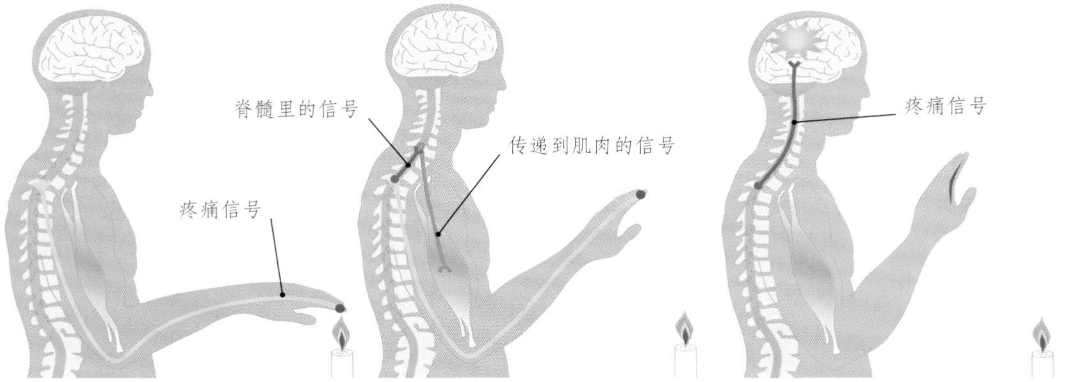
疼痛信号
脊髓里的信号
传递到肌肉的信号
疼痛信号

▲**危险** 皮肤上的感受器发现蜡烛的火焰是热的，立即向脊髓发出信号。

▲**把手撤回到安全的地方** 信号通过脊髓传递，到达一条臂肌，肌肉收缩，把手撤回到安全的地方。

▲**疼痛** 疼痛信号到达脑部。人到这时才感觉到疼痛，而手早已撤回。

发麻

如果你把肘支在桌上一会儿，你的胳膊可能会失去感觉。原因是压力使你的神经得不到血液供应，不能把触觉信息送回大脑。当你不再用肘部支撑，你的手臂再次得到血液供应时，你会有一种刺痛感，称为“发麻”。

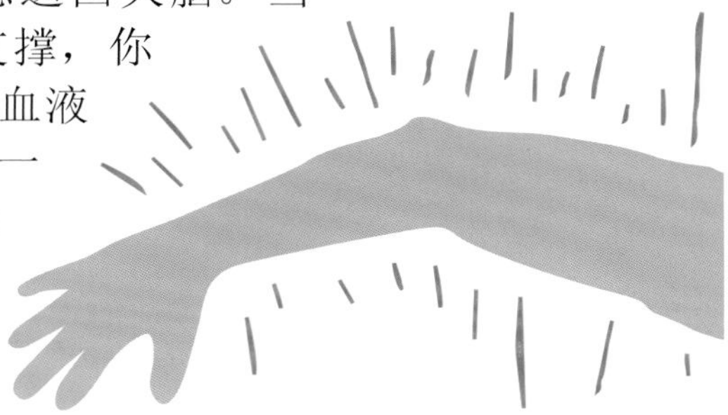

婴儿反射

小宝宝一生下来就具有一些天生的反射，这些反射在出生后第一年渐渐消失。例如，婴儿可以在水下游泳，因为具有一种阻止水进入肺部的反射。婴儿还有抓握反射和吸吮反射等反射。

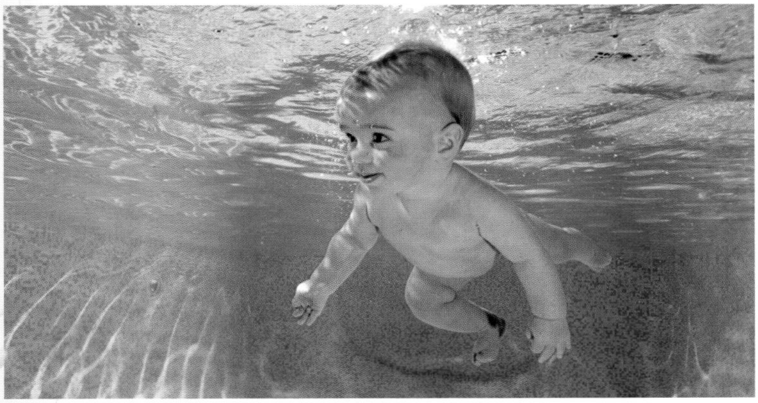

咽反射

食物以外的东西接触到你咽喉的后壁，就会引发咽反射。你的咽喉会自发地收紧，让你不想要的东西无法进入咽喉，以免窒息。吞剑艺人要学会克服咽反射，这样才能把剑放入咽喉深处。大约三分之一的人，咽反射很弱或者根本没有咽反射。

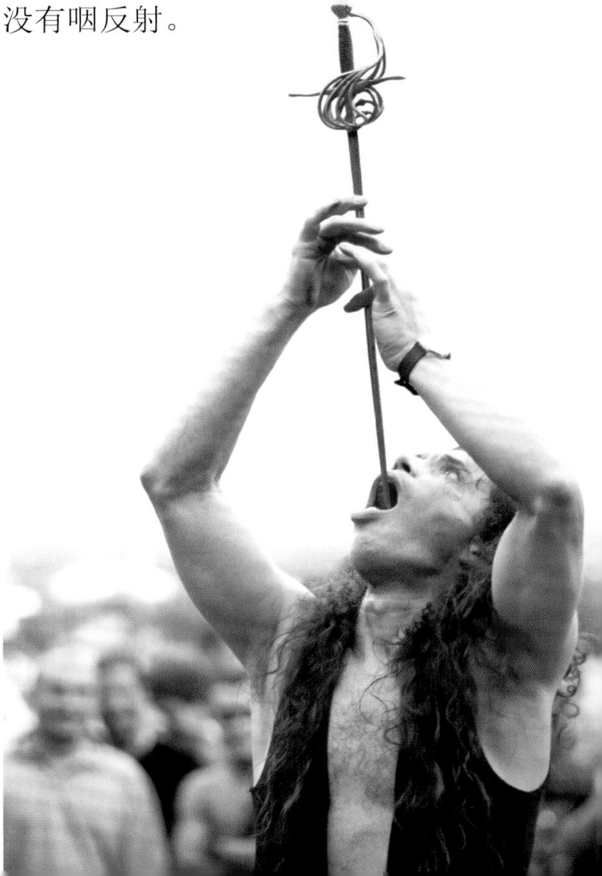

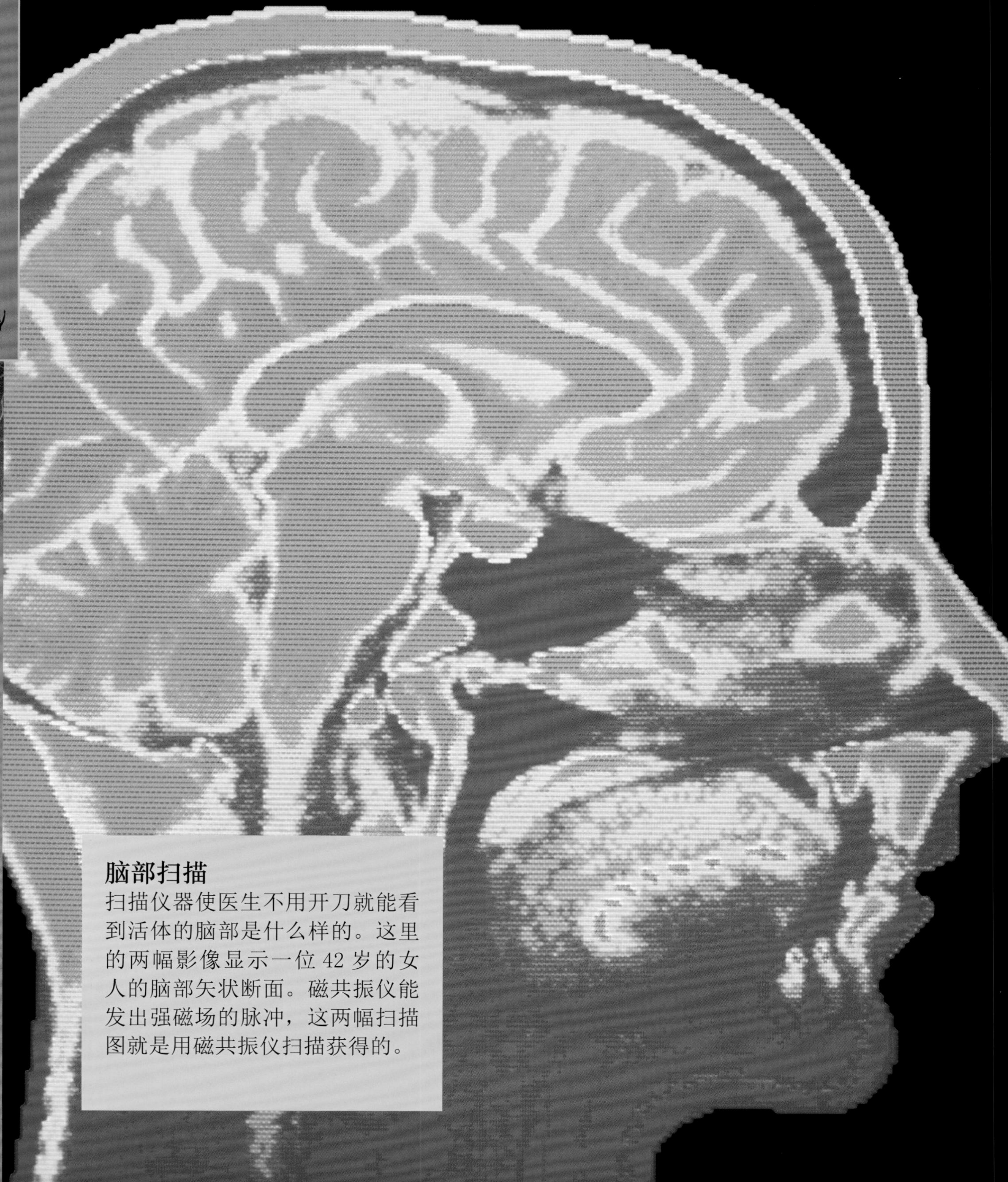

脑部扫描

扫描仪器使医生不用开刀就能看到活体的脑部是什么样的。这里的两幅影像显示一位 42 岁的女人的脑部矢状断面。磁共振仪能发出强磁场的脉冲，这两幅扫描图就是用磁共振仪扫描获得的。

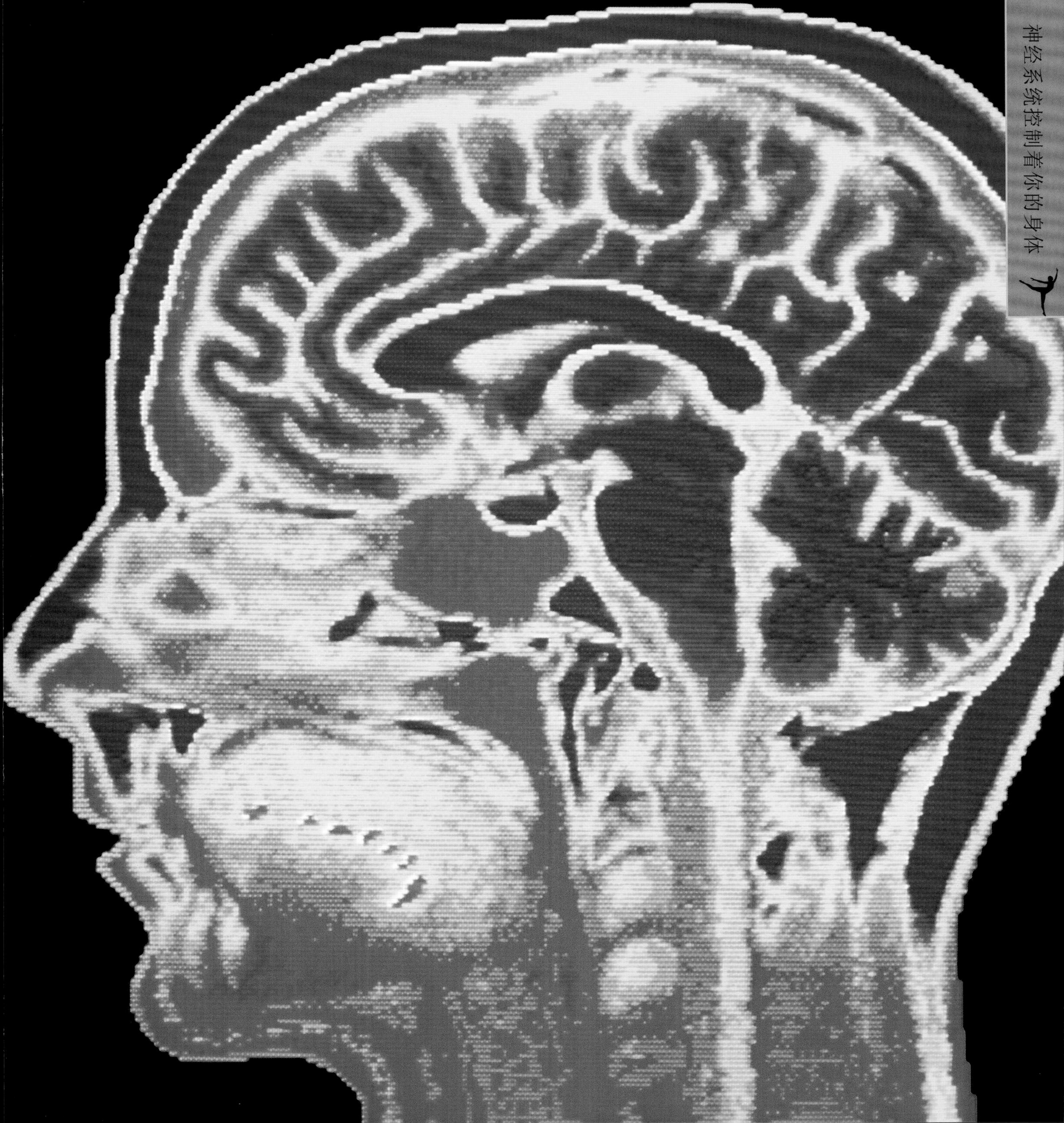

自动程序

你的神经系统既能控制那些有意识使用的身体部分，如你用来步行和说话的肌肉，又能控制那些不用想就能不由自主进行的活动，如心跳等。这些无意识的活动是由你的自主神经系统控制的。

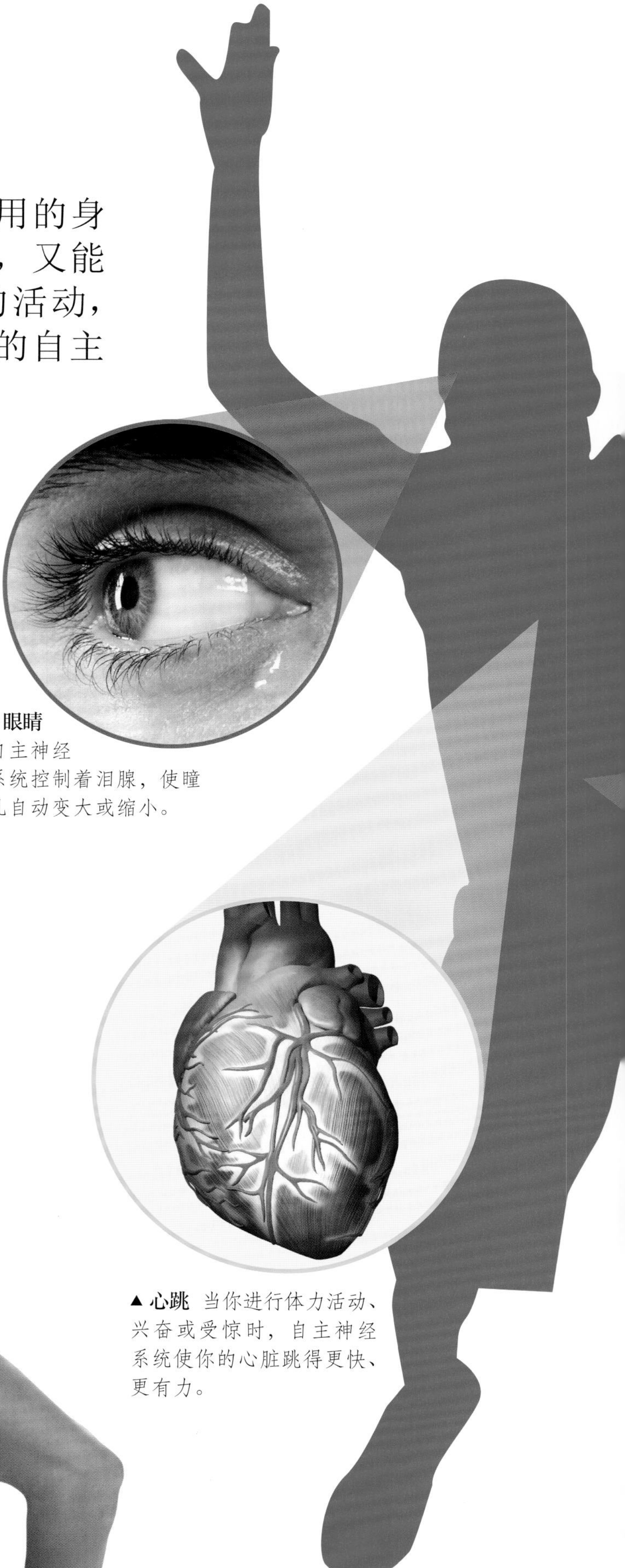

▶**眼睛** 自主神经系统控制着泪腺，使瞳孔自动变大或缩小。

自主神经系统

自主神经系统的神经细胞分布到所有主要的内脏器官以及皮肤、眼睛和嘴。通常把自主神经系统分为两部分：一部分使身体变得更为活跃，准备采取行动，而另一部分使身体更为放松，准备休息。

深呼吸

你能有意识地控制自己的呼吸，但你的自主神经系统也能不自觉地控制你的呼吸。进行体育运动时，你的身体需要更多的氧气，你的呼吸频率就会加快，呼吸也会加深，变得更有力。人们被什么东西吓着或者感到惊奇时会倒吸一口气，原因是自主神经系统让你的肺加紧工作。

▲**心跳** 当你进行体力活动、兴奋或受惊时，自主神经系统使你的心脏跳得更快、更有力。

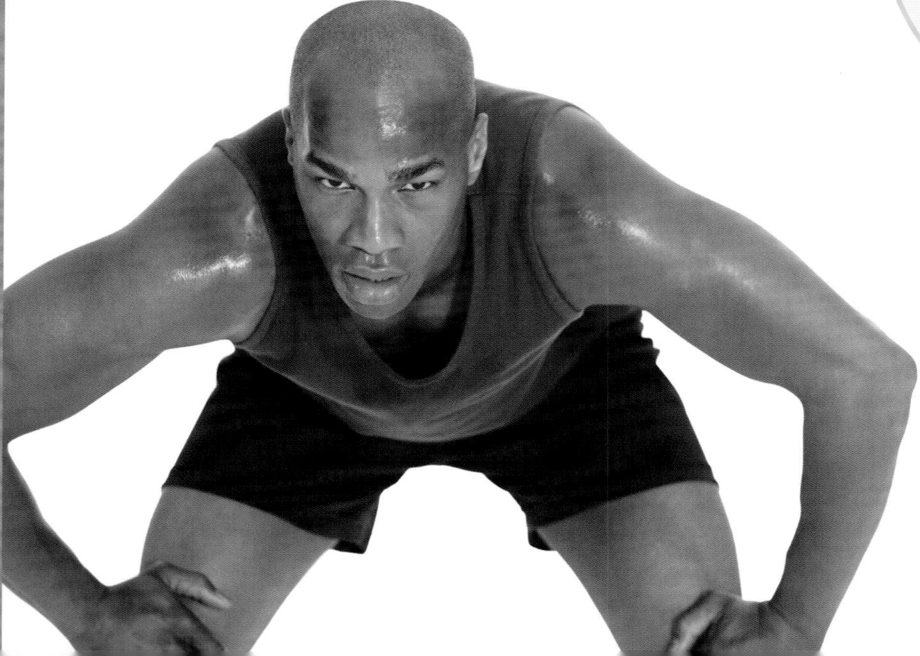

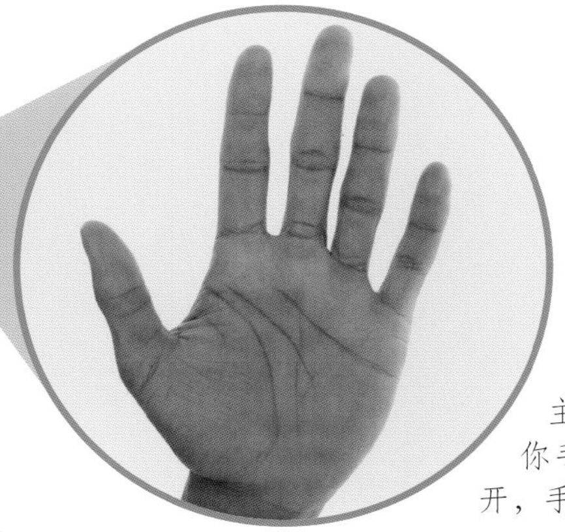

◀ **手心出汗** 当你受惊吓或紧张时，自主神经系统使你手心的汗孔张开，手心变得潮湿。

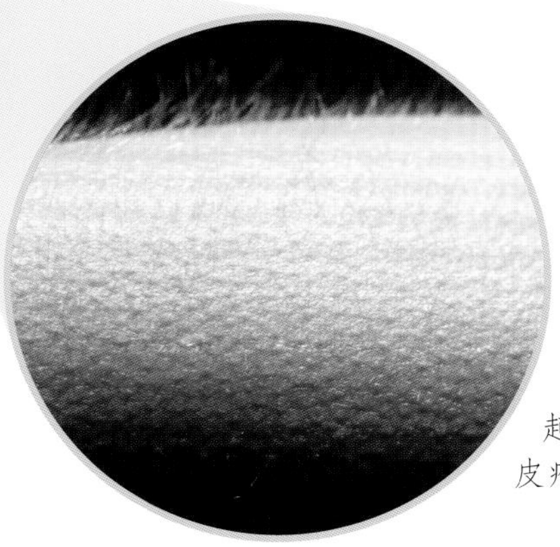

◀ **毛发竖立** 天气寒冷或感到害怕时，自主神经系统会给你皮肤上毛发下面的小肌肉发送信号。这些肌肉使你的毛发竖立起来，皮肤上起了许多鸡皮疙瘩。

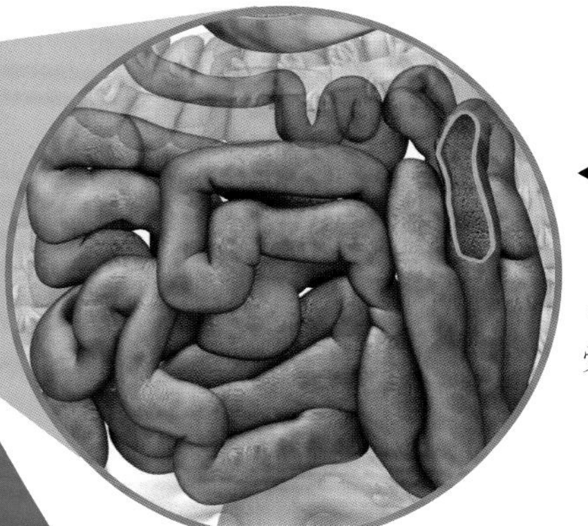

◀ **肚子咕噜咕噜响** 肚子发出咕噜咕噜的声响，原因是你的胃肌在搅拌食物或把食物推送到肠子里。这些肌肉是受自主神经系统控制的。

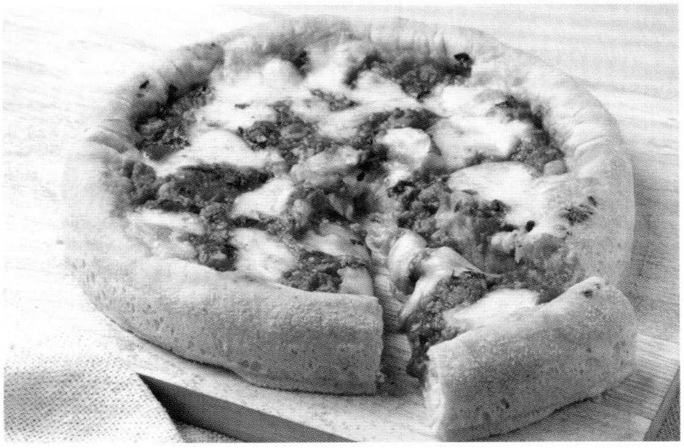

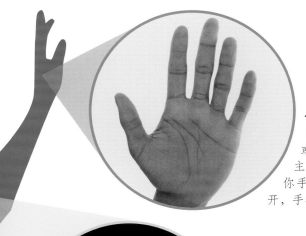

令人垂涎的食物

看到或闻到美味的食物，你嘴里就会自动分泌唾液。其实，你的唾液腺一天到晚都在分泌唾液，使你的口腔和咽喉保持湿润，但是食物会使唾液腺分泌更多的唾液，为消化过程做准备。

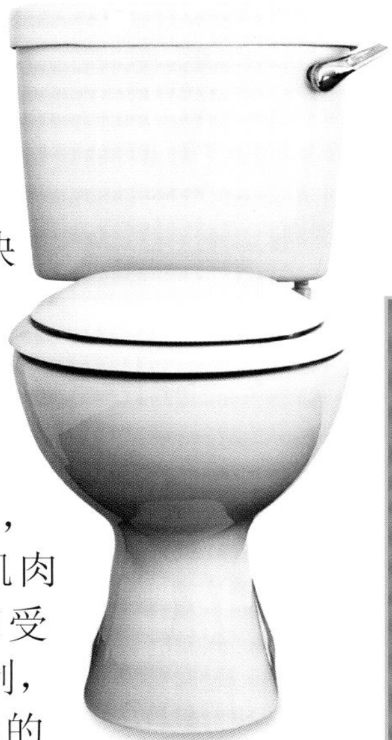

膀胱的控制

膀胱出口处有两块环形的肌肉，正常情况下，它们使膀胱的出口保持关闭状态。为了把尿排出膀胱，你必须使这两块肌肉松弛。第一块肌肉受自主神经系统控制，而第二块受你意志的控制。但是，控制这些肌肉的技巧，需要几年的工夫才能掌握，为什么幼儿会无意间尿裤子，原因就在于此。

或战或逃反应

当你受到某事物的惊吓，对它感到愤怒或兴奋时，你的自主神经系统就让你的身体做好准备，以采取突然的行动。自主神经系统触发一种激素——肾上腺素的分泌，肾上腺素与自主神经系统一起，使你的心跳和呼吸加快，把血液转移到肌肉（使皮肤变得苍白），使感觉更为灵敏。这种反应就叫作“或战或逃反应”。

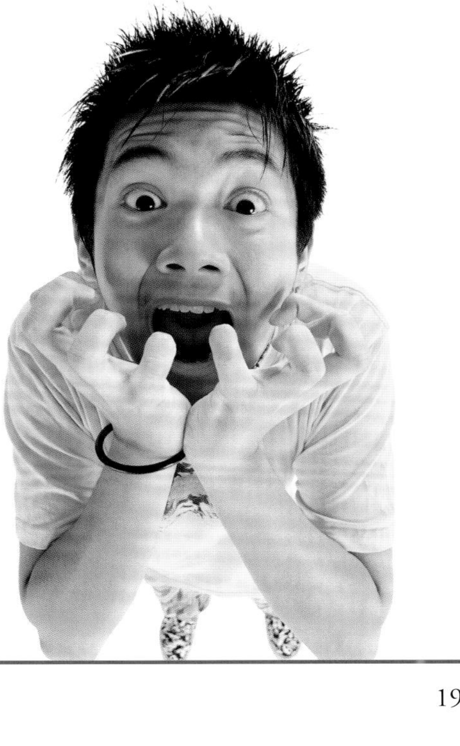

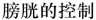

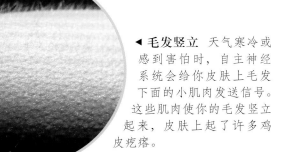

激素

在全身传递着的信息不止一种形式，嗖的一下沿着神经传递的电信号只是其中的一种。激素是携带着信息的化学物质，由腺体分泌出来就进入血流，到达身体各处，发挥强大的作用，但它们起效要比神经信号慢得多。激素控制着生长、生殖以及许多其他过程。

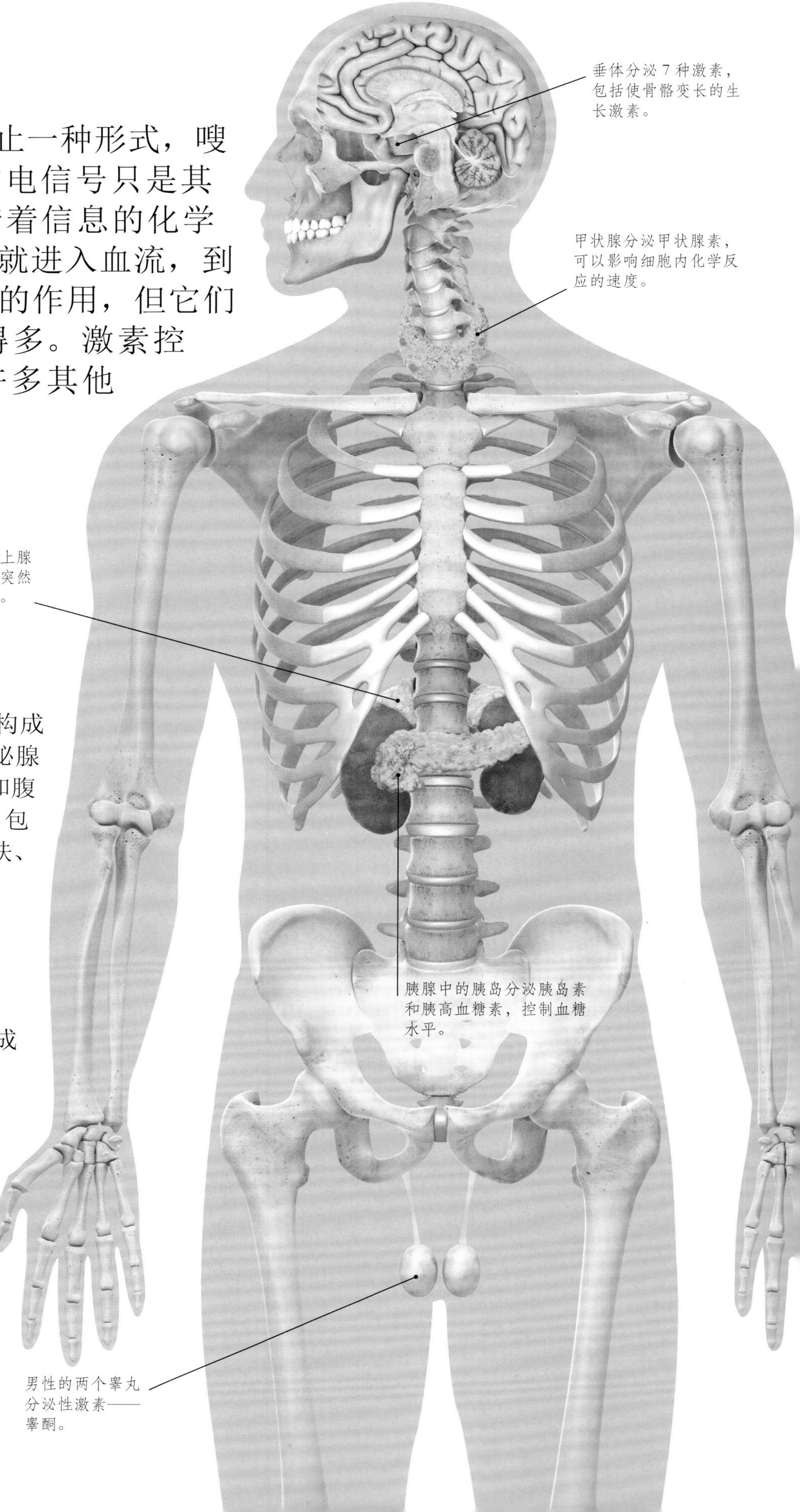
垂体分泌 7 种激素，包括使骨骼变长的生长激素。
甲状腺分泌甲状腺素，可以影响细胞内化学反应的速度。
肾上腺分泌肾上腺素，使全身为突然行动做好准备。
胰腺中的胰岛分泌胰岛素和胰高血糖素，控制血糖水平。
男性的两个睾丸分泌性激素——睾酮。

内分泌系统

能产生激素的腺体和组织构成内分泌系统。主要的内分泌腺体见于脑部、颈部、腹部和腹股沟部。还有许多器官，包括心脏、胃、肠，甚至皮肤、骨骼，也能分泌激素。

性激素

我们长大以后会各自出现男性或女性的特征，这是由性激素控制的。男性的性激素——睾酮由睾丸产生，能使男性的肌肉变得更粗大，脸上长出胡须。女性的性激素——雌激素由卵巢产生，可使乳房发育并控制生殖周期。

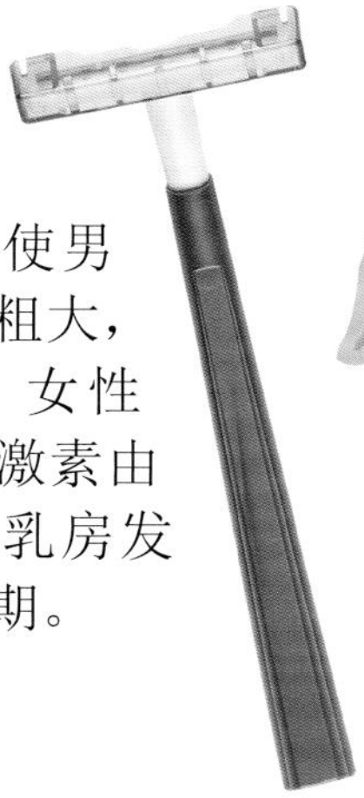

主腺

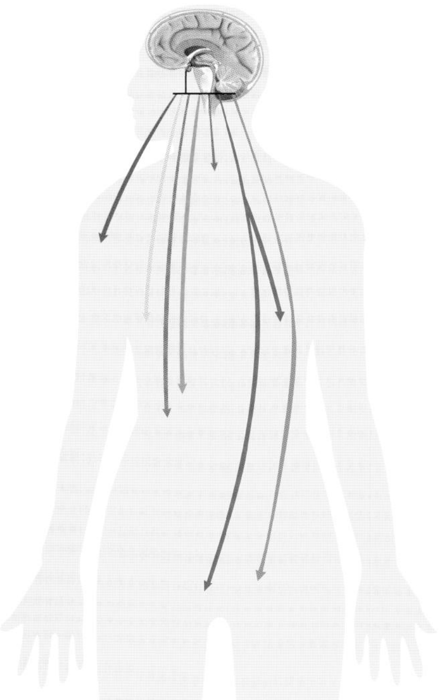

垂体也就像豌豆那么大，位于脑的底部，以一条柄与脑相连。这个小小的腺体分泌 7 种激素，其中 4 种控制着全身各处的内分泌腺体。因此，垂体有时被称为主腺。垂体分泌的激素影响着生长、血压、应激、身体的化学变化、水平衡、哺乳期女性的乳汁分泌以及女性的生殖周期。

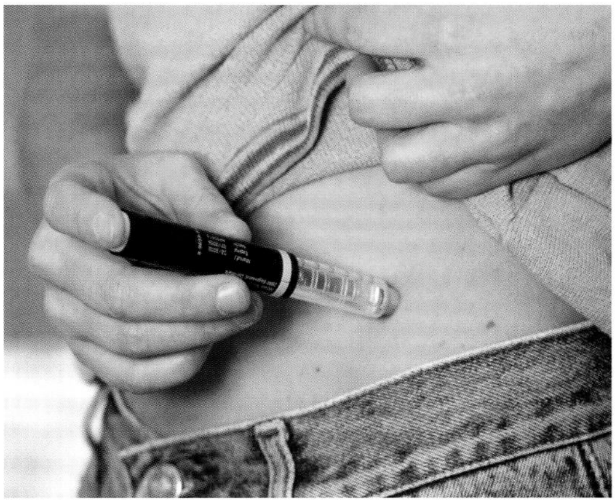

▲ **胰岛素注射** *患糖尿病的人用胰岛素笔针给自己注射胰岛素。*

血糖的控制

胰能分泌两种控制血糖水平的激素。胰岛素使血糖降低，而胰高血糖素使血糖升高。患糖尿病的人，胰腺分泌的胰岛素不够，结果他们的血糖水平可能会升高到危险的程度，这时不得不注射胰岛素。

体育运动中的违禁药物

睾酮能使肌肉变得更粗大、更有力。有的运动员在比赛前使用人造的睾酮类药物以提高比赛成绩，骗取荣誉。大多数体育组织，包括国际奥林匹克委员会，都认为这些药物是非法的。运动员要接受常规的药物检查，如果在他们的血液中发现违禁药物，他们会受到相应处罚。

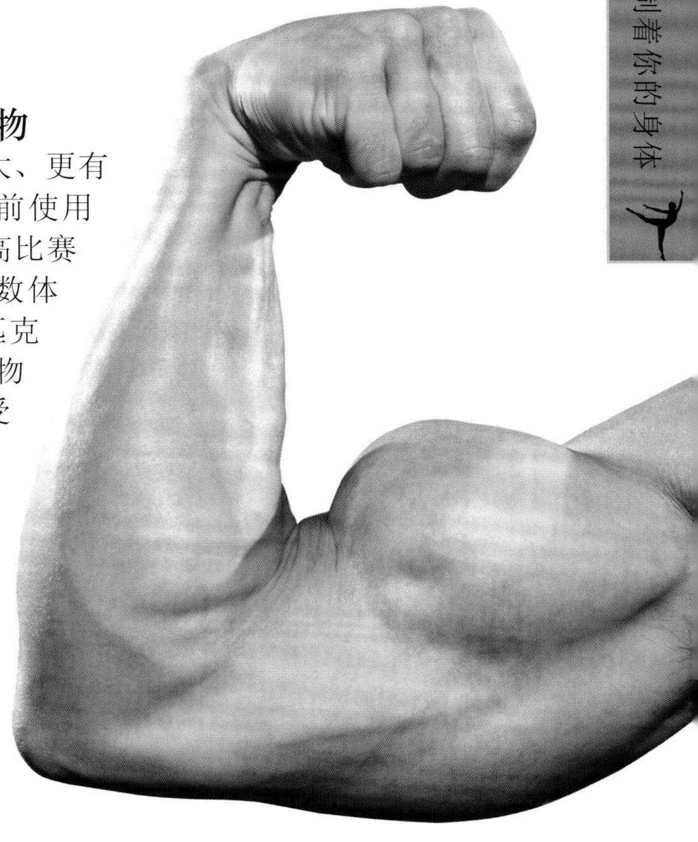

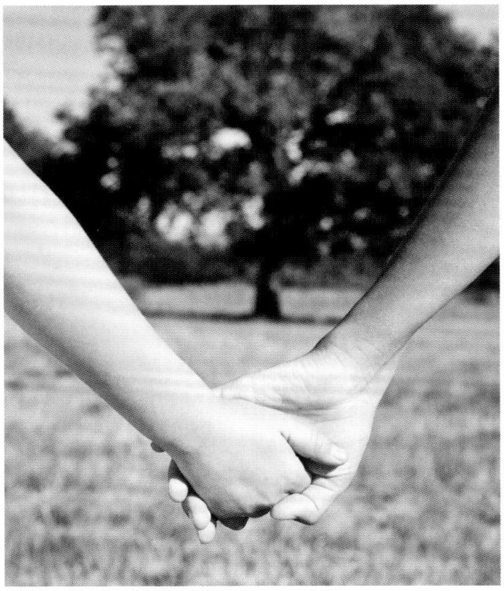

爱露

催产素是一种由脑细胞分泌的激素，储存在垂体中。它的效果之一是有助于在人与人之间建立爱的纽带，这包括母亲与她们的小宝宝之间、配偶之间和密友之间等。因此，催产素有时也被称为爱露。催产素能增加信任，减少恐惧，使你在与所爱的人相处时感到愉快。

哇哦！

已知人体能分泌约 100 种激素，而科学家还在寻找新的激素。

生长激素

你在儿童期和十几岁的青少年期身体生长的速度如何，受到一种名为生长激素的化学物质的控制。生长激素由脑内的垂体分泌到血液中，影响身体的每个部分。它使器官变得更大，使肌肉变得更强壮，使骨骼变得更长，从而慢慢地改变你的体型。

生长激素是怎样发挥作用的?

生长激素促使身体细胞分裂，器官变得更大，肌肉变得更粗壮。在肝里，生长激素引起另一种激素——胰岛素样生长因子 I 的分泌，这种激素能使骨骼增长。在十三四岁时，性激素促使垂体分泌更多的生长激素，所以这个阶段身体的生长发育非常迅速。在这以后，当你达到成人期，生长停止，生长激素的水平急剧下降。

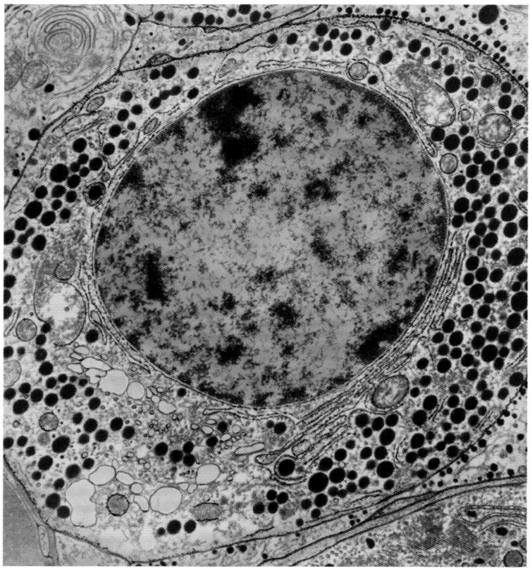

激素细胞

生长激素是由垂体里一种特化的细胞制造的。上图是一幅电子显微镜图像，显示一个生长激素细胞。位于细胞中心的是细胞核（紫色）。核的外面有许多颗粒（褐色），里面储藏着新制造的生长激素，准备随时释放出去。

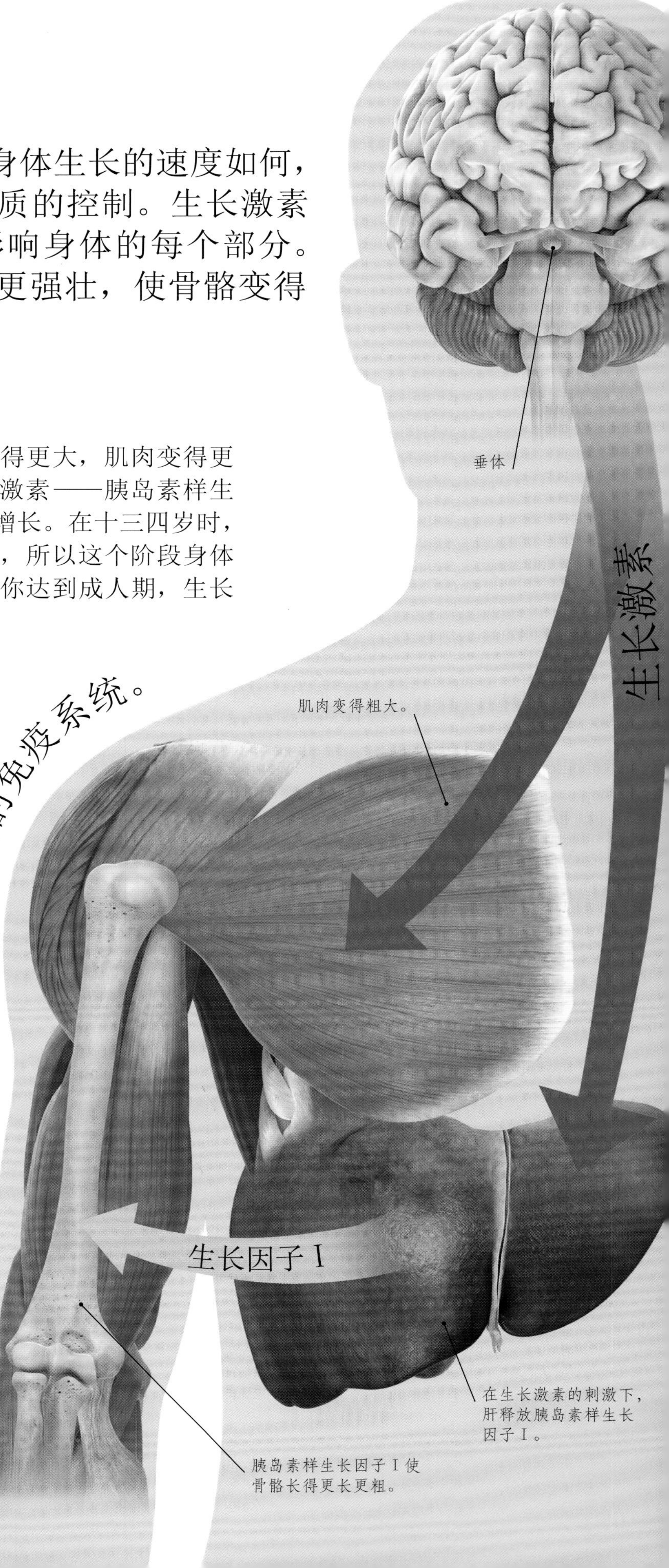
生长激素也能增强你体内的免疫系统。
垂体
生长激素
肌肉变得粗大。
生长因子 I
在生长激素的刺激下，肝释放胰岛素样生长因子 I。
胰岛素样生长因子 I 使骨骼长得更长更粗。

骨的生长

生长激素使你的骨骼生长得更长，从而使你长得更高。骨是很坚硬的，要把它拉长没那么容易，但骨的两端都有一些柔软的组织——生长板，在X线片上看，好像是一个个的缝隙，骨细胞就在这里沉积。当你到了成年期，骨骼停止生长时，生长板完全骨化并消失。

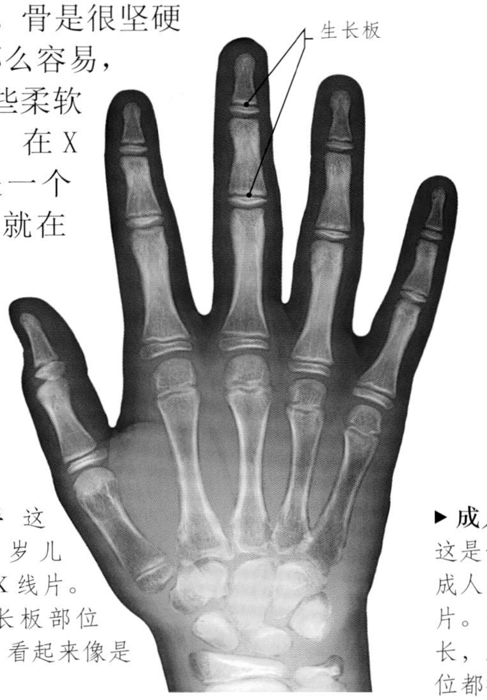
生长板

▶ **儿童的手** 这是一个10岁儿童的手的X线片。长骨的生长板部位仍在生长，看起来像是一些缝隙。

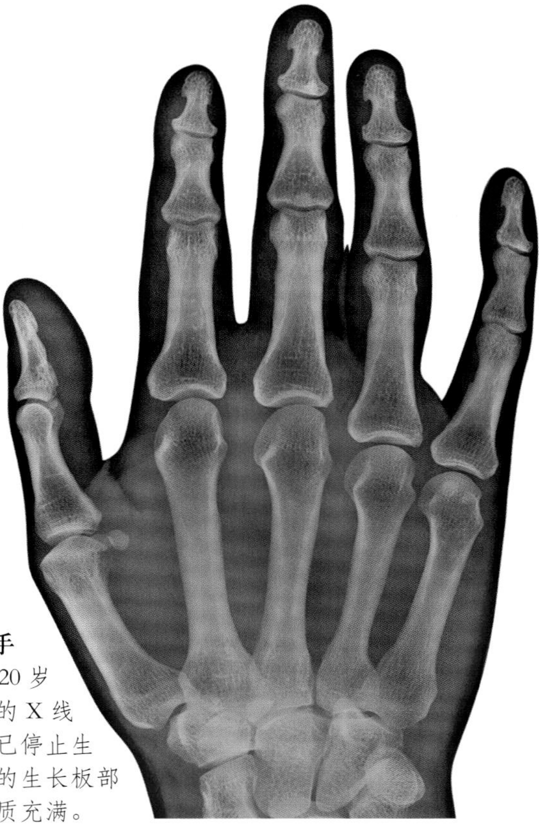

▶ **成人的手** 这是一个20岁成人的手的X线片。骨骼已停止生长，原来的生长板部位都被骨质充满。

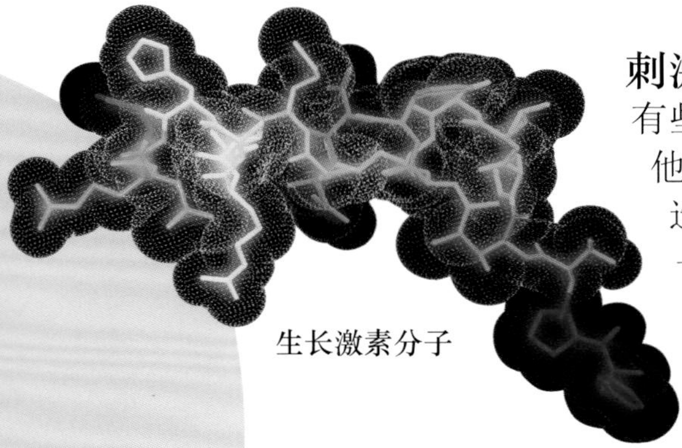

生长激素分子

刺激生长的药物

有些儿童自身不能生成足够的生长激素，因此他们就比正常的儿童矮小。可以给他们用人造的生长激素（左图）来进行治疗，这种生长激素是由转基因细菌制造的。过去，用的是从尸体的脑中提取的生长激素，但是这种治疗方法可能使儿童患病，在1985年就停用了。

哇哦！

生长激素使身体里每个器官，除了脑组织外，都生长得更大。

侏儒症和巨人症

儿童期垂体出现的问题，可以对生长造成戏剧性的效果。生长激素缺乏会使骨骼的生长延缓，导致侏儒症，这时病人的身材比正常人矮小。垂体功能过于活跃，导致生长激素过多，结果引起巨人症，这时病人长得非常高大。美国男孩罗伯特·瓦德罗就是这种情况。他在22岁时身高达到2.72米，成为世界上最高的人。

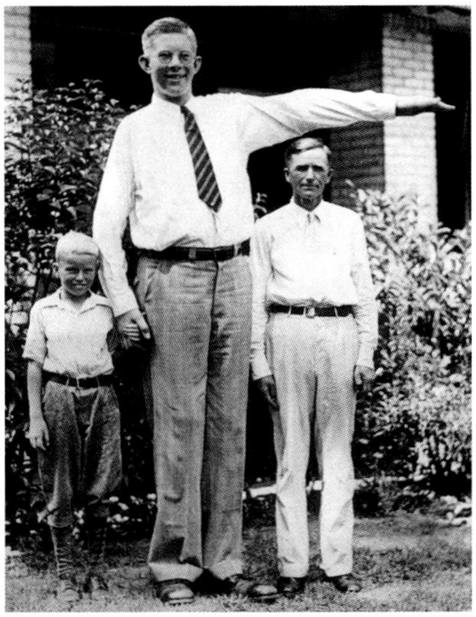

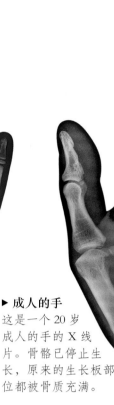

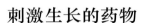

▶ **罗伯特·瓦德罗** 在13岁时，罗伯特·瓦德罗的身高就达到2.2米，比他的父亲还高，是他9岁弟弟身高的两倍。

超级感觉

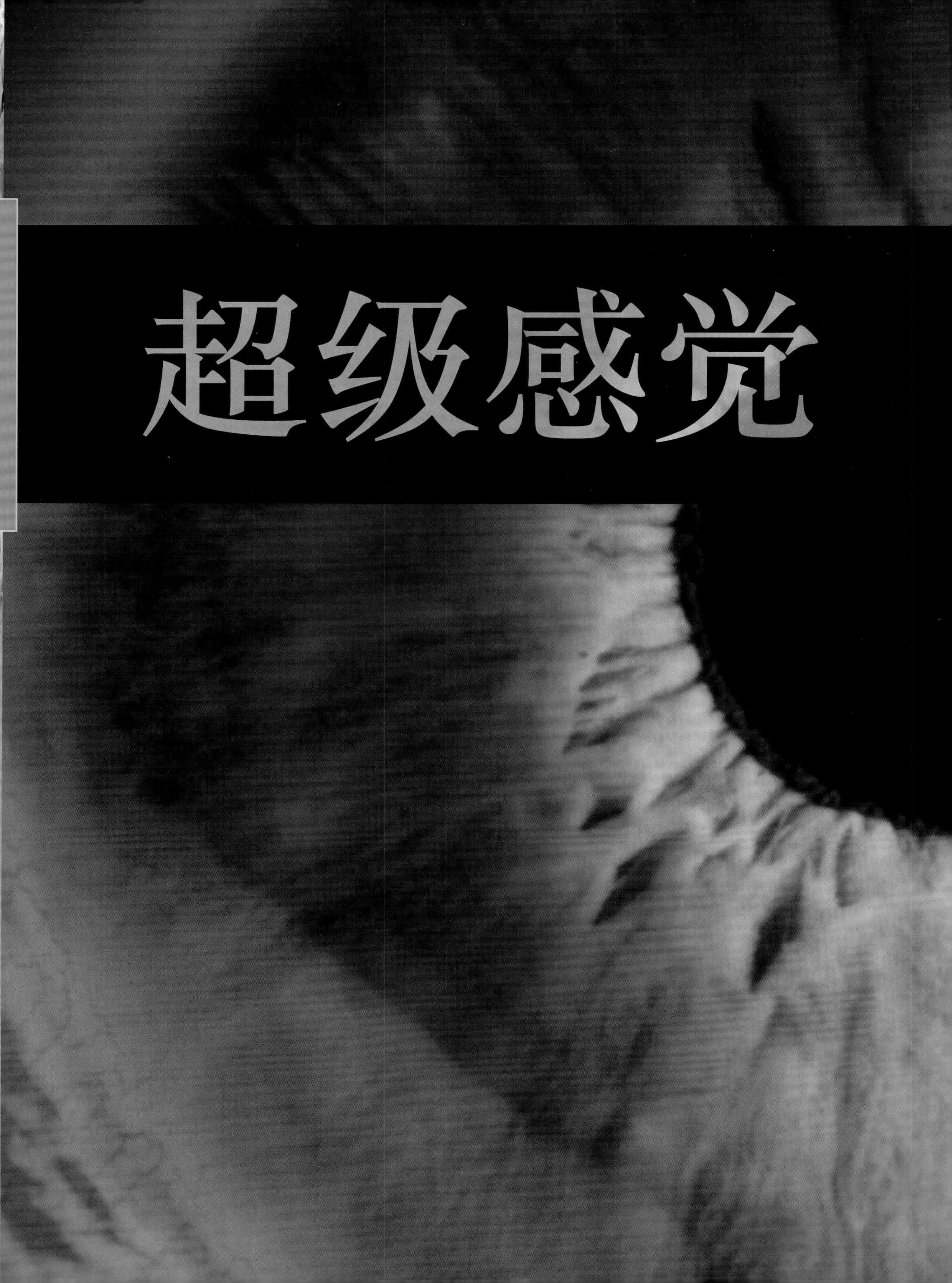

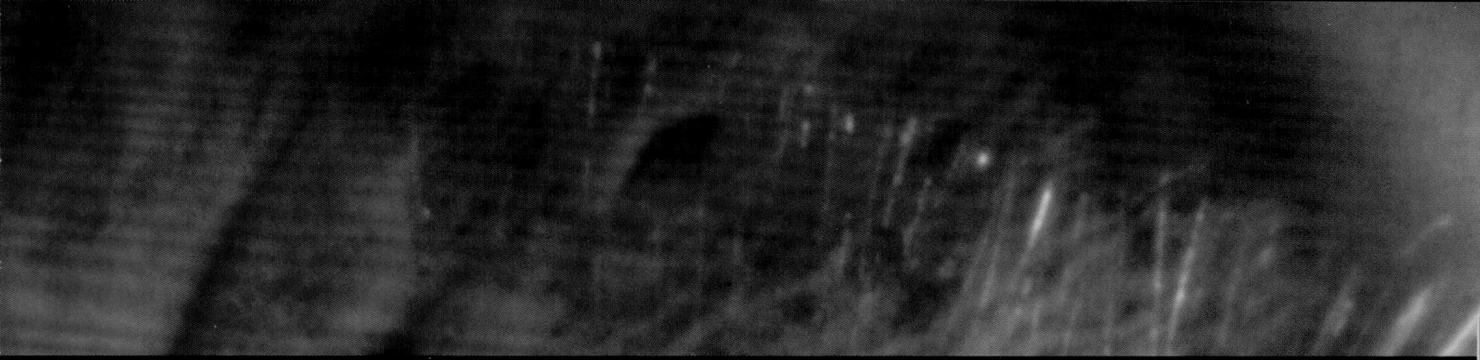

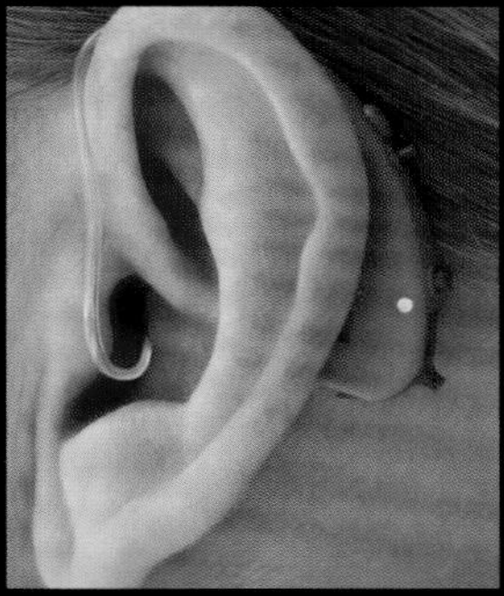

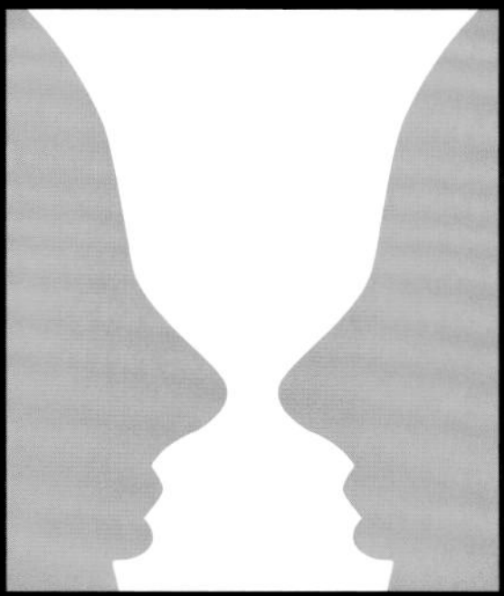

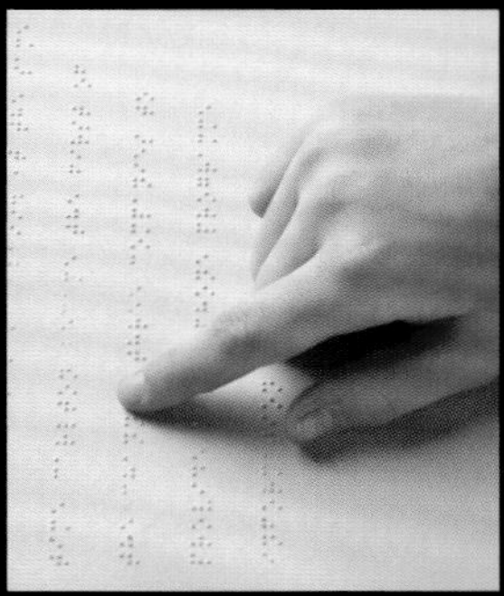

视觉、听觉、触觉、嗅觉和味觉是你主要的感觉。感觉器官，如你的眼睛，监控着你周围的世界，并把信号发回你的大脑，好让你始终对世界有个清醒的认识。

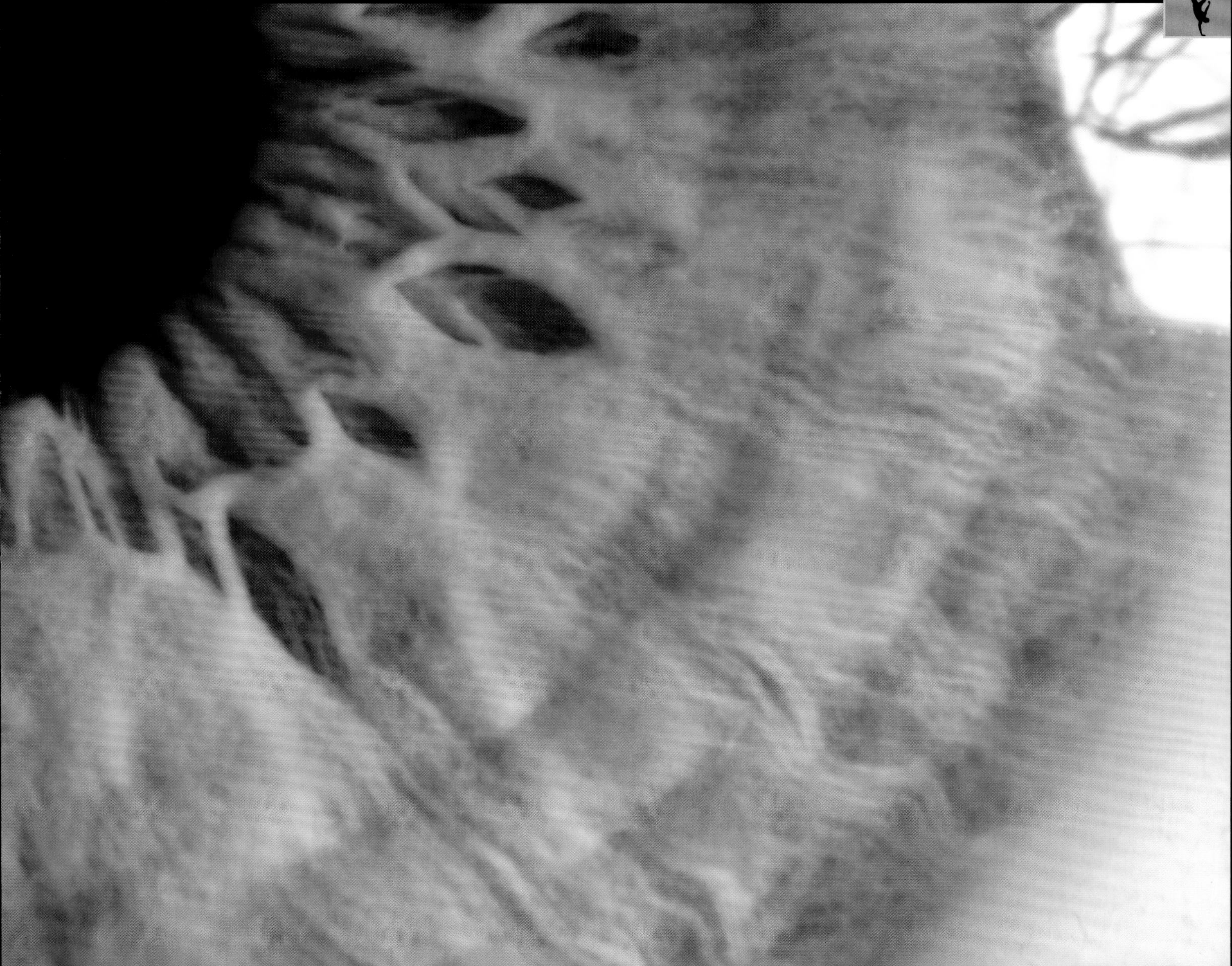

触觉

你的大部分感觉只涉及个别器官（如你的眼睛、耳朵），但触觉功能遍布全身。你皮肤的触觉感受器告诉你，接触到某种东西是什么感觉，并在你触及可能对你造成伤害的东西时，向你发出警告。你身体某些部分的触觉比其他部位的要灵敏得多。

哇哦！

有些人感觉不到疼痛。这听起来似乎是好事，但实际上这使他们更容易受到伤害。

皮肤感受器

你的皮肤不仅是一层覆盖在你身体表面的有弹性的组织，而且里面还充满了触觉感受器。从最轻的轻压到锐痛，它们都能感受到。至少有6种类型的感受器。有的是游离的神经末梢，能感受温度；有的呈微小的盘状或囊状（小体），能感受压力、伸张和触碰。

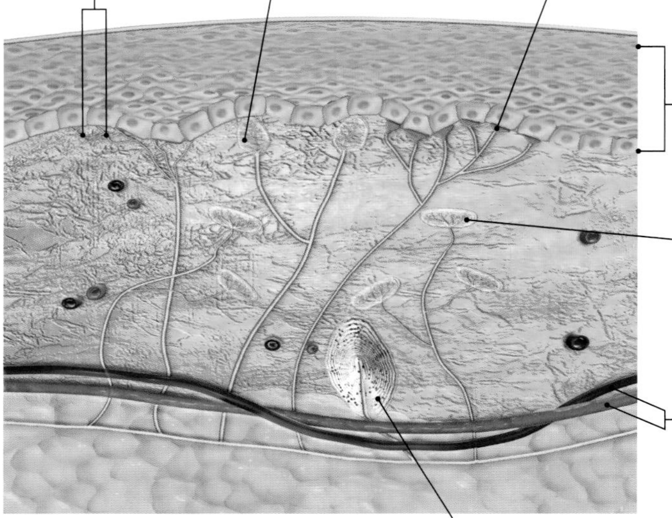
游离的神经末梢感受疼痛、热、冷。
迈斯纳小体感受轻压力。
梅克尔触盘感受微弱的触碰。
皮肤最外面一层是表皮。
鲁菲尼小体感受牵拉皮肤的刺激。
血管
帕奇尼小体个头大，呈卵圆形，感受深压力。

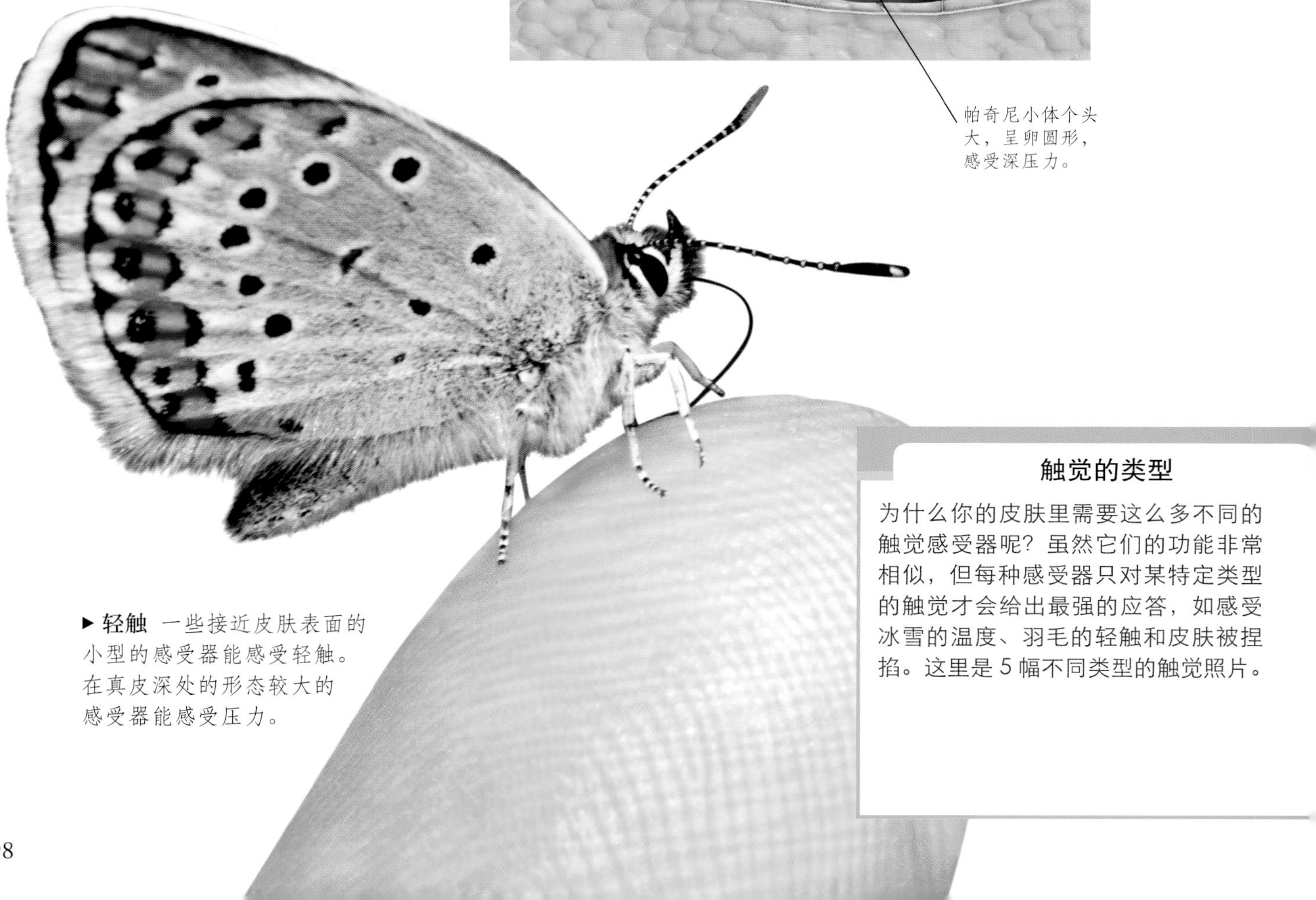

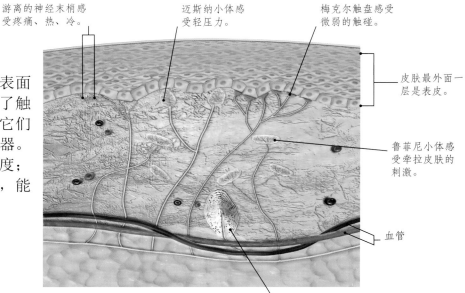

▶ **轻触** 一些接近皮肤表面的小型的感受器能感受轻触。在真皮深处的形态较大的感受器能感受压力。

触觉的类型

为什么你的皮肤里需要这么多不同的触觉感受器呢？虽然它们的功能非常相似，但每种感受器只对某特定类型的触觉才会给出最强的应答，如感受冰雪的温度、羽毛的轻触和皮肤被捏掐。这里是 5 幅不同类型的触觉照片。

触觉模型

图中这个奇形怪状的人形表示了身体不同部位触觉的敏感程度各不相同，触觉敏感的部位画得大些，触觉不敏感的部位画得小些。触觉最灵敏的是手和嘴唇，画得很大，而脚的触觉不灵敏，所以脚画得较小。

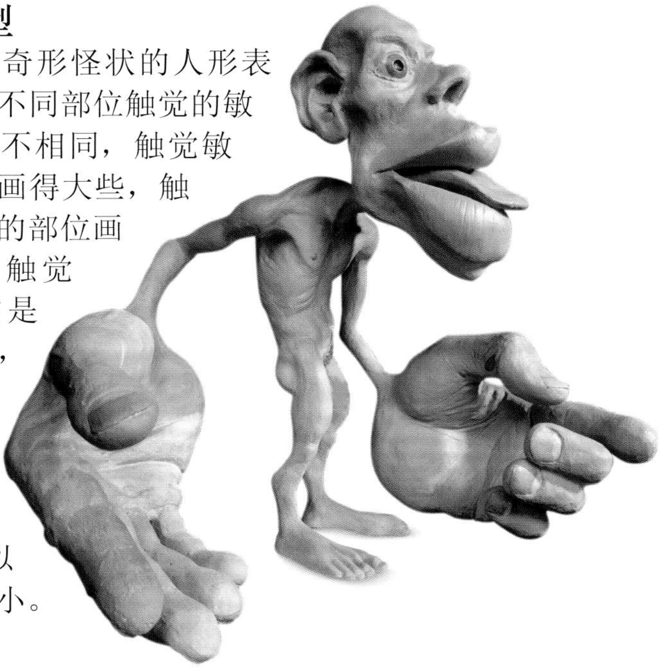

疼痛的感觉

你的皮肤以及身体其他部位的一些神经以产生痛觉的方式对身体的损伤做出反应。痛觉令人不快，但它也是一种有用的警告。例如，如果你被棘刺扎伤了手指，疼痛感会让你赶快把手移开，以免受到更多的伤害。皮肤瘀伤被触碰后很痛，这也给你一个教训，别招惹这个伤处，好让它愈合。

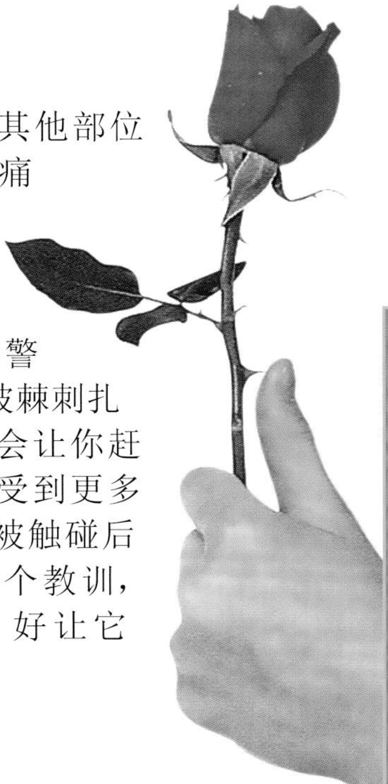

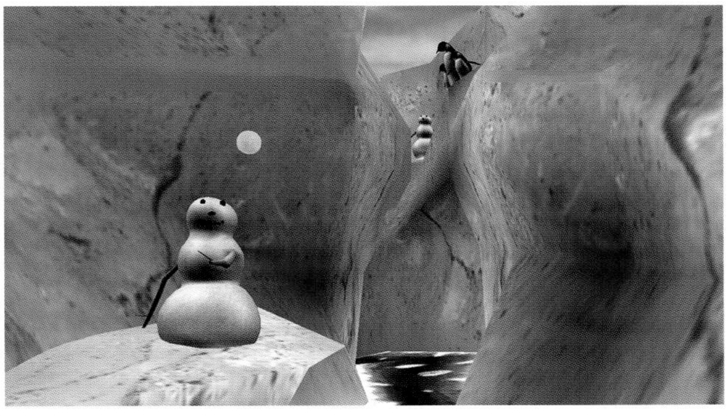

冰凉的慰藉

你有没有过这样的经验：玩得太高兴了，以致受了伤自己都没有注意到。这表明你的心理活动能影响你的痛觉。医生就曾让严重烧伤的病人玩冰天雪地背景中的虚拟游戏，从而帮助他们忘掉伤痛。

摸读凸点

你的指尖是很敏感的，它可以感受微小的差异。盲人可以用手指感受凸点在纸上的排列方式，从而靠触觉来阅读。在纸上，每6个凸点的每种排列组合都代表一个具体的字母。这个文字体系称为布莱尔盲字，是以它的发明者——路易·布莱尔命名的。

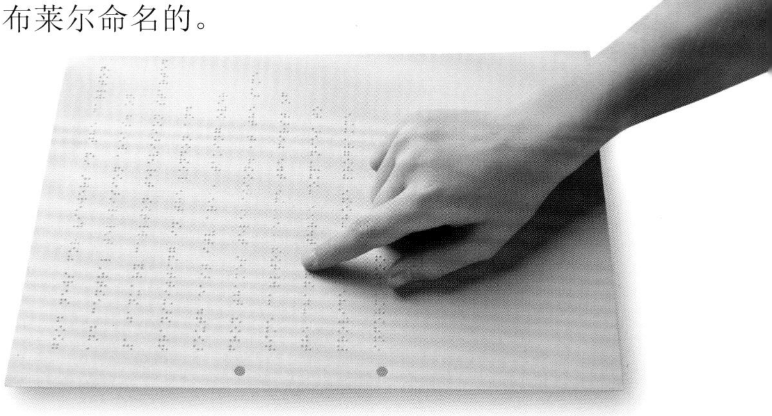

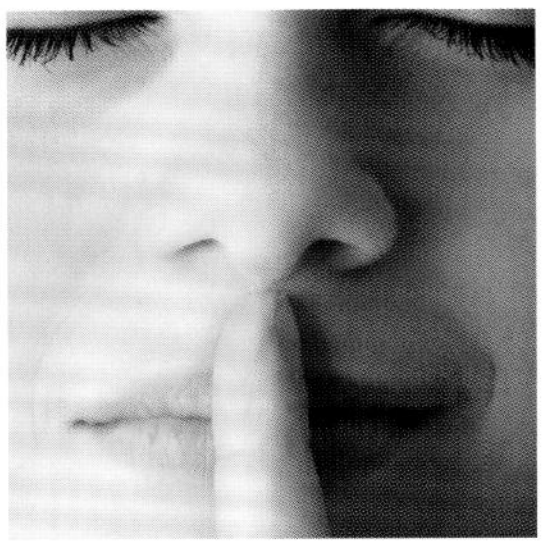

轻压

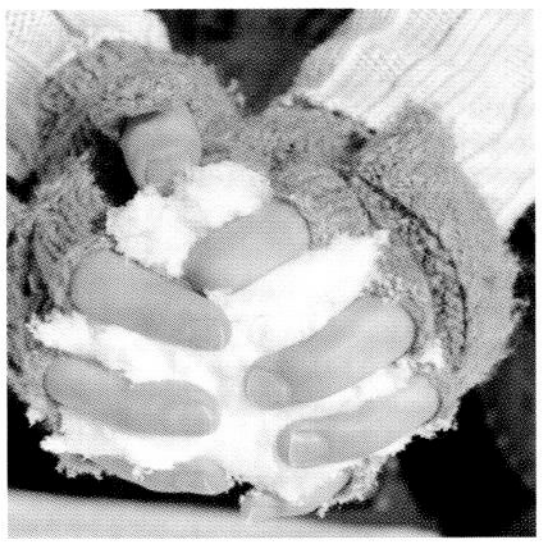

冷和热

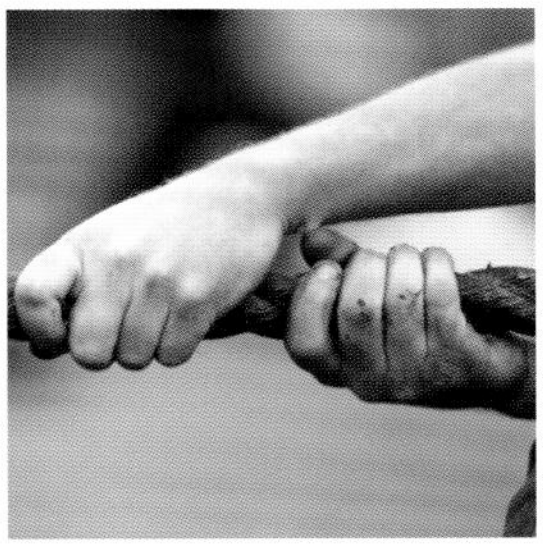

深压

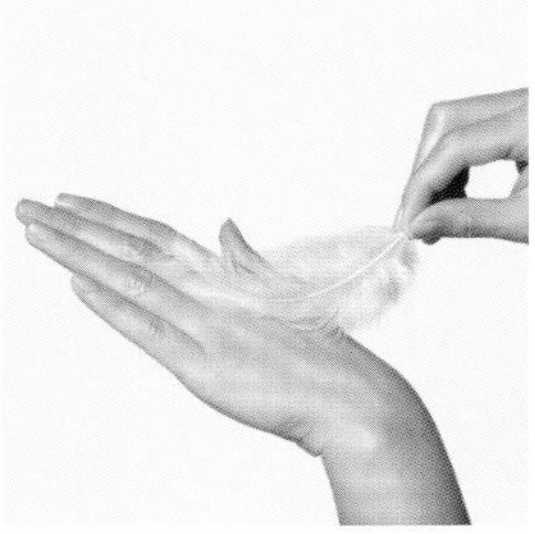

极轻微的触碰

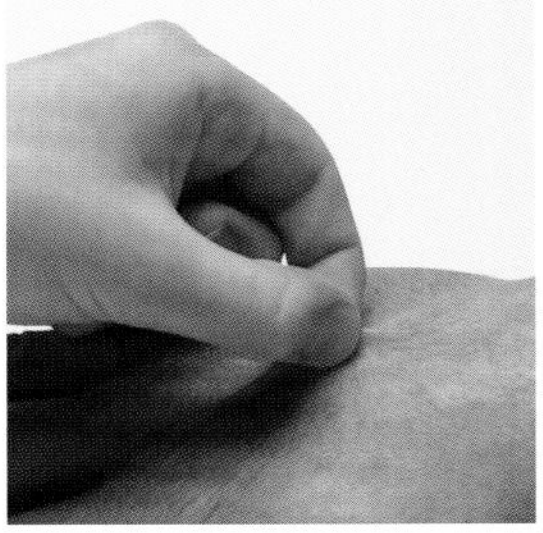

牵拉

嗅觉和味觉

嗅觉和味觉让你能体验各种香气和好滋味。嗅觉和味觉总是相伴相随。当你把空气吸进去时，你鼻子里的嗅觉感受器能检测到空气的气味，而你嘴里的味觉感受器能尝出你吃进去的食物的味道。

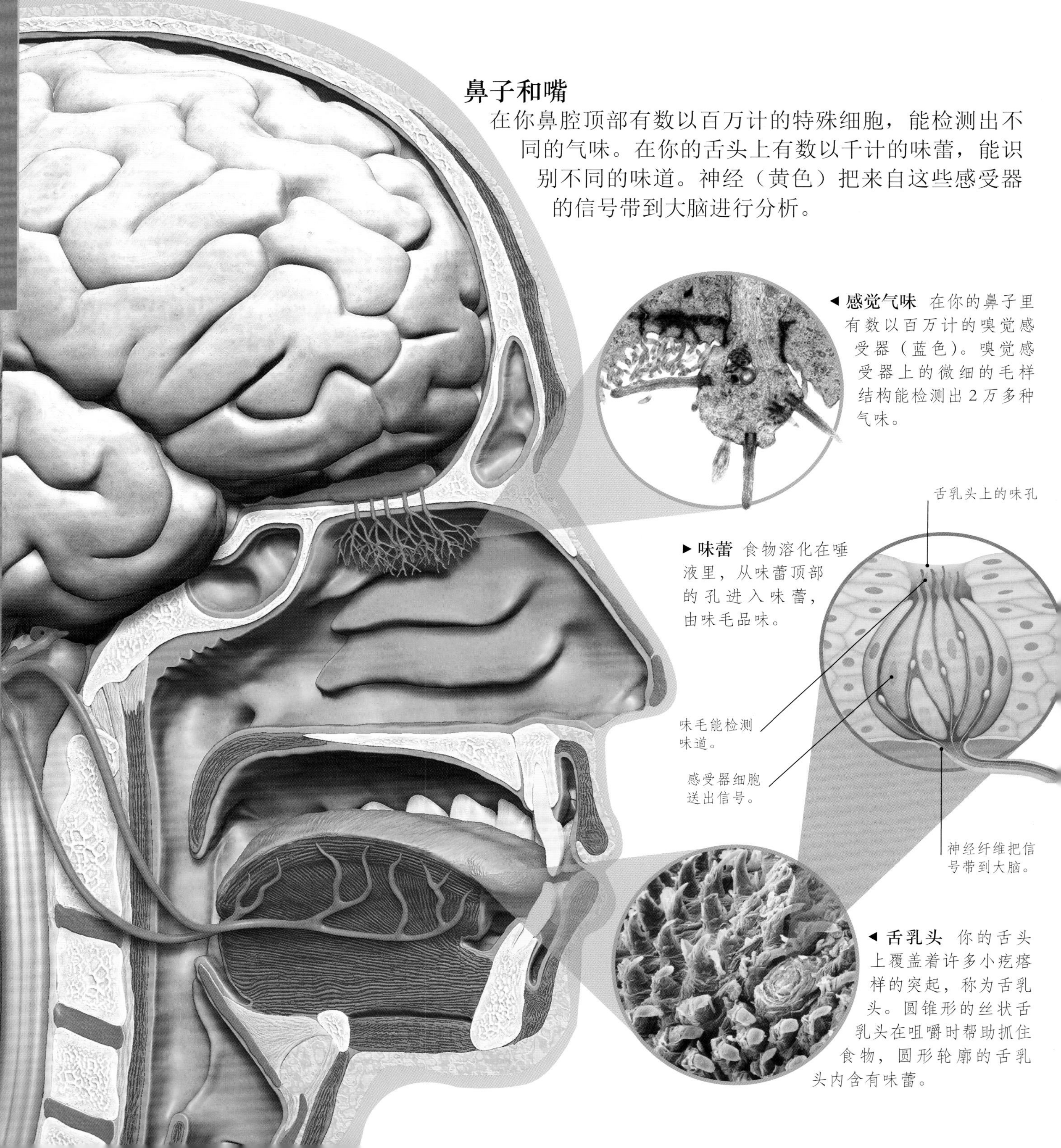
舌乳头上的味孔
味毛能检测味道。
感受器细胞送出信号。
神经纤维把信号带到大脑。

鼻子和嘴
在你鼻腔顶部有数以百万计的特殊细胞，能检测出不同的气味。在你的舌头上有数以千计的味蕾，能识别不同的味道。神经（黄色）把来自这些感受器的信号带到大脑进行分析。

◀ **感觉气味** 在你的鼻子里有数以百万计的嗅觉感受器（蓝色）。嗅觉感受器上的微细的毛样结构能检测出2万多种气味。

▶ **味蕾** 食物溶化在唾液里，从味蕾顶部的孔进入味蕾，由味毛品味。

◀ **舌乳头** 你的舌头上覆盖着许多小疙瘩样的突起，称为舌乳头。圆锥形的丝状舌乳头在咀嚼时帮助抓住食物，圆形轮廓的舌乳头内含有味蕾。

4种基本的味道

在你的舌头上有 1 万多个味蕾，但你只能感受到 4 种基本味道——甜、酸、苦、咸。这 4 种味道并不能涵盖所有你体验过的味道，因为在品尝食物的味道时，你的嗅觉也起了重要的作用。

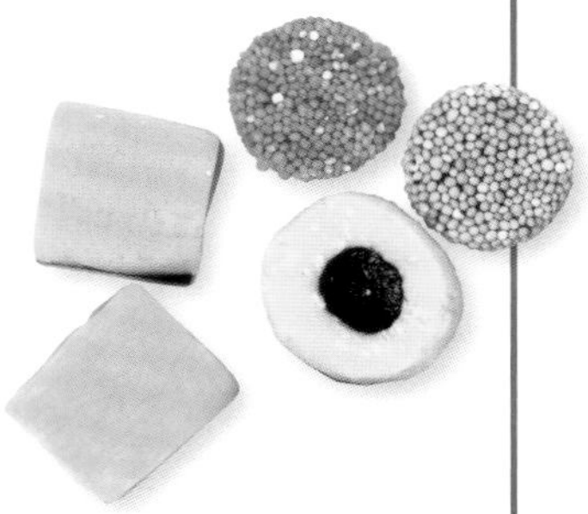

▶ **甜** 我们被甜味的食物所吸引，因为这些食物所含能量极高。除了含糖的甜品外，味甜的食物还包括水果和蜂蜜。

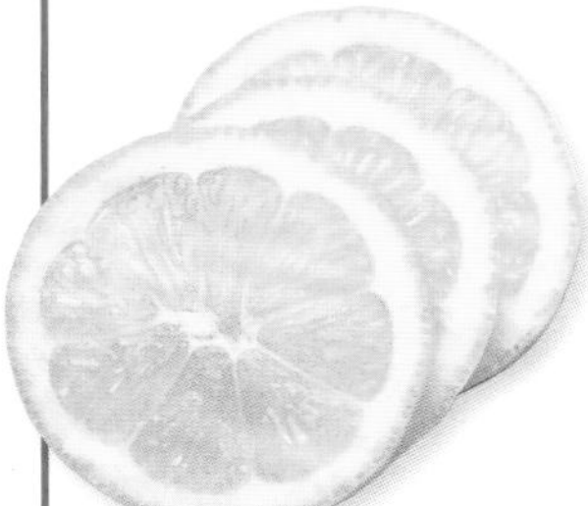

◀ **酸** 有的食物酸到你眉头皱起。酸的食物包括柠檬、醋等。

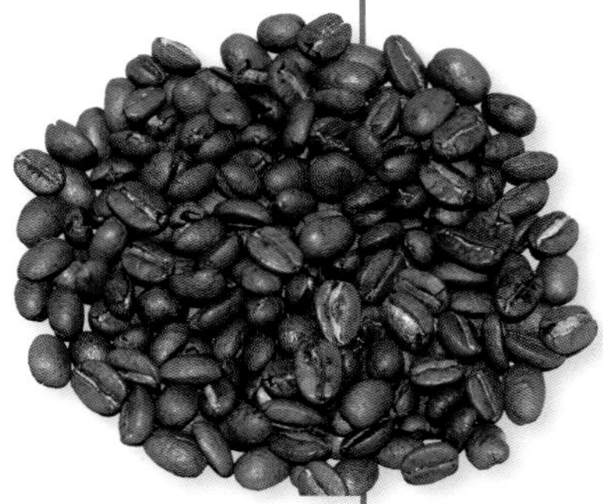

▶ **苦** 孩子们会觉得苦味令人不快，但成人可以学会享受苦味，如喝咖啡。

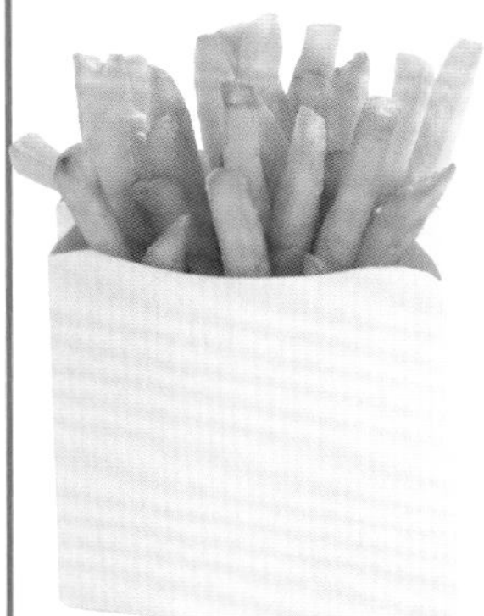

◀ **咸** 往食物（如薯条）里加点盐，可以使味道好一点。咸的食物包括酱油、椒盐脆饼、咸肉等。

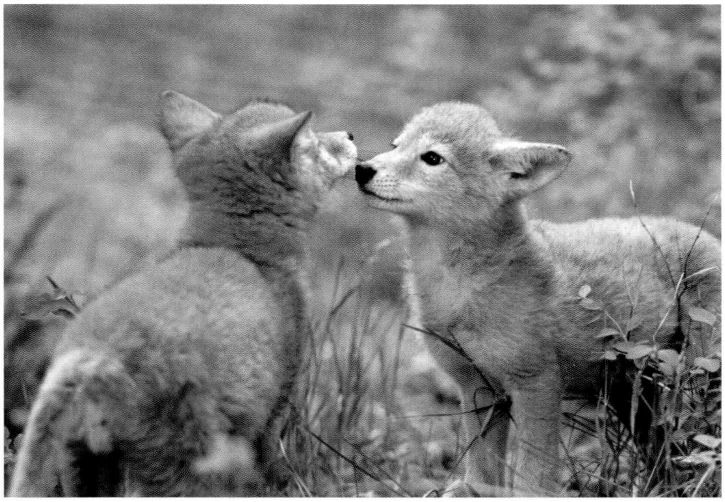

气味信号

人类嗅觉的灵敏度比起许多其他动物来要差得多。这两只郊狼幼崽正在用气味信号来交流。它们通过闻气味来认出彼此和标示领地。人类也能对气味信号做出应答，但要弱得多，如婴儿能分清妈妈的气味和其他女人的气味。

哇哦！

辣椒的味道是辣的，因为辣椒含有辣椒素，这种物质能触发舌头上感知痛觉的感受器。

感觉到危险

我们的味觉和嗅觉能用两种不同的方式警告我们危险的存在，从而帮助我们存活下来。苦和酸的味道警告我们，吃下这些食物可能会中毒。气味，如烟味，也会给我们发出警报，有危险存在。味觉和嗅觉也能使我们体验到食物的美味，从而鼓励我们把它吃下去。

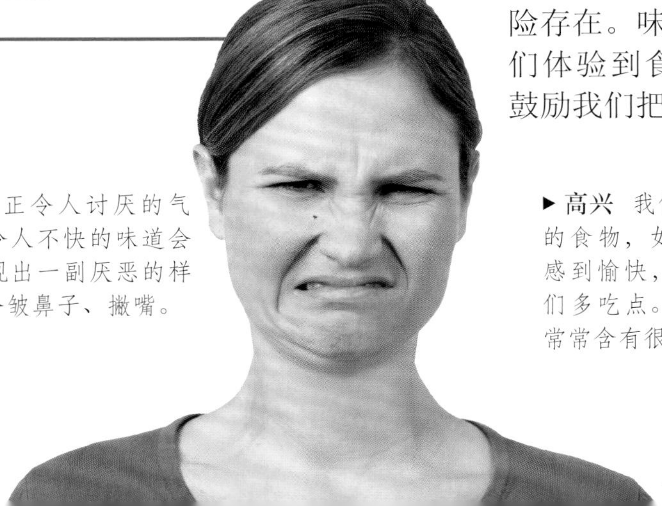

▶ **厌恶** 真正令人讨厌的气味和特别令人不快的味道会让你的脸现出一副厌恶的样子——你会皱鼻子、撇嘴。

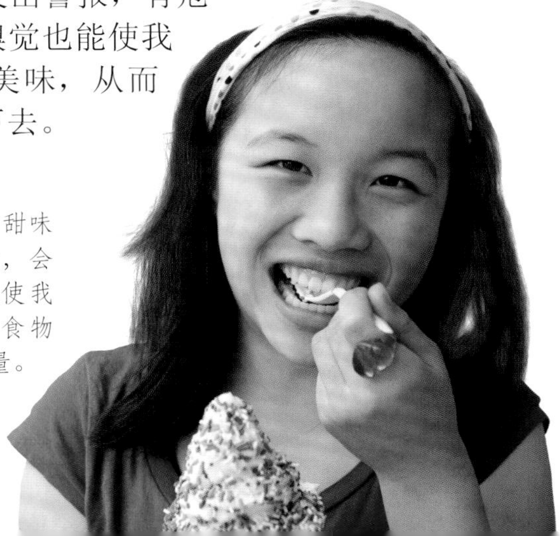

▶ **高兴** 我们吃了有甜味的食物，如冰激凌，会感到愉快，这又促使我们多吃点。甜味的食物常常含有很高的能量。

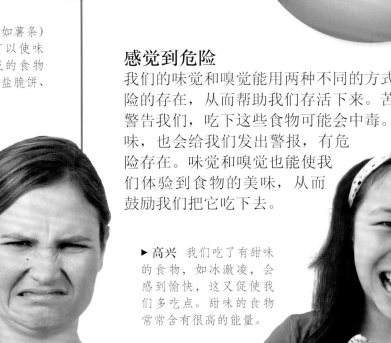

听觉感受器

当你发出一个声音时，声波就通过空气传送出去。声波被你的外耳收集到，通过耳道向里传送。信号从耳朵传送到大脑，大脑让你听到声音，并且用言语进行交流。

声波

物体振动并通过空气传播产生声音。这是怎么发生的？想象一下，你推动弹簧的一端，弹簧圈被压紧在一块，然后相互分开，它们前方的弹簧圈又被压紧、分开，如此继续，产生一个压缩波。振动把空气分子压在一起，使波像涟漪一样从声源向外扩散，同时伴有声音。

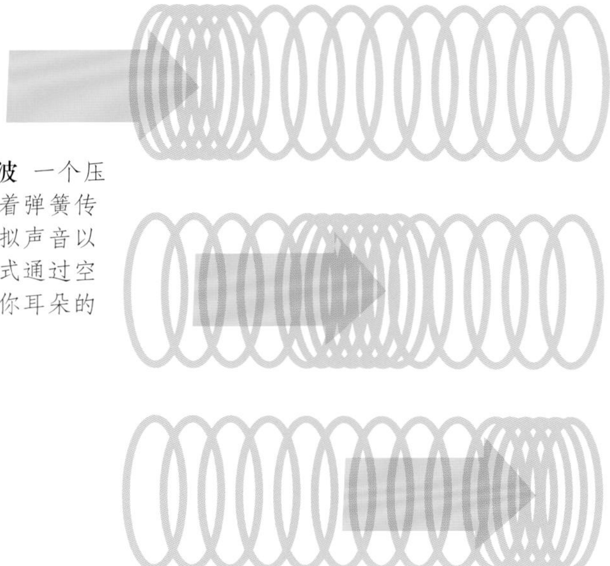

▶ **弹簧波** 一个压缩波沿着弹簧传播，模拟声音以波的形式通过空气传到你耳朵的过程。

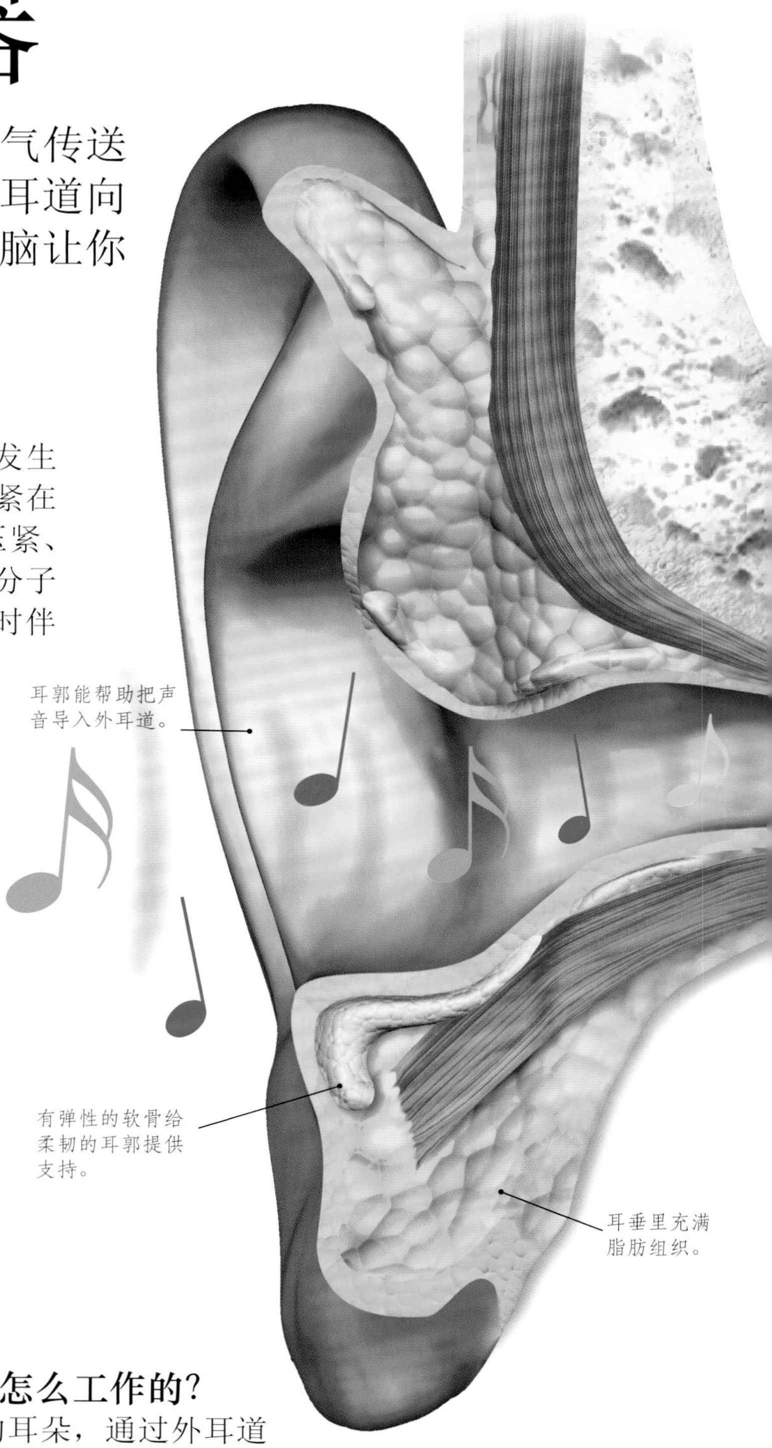
耳郭能帮助把声音导入外耳道。
有弹性的软骨给柔韧的耳郭提供支持。
耳垂里充满脂肪组织。

▲ **你的耳朵内部** 每只耳朵都由三部分构成——外耳、中耳和内耳。鼓膜把外耳道与充满空气的中耳隔开。充满液体的内耳包含螺旋形的耳蜗，耳蜗的入口处有皮肤样的前庭窗。

哇哦！

许多哺乳动物，包括海豚、蝙蝠和猫能听到频率很高的声音，而人类是听不到的。

你的耳朵是怎么工作的？

声波进入你的耳朵，通过外耳道传到皮肤样的鼓膜，使它振动，振动传到 3 块微小的横过中耳的骨（听小骨）。听小骨推拉着内耳进口处的一块膜——前庭窗，使耳蜗里的外淋巴也产生涟漪状的振动。耳蜗里有毛细胞，细胞上的纤毛受到刺激，把振动转变为电信号，送入大脑。

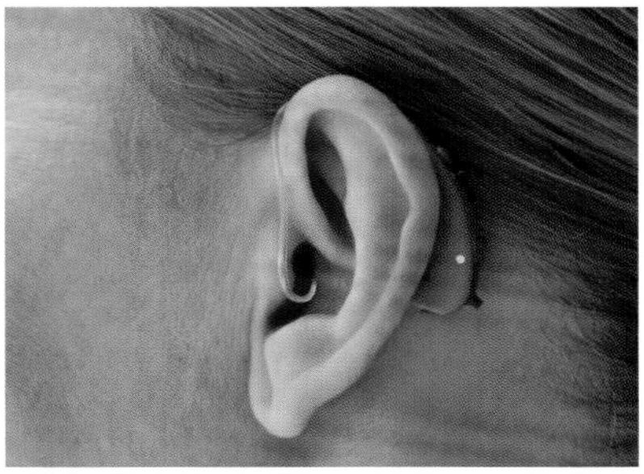

听力障碍

听力障碍的原因很多。最常见的原因是耳蜗出了问题。例如，耳蜗里可能缺乏足够的毛细胞来接收声音引起的振动。这个类型的听力问题可以通过佩戴助听器来解决。助听器能使声音变得更响，更容易被检测到。

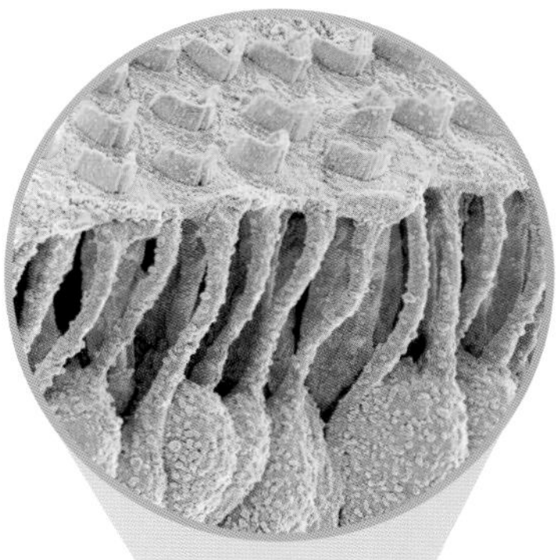

▼**毛细胞** 每个毛细胞顶部都有 40 ～ 100 根纤细的毛，呈 V 形排列。传进来的声波使纤毛弯曲，然后毛细胞发出信号传入大脑。

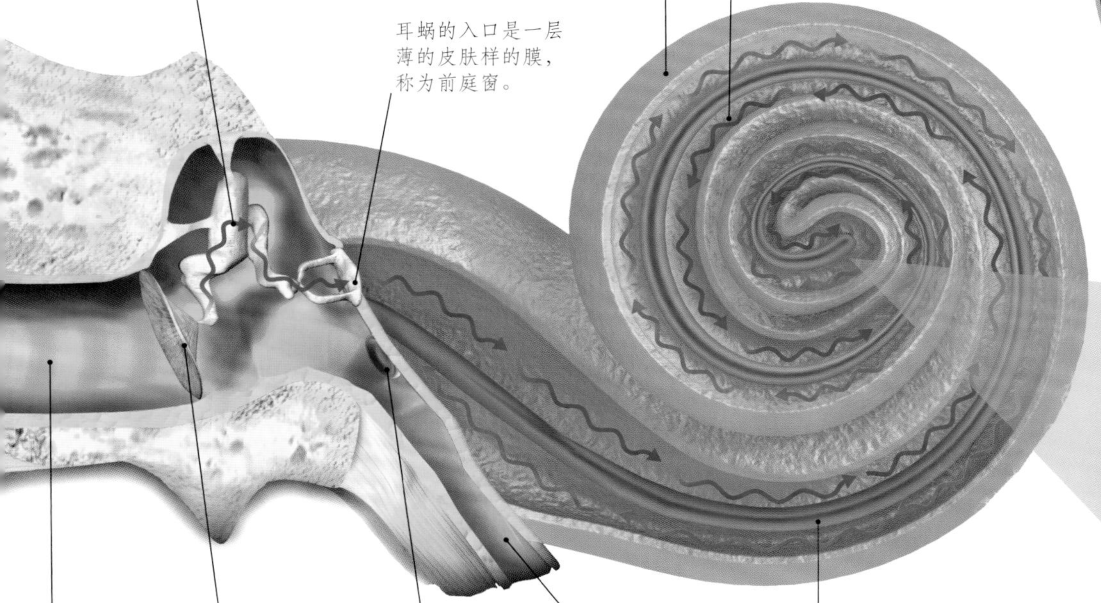
3 块微小的听小骨传递声音振动。
耳蜗的管道分为 3 个腔，里面都充满液体。
传进来的振动（蓝色）像涟漪一样通过耳蜗里的液体（内淋巴）。
耳蜗的入口是一层薄的皮肤样的膜，称为前庭窗。
声波（蓝色）沿着外耳道传到鼓膜。
鼓膜是一层薄膜，声波传到时鼓膜振动。
向外传的振动（红色）传到蜗窗，离开耳朵。
咽鼓管连接耳朵和咽喉。
耳蜗内螺旋器里的微小的毛细胞感受到传进来的振动。

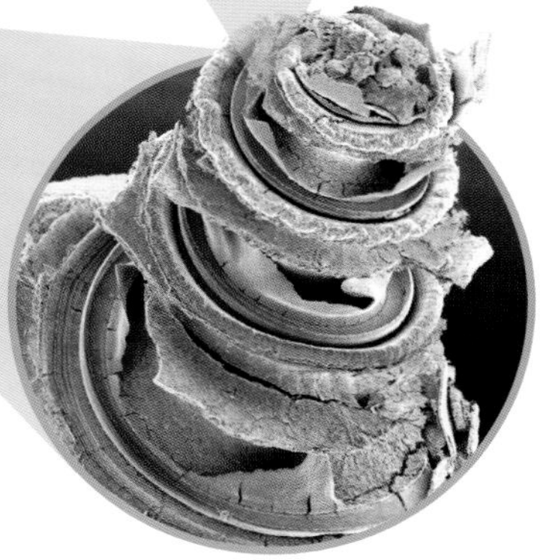

▲**螺旋器** 这是耳蜗的剖开立体图，可见螺旋状的螺旋器，位于耳蜗中间的管道——蜗管里，内含能检测声音的毛细胞。

声音有多响

我们耳朵的灵敏程度叫人惊异。从树叶的沙沙声到喷气式飞机起飞时的呼啸声，我们都能听到。声音的强度决定它的响度。声音的强度可用分贝为单位测量。气钻之类发出的声音很响，会损害我们的耳朵，导致耳聋。

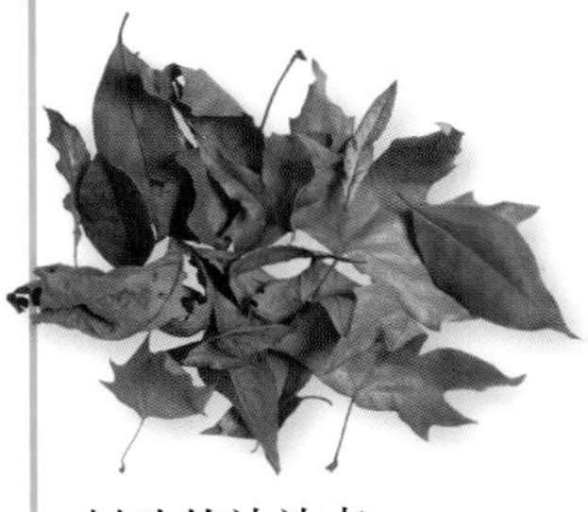

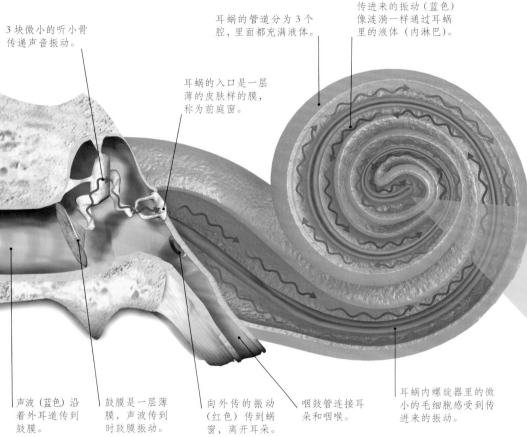

树叶的沙沙声
10分贝

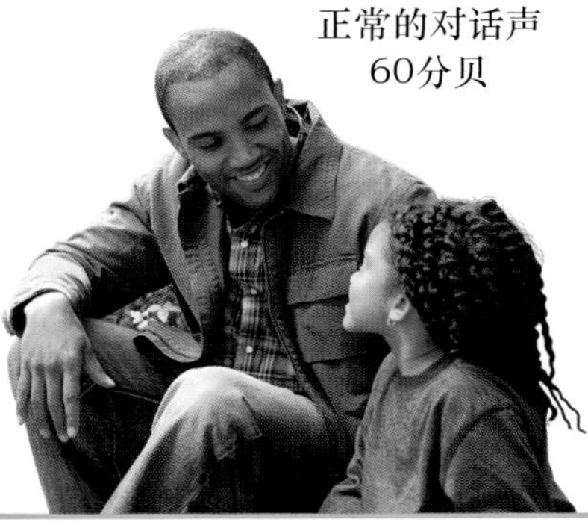

正常的对话声
60分贝

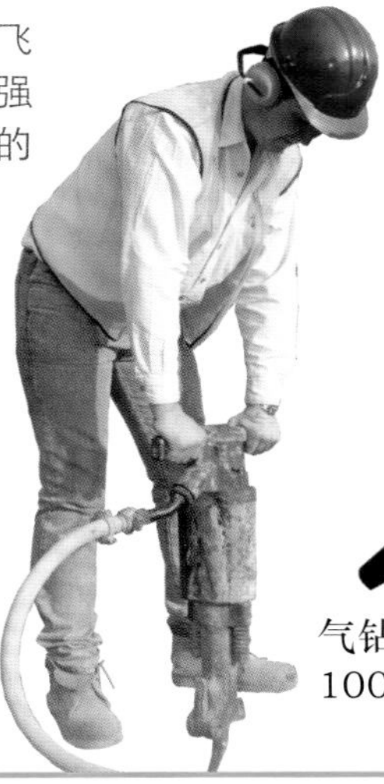

气钻声
100分贝

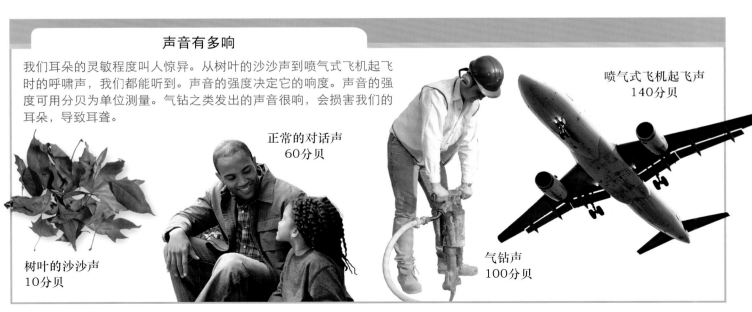

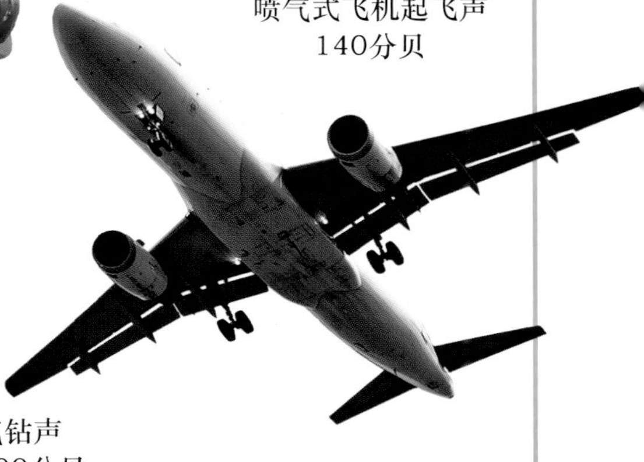

喷气式飞机起飞声
140分贝

保持平衡

你的耳朵不仅能使你听到声音，还给了你平衡觉。你两侧的内耳里都有特殊的感受器，不断向脑提供最新信息：如果你当前的身体没有站稳，脑就会告诉你的身体，该怎么做才能平衡。如果没有耳朵，你可能会从自行车上摔下来。

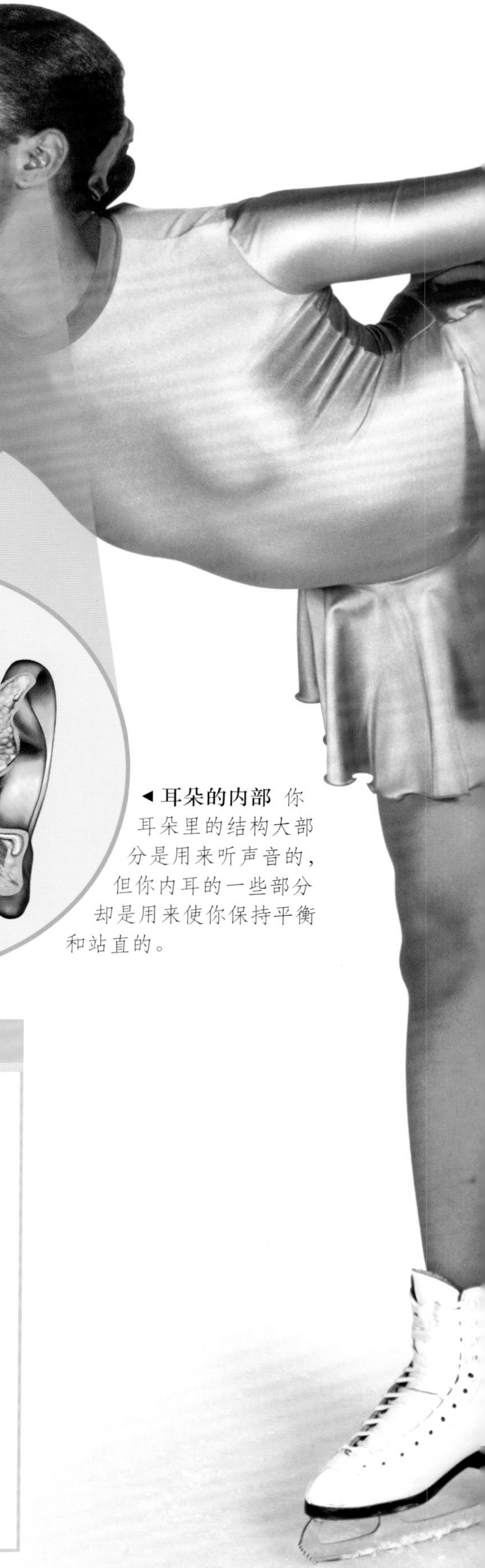

第六感觉

你的身体有第六感觉，是它使你能自动站稳。你内耳的平衡感受器把信号发回脑。支持这些信号的信息来自你的眼睛，来自你肌肉、关节和皮肤的位置和压力感受器。你的脑把这些数据加工，然后向你的肌肉源源不断地送去指令，帮助你保持平衡。

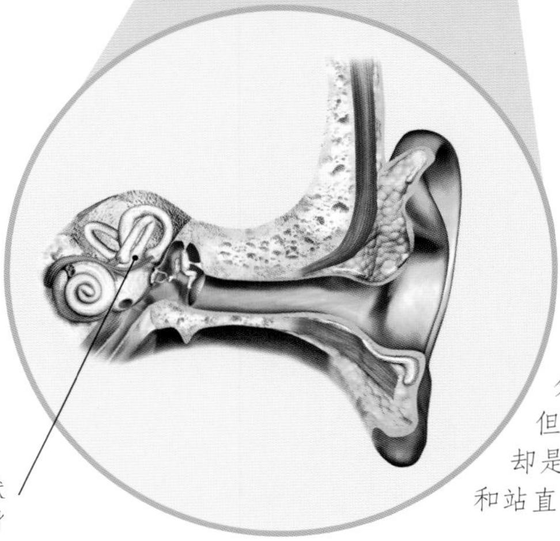
在耳深处的3个环状的半规管帮助监控身体的平衡。

◂ **耳朵的内部** 你耳朵里的结构大部分是用来听声音的，但你内耳的一些部分却是用来使你保持平衡和站直的。

半规管使你保持平衡

你耳朵里面有3个中空的充满液体（内淋巴）的环状结构，称为半规管，相互垂直。这些就是你主要的平衡器官。当你的头在移动时，内淋巴也会移动。这种移动被感觉性的毛细胞监测到，毛细胞通过神经与脑相连。毛细胞不断发出信号，脑便能获得最新的有关你身体位置的信息，并使你能够站稳。

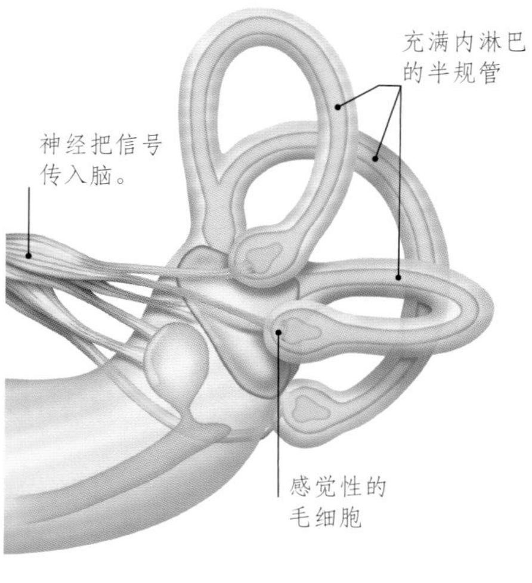
充满内淋巴的半规管
神经把信号传入脑。
感觉性的毛细胞

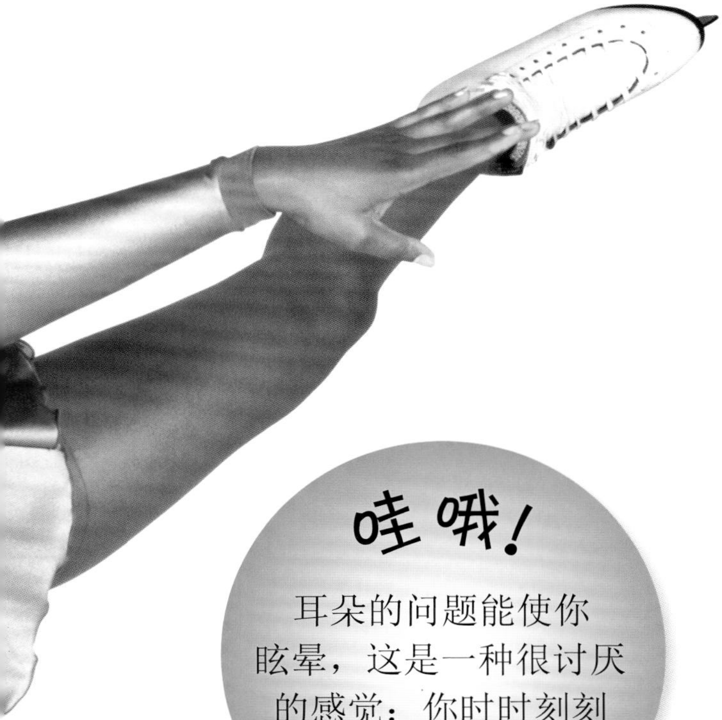

觉得头晕眼花

你耳朵里的平衡感受器是半规管系统。在大部分时间里，这个系统能圆满地完成任务。当你在游乐场里玩旋转游戏时，半规管里的内淋巴就会晃荡，你已经停下来不动了，而内淋巴还需要一些时间才能恢复原来的样子。结果，半规管里的感受器向脑发送许多令人迷惑的信息，使脑无法判断你现在的位置。这就是你感到头晕眼花的原因。

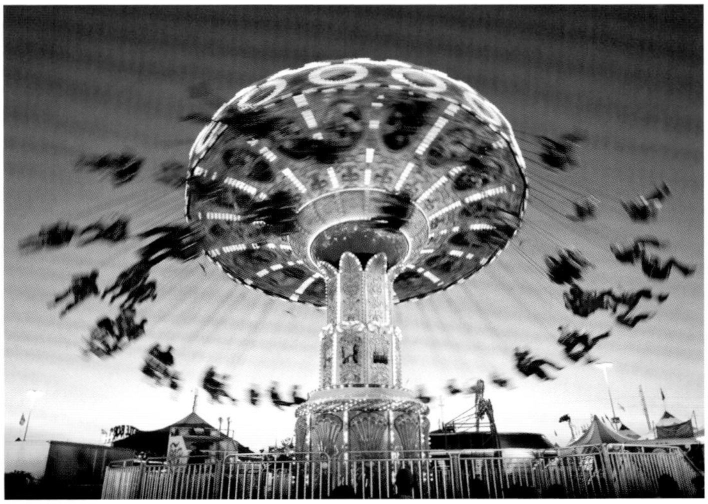

哇哦！

耳朵的问题能使你眩晕，这是一种很讨厌的感觉：你时时刻刻都会觉得失去了平衡。

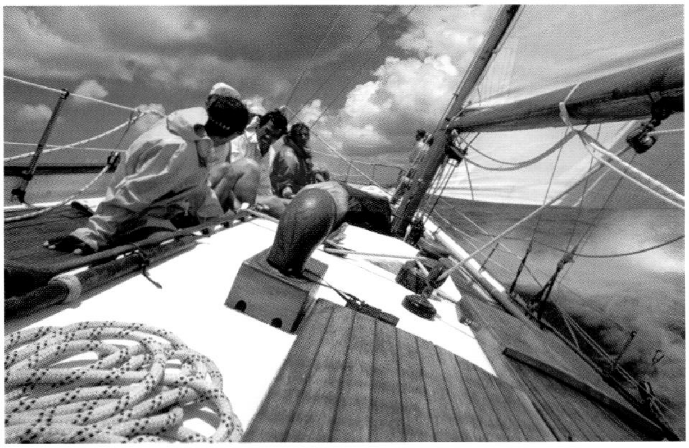

晕动病

正常情况下，你的平衡觉需要眼睛获取的信息的支持。但是，如果你坐在船里，你能感觉到移动而你的眼睛却看不到移动，此时你的脑就会犯糊涂，你可能觉得要吐。这种情况叫作晕动病。看着远处的地面，可以预防晕动病的发生，因为这时你眼睛获得的信息与你平衡器官检测到的移动是一致的。

失去平衡

平衡觉涉及几个共同起作用的身体系统。如果其中的一些部分出现异常，如失去视觉、脚底下没有稳固的地面，或者不能用两条腿支撑身体，那么想站直了就非常困难——你会失去平衡，跌倒在地。你试试看，用一块布蒙住眼睛后，能不能只用一条腿站着。

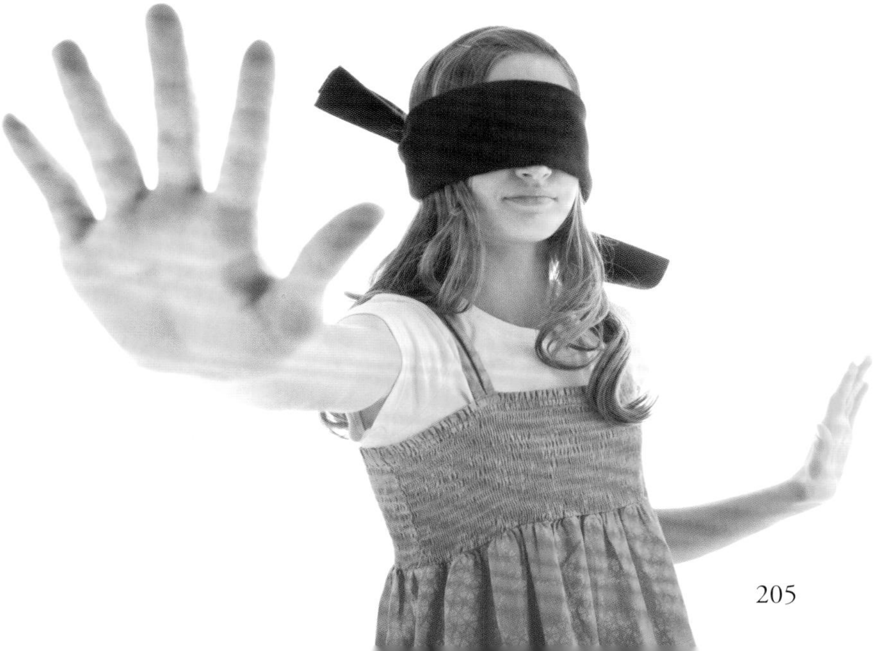

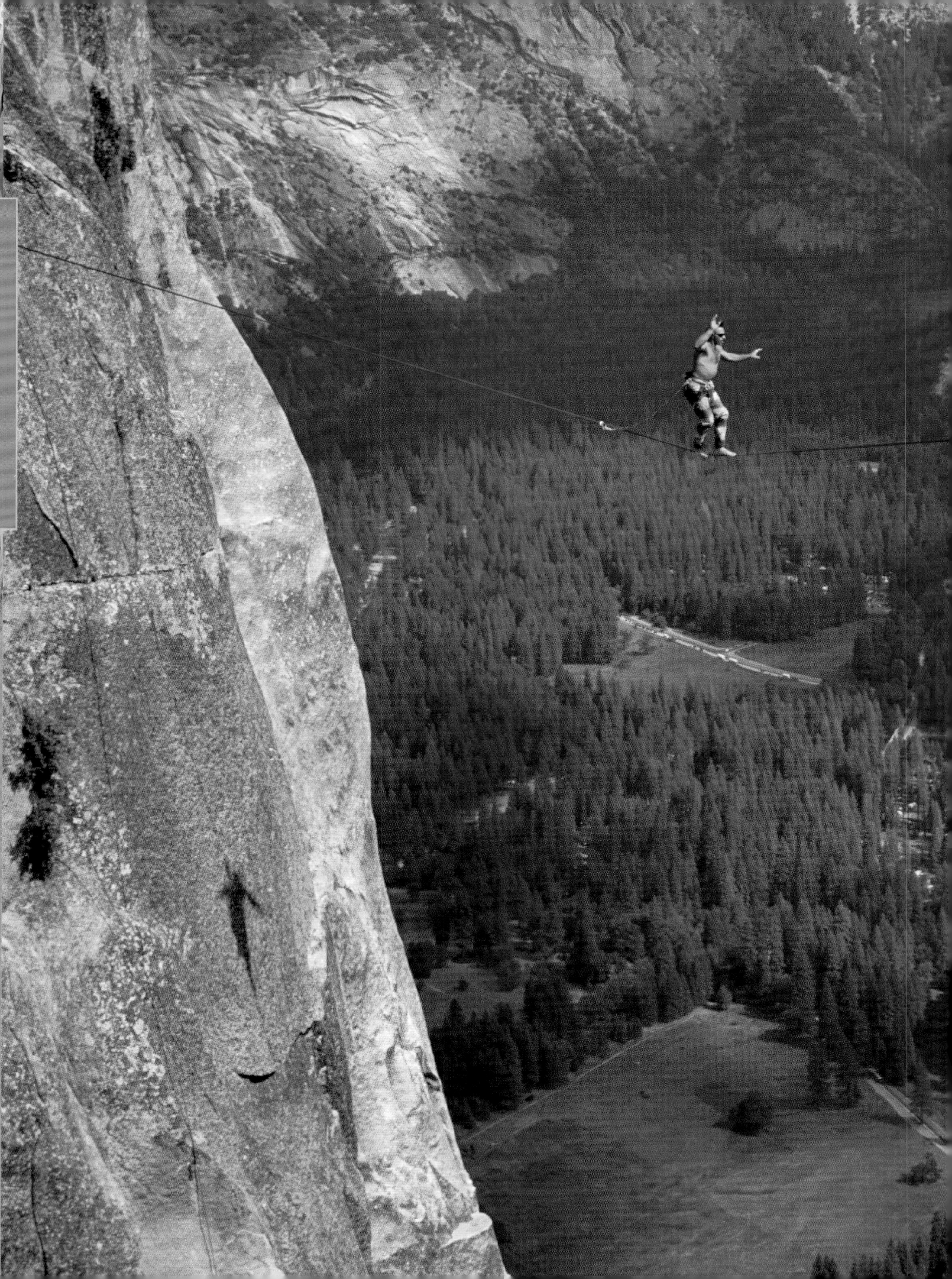

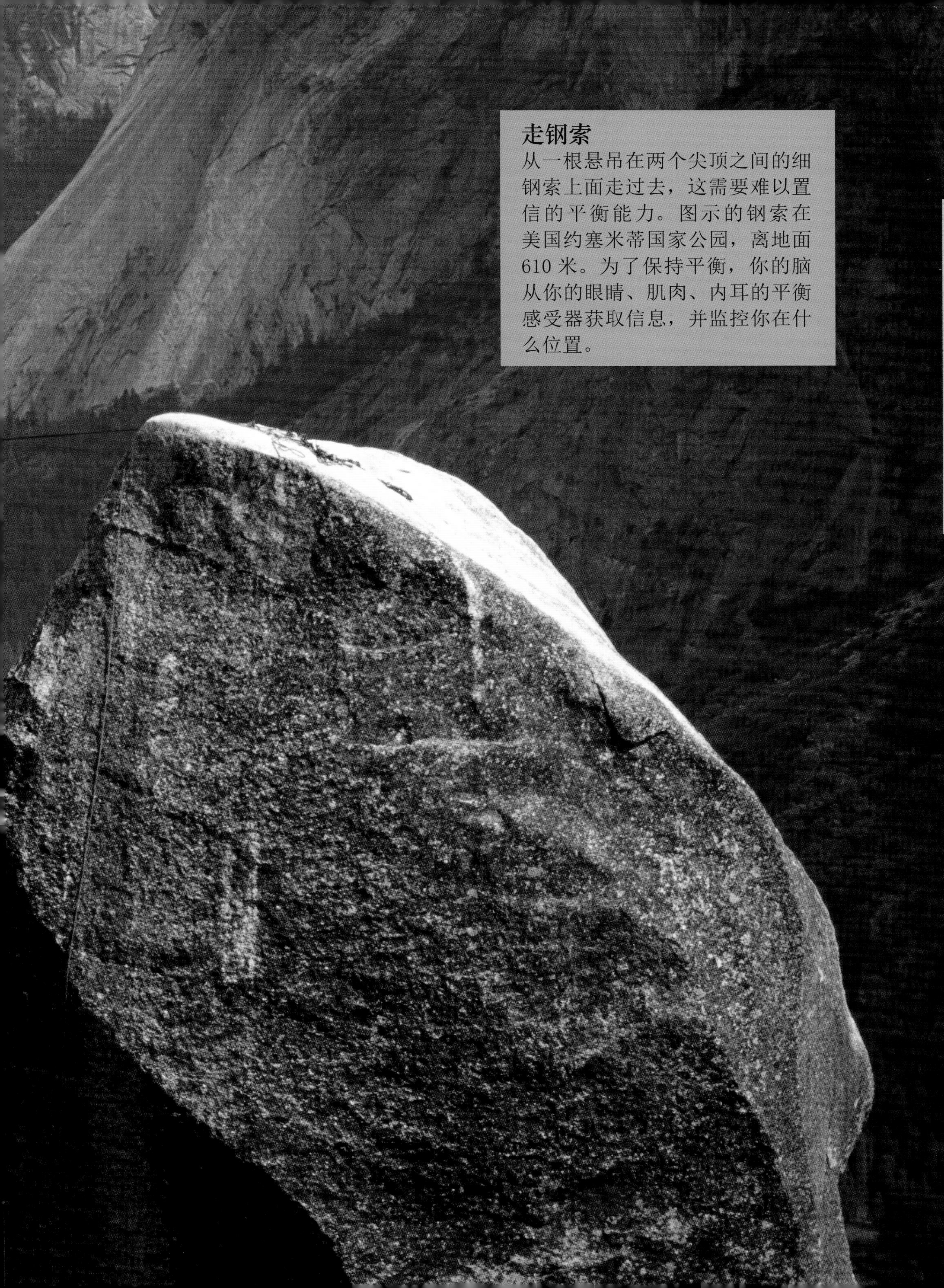

走钢索

从一根悬吊在两个尖顶之间的细钢索上面走过去，这需要难以置信的平衡能力。图示的钢索在美国约塞米蒂国家公园，离地面610 米。为了保持平衡，你的脑从你的眼睛、肌肉、内耳的平衡感受器获取信息，并监控你在什么位置。

眼睛和视觉

视觉是最重要的感觉，因为它让你看到了这个世界，告诉你周围都发生了什么。你能看见，靠的不仅仅是眼睛，还有脑。你的眼睛监测出光线，往大脑发送信号，大脑把这些信号加以整理，于是你就能看到移动、颜色和三维影像。

你的眼睛是怎样工作的？

射到物体上的光线反射回来，通过眼睛前部透明的窗户一样的角膜进入你的眼睛。然后通过一个开口——瞳孔，到达晶状体，晶状体把光线聚焦到眼球后部的视网膜。视网膜发出信号，信号沿着视神经到达大脑。

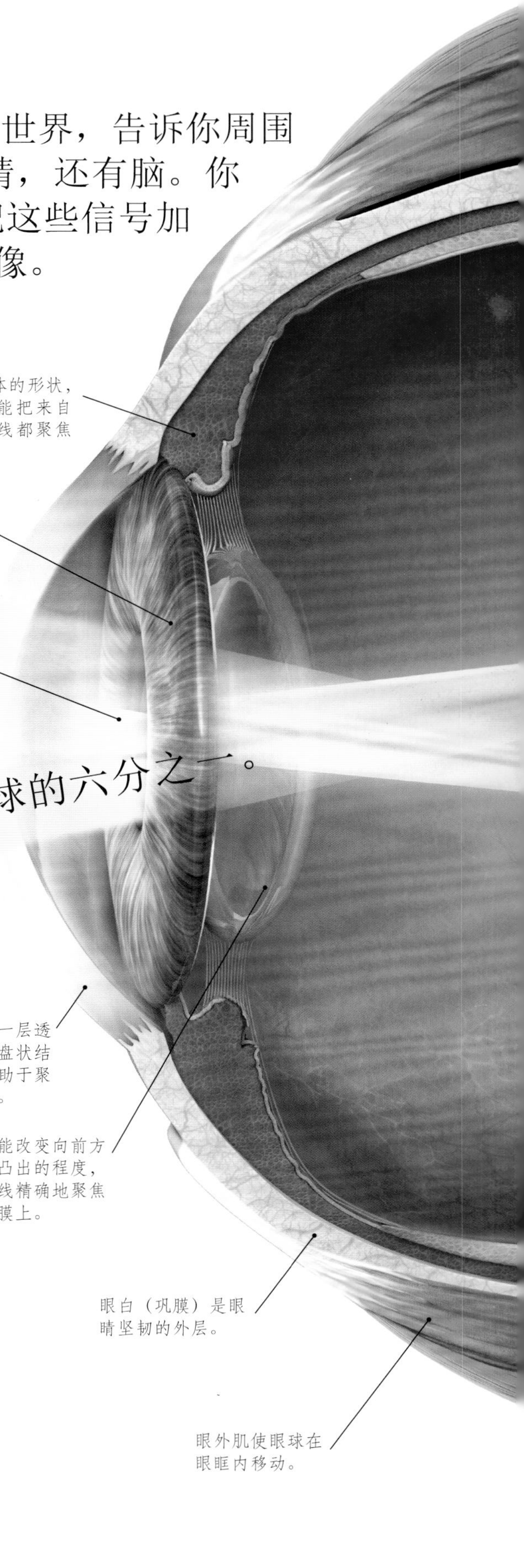

肌肉调节晶状体的形状，这样晶状体就能把来自任何距离的光线都聚焦到视网膜上。
虹膜控制着有多少光线进入眼睛。
瞳孔是一个开口，能让光线进入眼睛内部。
角膜是一层透明的圆盘状结构，有助于聚焦光线。
晶状体能改变向前方和后方凸出的程度，以把光线精确地聚焦到视网膜上。
眼白（巩膜）是眼睛坚韧的外层。
眼外肌使眼球在眼眶内移动。

从眼睛外面只能看到眼球的六分之一。

影像的生成

当来自物体的光线射到你的眼睛时，这个光线被角膜和晶状体所折射。光线穿过眼睛内部的结构，落在视网膜上，成为一个颠倒的图像。这个信息被传送到大脑，大脑把这个倒像正了过来。

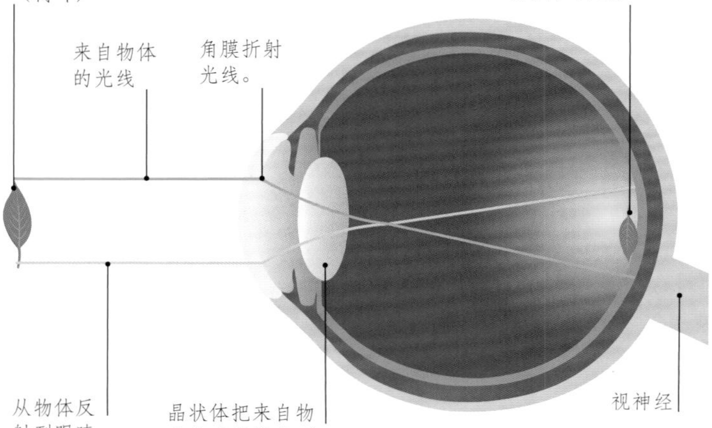

眼睛看到的物体（树叶）
来自物体的光线
角膜折射光线。
视网膜上清晰的颠倒的图像
从物体反射到眼睛的光线
晶状体把来自物体的光线聚焦到视网膜。
视神经

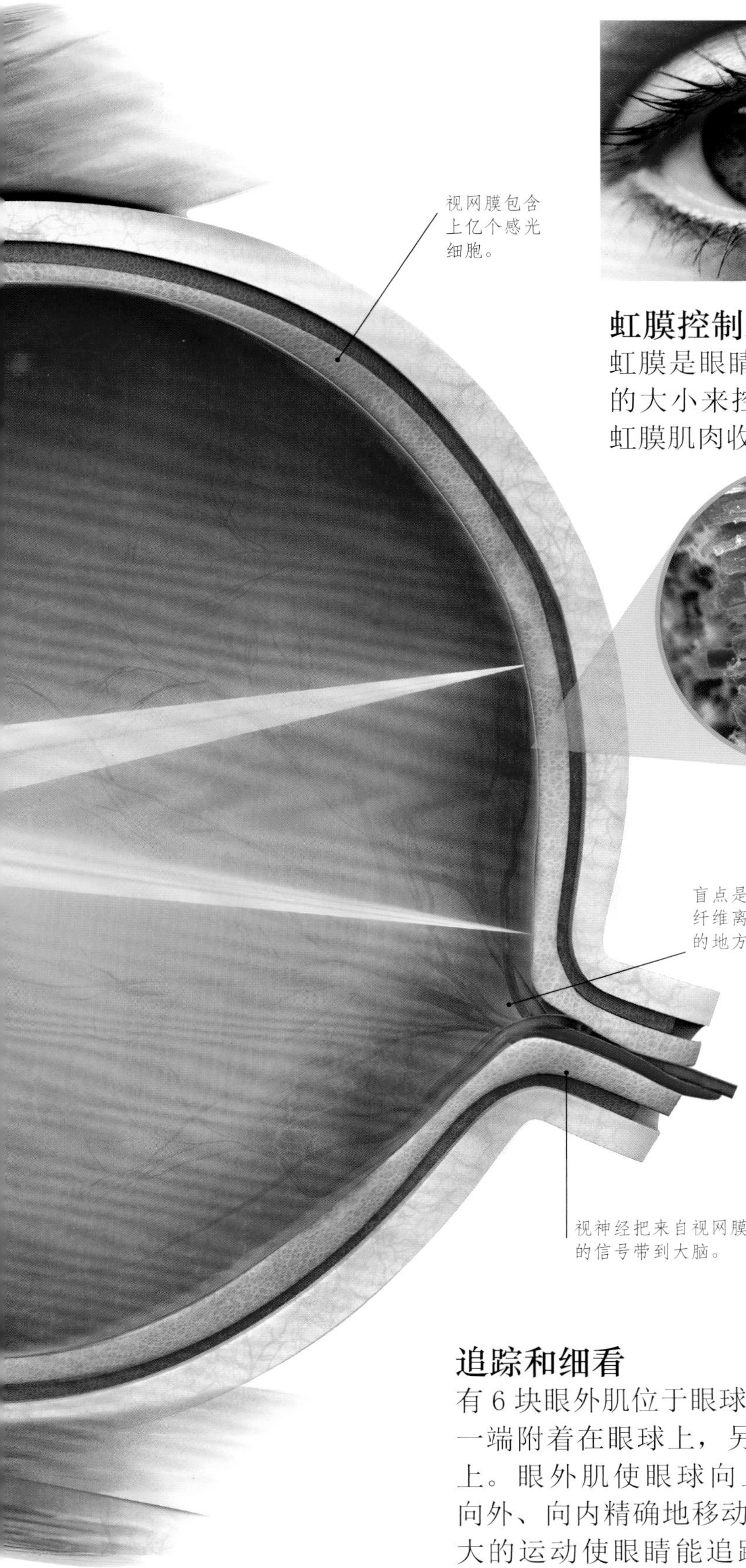

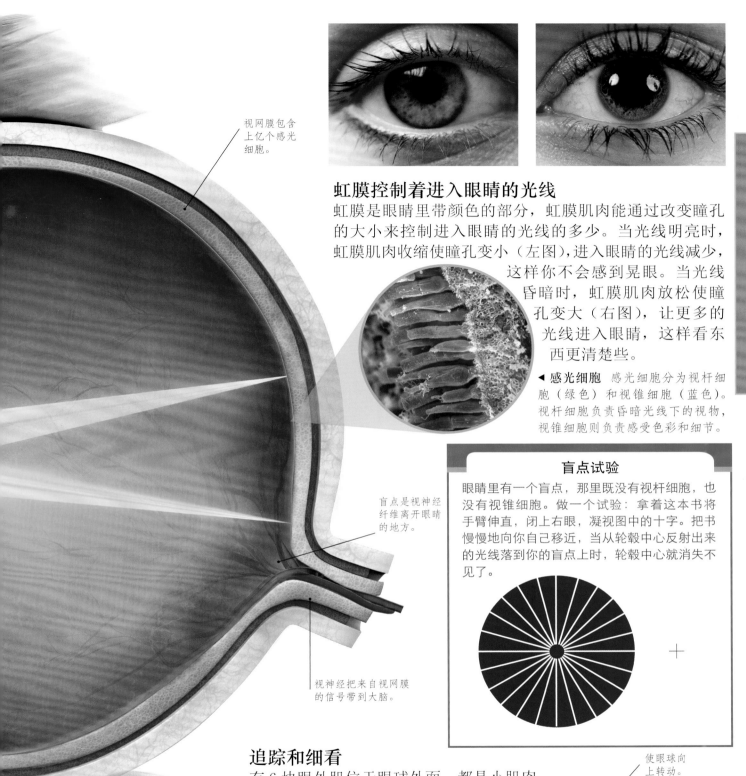

视网膜包含上亿个感光细胞。
盲点是视神经纤维离开眼睛的地方。
视神经把来自视网膜的信号带到大脑。

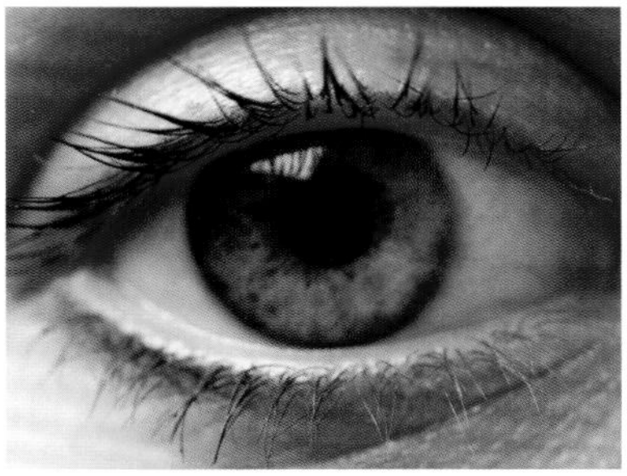

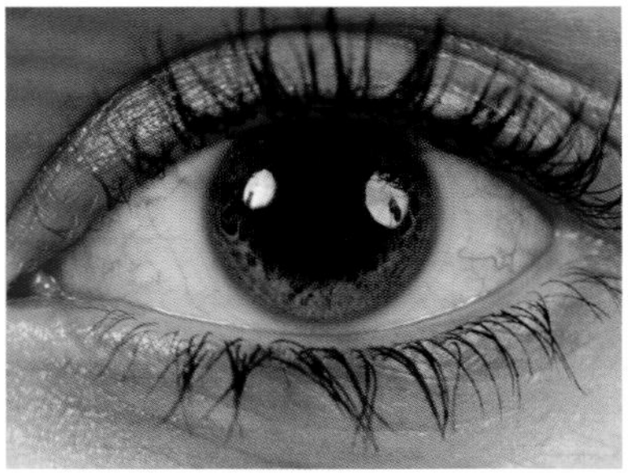

虹膜控制着进入眼睛的光线

虹膜是眼睛里带颜色的部分，虹膜肌肉能通过改变瞳孔的大小来控制进入眼睛的光线的多少。当光线明亮时，虹膜肌肉收缩使瞳孔变小（左图），进入眼睛的光线减少，这样你不会感到晃眼。当光线昏暗时，虹膜肌肉放松使瞳孔变大（右图），让更多的光线进入眼睛，这样看东西更清楚些。

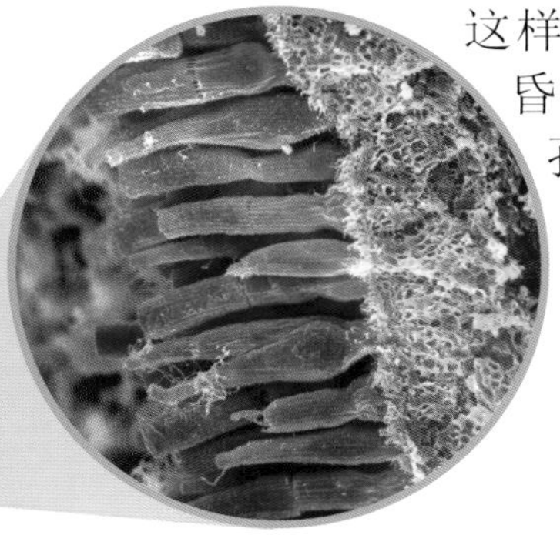

◀ **感光细胞** 感光细胞分为视杆细胞（绿色）和视锥细胞（蓝色）。视杆细胞负责昏暗光线下的视物，视锥细胞则负责感受色彩和细节。

盲点试验

眼睛里有一个盲点，那里既没有视杆细胞，也没有视锥细胞。做一个试验：拿着这本书将手臂伸直，闭上右眼，凝视图中的十字。把书慢慢地向你自己移近，当从轮毂中心反射出来的光线落到你的盲点上时，轮毂中心就消失不见了。

追踪和细看

有6块眼外肌位于眼球外面，都是小肌肉，一端附着在眼球上，另一端附着在颅骨上。眼外肌使眼球向上、向下、向外、向内精确地移动。幅度较大的运动使眼睛能追踪移动的物体，幅度较小的运动使眼球能细看静止的物体，如面孔。

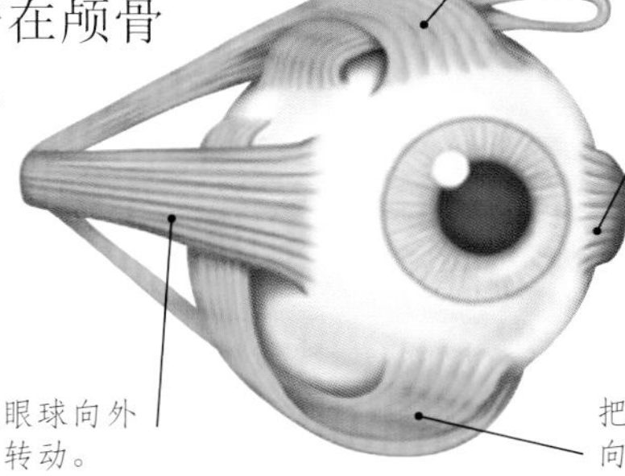

使眼球向上转动。
把眼球向内拉动。
使眼球向外侧转动。
把眼球向下向内拉动。

▲ **眼睛里面的结构** 眼由两个充满液体的腔构成。位于晶状体前的腔（前房）包含水样的房水，位于晶状体后面的腔内充满冻胶样的物质（玻璃体）。

看见的影像

你的眼睛看到了光的影像，并把它转变为神经电信号。信号通过视神经传到你的大脑，大脑把信号转换为影像。这意味着你是用大脑“看”的，而不仅仅是用眼睛看。你大脑里的几个视觉加工区使你能看到颜色和三维图像，你的记忆力使你能认出你看到的是什么东西。

看到的三维图像

你看到的图像是三维的，因为你有两只朝前的眼睛，它们的视野是部分重叠的。右图中有一排九柱游戏用的小柱。现在两只眼睛都看着这排小柱，但每只眼睛都是从略微不同的角度去看，所以就看到了不同的影像。眼睛把这些影像转变为电子编码，你的大脑把这些电子编码结合起来，创造出一幅三维图像。

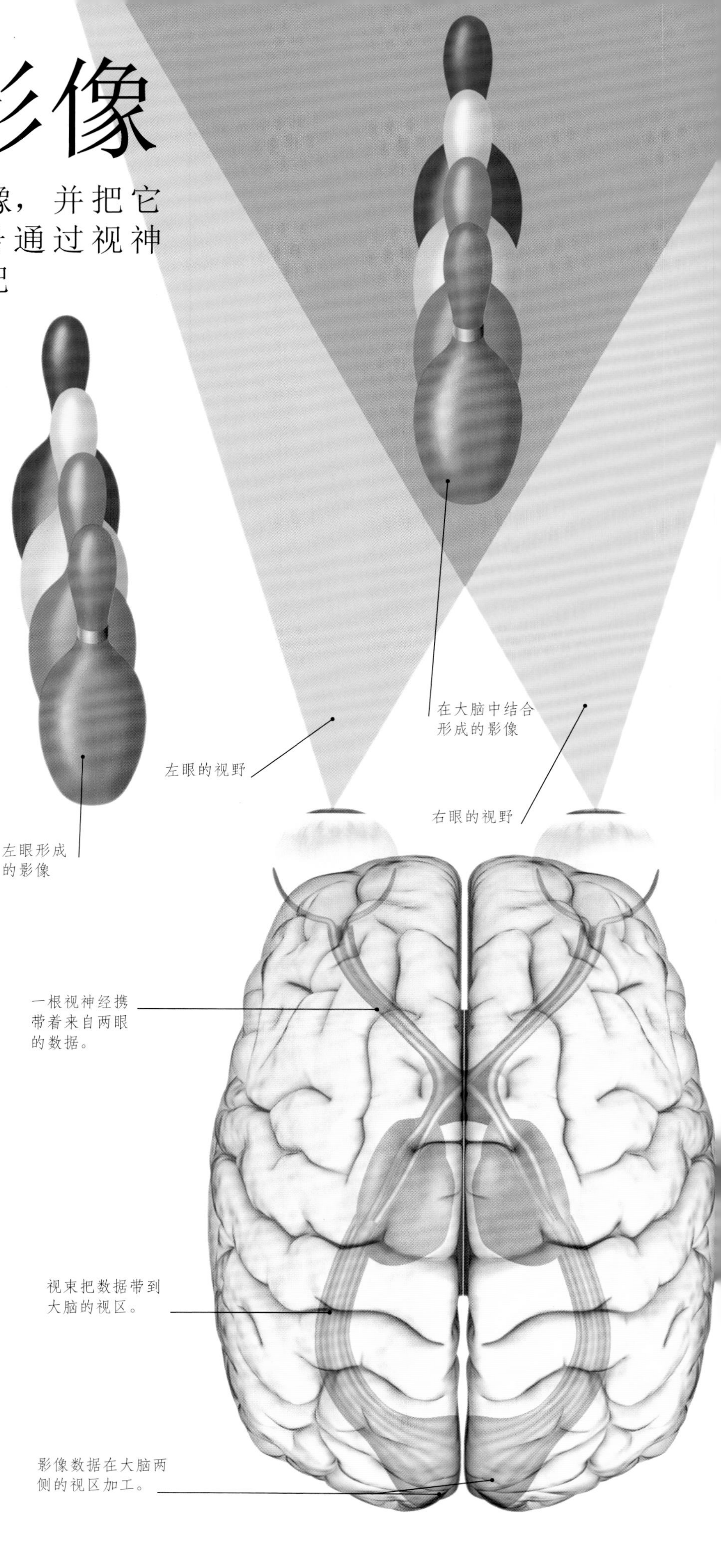
在大脑中结合形成的影像
左眼的视野
右眼的视野
左眼形成的影像
一根视神经携带着来自两眼的数据。
视束把数据带到大脑的视区。
影像数据在大脑两侧的视区加工。

快速资讯

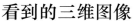

- 眼睛的彩色虹膜有独一无二的图案，就像指纹一样。
- 只有极少数哺乳动物能看到红色，这包括人类和类人猿。
- 视锥细胞负责感受颜色，但在光线微弱的条件下效率很低，所以在夜里不同颜色间的差别变得不明显。
- 所有人的眼睛大小其实是一样的。一些人的眼睛显得更大，可能是因为脸小。

对准焦点

人眼的工作原理与照相机很相似——它们都必须对准焦点以获得清晰的影像。照相机是通过镜头前后移动来对准焦点的，而人眼的晶状体是通过自动改变形状来调焦的。当你想聚焦某个离你眼睛很近的物体时，一些特别的肌肉就会收缩，使晶状体的形状变得更圆一些。如果你想看位于远处的物体时，这些肌肉就会放松，晶状体变得更为扁平，从而聚焦在更远的地方。

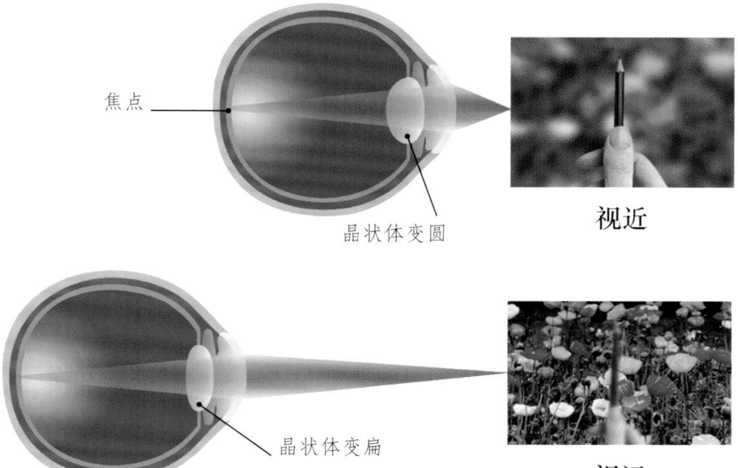
焦点
晶状体变圆
视近
晶状体变扁
视远

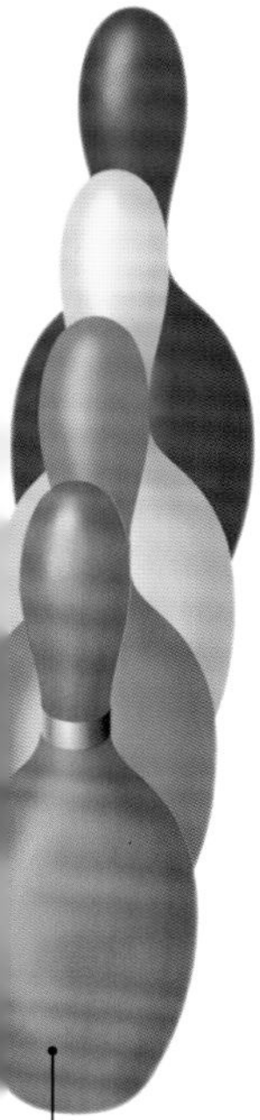

右眼形成的影像

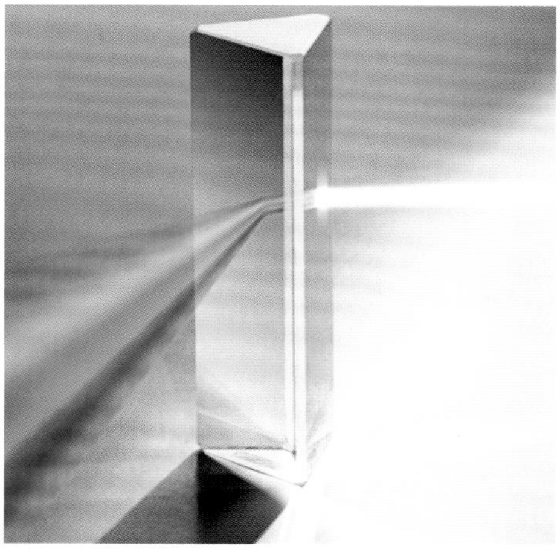

看到颜色

视网膜上的视锥细胞使你能看到颜色。不同的细胞分别对波长不同的红、蓝和绿光做出应答。这些细胞往大脑发送信号，大脑把这些数据结合起来，于是你就能区别几千种颜色。有些人不能分辨某些颜色，如红色与绿色，这种情况被称为色盲。

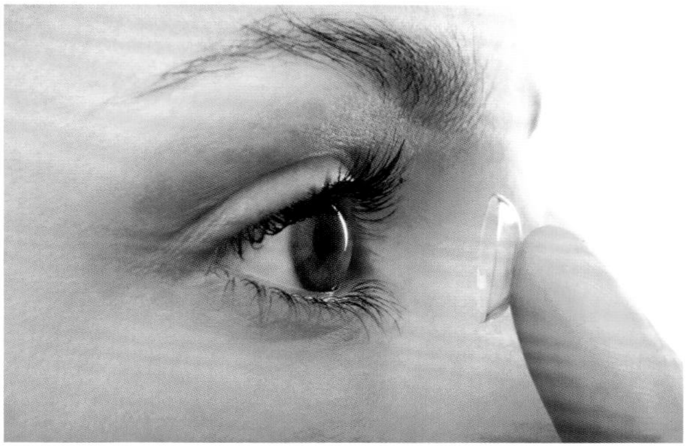

近视眼和远视眼

许多人是近视眼，远处物体的像不能聚焦到视网膜上。老年人常出现相反的问题——不能聚焦于近处，因此近距离视物困难，连阅读都成问题。近视眼和远视眼都可以靠戴框架眼镜或隐形眼镜来矫正。

哇哦！

不用望远镜，人眼能看到的最远物体是仙女星系，它距离我们约 254 万光年。

填补空白

有时，你还没看清楚一幅图像，就能认出图中是什么了。这是因为你的大脑填补了视觉线索之间的空白。右图中有一只斑点狗，但它很难被看出来，这是因为图中缺少了许多视觉信息。如果你能看到这只狗，那是因为你的大脑利用了记忆来补全这幅画。

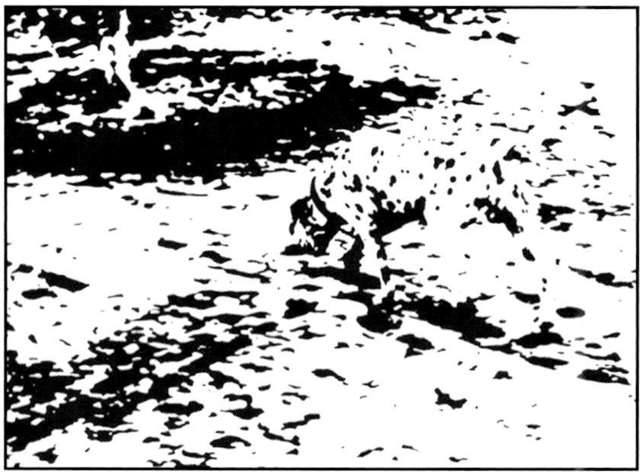

视觉把戏

有时你自己都不相信自己的眼睛——说得更准确点：你的大脑认为事情确实就像看到的那样，但是你不相信。视错觉会刺激你的神经，产生奇怪的视觉效果，如闪光点。它们也会让你的大脑在试图理解混乱的视觉信息时想出不可行的解决方法。

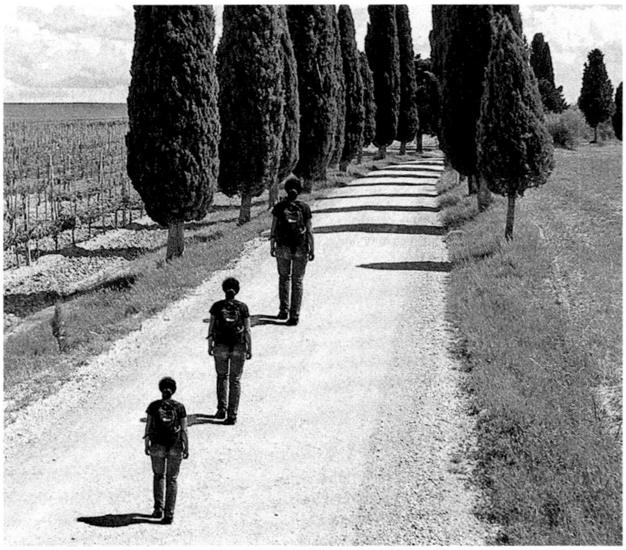

越走越高

无论你看到什么，你的大脑都会用视觉“规律”来分析它。这些规律之一就是同样大小的物体，在远处的看起来总显得较小。上图中将 3 个人的身高画得完全一样，这违背了近大远小的视觉规律，使得位置较远的人看起来反而显得较高。试着量一下这 3 个人的身高以证明这一点。

活动的目标

当你的眼睛扫过下图中的图案时，你会觉得其中的一部分在动。原因是你眼中的感光细胞在对图案里不同的小片做出反应时忽而开启，忽而闭合，结果就产生了这样的效果。信息传到大脑，诱使它认为是你看到的图像在动。

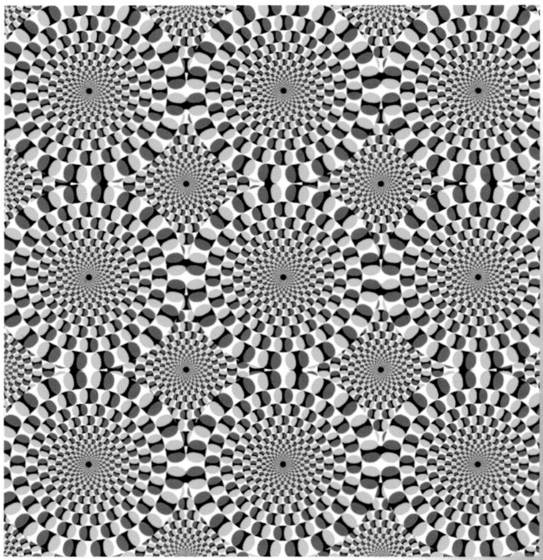

云雾之中的幻影

在右图浓重的烟雾里，你能看到一个庞然大物。这是因为你的大脑已编好程序，很容易认出有用的或者危险的事物。对我们的祖先来说，动物可能是至关重要的食物，也可能是一个威胁，因此任何能令人联想到动物的东西——甚至是云雾的形状——都能在你的大脑里激发出这样的应答来。

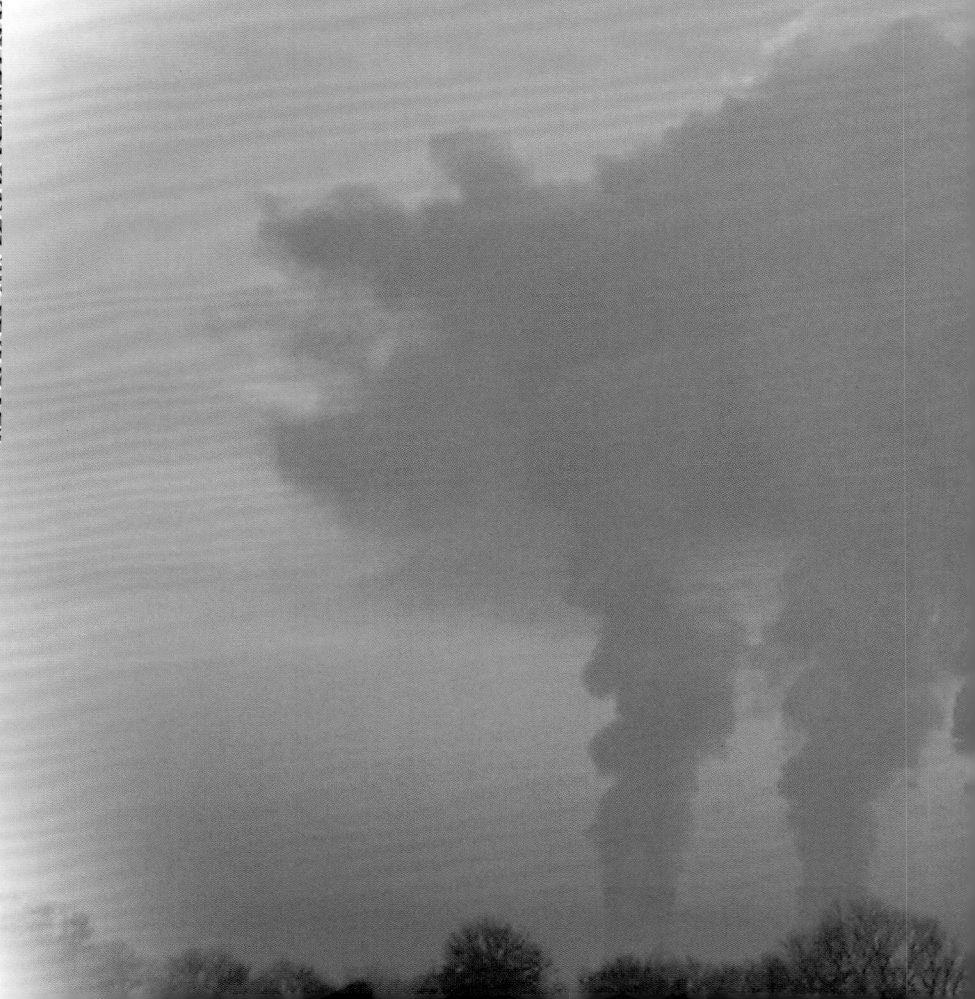

黑点在闪光

下图中是一个网格，每个正方形的四角都有一个白点。你注视这个网格，会觉得白点里有黑点在闪烁。科学家还没搞清这种现象是怎么发生的，但知道它与眼里感光细胞的启闭有关。奇怪的是，把你的头歪向一侧，就能减轻这种错觉的效果。

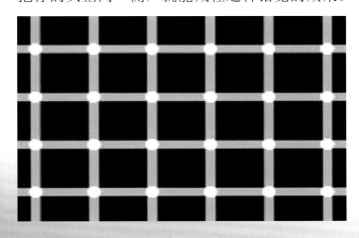

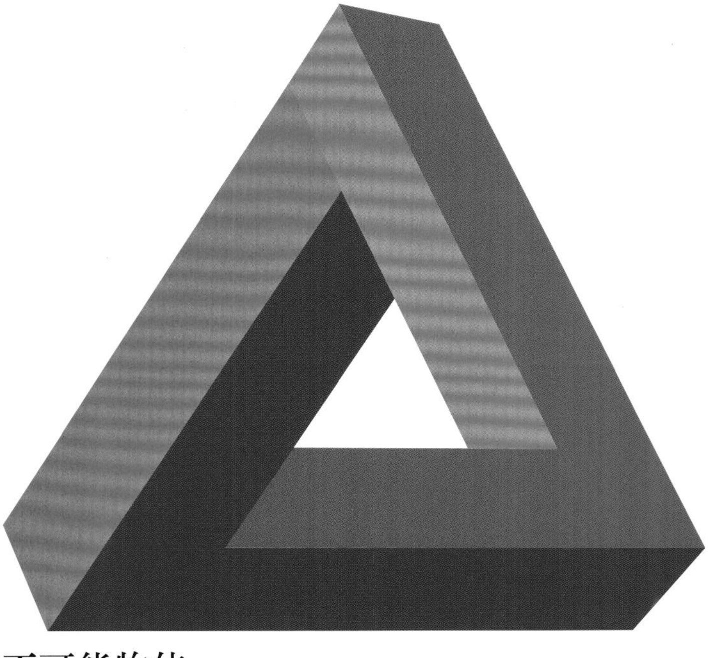

不可能物体

这个三角形看起来像是一个三维的物体，但事实上这样的物体是不可能存在的。因为这个三角形的每个角都遵循着你的大脑用来鉴定三维形象的光学规律，由于遵循了这些规律，你的大脑就会认为这个图像代表的是一个三维物体，从而导致了错觉。这个图像叫作彭罗斯三角，以它的创造者——数学家罗杰·彭罗斯的姓氏命名。

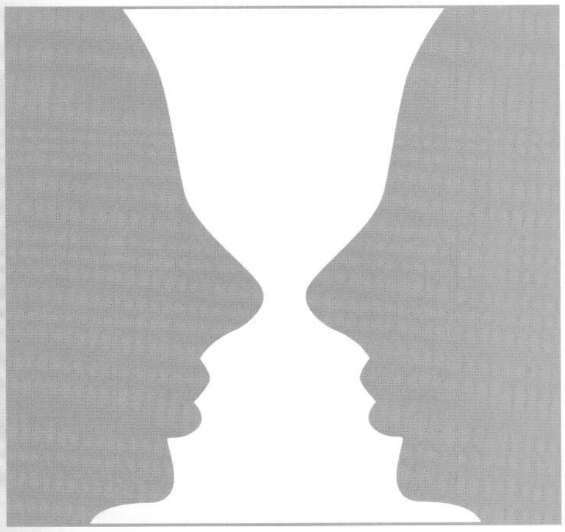

双重影像

你觉得上图像什么？有人在图中看到一个白色的花瓶，放在橙色的背景前，而另一些人则看到两个人脸对着脸。这两种形象你可能都看到了。你的大脑用储存在记忆中的信息去解释令人迷惑的形象，有时你的大脑会一下子提出两个互相矛盾的解决办法。

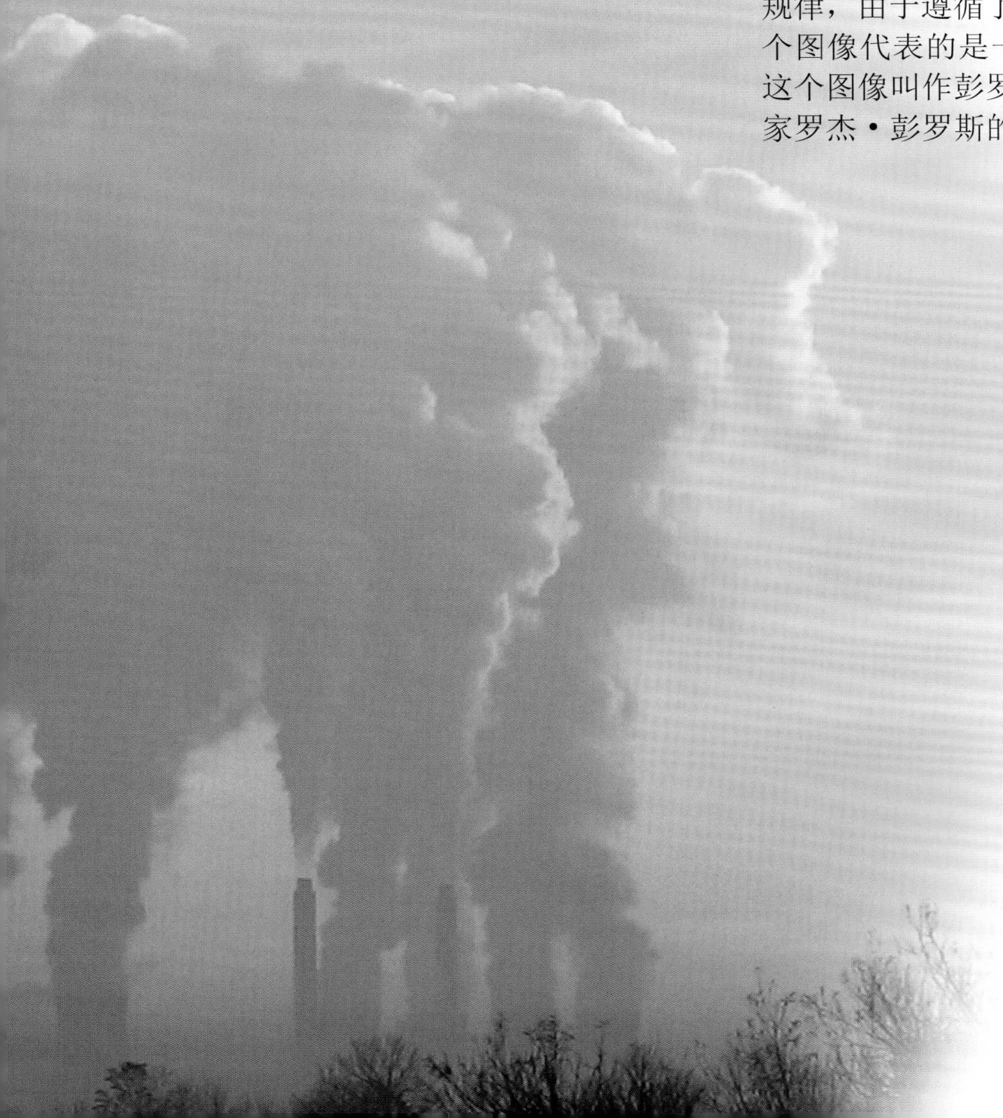

心理和人格

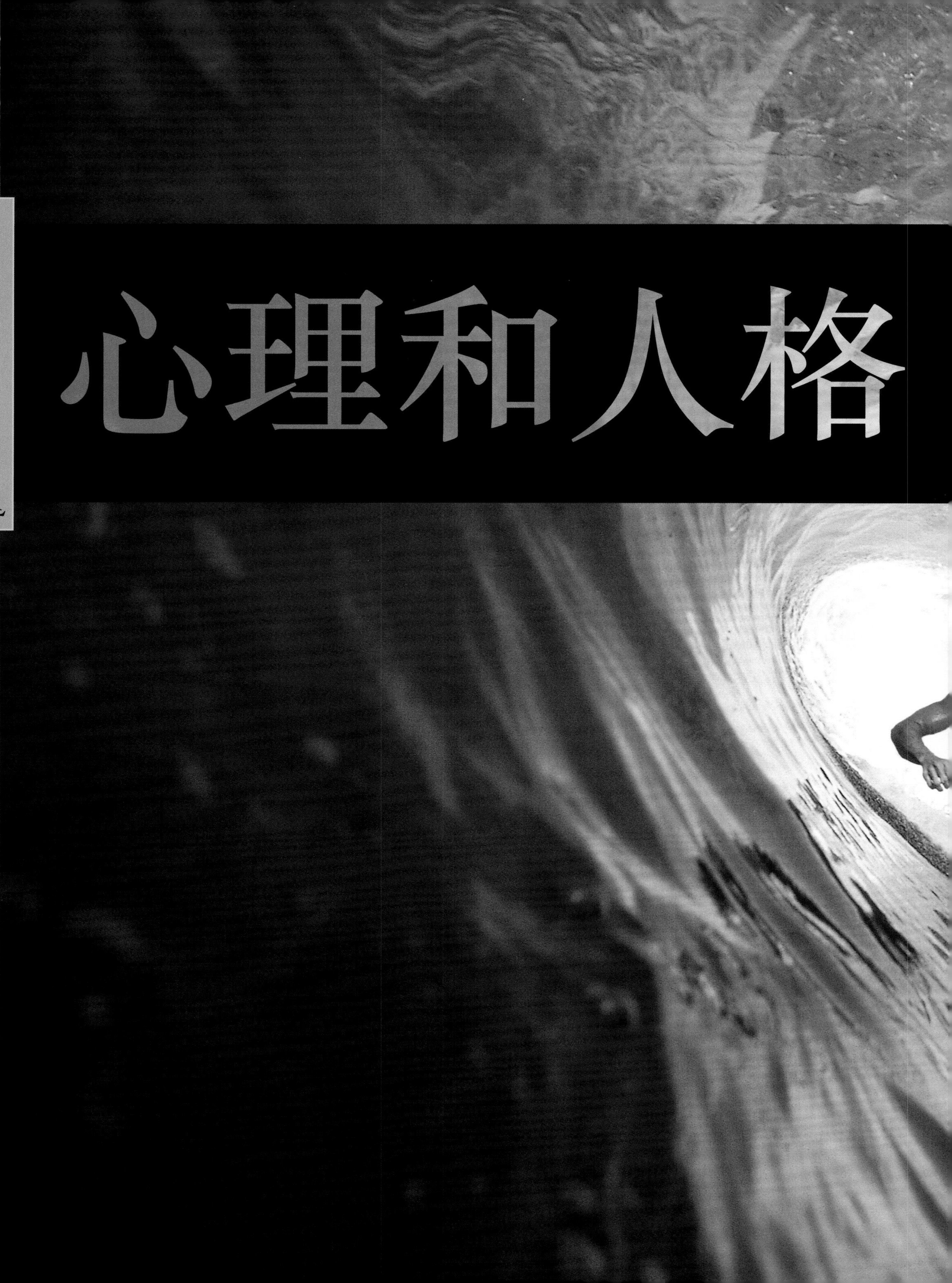

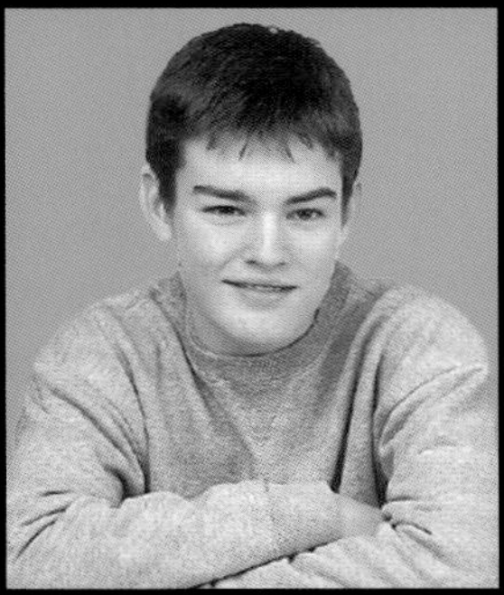
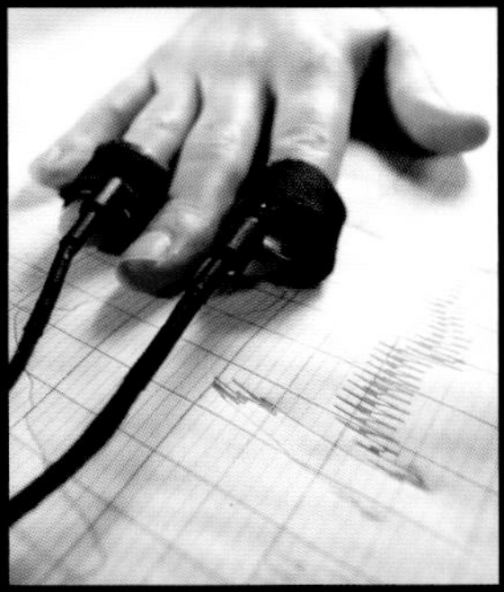
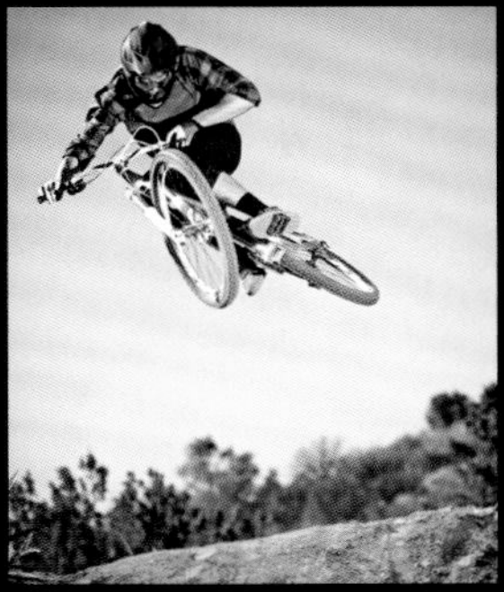

你的大脑既控制你的神经系统，也产生你的感觉、思维、记忆、才能以及形成你的人格。所有这些心理过程就构成我们所谓的心理活动。

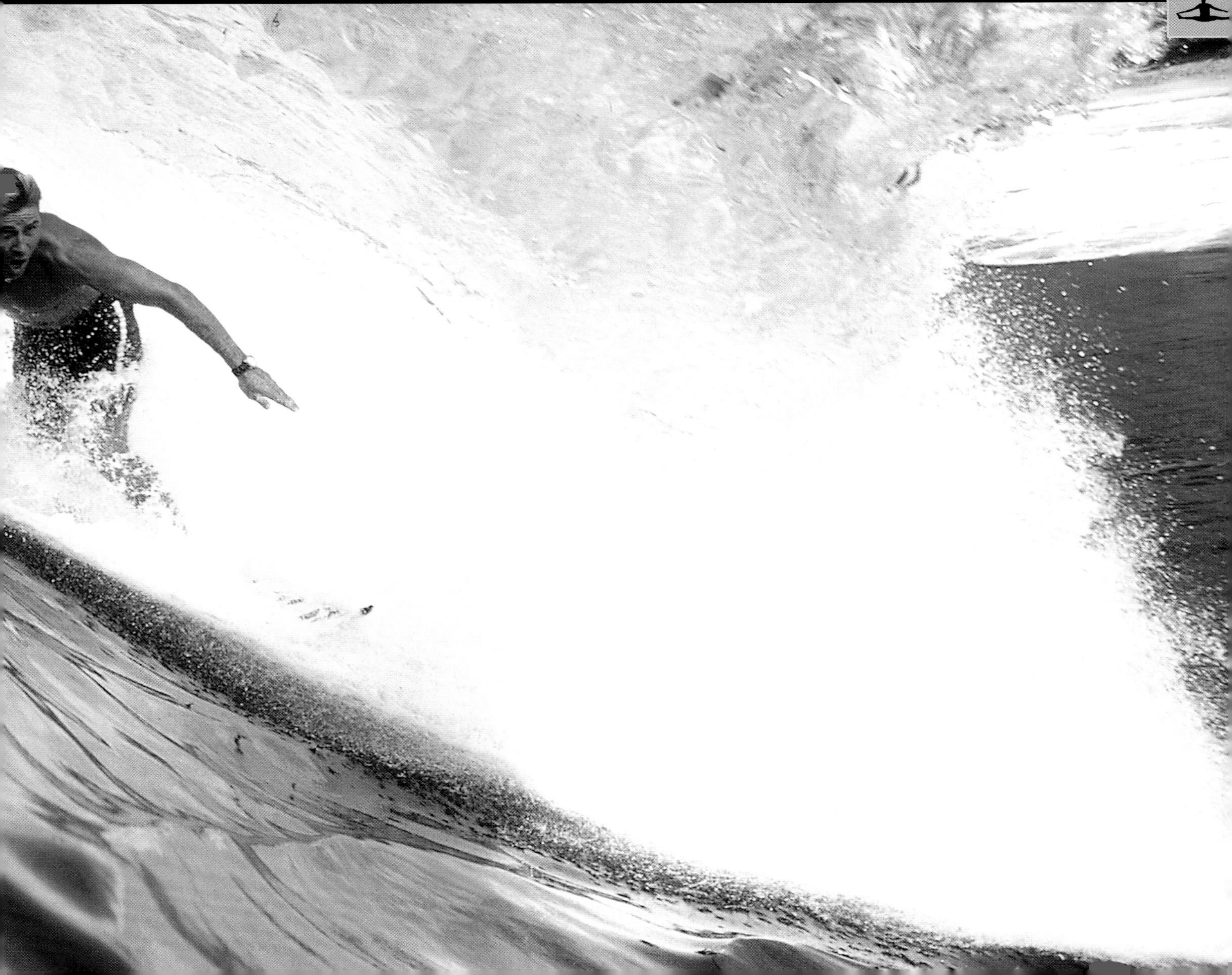

左还是右？

大脑分为两个半球。左半球控制你身体的右侧，而右半球控制你身体的左侧。对大部分任务来说，你大脑的一侧是优势侧，所以你可能是右利手或左利手，右脚较强或左脚较强，右眼优势或左眼优势，右耳优势或左耳优势。

左脑

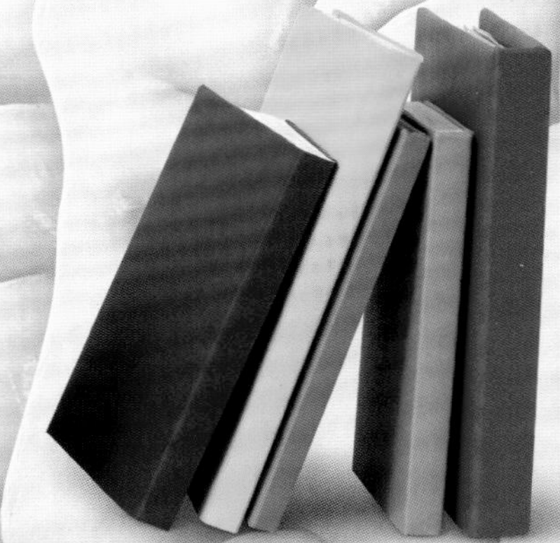

用词

能够流利地用词是由左脑控制的一种技巧，包括说和写。

两侧不同

大脑的两侧控制着身体不同的两侧，也往往专注不同的心理任务。对大部分人来说，大脑的左侧负责加工词汇。但是，如果大脑的一侧受到损伤，那么有时另一侧也能学会完成这些任务。

哇哦！

欣赏音乐与右脑有着极为密切的联系，但要创作供他人欣赏的音乐则要用到左脑。

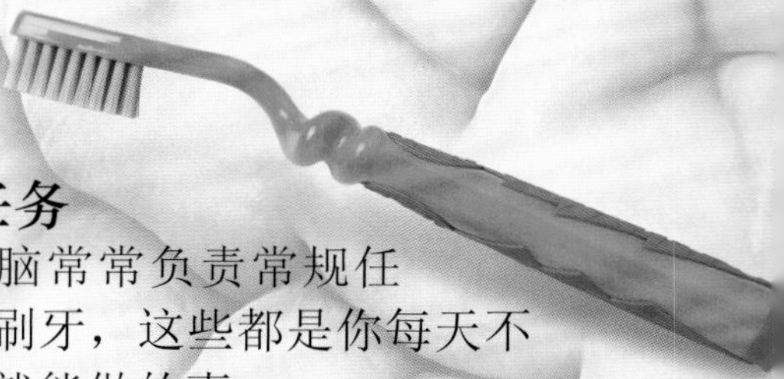

常规任务

你的左脑常常负责常规任务，如刷牙，这些都是你每天不用思考就能做的事。

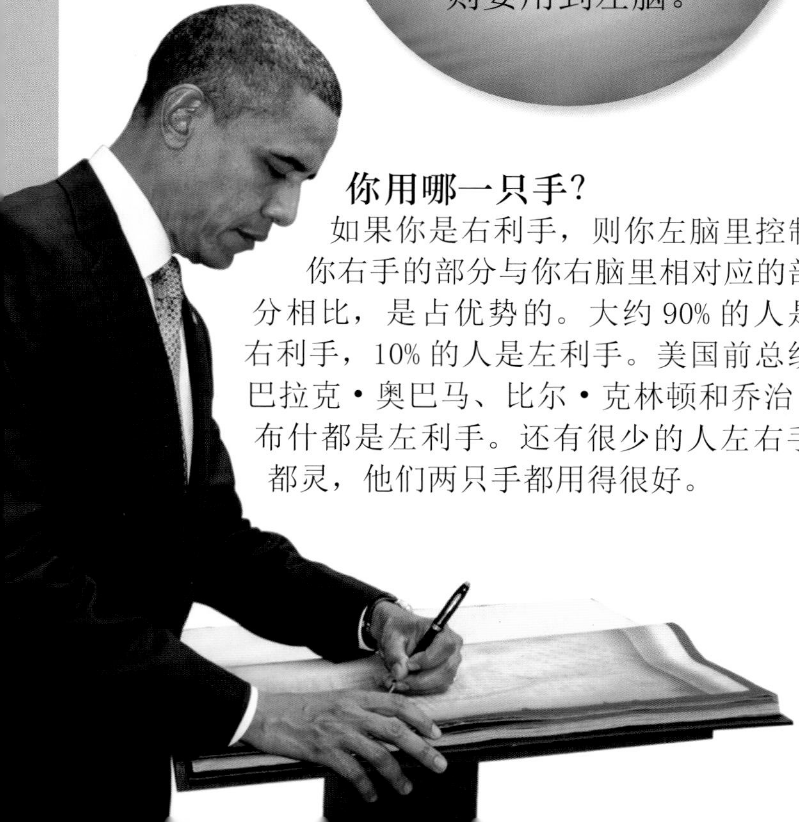

你用哪一只手？

如果你是右利手，则你左脑里控制你右手的部分与你右脑里相对应的部分相比，是占优势的。大约 90% 的人是右利手，10% 的人是左利手。美国前总统巴拉克·奥巴马、比尔·克林顿和乔治·布什都是左利手。还有很少的人左右手都灵，他们两只手都用得很好。

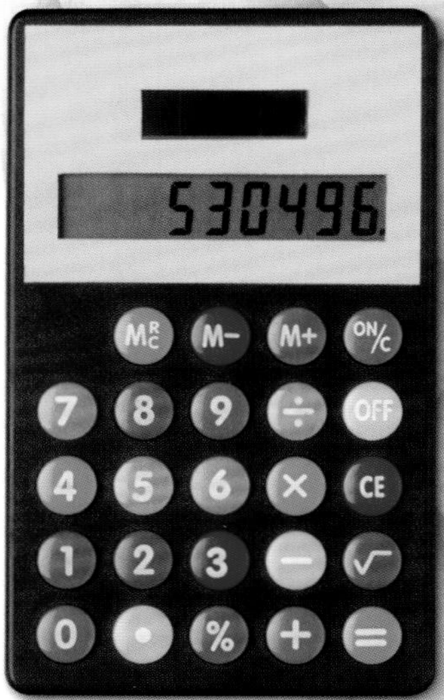
530496
MRC M– M+ ON/C
7 8 9 ÷ OFF
4 5 6 × CE
1 2 3 – √
0 • % + =

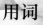

逻辑思维

在用数字处理事物和逻辑思维方面，左脑通常比右脑强。它使你有能力分析问题和给出精确的答案，而不仅仅靠猜想。

右脑

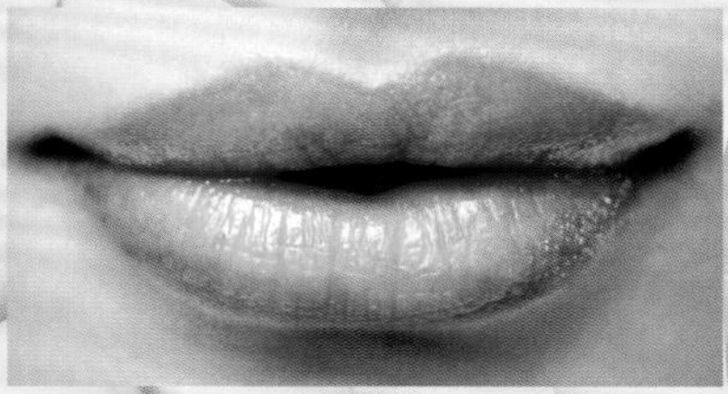

声调
虽然左脑负责加工词汇，但右脑控制你的重音、声调和讲话的节律。

空间技巧
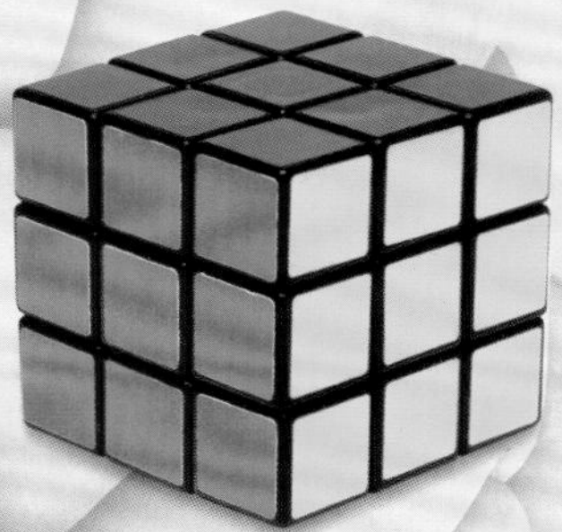

在三维空间思考的能力是一种右脑技巧。有了这种能力，你就能想象一个物体或结构经改变或翻转之后是什么样子的。

认出物体
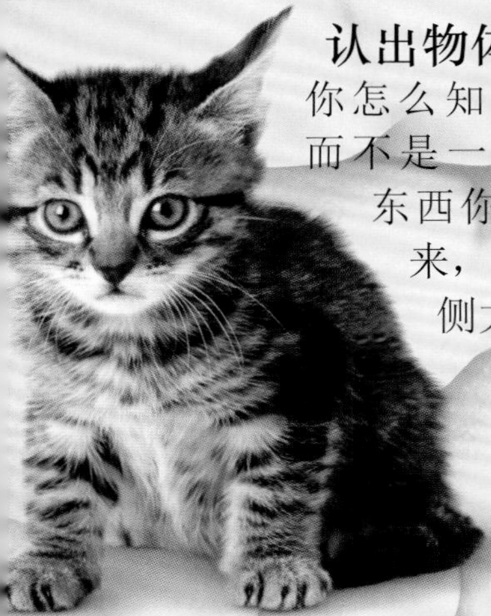 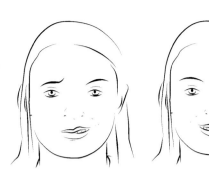

你怎么知道这是一只小猫而不是一只小狗？熟悉的东西你一下子就能认出来，这多亏了你的右侧大脑。

高兴还是悲伤？
对于大多数人来说，视野的左半部是优势的。看着这两幅肖像画，把目光专注于画中姑娘的鼻子。她看起来更高兴还是更悲伤？大多数人会觉得右图中的姑娘看起来更高兴。这是因为微笑一侧的脸是在人们视野的左半部。

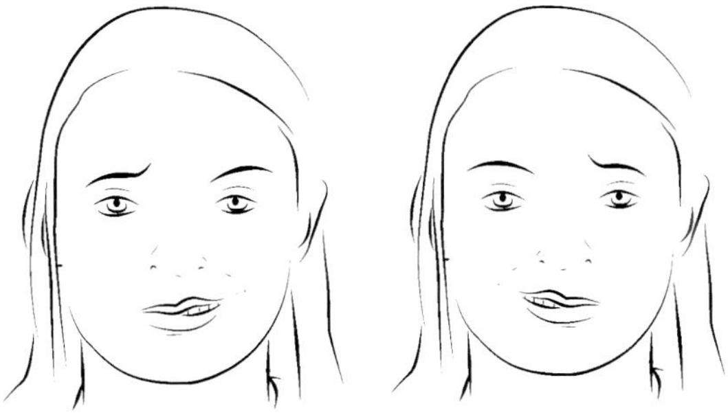

哪一只眼睛？
你的两只眼睛有一只比另一只强。竖起一根手指，让它挡住位于远处的一样东西，先用两只眼睛一起看。接着先遮住一只眼睛，再遮住另一只。当你遮住你较强的一只眼时，你会觉得你的手指似乎往旁边移动了，但遮住较弱的一只眼时，这种效果就不明显。

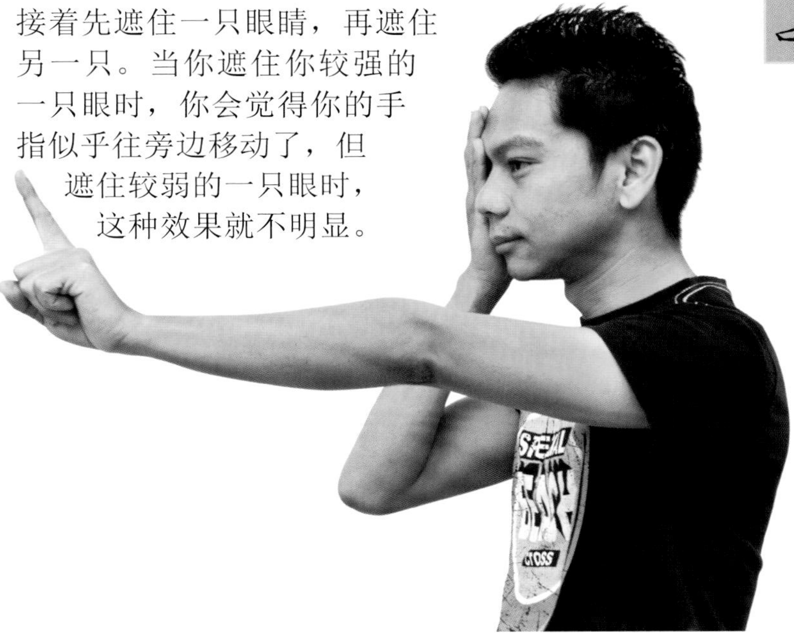

用哪一只脚踢？
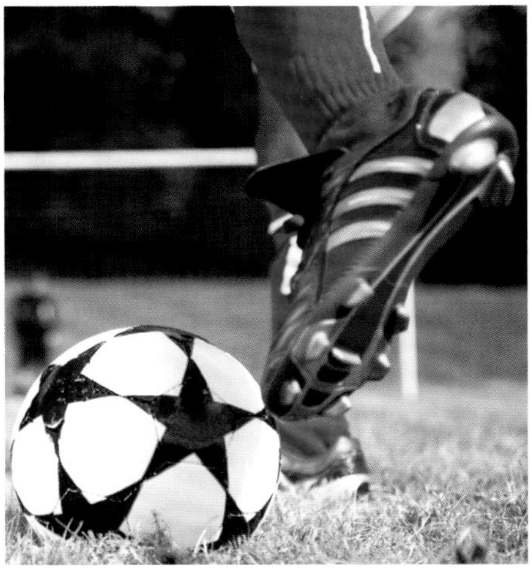

如果你想都不想就踢球，你就会很自然地用你的优势脚。如果你习惯用右手，估计你也会习惯用右脚。但奇怪的是，情况并不总是这样。有些习惯用右手的人却喜欢用左脚踢球，而许多习惯用左手的人反而喜欢用右脚踢球。

记忆是怎么运作的？

人类的大脑在不断地收集信息，并且把收集到的信息储存起来，以备将来使用。我们能学会许多知识，会经历许多事情，但并非所有的知识和经历都很容易被记住。有些记忆只能保持几秒钟，而有些知识和经历则在我们的脑子里留下永久的痕迹。

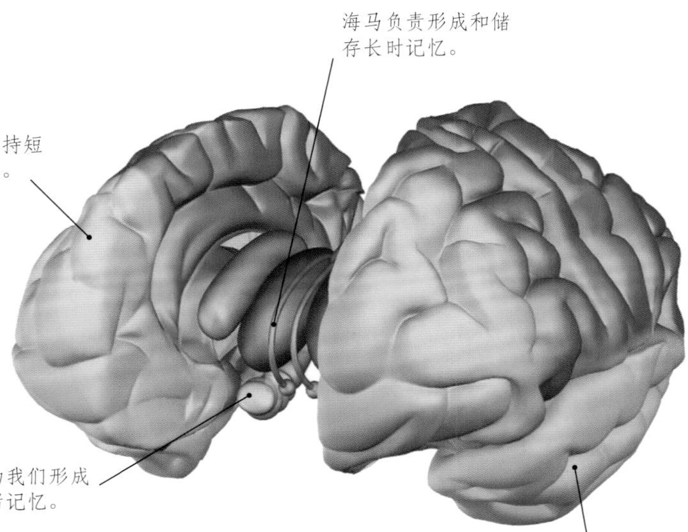

海马负责形成和储存长时记忆。
额叶保持短时记忆。
杏仁核帮助我们形成强大的情绪记忆。
颞叶帮助我们记忆词汇和事实。

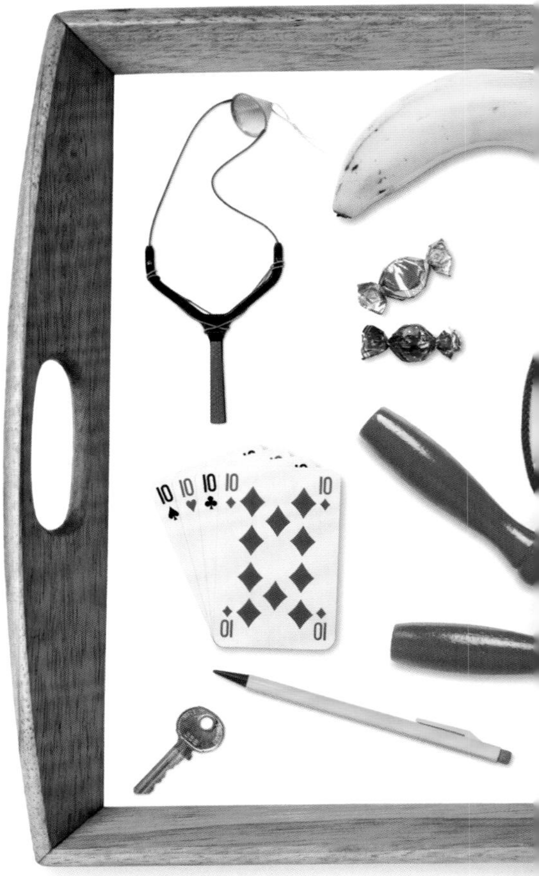

记忆储存在哪里？

记忆并非只储存在脑中的某一地方。反之，记忆储存在整个脑的许多地方。单一的记忆可能涉及脑的几个部位。储存记忆最重要的区域是颞叶和海马。

制造记忆

你的脑中储存着记忆和其他类型的信息，如脑细胞间的联系网络。你的每一段经历，都会使你的脑细胞以某种具体的模式发出电信号。当你记住某事物时，你就激发了原来发出电信号的同一个神经元网络。你每次使用记忆时，那些联系就得到一次加强，记忆也更容易被召回。

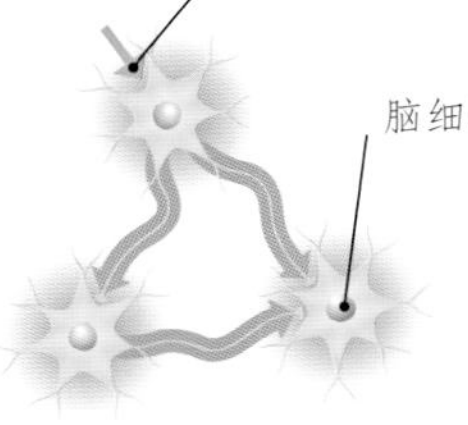

电信号
脑细胞

1. 链接的形成 一段经历使一个脑细胞发出电信号，形成一个联系网络。

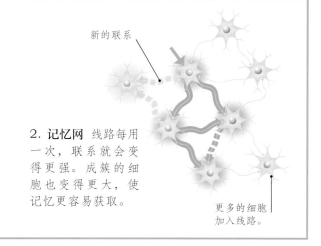

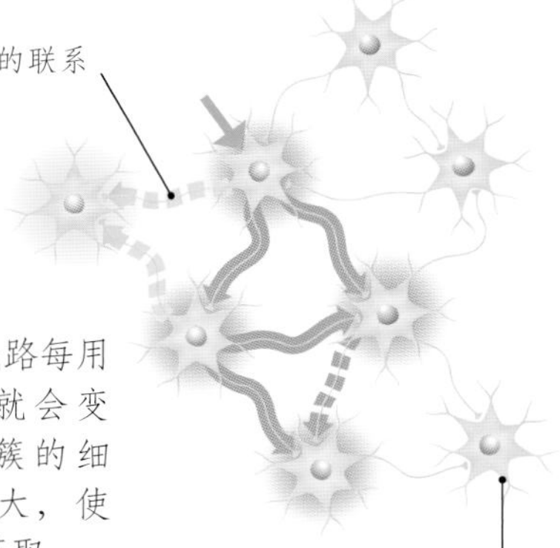

新的联系
更多的细胞加入线路。

2. 记忆网 线路每用一次，联系就会变得更强。成簇的细胞也变得更大，使记忆更容易获取。

记忆游戏

你的记忆力有多好？用 45 秒钟研究一下图中的物体，并努力记住它们。然后合上这本书，等 1 分钟，再写下这些物体的名称，记住多少写多少。图中有 15 种物品，如果你能记住其中的一半，你就算做得不错。在短时记忆里，大多数人一次只能记住 7 组块（短时记忆的容量单位）的信息。

哇哦！

一直到 3 岁，我们才开始能保存完整的记忆，以前的事情是不可能回想起来的。

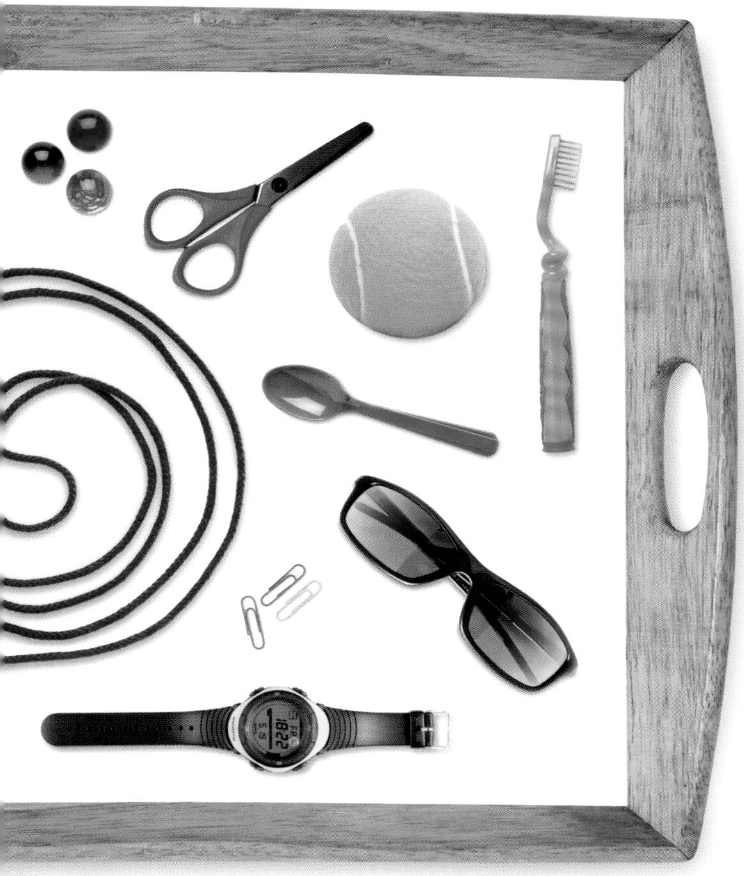

长时记忆

有些记忆能持续好多年，我们把这种记忆称为长时记忆。长时记忆储存在脑的不同部位，这决定于它们是事件、技能，还是事实。我们记得最清楚的长时记忆包括与强烈的情绪反应有关的记忆，如听到某人死亡，因出国度假而兴奋不已。

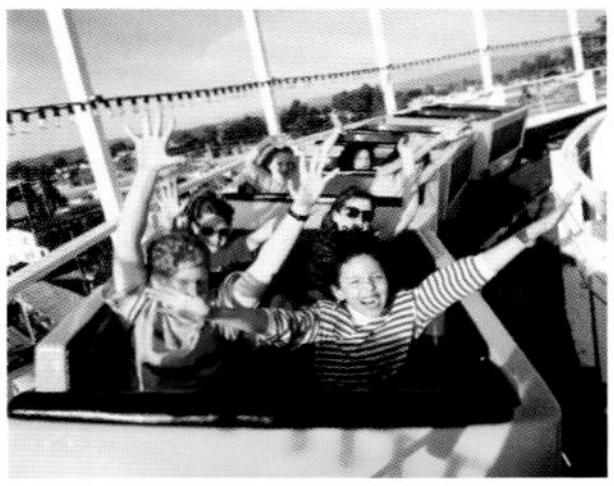

◀ **事件** 到游乐场玩之类令人兴奋的经历，回忆起来好像是看电影、看照片，但细节不会很清晰。这些记忆由海马和大脑皮质的各个部位储存。

▶ **技能** 弹钢琴、骑自行车之类的身体技能是通过练习掌握的，储存在脑的一个部分——小脑里。一旦学会，这样的技能会保留终生。

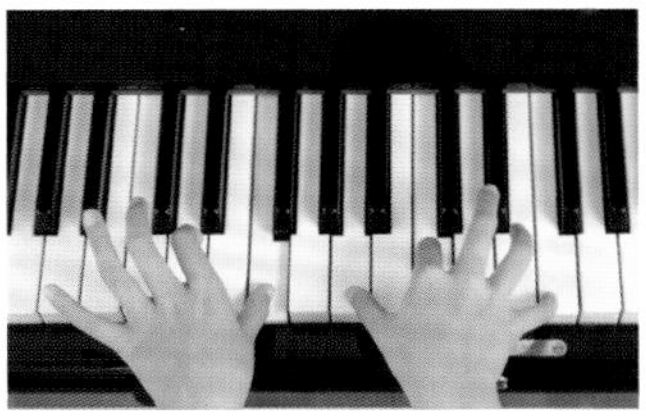

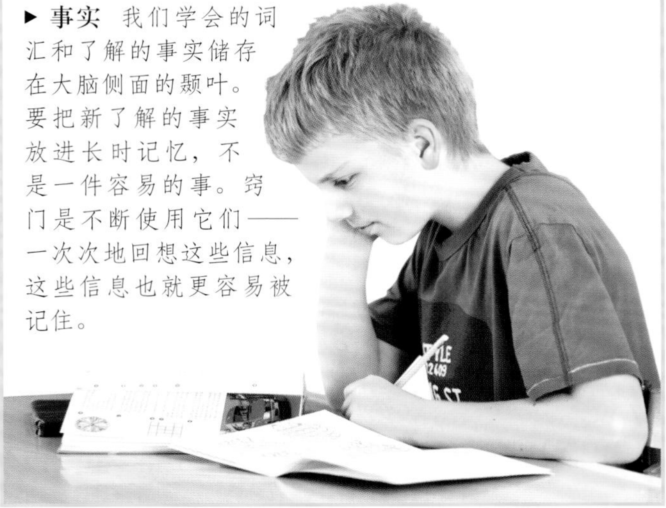

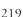

▶ **事实** 我们学会的词汇和了解的事实储存在大脑侧面的颞叶。要把新了解的事实放进长时记忆，不是一件容易的事。窍门是不断使用它们——一次次地回想这些信息，这些信息也就更容易被记住。

短时记忆

有些记忆只能保存几秒钟。这些短时记忆制造出来，就是为了迅速遗忘的，这样就不会使你的脑子里塞满乱糟糟的信息。这些信息在你的心理记事本中只保留短短几秒，以备你万一要用它们。如果信息一直没被用上，脑子就会把它丢弃，你也就把它遗忘了。

你是天才吗？

博学的人常常给我们留下很深的印象，人们认为他们有头脑，然而“聪颖”不仅仅是记住事实和数字。一个人很聪明，意味着他能迅速产生机智的想法，解决问题，学会技能。有些心理学家认为聪颖有许多不同的类型，从做数学题时你有多机智到与人互动时你有多伶俐。要搞清你在哪些方面更强，做一下本书第238～241页的测试题吧。

哇哦！

韩国科学家金雄镕的智商测试分数达到210，是世界上智商最高的人之一。他在两岁时就能读懂4种文字。

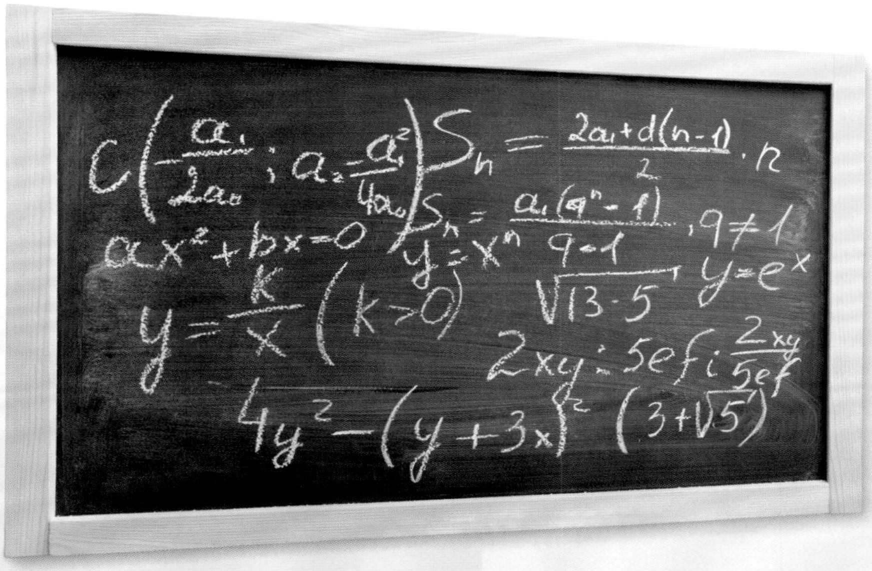

空间智能

空间思维能力意味着你能在心里把一个物体转过来转过去，并加以改变。具有高度空间智能的人善于建造和修理由许多部件构成的机械装置。空间智能也有助于看地图和驾驶船舶、飞机等。

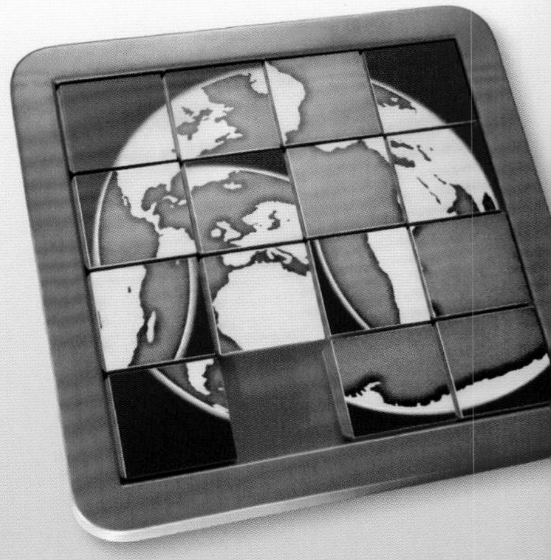

数学智能

具有高度数学智能的人善于逻辑地、科学地思维。他们不仅仅在数学方面表现优秀，往往也善于弄清计算机和其他复杂的小装置是怎么工作的。他们喜欢用逻辑思维一步一步地解开智力难题，从这种挑战中获得很大乐趣。

语言智能

语言智能可以用来度量人的阅读和写作能力。具备很高语言智能的人往往读书很多，从书本中吸收信息很快。他们往往善于写作和用语言交流复杂的思想。

什么是天才？

天才是在某一技能方面才华横溢的人。阿尔伯特·爱因斯坦被称为天才，因为他在物理学方面有一些惊人的发现。要想成为天才，你必须具有在某学科方面的天赋，还要对此极感兴趣，乃至到了着迷的程度，而且这兴趣会持续许多年。

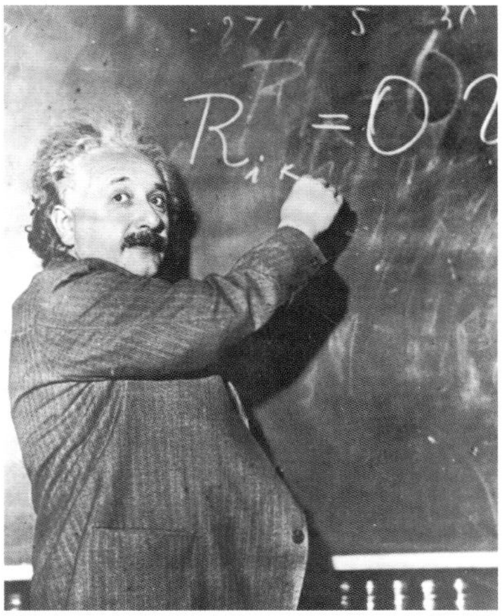

▶ **物理学之父** 爱因斯坦在时间、光和重力等方面有令人难以置信的发现。

智商测试

智商（IQ）测试的目的是检测、分析、评估被测试者的智商水平。智商测验的重点在数学、语言和空间智能，常常也包括下图这种智力测验题。你能找出哪一个图形与其他图形有不同之处吗？

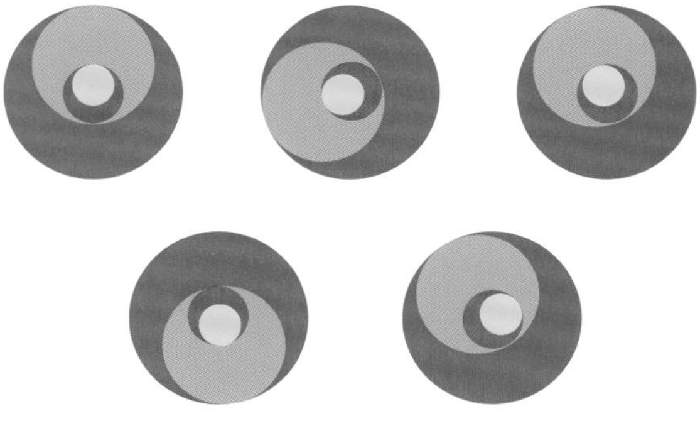

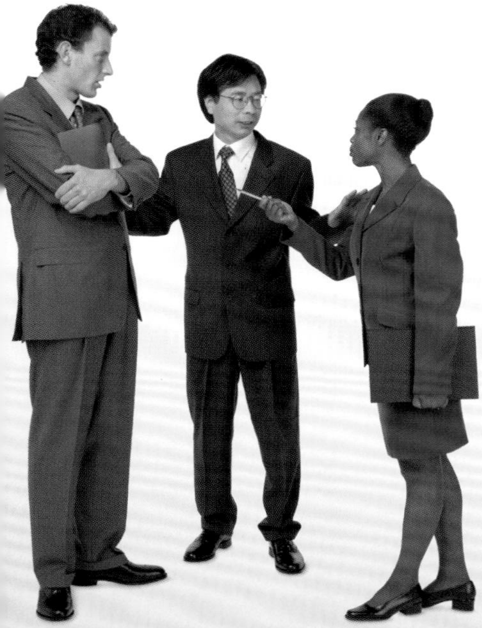

体力智能

有的人显得笨拙、不灵活，而有的人却十分灵巧，能迅速掌握一些身体技能，如骑自行车、滑雪和体操。体力智能高的人在体育方面成绩很好。他们也善于用手，喜欢某一特定的活动，喜欢制作东西。

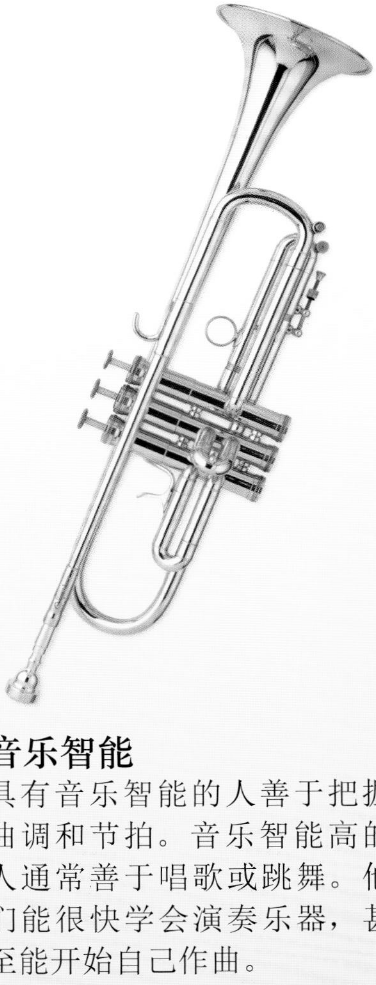

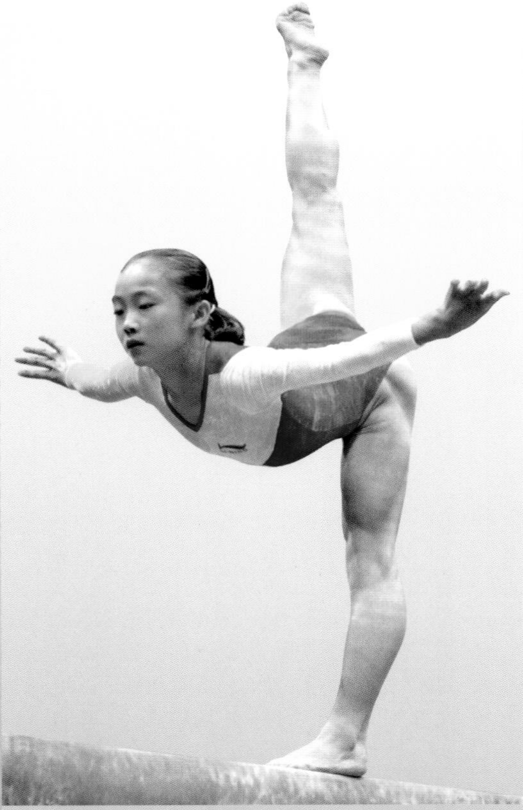

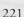

情绪智能

如果你善于搞清别人是什么感觉、怎么想的，你就具有很高的情绪智能（情绪智商，即情商）。情商高的人可以成为很好的团队领导人。他们往往在生活上容易取得成功，即使在其他智能方面得分不高。

音乐智能

具有音乐智能的人善于把握曲调和节拍。音乐智能高的人通常善于唱歌或跳舞。他们能很快学会演奏乐器，甚至能开始自己作曲。

你的人格是什么样的？

你是什么样的人——是一个超级爱玩的人，还是一个不爱说话的书呆子？你对人友好，脾气好；还是爱与人争辩，脾气坏？每个人都有自己独特的人格。你的人格是你的基因和后天教养形成的，对你的生活和你可能选择的职业都会产生影响。

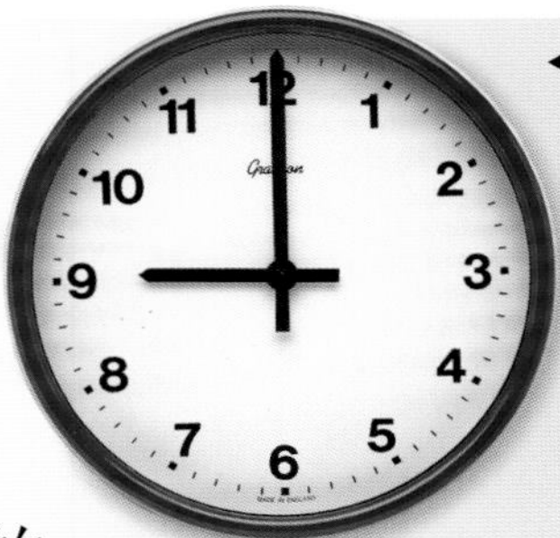

◀ **责任感** 在责任感方面得分高的人可靠、工作勤奋、守时。责任心强的人力争把工作做得最好，通常衣着干净整齐，但可能表现得有点过分计较。

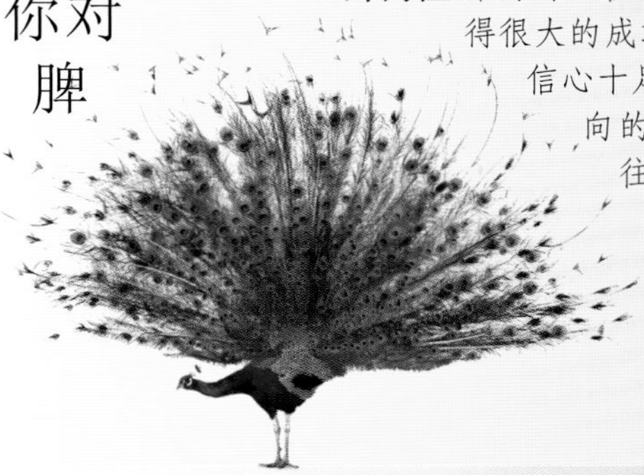

▶ **外向性** 外向的人在工作中更容易取得很大的成功。这样的人信心十足，健谈。内向的人则相反，往往害羞，对陌生人存有戒心。

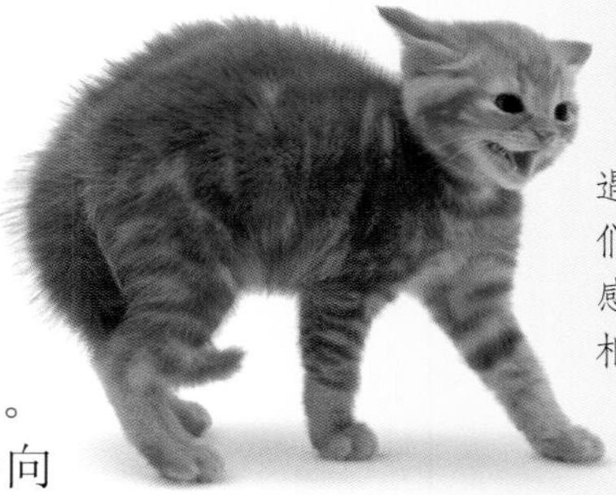

◀ **神经质** 在神经质方面得分高的人与其他人相比，更容易心烦意乱，遇事担心，容易兴奋。人们可能认为这样的人敏感、容易激动。与他们相反的人则总是十分安静，甚至在应激情境下也是如此。

5个维度

当我们刚认识一个人时，我们会本能地对他形成自己的看法。科学家则努力地用更科学的方法来对人格做出度量。他们着重分析5个维度，如外向性和和善性等，每个维度都可以通过回答问卷来度量。你可以通过做本书第236页的测试题来度量你自己的人格。

▶ **和善性** 和善性用来衡量一个人是否好相处。如果你在这方面得分高，人们会发现你脾气好，善于与人合作。如果你得分低，你可能好与人争辩。随着年龄增大，人们往往变得更好相处。

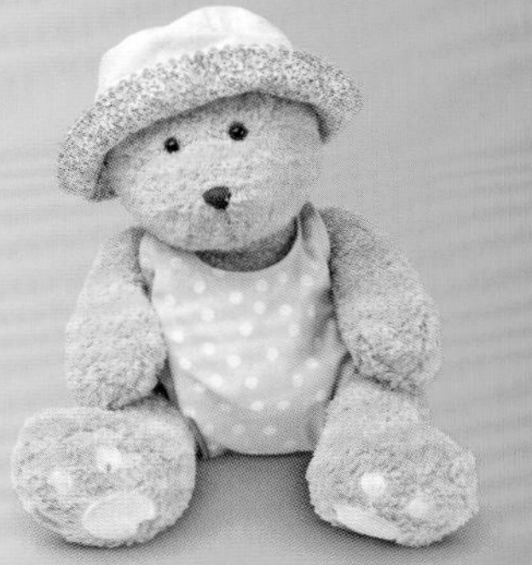

快速资讯

- 男人的性激素睾酮会影响人格，使男孩子大多比女孩子更有竞争性。
- 男人的脑容量比女人稍微大一点，但男人和女人的智力水平是一样的。
- 有人认为可以通过一个人的笔迹来研究他的人格，但没有科学的证据表明这种说法有道理。

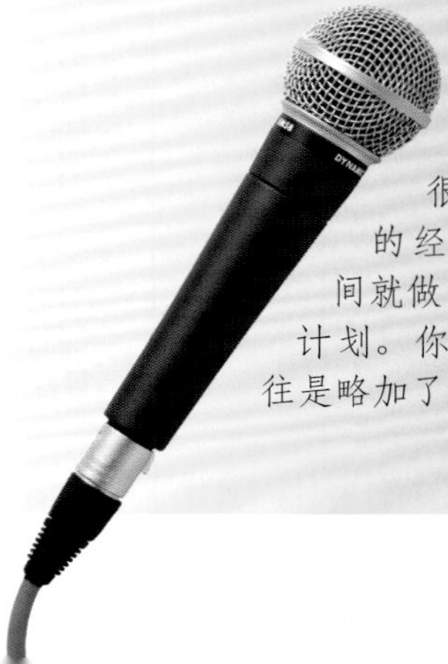

◀ **开放性** 如果你是一个很开放的人，你就喜欢新的经历和变化。你会在一瞬间就做出决定，而不是先订出个计划。你对事物充满好奇，但往往是略加了解，而不去埋头钻研。

男性和女性的大脑

人们普遍认为，男性和女性的大脑具有不同的能力。男性大脑具有很强的系统化能力，如在了解机器的工作原理方面。女性大脑在共情能力方面更突出，如理解别人的感受。然而，一项研究发现，大多数人的大脑混合了男性和女性的能力，只是更侧重于某一方。比如，一些女孩可以很轻松地修理计算机，而一些男孩则具有很好的社交能力。

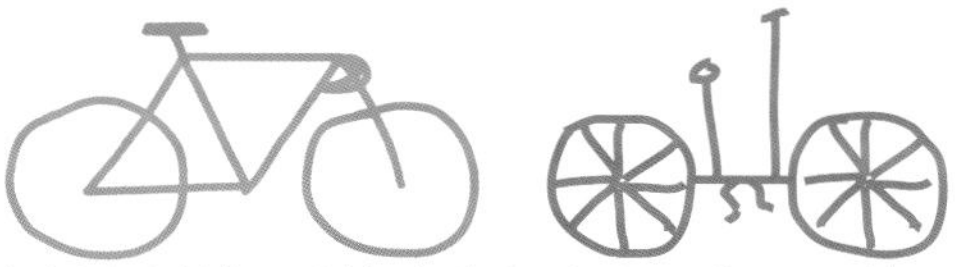

▲ **自行车测试** 要搞清某人的大脑偏于男性还是女性，有一个有趣的方法就是让他们画一辆自行车。偏于男性大脑的人画的自行车往往更为精确；偏于女性大脑的人画的自行车通常没有那么精确，但可能包括一个骑车人。

▶ **手指测试** 如果你的无名指比你的食指长，你的大脑很可能偏于男性。这种差异是由雄性激素睾酮在生命的极早阶段造成的，那时我们还在母亲的子宫里。

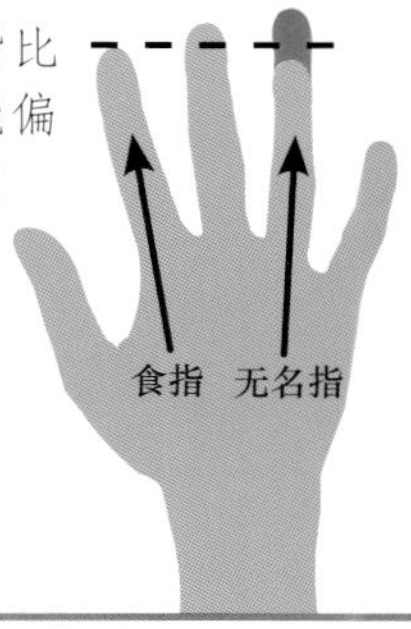
食指
无名指

了解自己的人格特点能帮助你选择更适合你的职业。

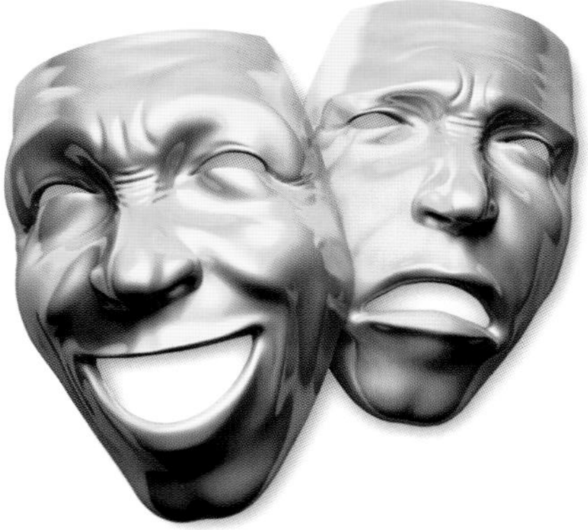

哇哦！

有多重人格障碍者据说可以存在着多至 16 种各不相同的人格，轮流占据统治地位。

人格能改变吗？

人格不是固定不变的，它在你的一生中会发生改变，即使到了成年期也是如此。在你 20 多岁和 30 多岁时，和善性和责任感可能会增强。女人的神经质和外向性的程度会随着年龄的增长而降低。男人的和善性和责任感可能会保持不变，一直停留在之前的水平上。

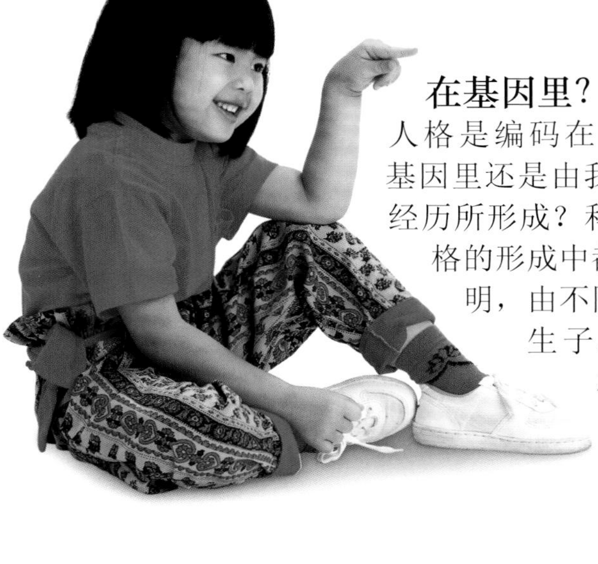

在基因里？

人格是编码在我们的基因里还是由我们成长的经历所形成？科学家认为两者在人格的形成中都是重要的。研究表明，由不同家庭收养的同卵双生子，他们的人格非常相似，但又不完全一样。

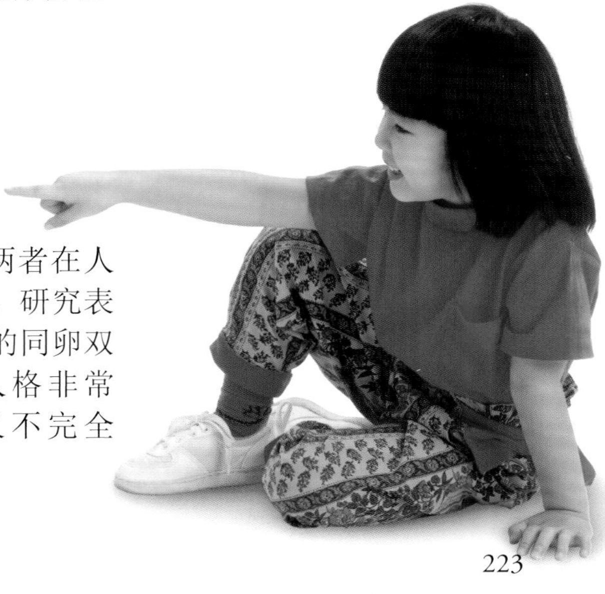

感觉的心灵

脑既能产生思维和记忆，也能产生强烈的感觉，即情绪。我们最基本的情绪，如恐惧、愤怒和厌恶，都是能保护我们免受危险伤害的本能。情绪不仅影响心理活动，也影响全身，引起躯体反应和心理反应。

情绪

情绪是产生于脑里不受我们意志控制的活动。情绪似乎无处不在，而且很难隐藏，因为我们会用面部表情和肢体语言表达出来。但情绪也可能是令人愉悦的——好的影片是那些能激起恐惧、惊奇、忧伤和喜悦等真情实感的影片。

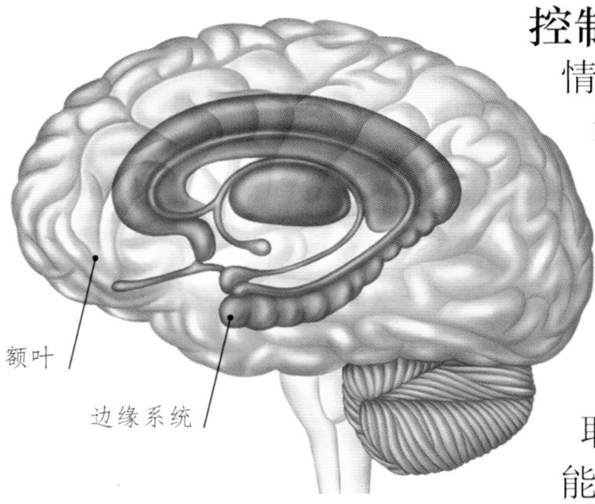
额叶
边缘系统

控制中心

情绪产生于脑内一个名为边缘系统的部分。这个结构在除人类之外的动物的脑中也能找到，所以一些科学家把边缘系统称为人类大脑最原始的部分。动物出现强烈的情绪后会马上采取行动，但人类与动物不同，能抵抗住这种冲动，因为我们脑中更高级的部分——额叶，就好像一个警察，使我们在采取行动之前会先想一下。

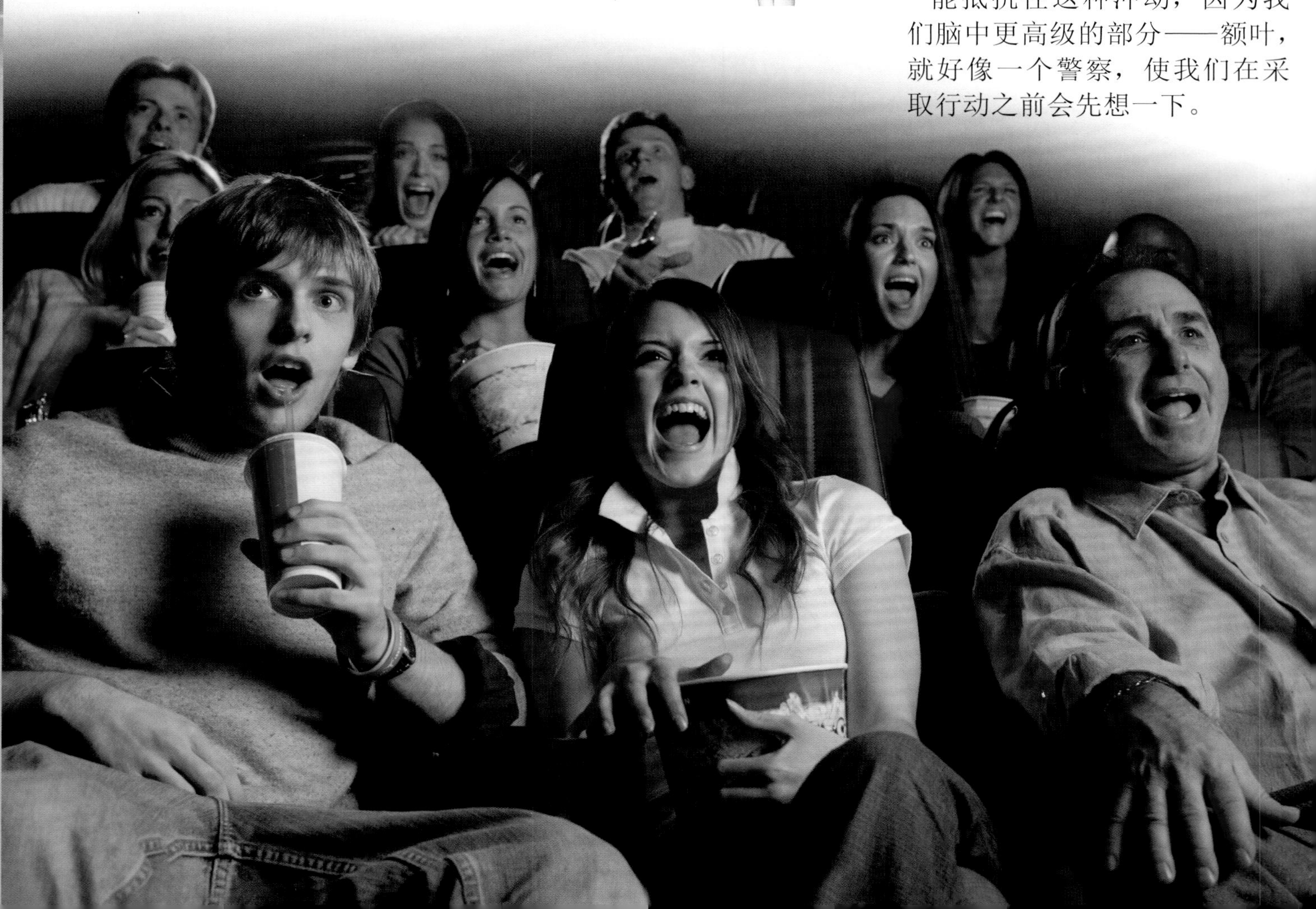

原生情绪

心理学家认为，原生情绪有 6 种，每一种都能引起特征性的面部表情。世界各地不同民族的表情都是一样的——无论你住在撒哈拉沙漠还是亚马孙雨林，微笑的意思都是相同的。次生情绪要复杂得多，包括负罪感、羞耻感、骄傲和嫉妒。

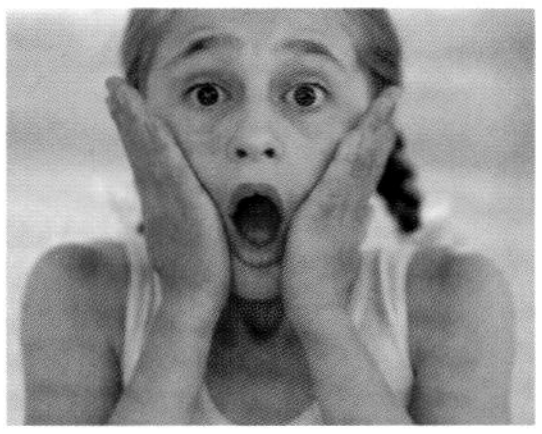
恐惧

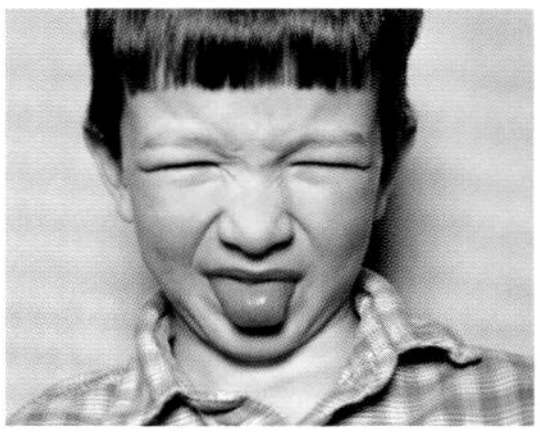
厌恶

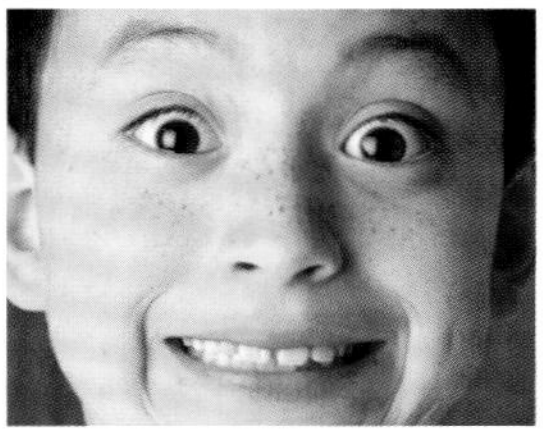
惊奇

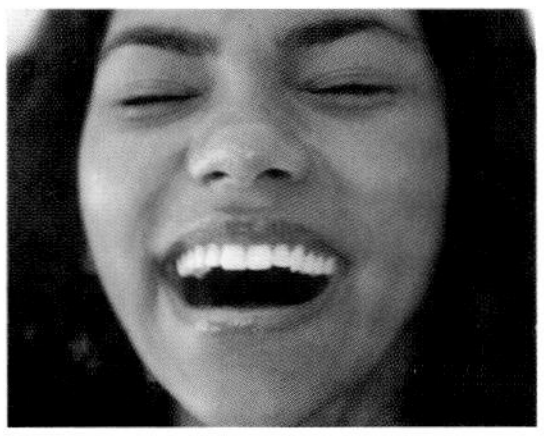
高兴

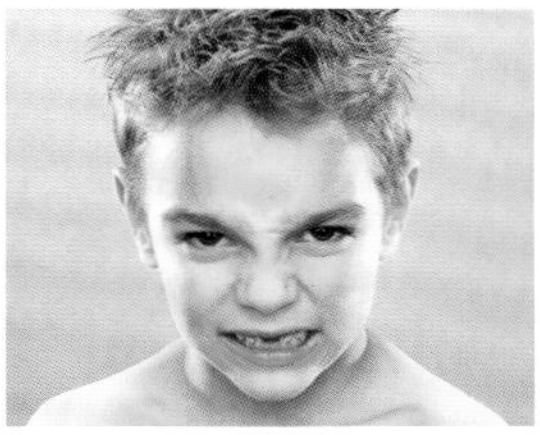
愤怒

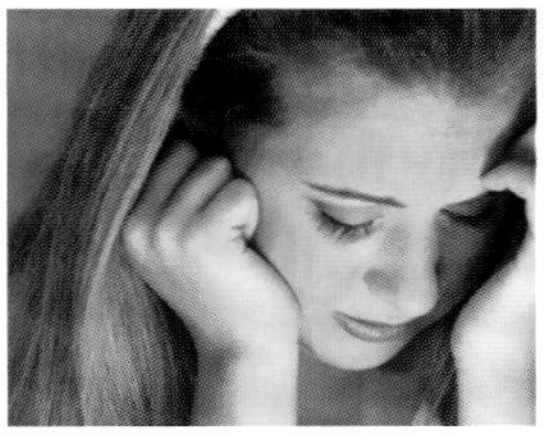
忧伤

情绪记忆

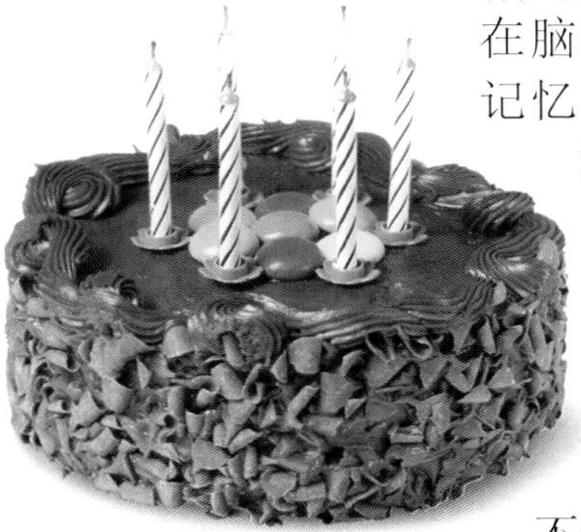

在脑中，与情绪有关的部分与储存记忆的部分之间联系极为密切。能激发强烈情绪（如恐惧、愉悦）的事件也会形成特别生动的、如照片一样详细而准确的记忆。为什么你能把上个生日时的细节都记得清清楚楚，而生日以后的日子如何度过却记不很清，这就是原因。

恐惧症

有些人在经历一些其实对人无害的事件时（如看到蜘蛛）会体验到恐怖的感觉。还来不及想，他们的脑就已经让身体处于红色警戒状态——心跳加速、反胃、想吐、感到害怕。这样的过度反应称为恐惧症。大部分恐惧症是由动物引起的，其他能引发恐惧症的因素还包括高处、飞行和见到血液。

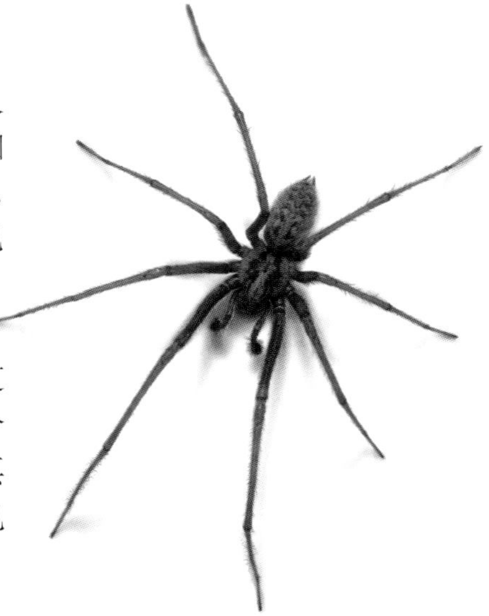

恐惧是怎样起作用的？

恐惧是最强烈的情绪。遇到危险时，闪电般的反应是生死攸关的，所以恐惧信号会走一条近路从脑到达躯体。

1 来自眼睛的信号穿过脑内边缘系统。边缘系统迅速分析视觉信号。如果它发现了任何看着可怕的东西，它就让身体处于红色警戒状态。于是，肾上腺素释出，让你感到恐惧。

2 一个来自眼睛的较慢的信号到达大脑后部的视皮质。视皮质对你看到的事物进行详细的分析。你大脑的前部动用思维和记忆，判断面临的事物是否真的有危险。

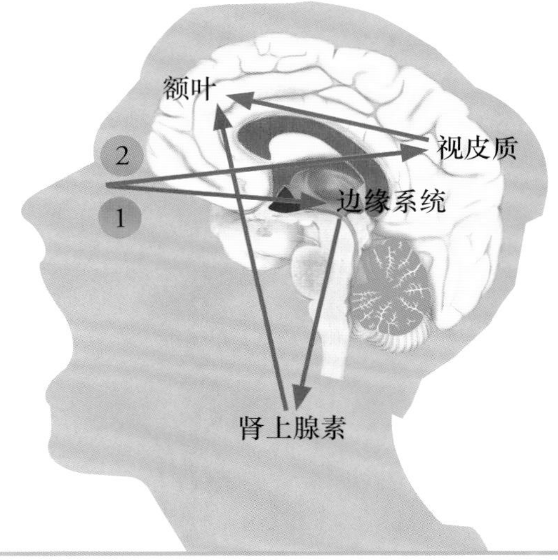
额叶
视皮质
2
边缘系统
1
肾上腺素

测谎仪

如果你说了谎，你的情绪往往会促发某些躯体反应。你的心跳加速，手心因出汗而变得略微潮湿。测谎仪能监测出这些躯体反应，但高明的说谎者能始终保持平静，骗过测谎仪。

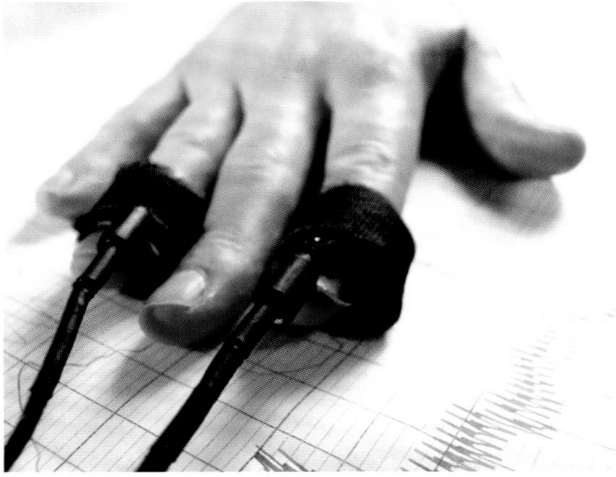

寻求刺激的人

有些人在有风险的情况下会变得焦虑，但有些人在做新鲜或危险的事情（如极限滑雪）时，会获得一种由兴奋带来的陶醉感。人们认为，寻求刺激的人体内的多巴胺水平比较高。多巴胺是一种脑化学物质，能产生愉悦和兴奋的感觉。

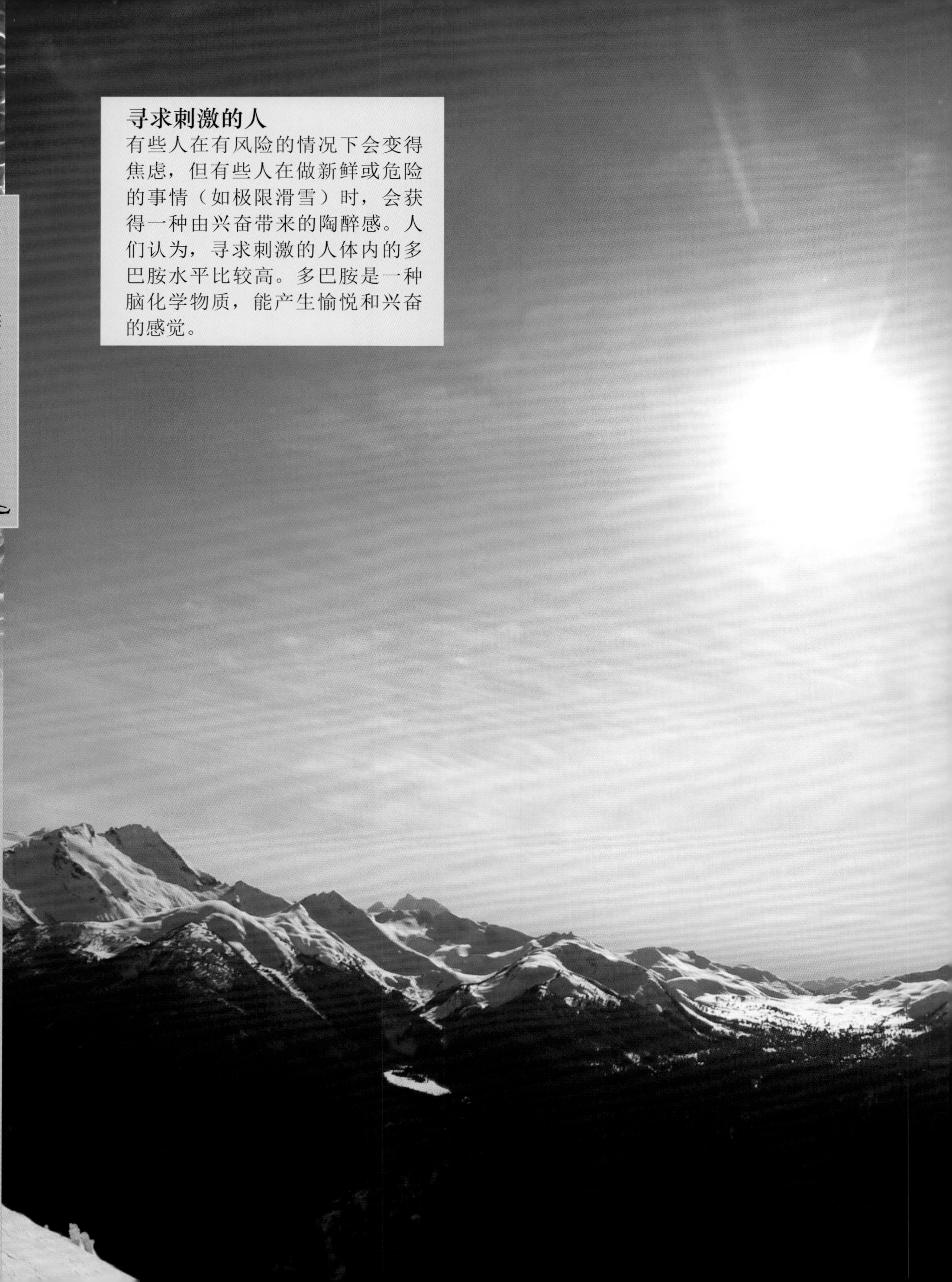

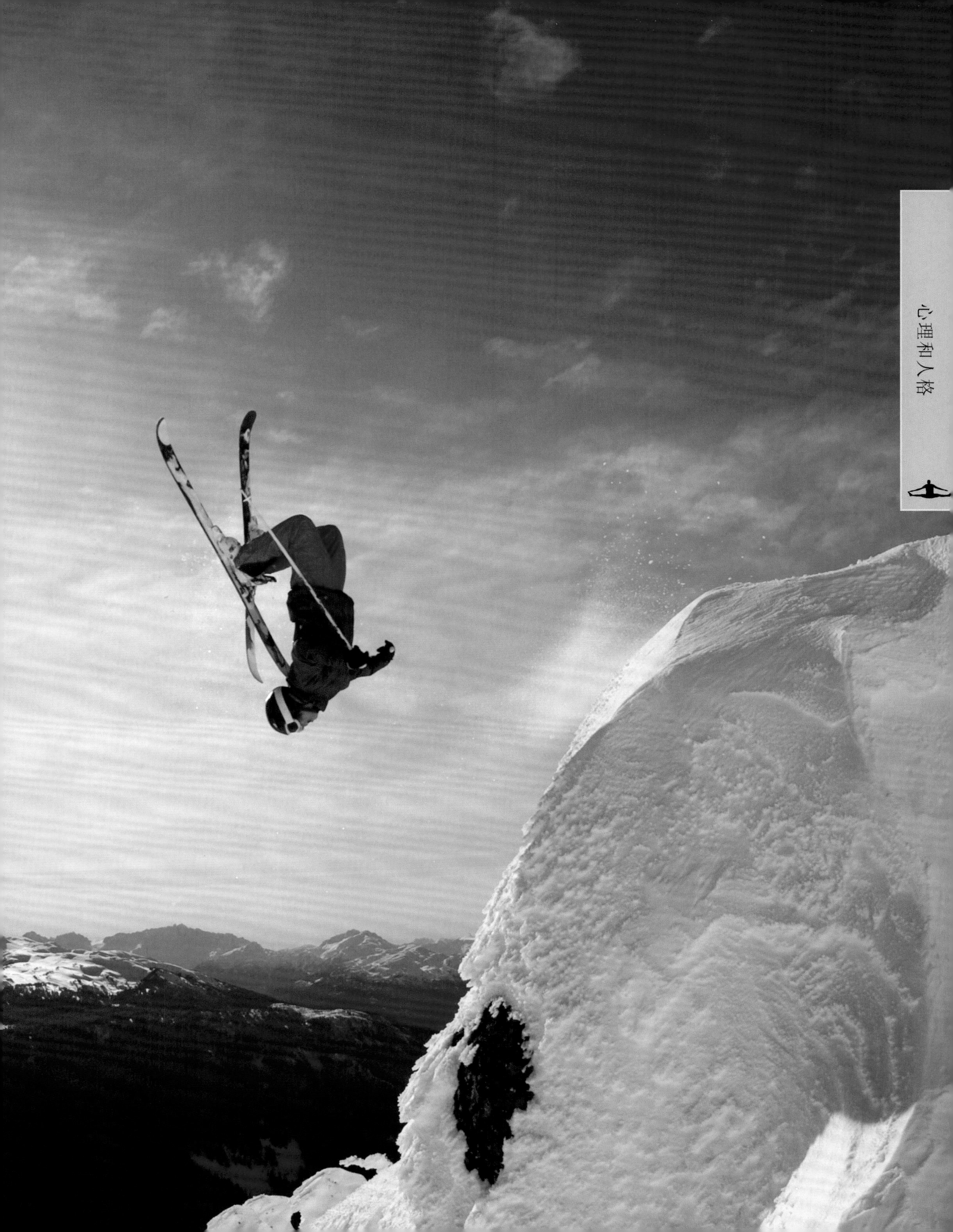

生物钟

在脑的深处有一台生物钟，控制着你每天的节奏，告诉你什么时候该醒了，该睡了，该休息了，该玩了。有些人的生物钟让他们在早晨更为活跃，而有些人则熬到很晚才睡。为了搞清你的生物钟是什么样的，做一下第 229 页上的测试题吧。

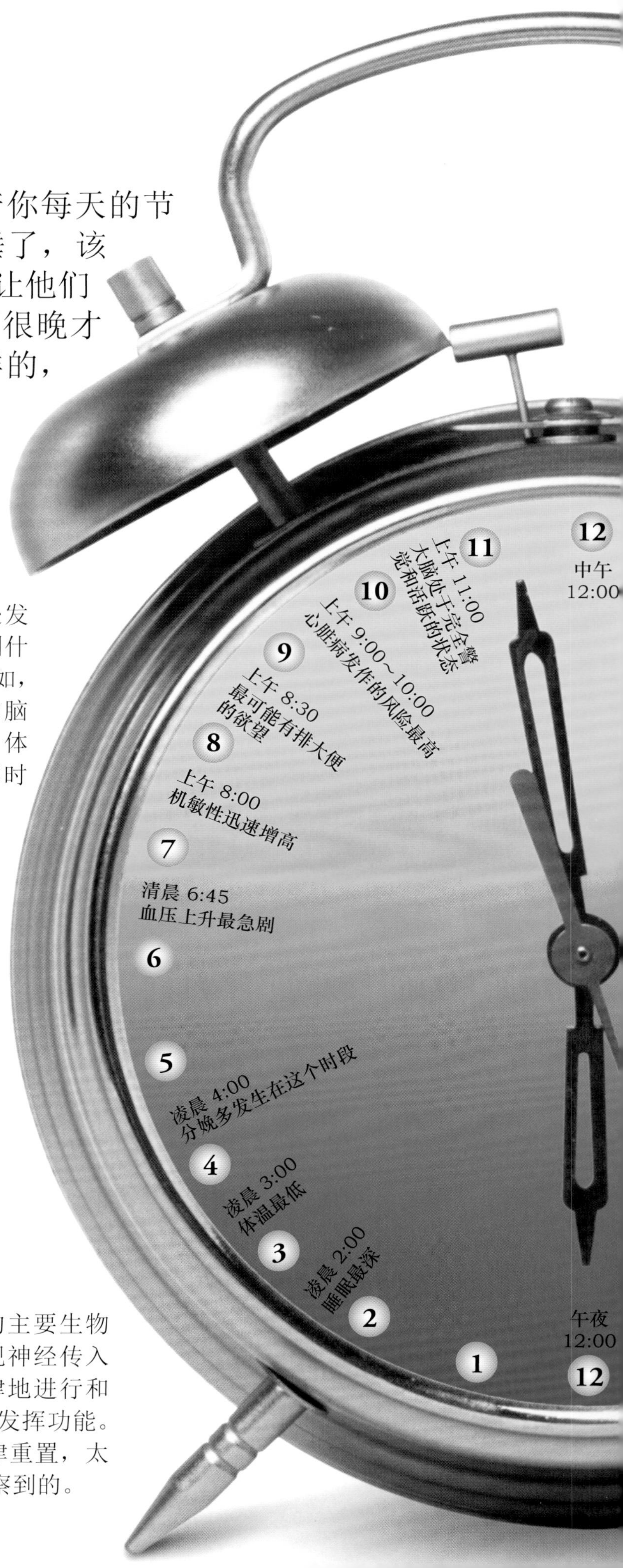

12
中午
12:00
11
上午 11:00
大脑处于完全警觉和活跃的状态
10
上午 9:00～10:00
心脏病发作的风险最高
9
上午 8:30
最可能有排大便的欲望
8
上午 8:00
机敏性迅速增高
7
清晨 6:45
血压上升最急剧
6
5
凌晨 4:00
分娩多发生在这个时段
4
凌晨 3:00
体温最低
3
凌晨 2:00
睡眠最深
2
1
午夜
12:00
12

夜以继日

你的生物钟向脑的其他部分和身体各处发出信号，一天 24 小时内各种功能应达到什么样的活跃程度，全部由它控制。例如，在清晨，你的肠道功能最活跃，而你的脑还要等 3 小时才能达到敏捷度的巅峰。体育竞赛的最佳时间是接近傍晚时分，那时你的心脏和肺的效率最高。

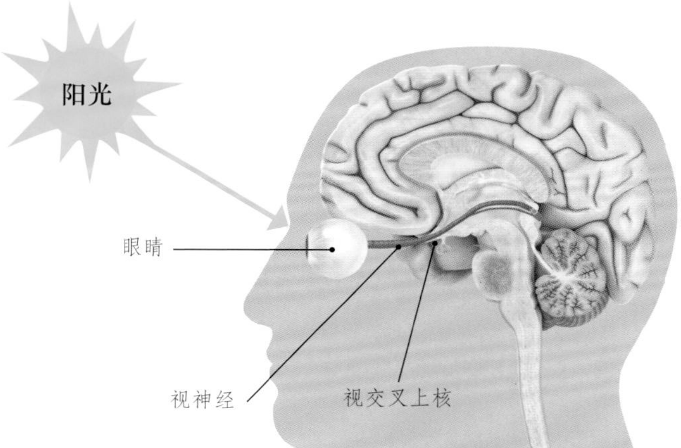

阳光
眼睛
视神经
视交叉上核

计时员

位于视神经旁边的视交叉上核（SCN）是身体的主要生物钟，像一粒米那么大。来自眼睛的信号通过视神经传入大脑。视交叉上核里特殊的生物钟基因有规律地进行和停止表达，从而使我们的身体按时间表的顺序发挥功能。这些生物钟基因每 24 小时按照日升日落的规律重置，太阳什么时间升，什么时间落，这是靠眼睛来观察到的。

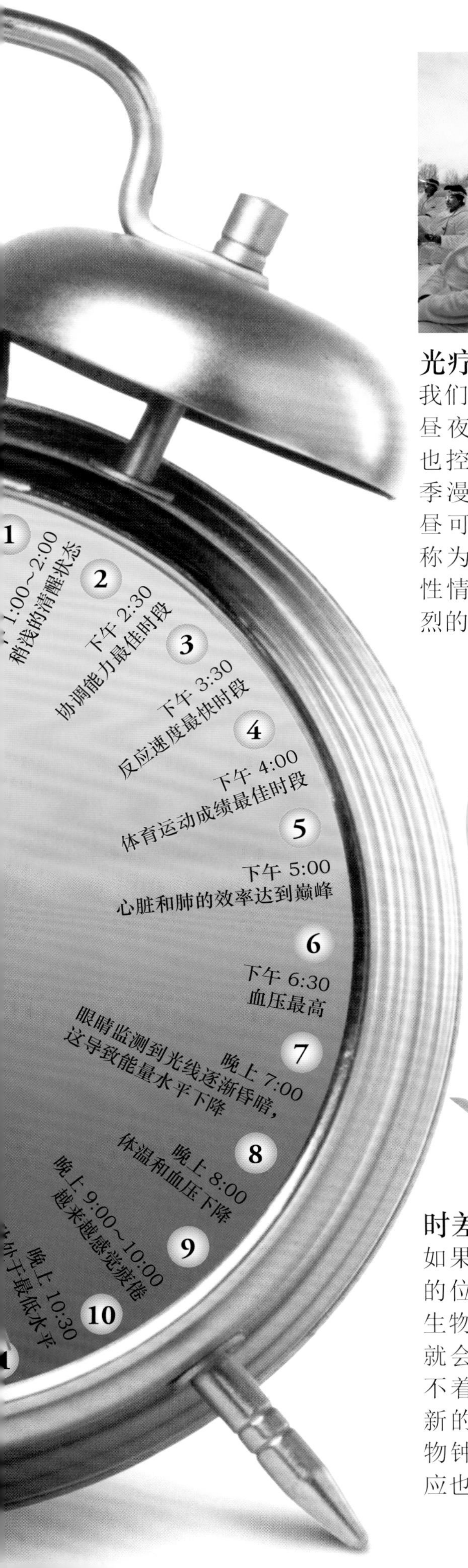

1
1:00～2:00
稍浅的清醒状态
2
下午 2:30
协调能力最佳时段
3
下午 3:30
反应速度最快时段
4
下午 4:00
体育运动成绩最佳时段
5
下午 5:00
心脏和肺的效率达到巅峰
6
下午 6:30
血压最高
7
晚上 7:00
眼睛监测到光线逐渐昏暗，
这导致能量水平下降
8
晚上 8:00
体温和血压下降
9
晚上 9:00～10:00
越来越感觉疲倦
10
晚上 10:30

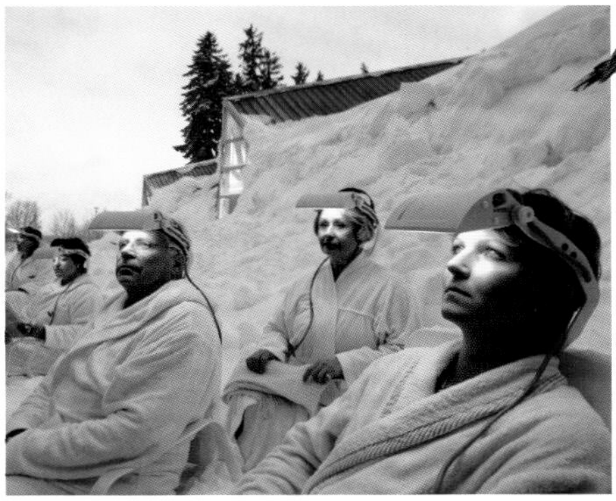

光疗法

我们的眼睛能观察出昼夜周期。昼夜周期不仅控制着生物钟，也控制着其他的脑功能。在冬季漫长、黑暗的国家，缺少白昼可导致人们患一种抑郁症，称为季节性情感障碍。患季节性情感障碍的人，有时会用强烈的光线来缓解症状。

哇哦！

一个正常人的体内有一个 24 小时 11 分钟的生物钟。

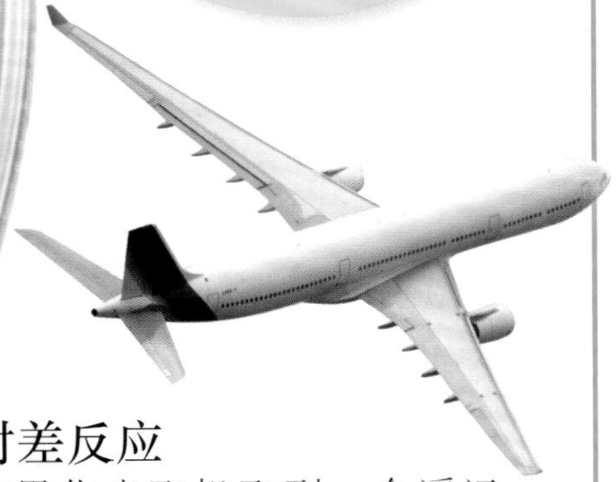

时差反应

如果你坐飞机飞到一个遥远的位于不同时区的国家，你的生物钟就与当地的时间不同步，就会有时差反应。结果晚上睡不着，白天不能保持清醒。在新的时区待上几天后，你的生物钟会自动重新设定，时差反应也就消失了。

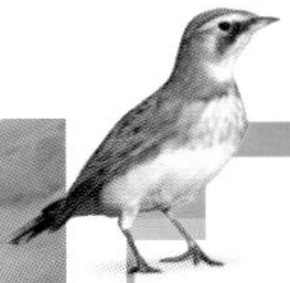
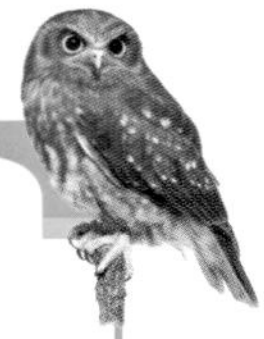

你是夜猫子还是云雀？

1. 当闹钟把你叫醒时，你会：
a. 马上起床。
b. 关掉闹钟，慢慢起床。
c. 按闹钟上的“延迟”按钮，让它 10 分钟后再响。
d. 关掉闹钟，倒头再睡。

2. 星期五晚上你几点上床睡觉？
a. 8:00 ～ 9:00
b. 9:00 ～ 10:00
c. 10:00 ～ 11:00
d. 11:00 以后

3. 星期六早晨你几点起床？
a. 9:00 以前
b. 9:00 ～ 10:00
c. 10:00 ～ 11:00
d. 11:00 以后

4. 吃早餐时你有多饿？
a. 非常饿。
b. 只是有点饿。
c. 并不真觉得饿，但你努力把早餐吃下去。
d. 一想到食物就觉得厌恶。

5. 一天中的什么时候你觉得精力最充沛？
a. 上午
b. 下午
c. 晚上
d. 深夜

6. 你要多长时间才能睡着？
a. 不到 10 分钟
b. 10 ～ 20 分钟
c. 20 ～ 30 分钟
d. 30 分钟以上

结果

把你每道题的得分加起来，就知道你的总得分：a=4分，b=3分，c=2分，d=1分。

6～11分：你是一个夜猫子，喜欢熬夜。但你可能睡眠不足，这使你在白天脾气不好，可能影响你的学习。如果你觉得自己需要更多的睡眠，那么在工作日尽量早点睡。

12～18分：你既不是夜猫子，也不是早起的云雀。你可能有一个明智的睡眠习惯。

19～24分：你是早起的云雀，你喜欢早晨。你很幸运，因为大多数人都不愿意早起。

青少年的脑

在十几岁的青少年期，脑经历着极其巨大的变化。不需要的线路被修剪掉了，而其他的线路得到加强，变得成熟，这个变化的时期影响着你将来的感觉是什么样的，行为是什么样的，会导致情绪多变、行为冒险，有时还导致躯体笨拙和社交能力差。

用它还是丢掉它

在生命的早期，神经细胞间形成数以百万计的联系，因此你的脑学东西很快。在青少年时期，一直没有用过的线路就会被修剪掉，这样你的脑反应更快，但适应能力会下降。

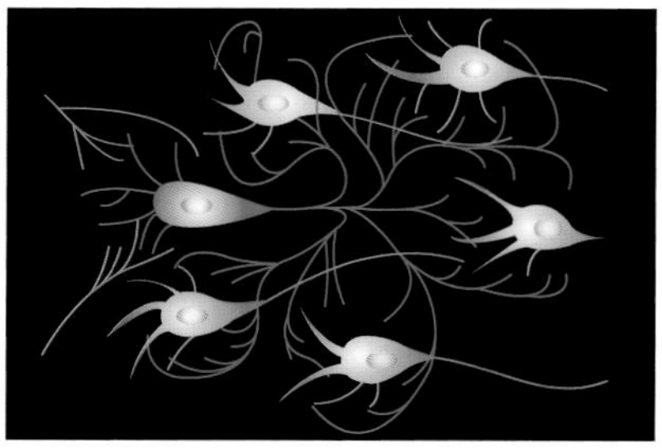

▲ **婴儿期** 脑细胞间形成联系，从而建立数以百万计的线路。

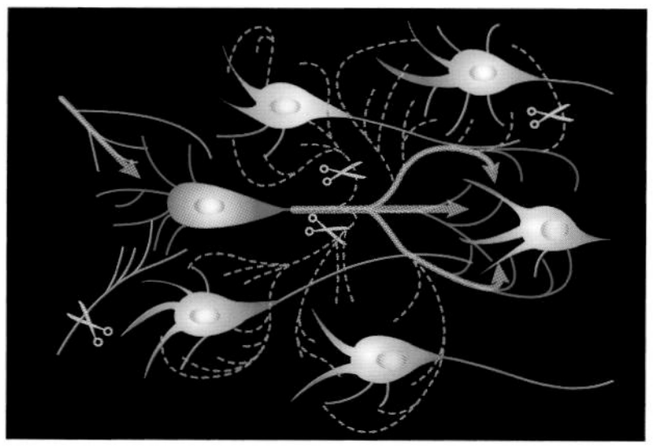

▲ **青少年期** 没用过的线路被修剪掉，其余的线路变得更强。

哇哦！

要学习各种技能，如滑雪和冲浪，过了青少年期就会变得更难，因为这时脑的灵活性降低了。

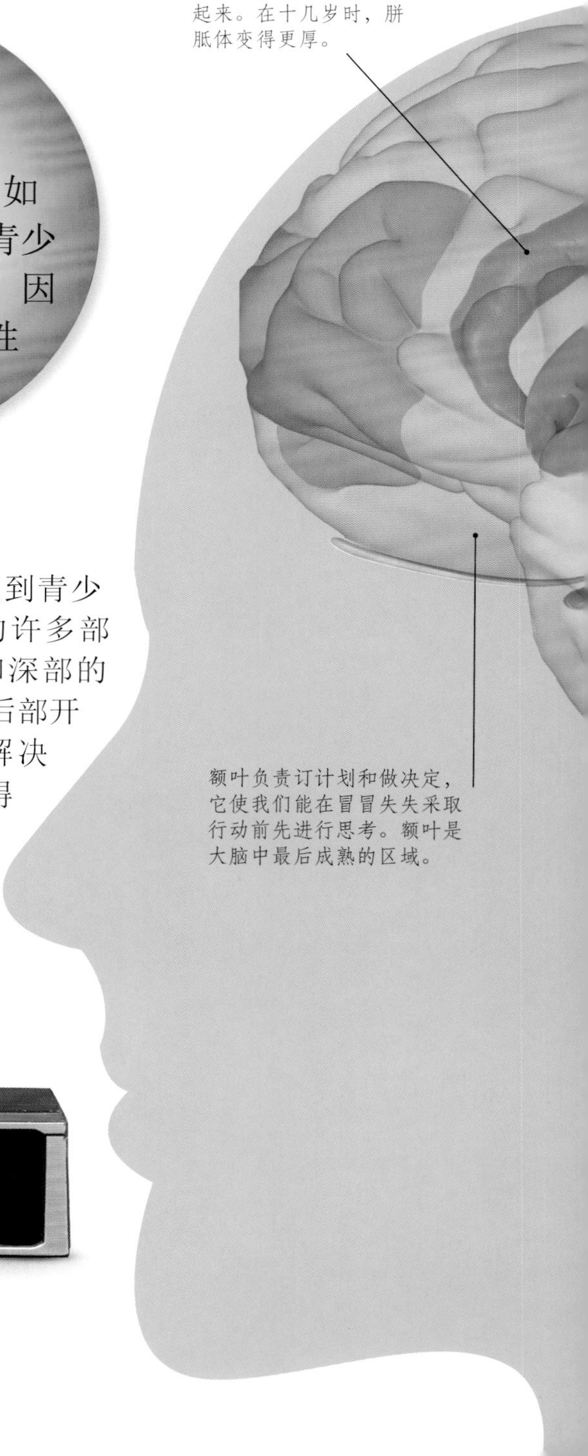
胼胝体是一束神经，把大脑的左侧与右侧结合起来。在十几岁时，胼胝体变得更厚。
额叶负责订计划和做决定，它使我们能在冒冒失失采取行动前先进行思考。额叶是大脑中最后成熟的区域。

青少年的脑内部

人脑一直在改变和发育，直到青少年期。这些改变发生于脑的许多部分，包括位于表面的灰质和深部的结构。脑的成熟过程从脑的后部开始向前进行，负责思维和解决问题的脑区——额叶成熟得最晚。

晚起床的人

青少年在早晨比成人更不爱起床。青少年的大脑不仅需要多睡大约两小时，而且每日的活动周期也与成人不同——在清晨行动迟缓，要到稍晚的时候才精力充沛。

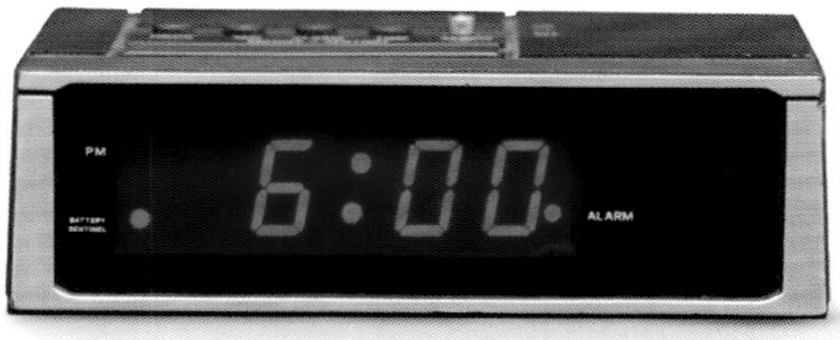

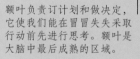
6:00
PM
ALARM

成熟中的脑

这 3 幅扫描图显示，在青少年期脑表面的组织（灰质）是怎么改变的。红色和黄色的区域含有大量灰质，而蓝色区域所含灰质较少。因为没用过的线路被修剪掉，灰质的数量减少。虽然对余下的灰质来说，学习新技能的潜力比以前小，但在它已掌握的技能方面，效率却非常高。

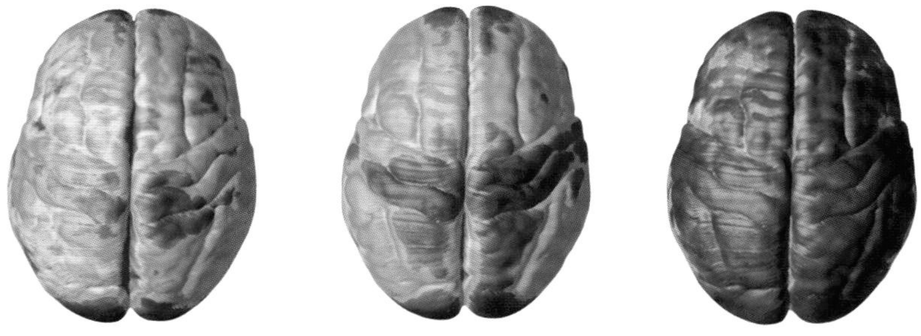

13岁时　　15岁时　　18岁时

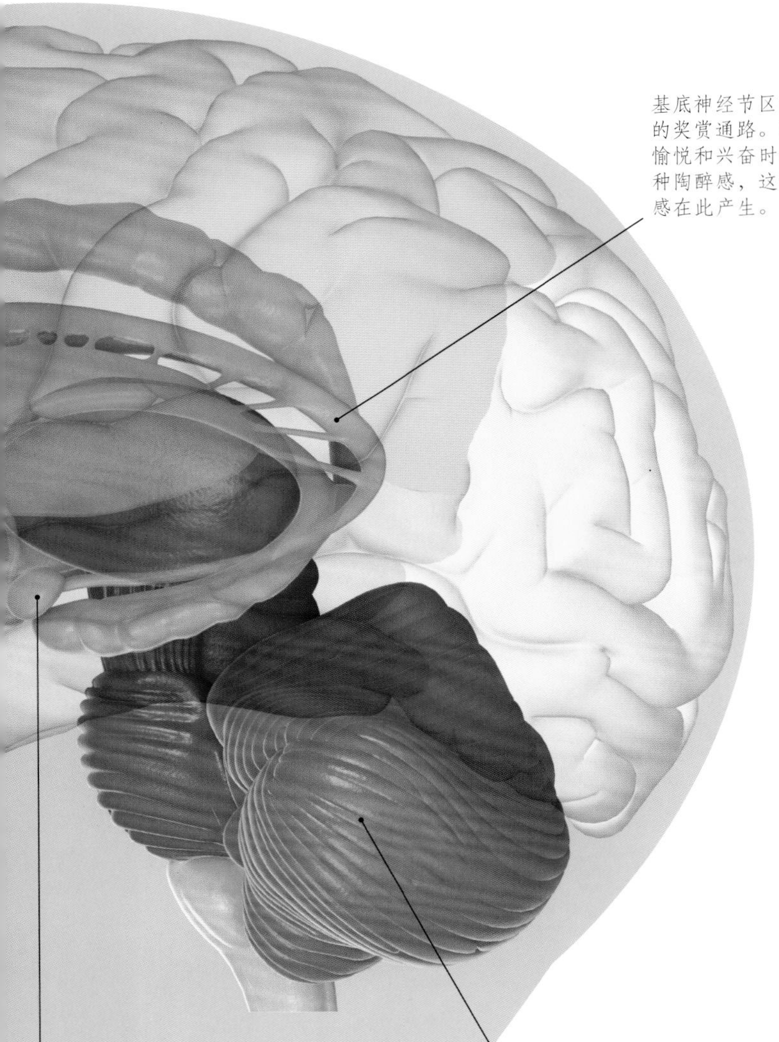

基底神经节区包括脑的奖赏通路。我们在愉悦和兴奋时会有一种陶醉感，这种陶醉感在此产生。

杏仁核是情绪的中心，能产生强烈的感觉，如恐惧和愤怒。脑内有一些区域能使青少年变得喜怒无常，杏仁核就是其中之一。

小脑帮助协调身体的运动。在青少年期，身体生长发育很快，小脑必须重新学习如何控制我们的运动。

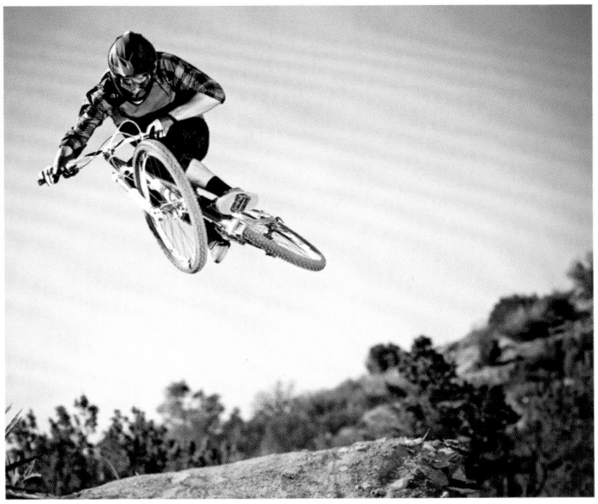

胆大妄为的青少年

14 岁时人最爱冒险。在这个年龄，基底神经节（脑内产生兴奋和陶醉感的部分）已经充分形成。但负责思维的额叶还没发育成熟，所以缺少一个“刹车”。因为缺乏明智的判断，一些青少年会冒不理智的风险，尤其是他们想在朋友面前露一手的时候。

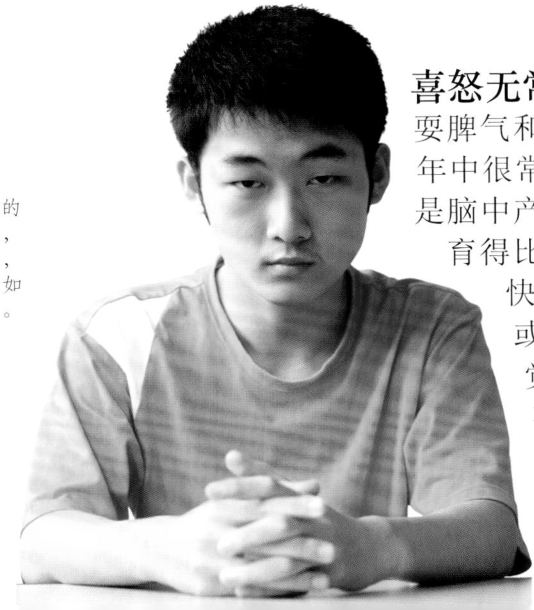

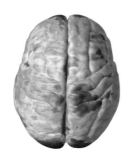

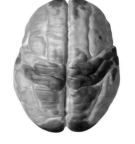

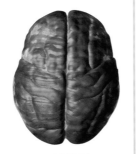

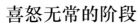

喜怒无常的阶段

耍脾气和喜怒无常在青少年中很常见。原因之一就是脑中产生情绪的部分发育得比控制情绪的部分快。成人善于压制或掩盖自己的感觉，表现得彬彬有礼，但青少年则更可能是先行动，后思考。

身体语言

虽然言语和面部表情都是重要的交流方式，但身体语言也能把我们的想法和感觉显露出来。身体语言的内容很混杂，包括我们时常做出的手势和动作。这些手势和动作，常常是不假思索地表现出来的。

身体说话

我们的身体“说话”，大部分是无意识的表现。这就是说，我们用身体动作把我们的想法和感觉表达出来，却没意识到我们在这样做。我们也无意识地读懂了别人的身体语言。例如，我们可能感觉到某人喜欢或不喜欢我们，却不知道到底为什么。

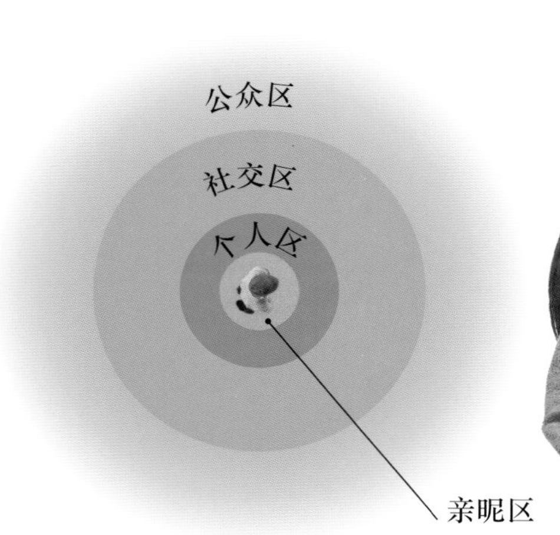
公众区
社交区
个人区
亲昵区

个人空间

我们允许别人离我们多近，这取决于我们对他们的熟悉程度。正常情况下，只有最好的朋友和家人可以进入我们的亲昵区。其他我们熟悉或信任的人可以进入我们的个人区，而我们不那么熟悉的人则留在社交区。如果不那么熟悉的人离我们太近，我们就会感到不舒服，还会走开。

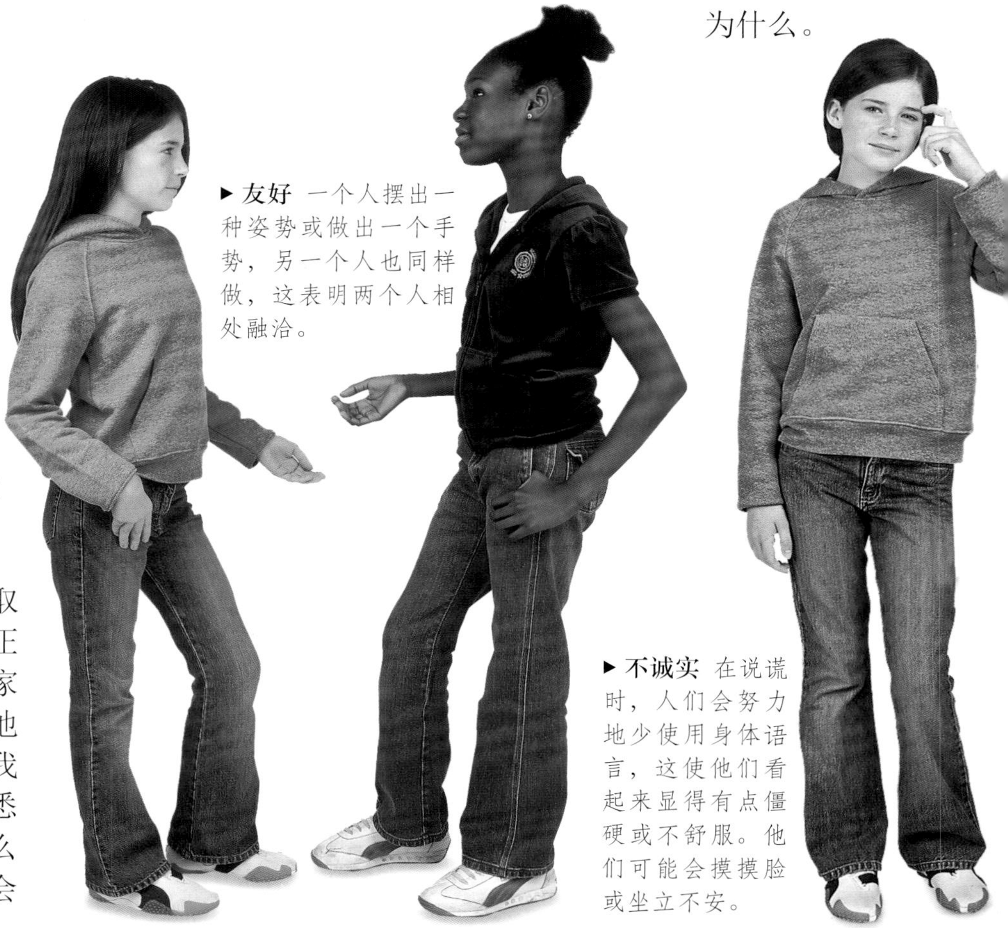

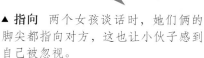

▸ **友好** 一个人摆出一种姿势或做出一个手势，另一个人也同样做，这表明两个人相处融洽。

▸ **不诚实** 在说谎时，人们会努力地少使用身体语言，这使他们看起来显得有点僵硬或不舒服。他们可能会摸摸脸或坐立不安。

用身体指向

当人们碰面并聊天时，他们的身体指向是有很强的信号意义的。如果在聊天时，其中两个人面对面或转向对方，这样会使第三个人感觉自己不受欢迎。即使他们为了礼貌偶尔看第三个人一眼，所传达出的信息也是如此。有时，一群人中的某一个人会无意识地把自己身体的一个部分指向他所念及的人。

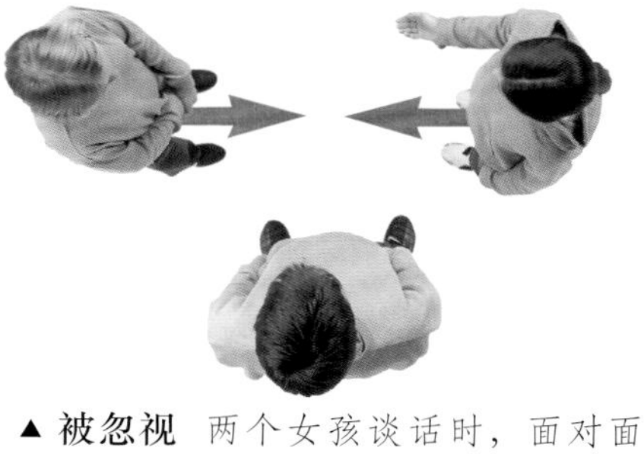

▲ **被忽视** 两个女孩谈话时，面对面地站着，这使小伙子感到自己被忽视。

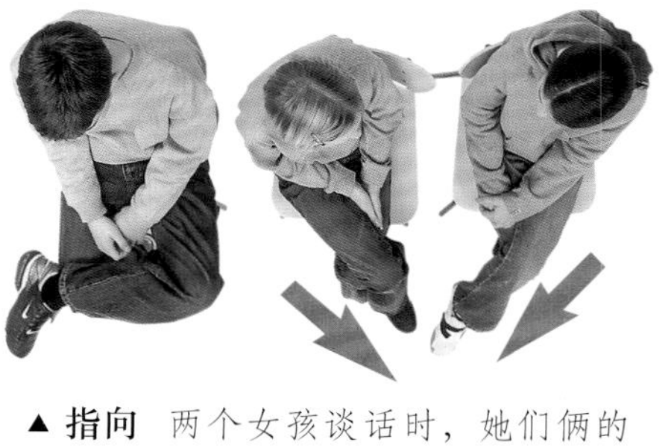

▲ **指向** 两个女孩谈话时，她们俩的脚尖都指向对方，这也让小伙子感到自己被忽视。

哇哦！

心理学家宣称：人们之间的交流，三分之二是通过非语言的方式。

把假笑找出来

的确，由情绪引起的微笑是自然而然发生的，传达着快乐和欢迎的信息。它扩散到整个脸部，这时嘴变宽，围绕着眼睛的肌肉皱起。假笑则出现得很快，消失得也很快，没有任何真的感情。这里有 6 幅微笑的图片，你能找出哪些是假笑吗？

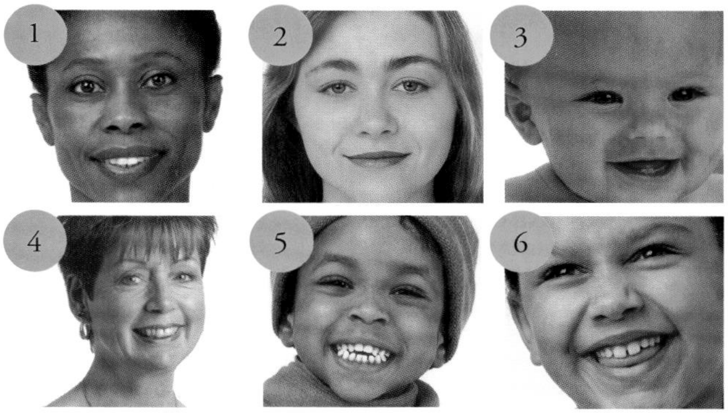
1
2
3
4
5
6

1、2和4是假笑，3、5和6是真笑。

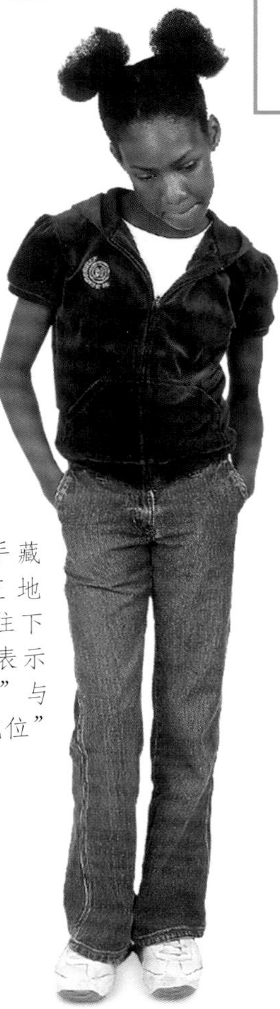

▶ **顺从** 把手藏起来，僵直地站着，眼睛往下看，这些都表示顺从。“顺从”与“处于支配地位”正好相反。

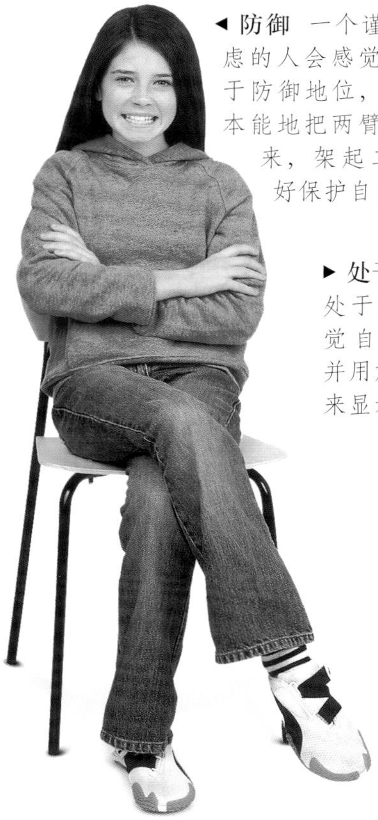

◀ **防御** 一个谨慎、焦虑的人会感觉自己处于防御地位，并可能本能地把两臂交叉起来，架起二郎腿，好保护自己。

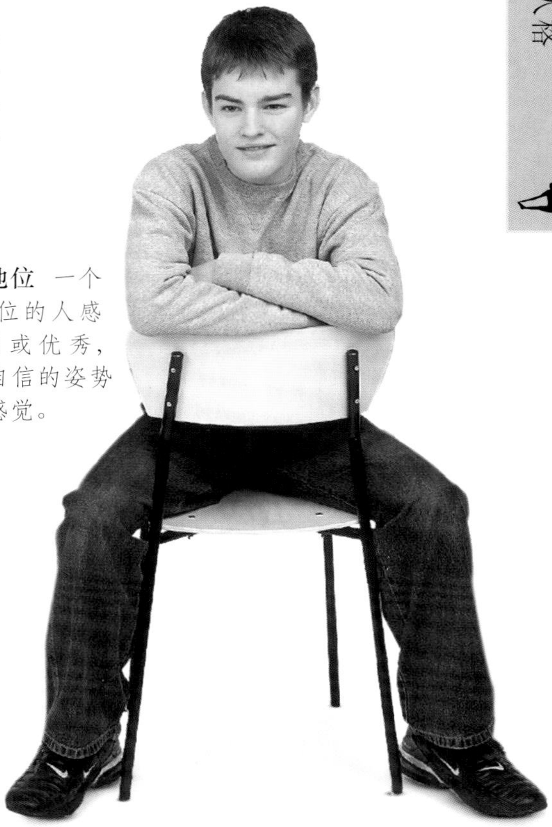

▶ **处于支配地位** 一个处于支配地位的人感觉自己很强或优秀，并用放松、自信的姿势来显示他的感觉。

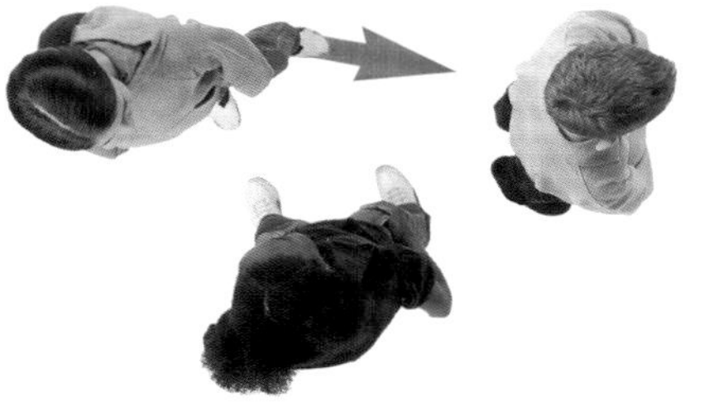

▲ **秘密的感情** 两个女孩面对面，其中一个女孩的脚尖指向小伙子。她是偷偷地喜欢他吗？

手势

某些类型的身体语言，如微笑，在世界各地和各种文化中，其含义都是完全相同的。但是，另一些动作，从点头、使眼色、鞠躬到手势，其含义在各地却各不相同。例如，把食指和中指竖起来成V字形，在一些地方表示“胜利”，而在另一些地方表示“和平”。在英国，食指和中指竖起呈V字形，手背朝着别人，则是一种粗鲁的手势，表示“滚开”。

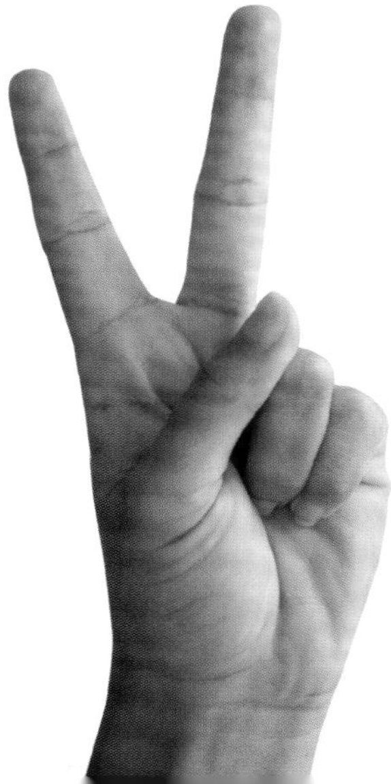

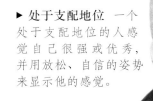

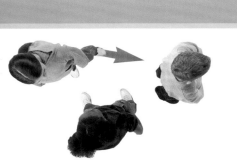

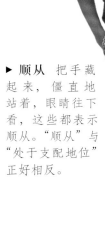

参考资料

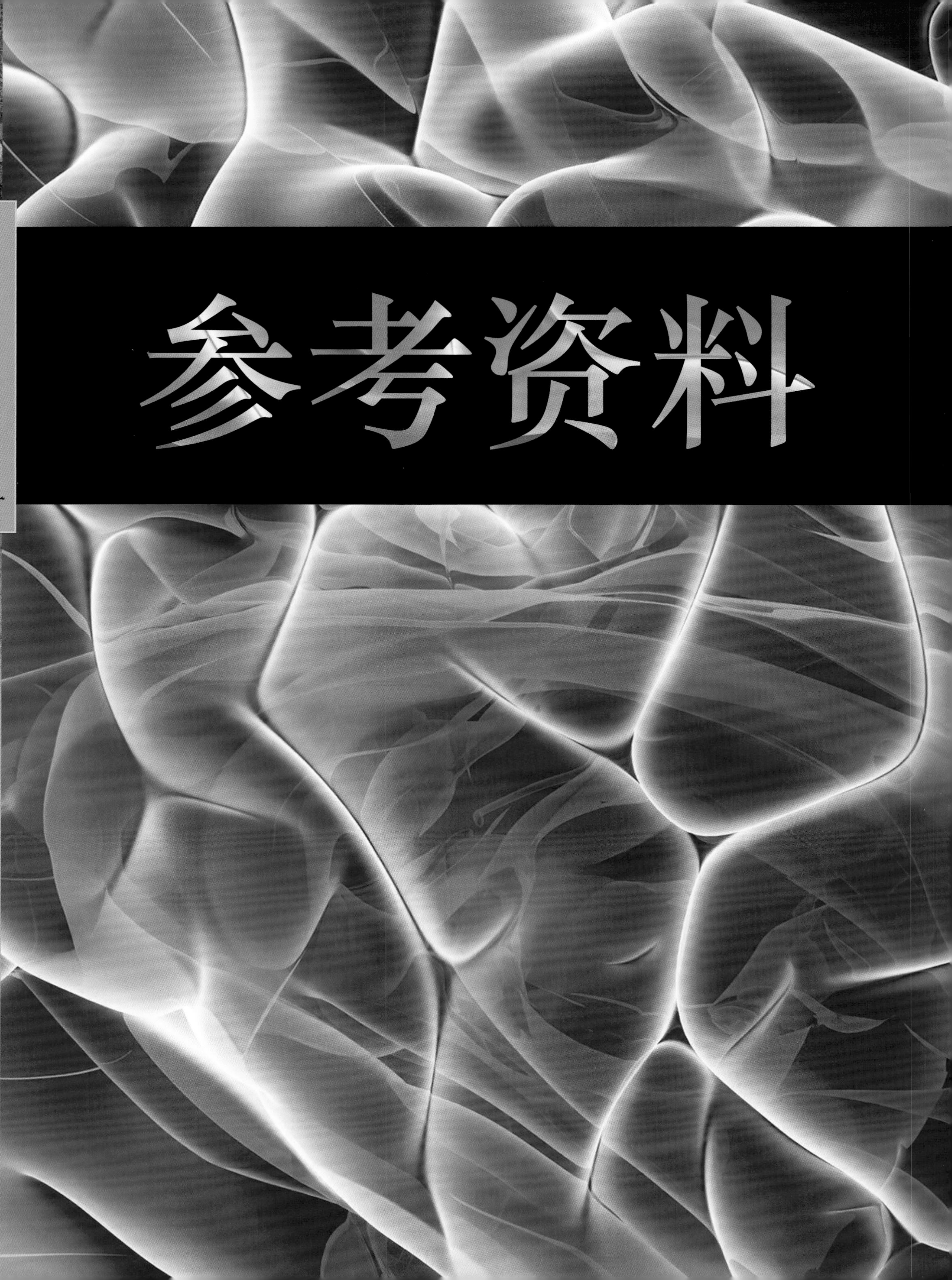

参考资料

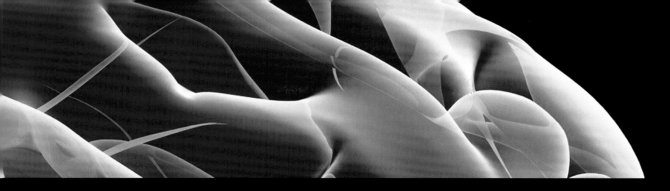

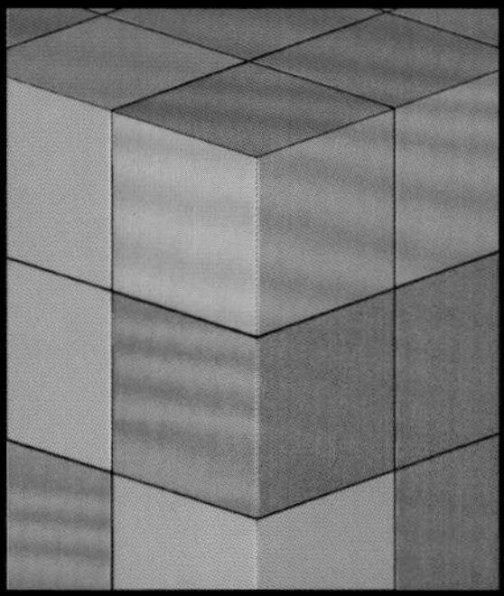

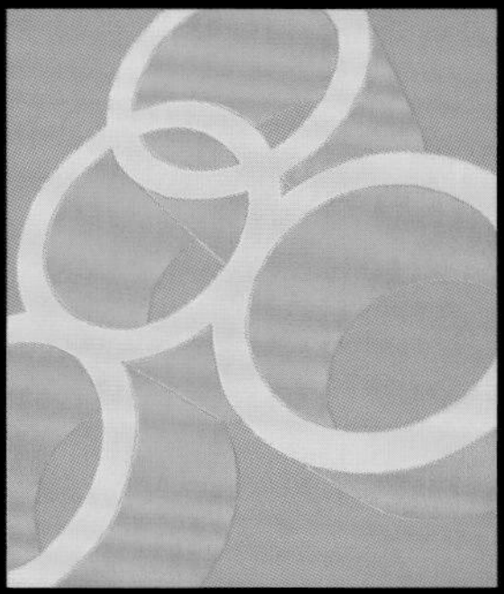

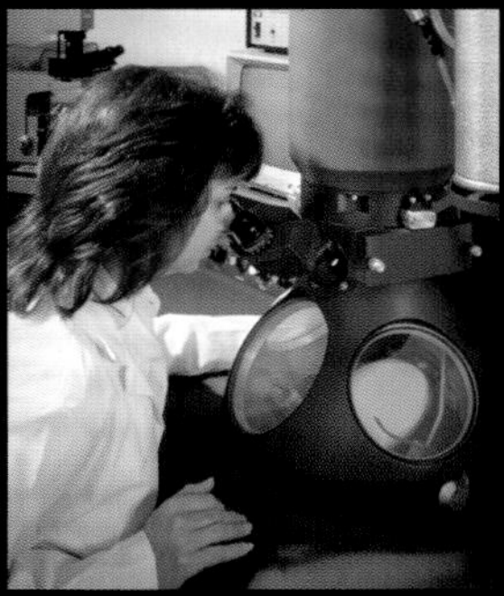

你是很害羞还是很自信？你擅长与数字和词语打交道吗？看了后面的问题与参考答案，你能对自己的个性、行为以及爱好有更进一步的了解。

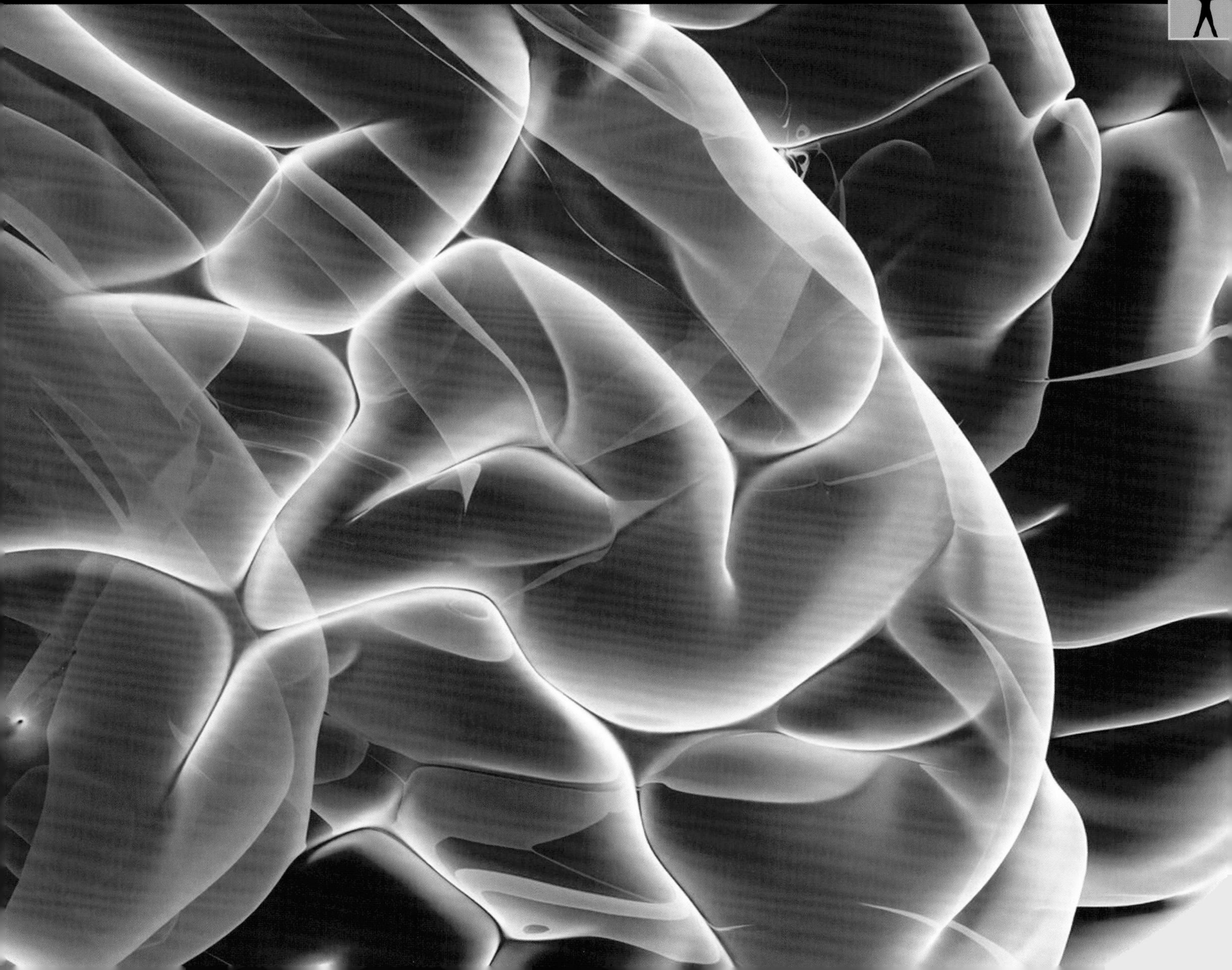

测验你的人格

做一下这个简单的小测验吧，这能帮助你对自己的人格了解得更多。在一张纸上写下答案“是”“不是”和“不确定”，然后利用下页的答案框，算算你能得多少分。这些问题的答案没有对错之分，只要选择一个最符合你实际情况的答案就可以了。从第 222 页上可以查到这些结果有什么含义。

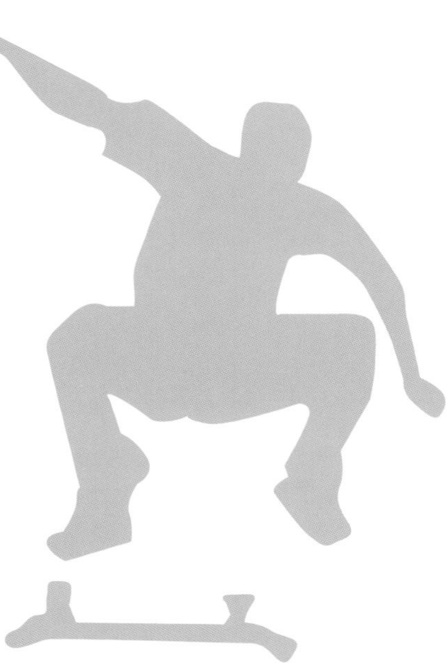

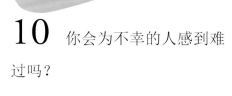

1 你喜欢做有些危险性的事情吗？

2 当你不喜欢别人时你敢不敢告诉他们？

3 你喜欢煲电话粥吗？

4 你善于记住生日吗？

5 你是喜欢与一大群人相处打发时间，还是喜欢与一两个好朋友相处？

6 你对批评敏感吗？

7 你对新的业余爱好会很快就感到厌倦并不断开始新的爱好吗？

8 你喜欢遇到新的人吗？

9 你通常能按时完成家庭作业吗？

10 你会为不幸的人感到难过吗？

11 在压力下，你通常能设法使自己保持镇定吗？

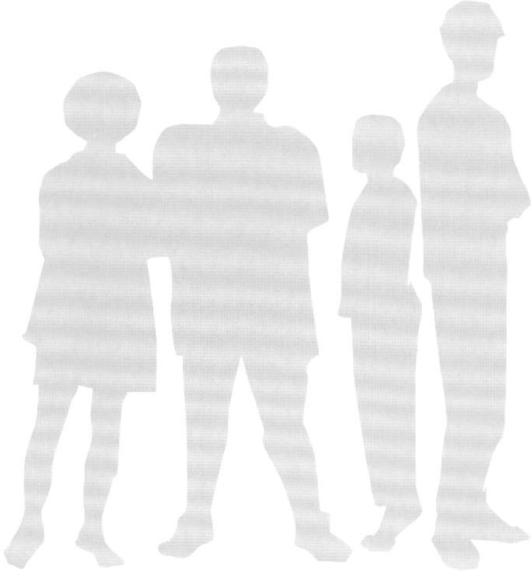

12 如果有人惹你生气，在通常情况下你能“尽释前嫌”吗？

13 你是否认为别人会说你是个害羞的人？

14 你是否经常为周末想做些什么而制订个计划？

15 你能确保你的房间总是很整洁吗？

16 你是否很少与别人争辩？

17 你喜欢探索不熟悉的地方吗？

18 你害怕别人对你可能有看法吗？

19 你是否主动帮忙洗过衣服？

20 你是否认为自己有点叛逆？

21 你是否能尽力把事情做到最好？

22 你是否想尝试蹦极、特技跳伞和激流漂流？

23 你是否发现自己常为小事而发怒？

24 你的音乐爱好和时尚品位是否老在变化？

25 你容易相信别人吗？

26 你的爱好是具有艺术性或创造性的吗？

27 如果你不同意某人的意见，你会说出来吗？

28 你是否认为自己无忧无虑，轻松自在？

29 你读一本书通常都能读完吗？

30 你容易焦虑吗？

算算你能得多少分

开放性：如果你对第 7、17、20、24 和 26 题回答“是”，每题得 2 分；如果你对第 14 题回答“不是”，得 2 分；如果你对第 7、14、17、20、24 和 26 题回答“不确定”，每题得 1 分。

责任感：如果你对第 4、9、15、19、21 和 29 题回答“是”，每题得 2 分，回答“不确定”，每题得 1 分。

外向性：如果你对第 1、3、8 和 22 题回答“是”，第 5 题选择前者，每题得 2 分；如果你对第 13 题回答“不是”，得 2 分；如果你对第 1、3、8、13 和 22 题回答“不确定”，第 5 题选择后者，每题得 1 分。

和善性：如果你对第 2、10、12、16、25 和 27 题回答“是”，每题得 2 分，回答“不确定”，每题得 1 分。

神经质：如果你对第 6、18 和 30 题回答“是”，每题得 2 分；如果你对第 11、28 题回答“不是”，每题得 2 分；如果你对第 6、11、18、23、28 和 30 题回答“不确定”，每题得 1 分。

把得分加起来：
3 分及 3 分以下为低，4 分到 8 分为中等，9 分及 9 分以上为高。现在翻到第 222 页，读一下对各个人格特征的描述。

逻辑思维

试着做一下这些难题，了解你自己是否善于进行数字思维和逻辑思维。给你 30 分钟去做数字难题（当心陷阱问题），而对逻辑难题，你想做多久就做多久。查阅第 220 ～ 221 页关于智能的不同类型，那里有更多信息。

数字难题

1 一个人有 14 峰骆驼，除了 3 峰外都死了。现在还有几峰？

2 从数字1到数字7，这些数字的总和是：

a 8　b 15　c 22　d 25　e 28

3 后天离星期二还有两天。今天是星期几？

a 星期五
b 星期六
c 星期日
d 星期一
e 星期二

4 下面是一个数列，“13”后面应出现的数字是什么？

1，2，3，5，8，13…

a 15　b 17　c 19　d 21　e 23

5 如果两个厨师能在 1 分钟内削两个马铃薯，要在 10 分钟内削 20 个马铃薯，需要多少个厨师？

a 1　b 2　c 3　d 4　e 5

6 正常人有几个生日？

7 一个人住在一座圆形的公园旁边。他顺时针绕着公园走一圈需要 80 分钟，但逆时针绕着公园走一圈要 1 小时 20 分钟。为什么？

8 布莱恩和格雷厄姆在公园里抓到 30 只蜗牛。布莱恩找到的蜗牛数是格雷厄姆的 5 倍。格雷厄姆找到几只蜗牛？

a 6　b 8　c 3　d 0　e 5

9 你在参加赛跑。你超过了位居第二的选手。现在你跑在什么位置？

a 最末　b 第四　c 第三
d 第二　e 第一

10 珍妮特比彭妮高，克莱尔比珍妮特矮。下面哪一个陈述是正确的？

a 克莱尔比彭妮高。
b 克莱尔比彭妮矮。
c 克莱尔与彭妮一般高。
d 克莱尔与彭妮谁高谁矮，根据现有资料是说不清的。
e 克莱尔与彭妮是姐妹。

11 几只鸭子排成一排往前走。两只鸭子走在一只鸭子的前头，一只鸭子走在两只鸭子的后头，一只鸭子走在中间。一共有几只鸭子？

a 1　b 2　c 3　d 4　e 5

12 什么数字是 800 的十分之一的四分之一的一半？

a 2　b 5　c 8　d 10　e 40

13 田地里有 30 只乌鸦。农夫射杀了 4 只。现在田地里还有几只乌鸦？

14 布拉德 4 岁。他姐姐席琳的年龄是他的 3 倍。等到布拉德 12 岁时，席琳会是多大？

a 16　b 20　c 24　d 28　e 36

15 下面是一个数列，“64”后面应出现的数字是什么？

144，121，100，81，64…

a 55　b 49　c 36　d 16　e 9

16 如果有 3 块比萨饼，你拿走了两块，那么你有几块？

17 如果你有 3 块甜点，你每半小时吃一块，那么多长时间就能吃光？

逻辑难题

心烦的农夫

一个农夫试图划小船把一只狐狸、一只鸡和一袋玉米带过河去。但他每次只能把一样东西带上船。如果他把狐狸和鸡留下，狐狸就会把鸡吃掉。如果他把鸡和玉米留下，鸡就会吃掉玉米。这个农夫怎么做才能把东西都送过河去，又不让一样东西吃掉另一样？

每次两个人

有一群人，包括两兄弟、他们的父亲和他们的祖父，正在黑暗中走向一个火车站。他们走到一座老旧、狭窄的通向火车站的小桥边。这座桥只能承受两个人的重量。因为他们只有一个手电筒，所以每当结成对子的两个人走过小桥之后，必须让其中一个人返回，好把手电筒送给下一批的两个人。这 4 个人要走好多趟才能全部通过这座桥。

- 兄弟 1 过桥要走 1 分钟
- 兄弟 2 过桥要走 2 分钟
- 父亲过桥要走 5 分钟
- 祖父过桥要走 10 分钟

每一对过桥的速度都以最慢的人为准，火车将于 17 分钟后抵达车站。这几个人要怎么走才能准时到达车站？

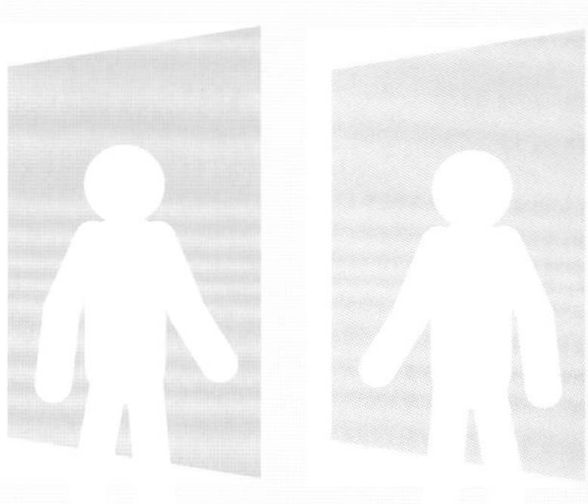

选对了门

一个囚徒得到一个重获自由的机会。他的牢房里有两扇门——一扇门的后面有一只饥饿的狮子，另一扇门的后面是监狱的出口。每扇门前都站着一个警卫——一个警卫永远讲真话，另一个永远讲假话。这个囚徒只准向一个警卫提一个问题。那么他应提什么问题才有可能获得自由呢？

参考答案

数字难题

1 3峰. 2 e. 3 a. 4 d (前两个数字相加就得出后面的一个数字). 5 b. 6 一个（出生的日子!）. 7 因为1小时20分钟就等于80分钟. 8 e. 9 d. 10 d. 11 c. 12 d. 13 4只（只有那4只被射杀的乌鸦，其他乌鸦听到枪声都飞走了）.14 b. 15 b（所有数字都是平方数）. 16 两块（你拿走的两块）. 17 正好一小时。

逻辑难题

心烦的农夫

农夫首先把鸡带过河，并把它留在河对岸。然后，他返回去带上狐狸。过了河后，留下狐狸，把鸡重新带回去，这样狐狸和鸡不会待在一起。他又把鸡留下，把玉米带过河去，与狐狸放在一起。随后他自己回到这边，把鸡再次带到对岸。

每次两个人

兄弟1和兄弟2过桥，用了两分钟。兄弟1返回，用了1分钟。父亲与祖父一起过桥，用了10分钟。兄弟2返回，用去两分钟。然后兄弟1和兄弟2一起过桥，用去两分钟。2+1+10+2+2=17。于是，他们4人都能及时抵达火车站，赶上火车。

选对了门

囚徒应向警卫中的任何一个提出这样的问题：“如果我问另一个警卫哪扇门通向自由，那么他会指哪一扇呢？”诚实的警卫知道另一个警卫会说假话，于是他会指那扇后面有狮子的门。不诚实的警卫知道另一个警卫会指那扇安全的门，于是他会指那扇后面有狮子的门。无论问谁，回答都是一样的：指着那扇后面有狮子的门。于是，囚徒就能选择另一扇门。

创造性地思考

做这些难题，搞清你是不是善于空间思维（高智商的一个标志）和横向思维（创造能力的一个标志）。本书第 220 ～ 221 页有更多关于不同智能类型的描述。

空间思维

缺失的拼图小片

把拼图的各小片组合成一幅完整的图，这是模式识别的好例证。你的大脑必须搞清怎么把这些小片组装起来，成为一幅完整的画。为了做到这点，你必须既研究这些小片的图案还要研究它们的形状。右图中的小片中有 4 片来自下面的拼图，你能找出来并完成这幅拼图吗？

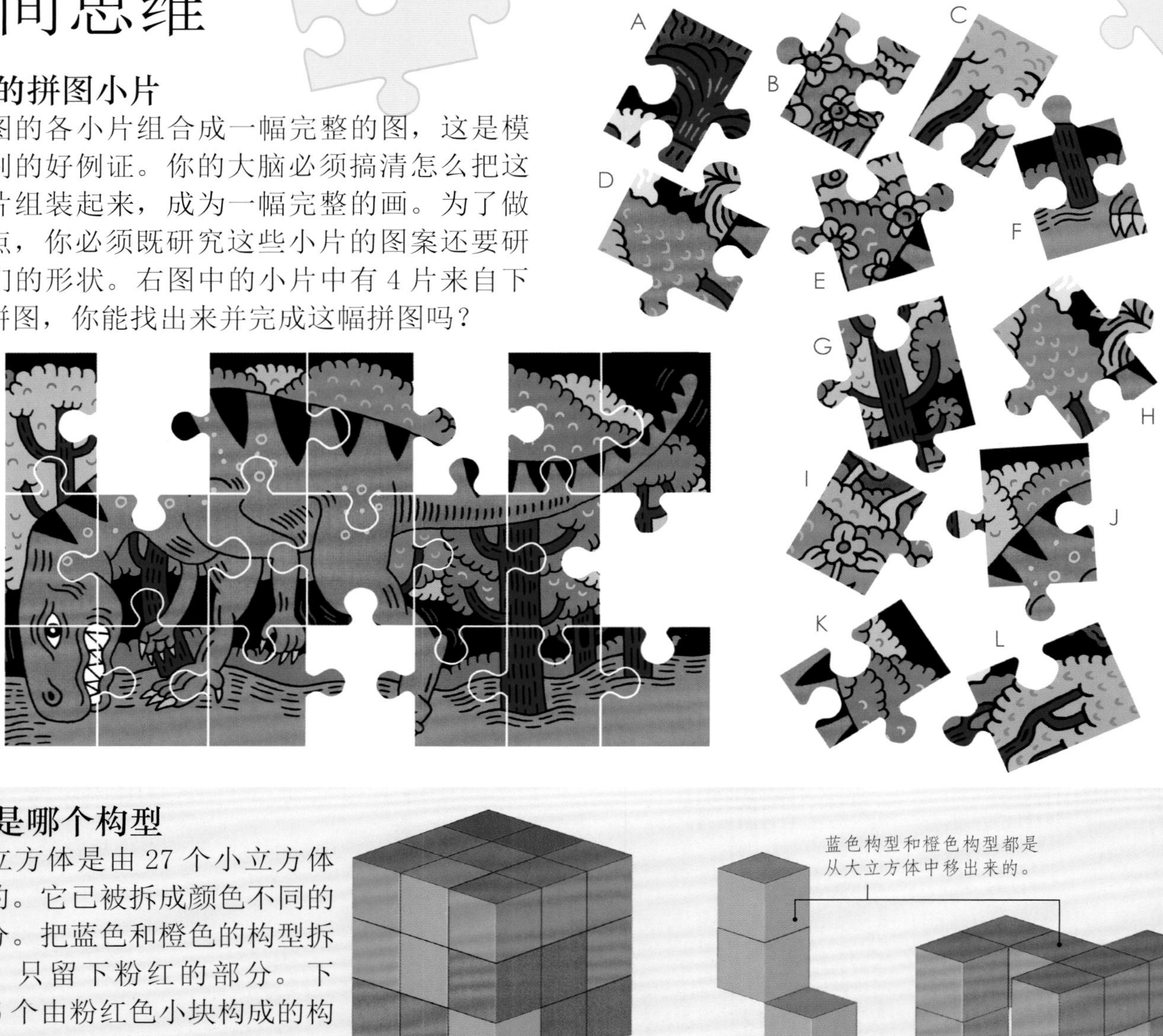
A
B
C
D
E
F
G
H
I
J
K
L

找出是哪个构型

这个立方体是由 27 个小立方体构成的。它已被拆成颜色不同的三部分。把蓝色和橙色的构型拆走后，只留下粉红的部分。下面有 5 个由粉红色小块构成的构型，但哪一个与大立方体中剩余的粉红色部分形状相符呢？

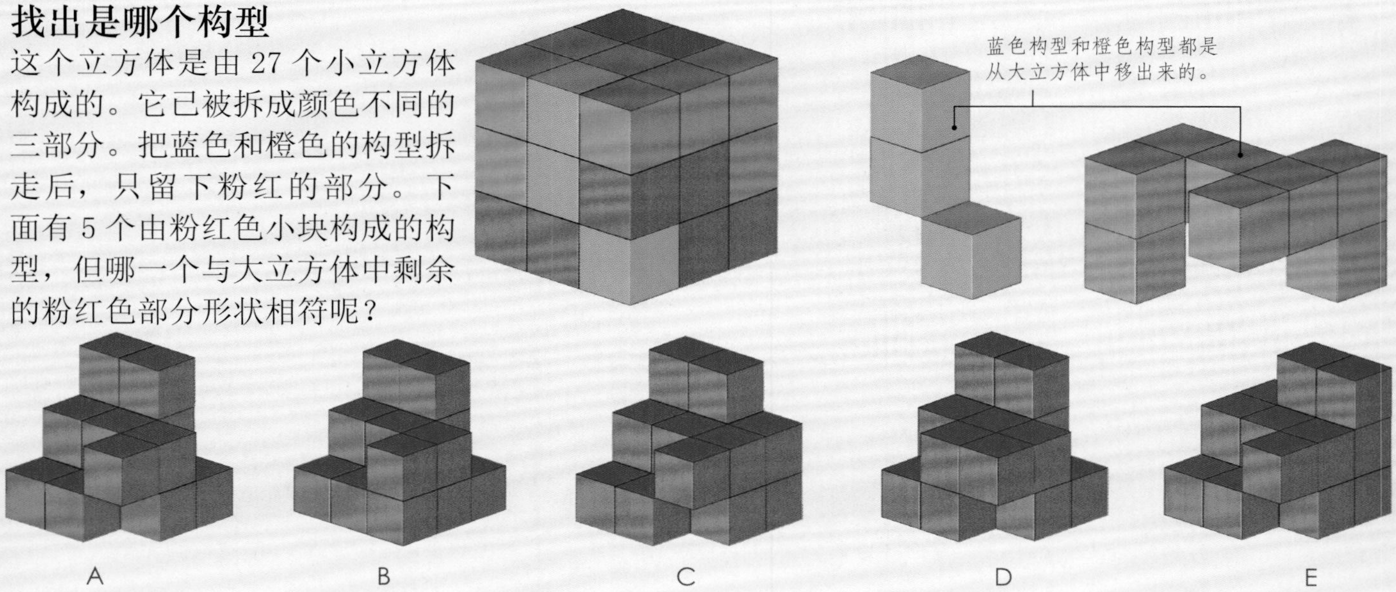
蓝色构型和橙色构型都是从大立方体中移出来的。
A
B
C
D
E

不同的角度

虽然这 9 个三维构型看起来各不相同，但其中有两个是一模一样的——只是看它们的角度不同而已。看你能不能把这两个完全相同的构型找出来。你必须从不同的角度去对每个构型进行形象化的想象。

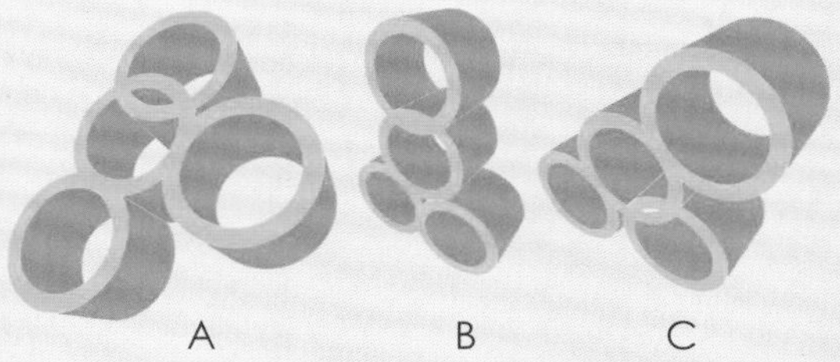
A
B
C

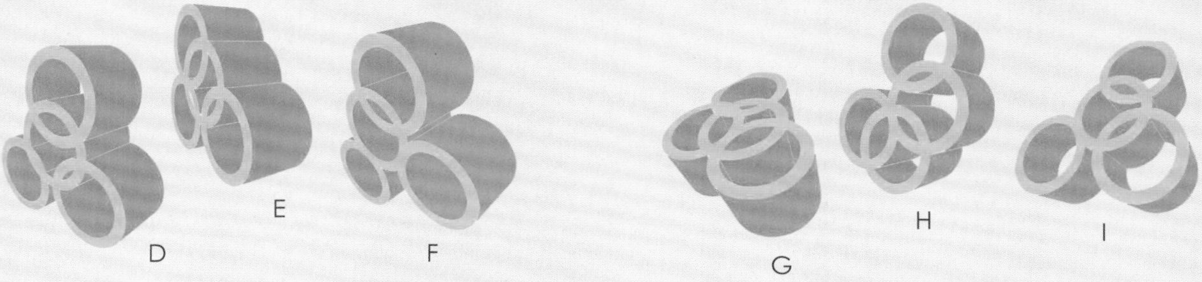
D
E
F
G
H
I

横向思维

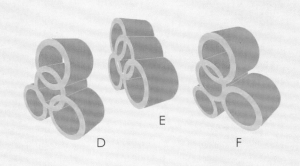

1 我自己住在一间没有门也没有窗的小屋子里，当我离开时，我必须破墙而出。我是什么？

2 现在是春天。你看见某人家的前花园里有一根胡萝卜和两块煤放在一起。它们怎么会到那里去的？

3 两个宝宝在同年同月同一天同一个时间由同一个母亲生在同一所医院里。为什么他们不是孪生兄弟（姐妹）？

4 为什么井盖是圆的而不是方的？

提示：想想转动井盖会怎样。

5 地下室里有 3 个开关，通过电线连到楼上房间里的 3 盏灯。你只能从地下室到房间走一次，你怎么才能判断哪个开关开哪盏灯？

提示：每盏灯都有开关。

底朝上放

图示从不同的角度看同一个立方体会看到不同的颜色组合。立方体的每一个面，颜色各不相同。你能搞清第三个立方体朝下放的一面是什么颜色吗？

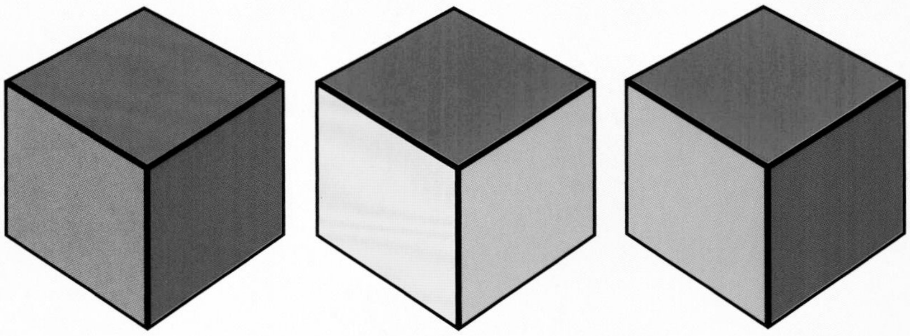

参考答案

空间思维

缺失的拼图小片：缺失的4片小片分别是F、G、J和K。

找出是哪个构型：A

不同的角度：A和F

底朝上放：绿色

横向思维

1 鸡蛋里的小鸡。

2 这些都是雪人身上的一部分。雪人是在冬天堆的，现在到了春天，雪人融化了。

3 这两个宝宝是多胞胎中的两个。

4 方的井盖在转动时会掉进井里，而圆的不会。

5 把第一个开关打开，关闭第二个开关，把第三个开关打开两分钟，然后关了它。跑上楼去。3 盏灯中有一盏是亮的（开关1），其他两盏灯中有一盏是热的（开关3），那么那个冷的灯泡就是与开关2相连的。

参考资料

医学发现

你的身体是一台奇异的、复杂的、活的机器。几千年来，人们一直都有突破性的发现，这些发现使我们能够了解这台机器究竟是怎么组装的。甚至到了今天，科学家还在继续研究医学，希望找到医学知识这幅大拼图里缺失的那些小片。

▼约公元前 1750 年 巴比伦国王汉穆拉比制定了一系列成文的法典，其中一些是用来规范医生的工作的，包括医生手术出错要被断臂这样的内容。

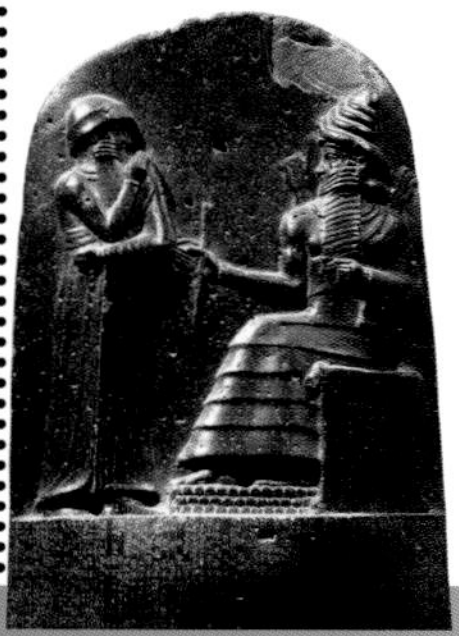

约公元前 350 年 古希腊哲学家亚里士多德说心脏是感觉和智力的发源地。

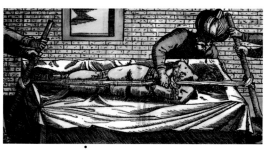

▲1000 年 阿拉伯医生伊本·西拿（西方人习称阿维森纳）发表了一些重要的医学著作，在之后的 500 年中一直对医学产生影响。

▼1578 年 《本草纲目》是中国古代药学史上篇幅最大、内容最丰富的药学巨著。明代李时珍撰成于万历六年（1578），共 52 卷。全书收药达 1892 种，方剂万余首，约 190 万字。

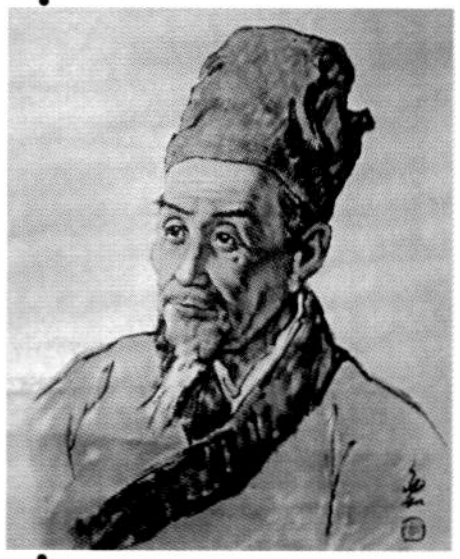

公元前**1800** —— 公元**800** —— **1400** —— **1600** ——

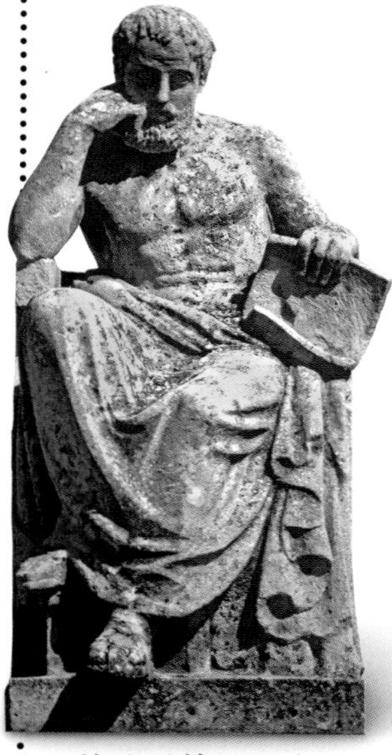

▲约公元前 420 年 古希腊医生希波克拉底是第一个认识到疾病有其自然原因和能自愈的人。

▼公元 130～210 年 古罗马医生克劳狄乌斯·盖伦描述了身体是怎样运转的。虽然他的许多观点是错误的，但在近 1500 年的时间里并未受到挑战。

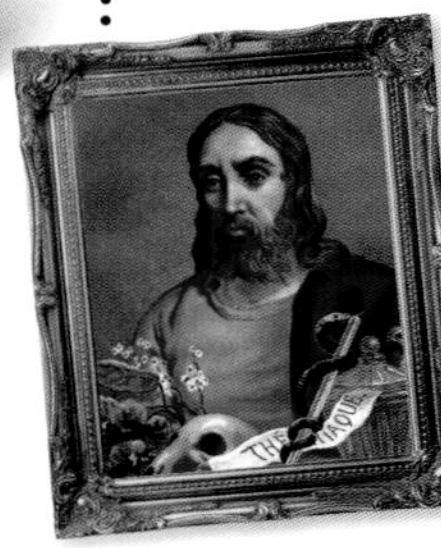

公元 890～932 年 波斯医生阿布·巴克尔·阿尔-拉齐发表了许多重要的医学著作。他在其著作中详细地描述了麻疹和天花。

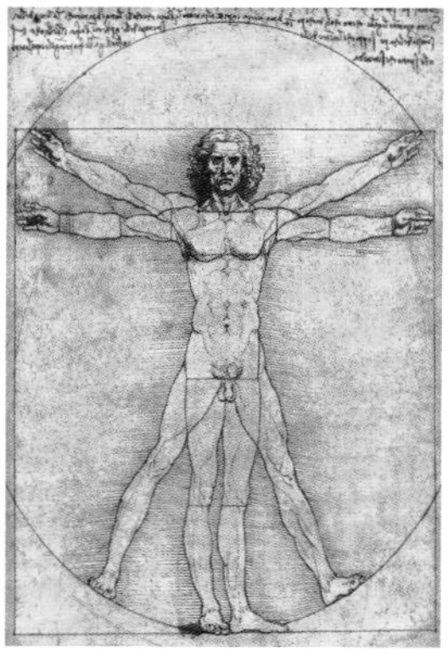

▲15 世纪末至 16 世纪早期 意大利艺术家列奥纳多·达·芬奇曾解剖过人体。在此基础上，他画过精确的人体解剖图。

▼1543 年 佛兰德斯医生安德列阿斯·维萨里发表《人体构造论》，第一次精确地描述了人体，包括脑的结构。

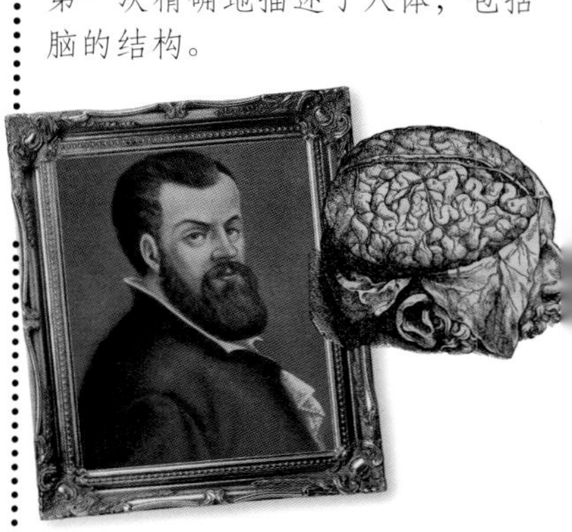

1628 年 英国医生威廉·哈维发表《论心脏和血液的运动》，描述了血液如何从心脏泵出，周流全身。

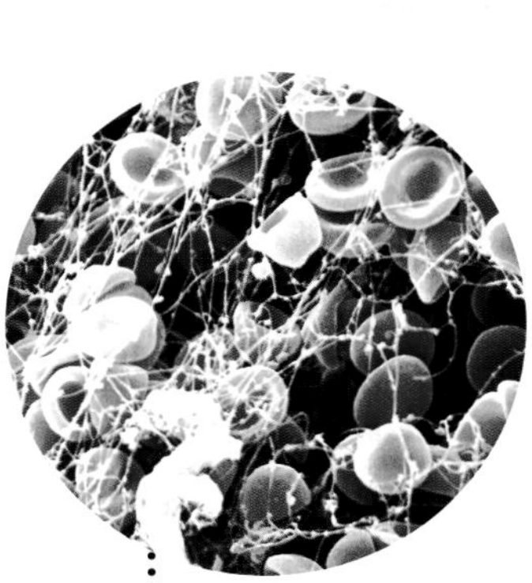

▼ 1663 年 意大利医生马尔切洛·马尔皮基发现了血管，这有助于确证血液是在身体里循环的。

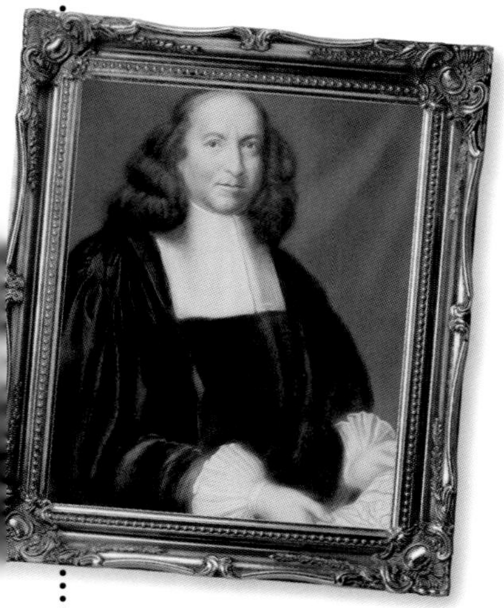

▲ 1674 ~ 1677 年 荷兰人安东尼·范·列文虎克用显微镜发现了红细胞、精子和细菌。

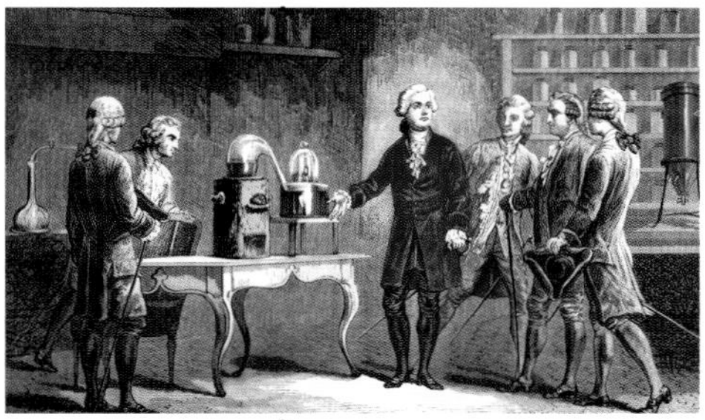

1691 年 英国医生克洛普顿·哈弗斯描述了骨骼的构造。

▼ 1775年 法国化学家安托万·拉瓦锡发现了氧，后来又证明：细胞呼吸与燃烧一样，是消耗氧气的化学过程。

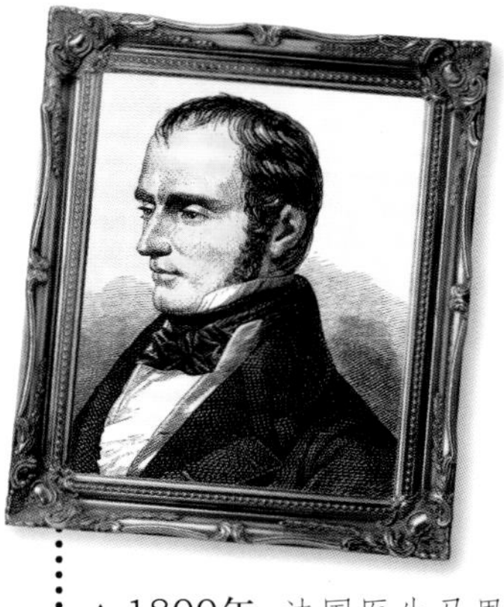

▲ 1800年 法国医生马里·弗朗索瓦·比沙发表他写的一本书，他在书中证明：器官由不同的组织构成，组织又由成群的细胞构成。

▶ 1816 年 用来听取病人的心音和呼吸音的听诊器是法国医生勒内·拉埃内克发明的。

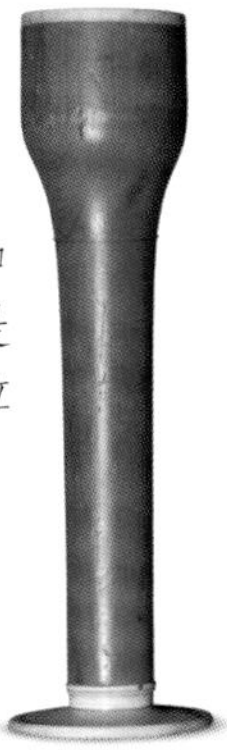

1650 — **1700** — **1800** — **1835**

1667 年 英国医生理查德·洛厄把绵羊的血液输给一位学生阿瑟·科加。令人惊奇的是，科加活过来了。

▼ 1665 年 英国科学家罗伯特·胡克出版《显微图谱》一书，在书中他使用了一个新词——细胞。

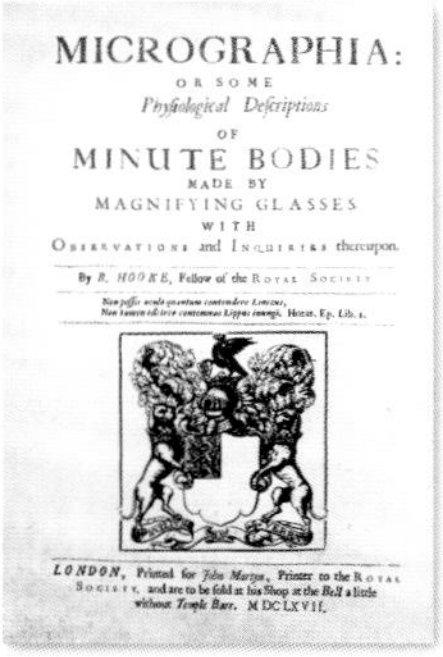

MICROGRAPHIA:
OR SOME
Physiological Descriptions
OF
MINUTE BODIES
MADE BY
MAGNIFYING GLASSES
WITH
OBSERVATIONS and INQUIRIES thereupon.
By R. HOOKE, Fellow of the ROYAL SOCIETY.
LONDON, Printed for John Martyn, Printer to the ROYAL SOCIETY, and are to be sold at his Shop at the Bell a little without Temple Barr. MDCLXVII.

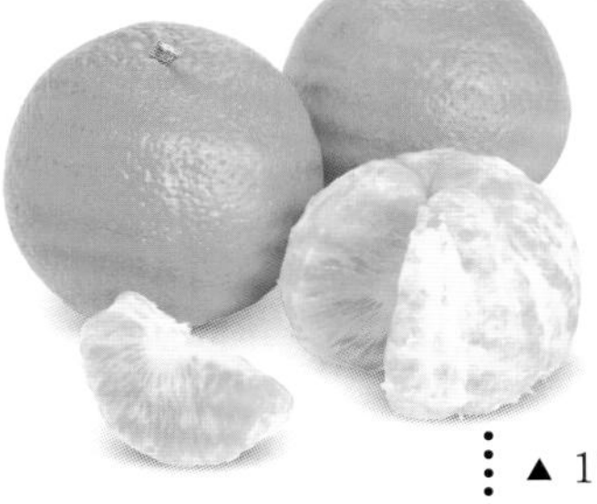

1672 年 荷兰医生雷格涅尔·德·格拉夫描述了女性生殖系统的结构和功能。

▲ 1747 年 英国海军军医詹姆斯·林德发现柑橘类的水果能预防长期航海后出现的坏血病——维生素 C 缺乏症。

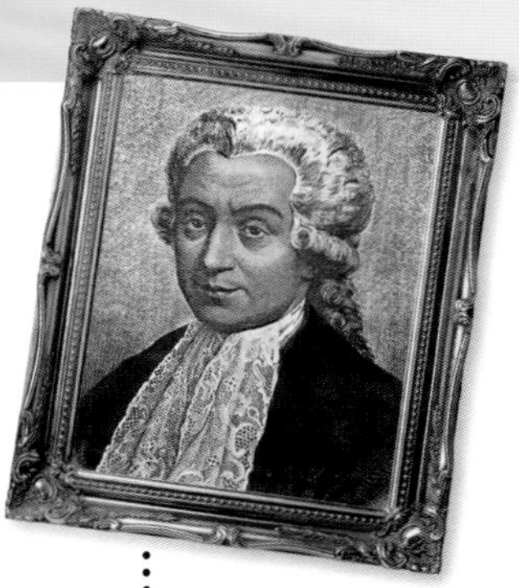

▲ 1780 年 意大利医生路易吉·伽伐尼进行神经、肌肉和电的实验。

1833 年 美国外科医生威廉·博蒙特报告了他对消化机制研究的结果。

▼ 1796 年 世界上第一次预防天花的疫苗接种由英国医生爱德华·詹纳在一个 8 岁的男孩身上进行。

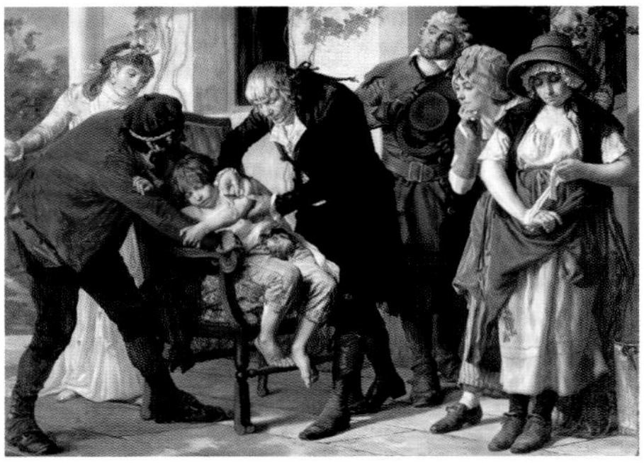

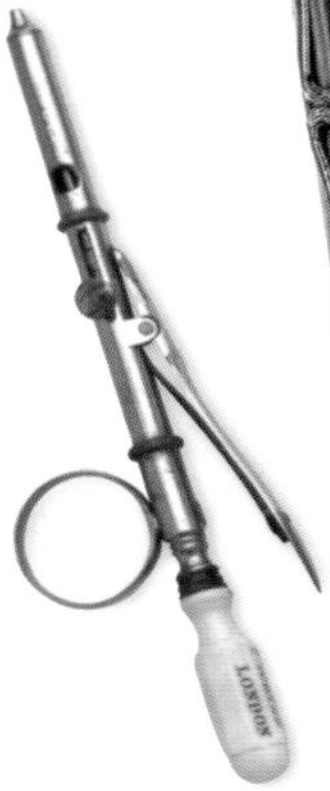

▲ **1844 年** 爱尔兰医生弗朗西斯·林德发明了注射器。

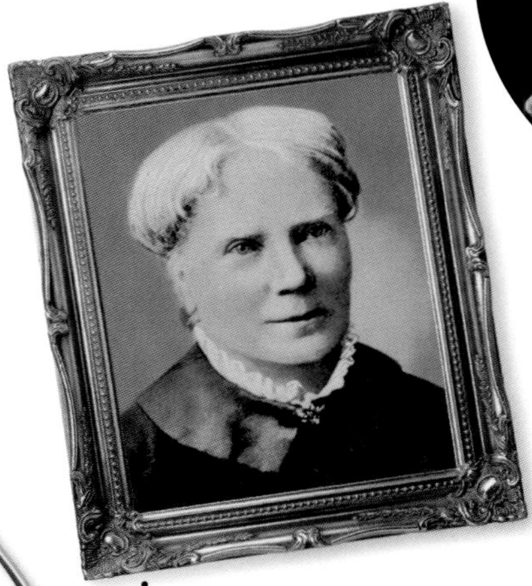

▲ **1849 年** 出生于英国的伊丽莎白·布莱克韦尔毕业于美国的医学院，成为世界上第一个女医生。

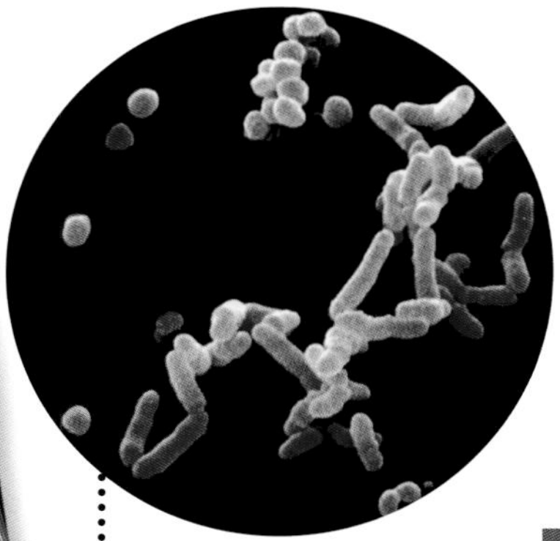

▲ **1860 年** 进行了开创性工作的法国科学家路易·巴斯德证明，细菌和其他微生物是感染性疾病的病原体。随后，德国医生罗伯特·科赫也提出了同样的理论。

▼ **1901 年** 奥地利科学家卡尔·兰德施泰纳识别了血型——后来被称为 A、B、AB 和 O 型，从而使安全输血成为可能。

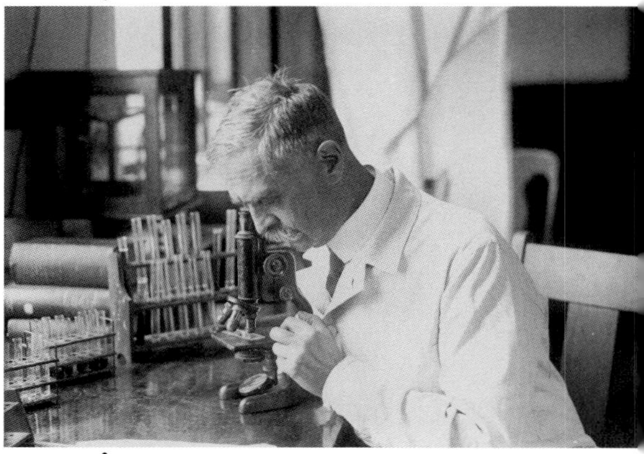

1835 —— **1850** —— **1900** ——

1838 年和 1839 年 德国科学家特奥多尔·施万和雅各布·施莱登分别提出，所有植物和动物都是由细胞构成的。

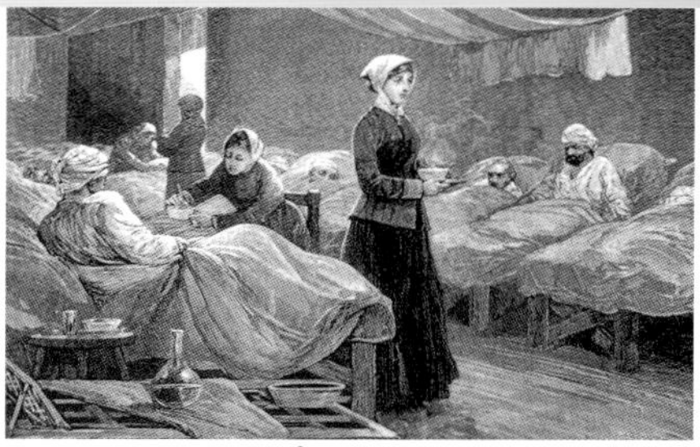

▲ **1853 ～ 1856 年** 弗罗伦斯·南丁格尔和玛丽·西科尔在克里米亚战争期间所做的工作改变了对伤员的护理方式，促进了现代护理实践的建立。

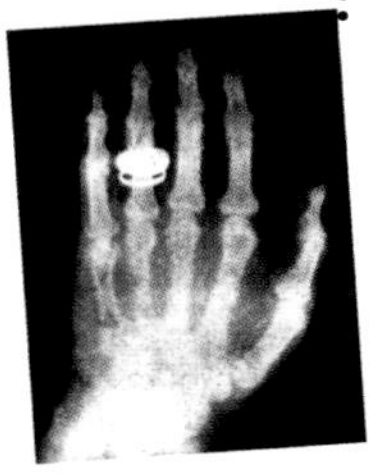

▼ **1865 年** 为了减少细菌造成的创口感染，英国外科医生约瑟夫·利斯特在手术室里使用了杀菌喷雾剂，大大降低了死亡率。

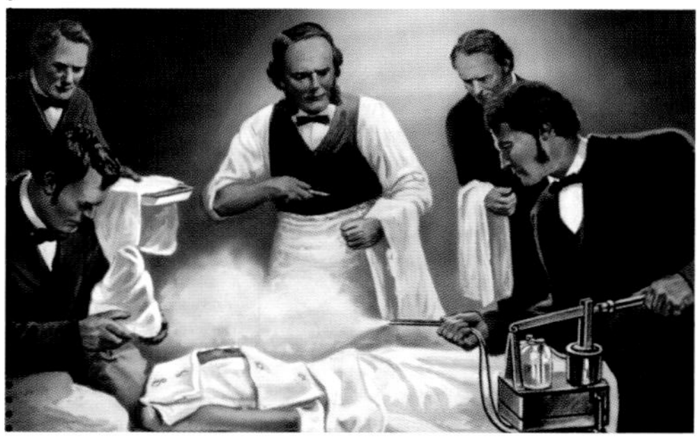

▼ **1895 年** 德国物理学家威廉·伦琴发现 X 射线。世界上第一张 X 线片拍的是他妻子的手。

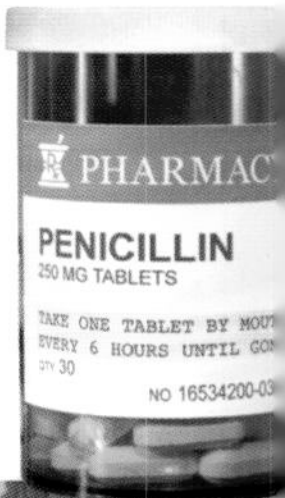
PENICILLIN
250 MG TABLETS

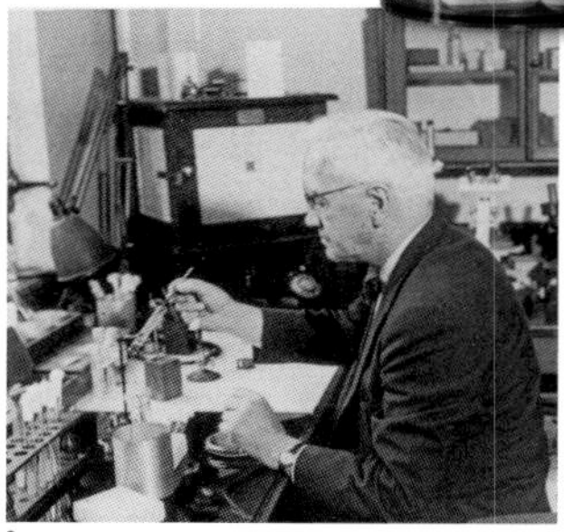

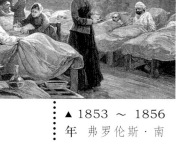

▲ **1928 年** 英国科学家亚历山大·弗莱明发现青霉素——世界上第一种抗生素。

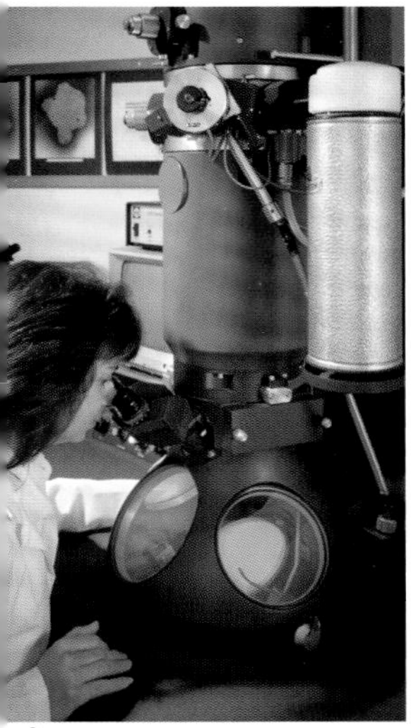

▲ **1931 年** 德国工程师马克斯·克诺尔和恩斯特·鲁斯卡发明了电子显微镜，能把物体放大到难以置信的 100 万倍。

▼ **1955 年** 医生们开始用超声扫描仪来检查在子宫里发育的小宝宝。

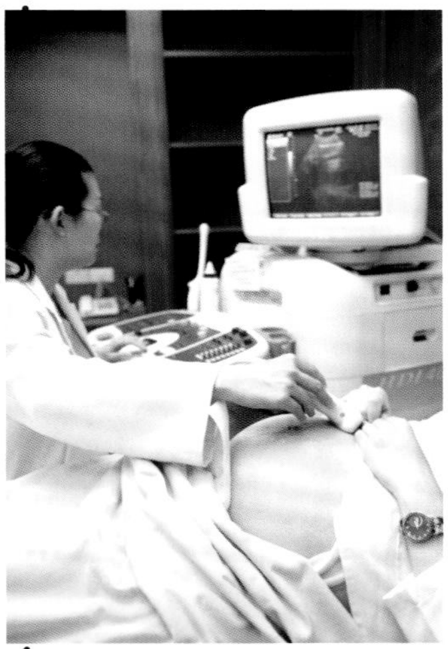

1972 年 中国科研人员从青蒿的叶子中提取出抗疟有效成分，命名为青蒿素，制成新型抗疟药。每年治疗数亿患者，治愈率极高。

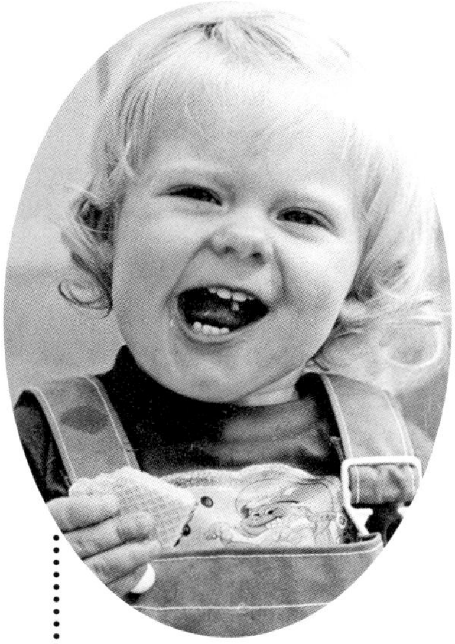

▲ **1978 年** 7 月 26 日，路易丝·布朗在英国诞生。她的母亲是在 9 个月前通过体外受精的方法怀上她的。

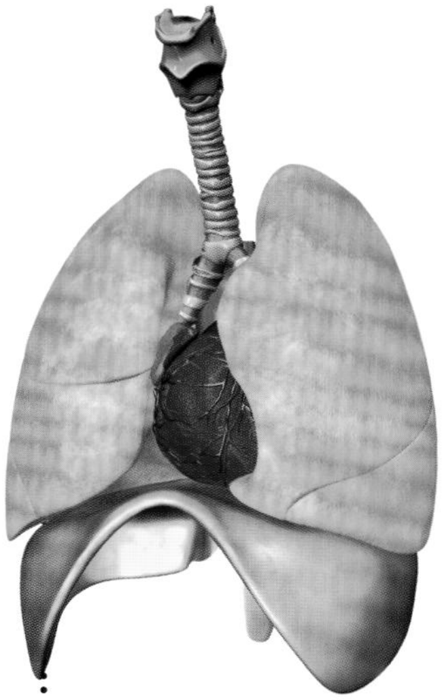

▲ **2008 年** 医生用一位哥伦比亚妇女自己的细胞为她定制了一条气管，用来替代她已损坏的气管，从而降低了她身体防御机制对异体组织排斥的风险。

1930 —— **1970** —— **2000** —— **现在**

1954 年 世界上首例成功的肾移植手术在美国波士顿完成。

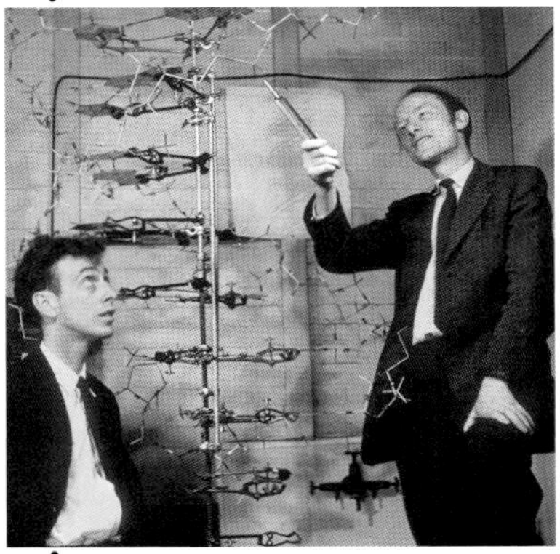

▲ **1953 年** 科学家弗朗西斯·克里克和詹姆斯·沃森发现了 DNA（体内携带基因的化学物质）的结构。

▼ **1967 年** 外科医生克里斯蒂安·巴纳德进行了世界上第一例心脏移植手术。手术持续了约 9 小时，参加者有 30 人。

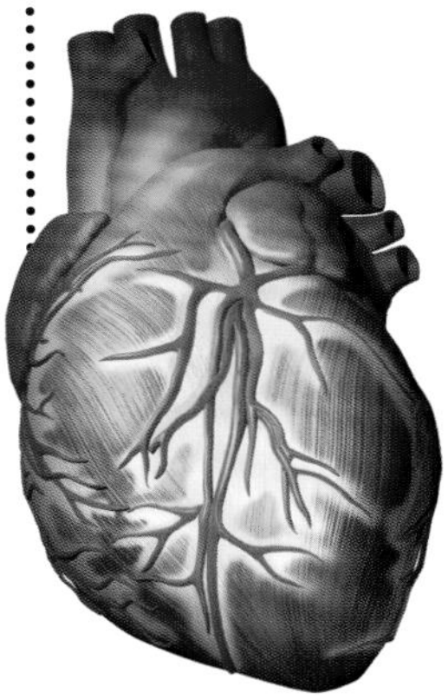

▼ **1980 年** 外科医生开始用锁孔手术（微型切口手术）来观察身体内部的情况，并通过微型切口，而不是大切口来做手术。

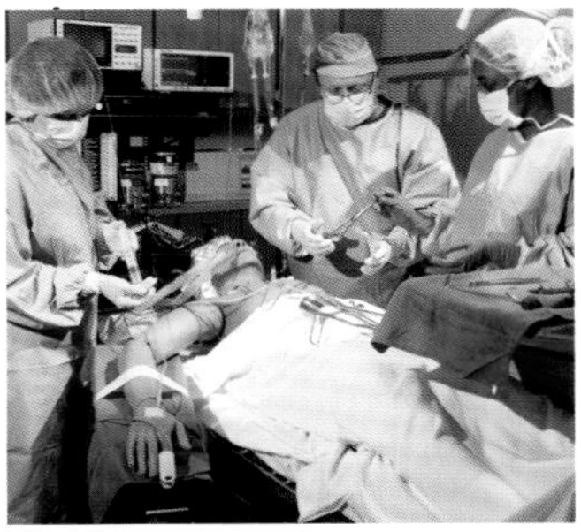

1977 年 致命的感染性疾病——天花成为被全球性有计划接种疫苗所消灭的第一种传染病。

▼ **2013 年** 日本科学家利用干细胞培育出人体的肝组织。此项研究可以解决器官捐献短缺问题，并因此拯救数百万人的生命。

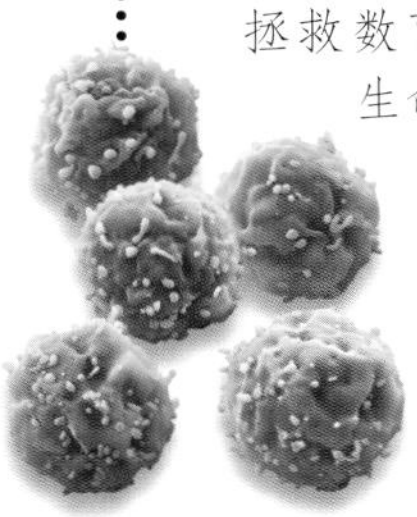

▼ **2003年** 从1990年开始实施的人类基因组计划完成了其目标——鉴定一整套人类染色体的DNA顺序，并得出结论——人类有约2.3万个基因。

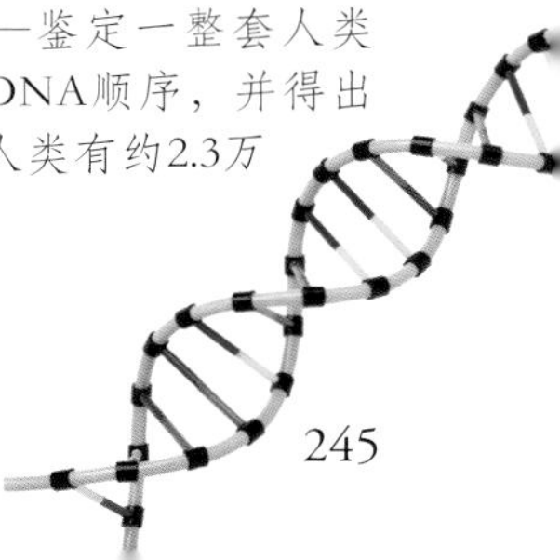

词汇

氨基酸 身体用来组成蛋白质的简单分子。食物中的蛋白质被消化系统分解为氨基酸。

白细胞 又称白血球，血液中的一类细胞，无色，在免疫系统中发挥多种多样的功能。

白质 主要由神经细胞的长纤维（轴突）构成的脑组织。脑的内层部分主要是白质。

边缘系统 大脑的一个功能系统，在产生情绪、记忆和嗅觉方面非常重要。

变态反应 身体的免疫系统对正常情况下无害的物质反应过度所致的疾病。

病毒 一类致病微生物，能侵入细胞并在里面繁殖。病毒引起的疾病包括普通感冒、麻疹、流行性感冒等。

病原体 能导致疾病的微生物。又叫致病微生物，包括细菌和病毒。

超声检查 一种影像学技术，利用超声波获得子宫内发育的胎儿或身体组织的影像。

磁共振成像 利用磁性、无线电波和计算机来获得身体内部器官组织影像的扫描技术。简称为MRI。

大脑 脑里最大的部分，与有意识的思维、感觉和运动有关。

大脑皮质 大脑表面一层薄薄的组织。用于处理与思维、记忆、运动、言语和感觉相关的信息。

代谢 用来描述在你身体内部，尤其是细胞内进行的化学反应的术语。

蛋白质 至关重要的营养物质，能帮助生成新的细胞。肉、蛋、鱼和芝士都是富含蛋白质的食物。

动脉 血管的一种，能将离开心脏的血液运送到身体的组织和器官。

毒素 致病细菌分泌到体内的有毒物质。

多巴胺 当你感到兴奋或愉快时，你脑中释出的一种化学物质。多巴胺是神经递质的一个类型——神经递质能通过相邻的神经细胞间狭窄的间隙，把信号传递下去。

发热 体温高于正常的病理现象。

反射 一种迅速的自动的反应，不受你的意志控制。例如，当有什么东西在你的眼前移动时，你会不自觉地眨眼。

分子 组成物质的一个基本单位，具体化学物质的单个微粒。常指多个原子永久性联结在一起组成的化合物。

粪便 又称为大便。由消化不了的食物、死细胞和细菌构成的固体废物，通过肛门排出体外。

腹部 躯干的下半部，位于胸部的下面。

钙 被身体用来构建牙齿和骨骼的一种矿物质。这种矿物质也有助于肌肉运动。

感觉感受器 特化的神经细胞或感觉神经元的末梢，可接受刺激，如光、气味、触碰或声音。

感觉神经元 神经细胞的一个类型，把来自感觉器官的脉冲带到中枢神经系统。

感染 如果致病微生物侵入你的身体，开始繁殖，就造成感染。有些疾病就是由感染引起的。

骨 一种坚固、质硬的身体组织，主要由含钙的矿物质构成。成人身体里有206块骨。

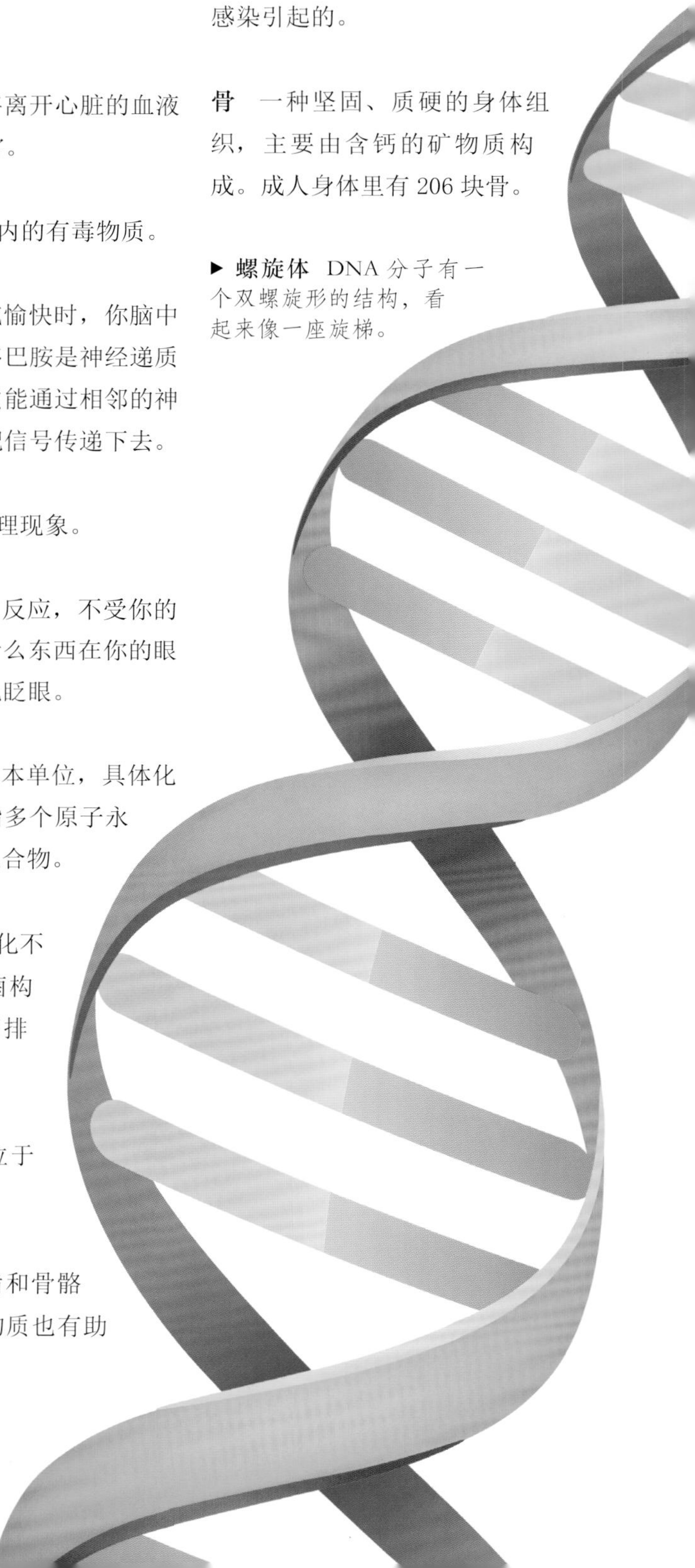

▶ **螺旋体** DNA分子有一个双螺旋形的结构，看起来像一座旋梯。

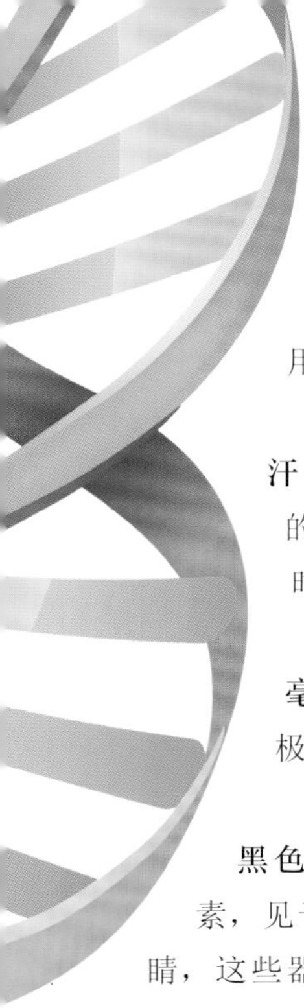

关节 两块或两块以上的骨之间的连接。

海马 脑的一个部分，用以储存长时记忆。

汗 由皮肤内的汗腺分泌的水样液体。汗液蒸发时帮助身体散热。

毫毛 又称汗毛。柔软、极细的毛，覆盖你的全身。

黑色素 一种褐黑色的色素，见于你的皮肤、毛发和眼睛，这些器官组织的颜色就来自黑色素。

红细胞 也称红血球。血液里一种圆盘形的细胞，内含血红蛋白。血红蛋白能携带氧气，并使血液呈红色。

喉 气管上方的器官。你讲话时，声音在此产生。你将空气呼出时，声带振动，发出声音。

灰质 主要由神经元的细胞体构成的脑组织。脑的外层就是灰质。

会厌 舌根后方的帽舌状结构，在吞咽时能自动关闭，阻止食物进入气管。

肌肉 一种身体组织，收缩时能移动骨骼或运动内脏器官。

肌纤维 肌细胞呈纤维状，故称为“肌纤维”。

基因 生物体携带和传递遗传信息的基本单位。基因从父母传给子女。

基因组 包含在全套染色体中的基因。人类有 46 条染色体。

激素 又称荷尔蒙。由内分泌腺分泌的物质，可调节身体各部位的功能活动，通过血流运输。

疾病 身体里发生的任何能使人感到不舒服的问题。由致病微生物引起的疾病叫作传染病。许多传染病可以在人与人之间传播。

脊神经 从脊髓分出的神经，共 31 对。

脊髓 神经系统的一部分，呈圆柱状，位于椎骨组成的椎管内，由神经细胞组成。

计算机断层扫描 一种用 X 射线来产生器官的二维或三维影像的技术。简称为 CT。

腱 由结缔组织构成的索状结构，把肌肉连接到骨上。

角蛋白 一种坚韧、防水的蛋白质，见于毛发、指（趾）甲和皮肤的表层。

精子 男性的性细胞，在睾丸里制造并释放。

静脉 血管的一个类型，把血液引流回心脏。

巨噬细胞 一类白细胞，能吞噬致病微生物，如细菌、癌细胞和受损组织的碎片。

抗体 身体产生的一种物质，可以黏附到致病微生物上，把它标记出来，再由白细胞把它消灭。

抗原 能刺激免疫系统产生应答的异物，通常见于病原体（如细菌）的表面。

矿物质 自然存在的化学物质，如盐、钙、铁等。你必须摄入矿物质以保持健康。

括约肌 环形的肌肉，围绕着通道或开口，用以开放或闭合通道或开口，并控制其中的物质（如尿或食物）的流量。

淋巴系统 一个管道网络，从身体组织收集液体，把致病微生物滤出，液体再回到血流。

淋巴细胞 白细胞的一个特化类型，能攻击特定种类的致病微生物。有些淋巴细胞能产生抗体。

卵子 女性的性细胞，由卵巢产生并排出。

毛细血管 最小的血管。把你身体里的毛细血管都连起来，其长度可达几千千米。

酶 能加快体内某种化学反应的物质。

免疫系统 由细胞和组织构成的系统，能找出并破坏致病微生物和癌细胞，从而保护你身体健康。

脑干 颅内的一部分，位于大脑底部，下

▼ **信息中心** 你的脑是你身体的通信枢纽。通过神经，脑从身体接收信号，又通过神经把信号送到身体各处。

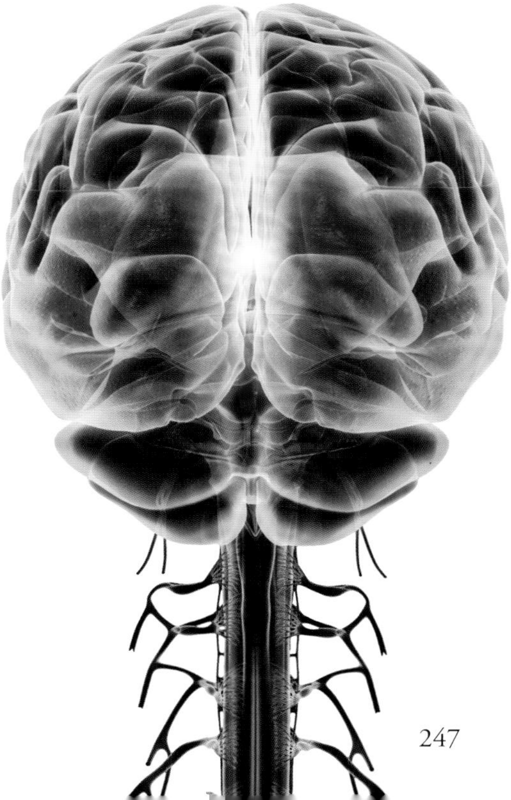

面与脊髓相连。

内分泌腺 一类把激素释入血流的腺体，如垂体。

黏液 见于鼻子、咽喉和肠道的黏滑液体。

胚胎 从卵子受精到达子宫后 8 周这段时间内的发育中的个体。

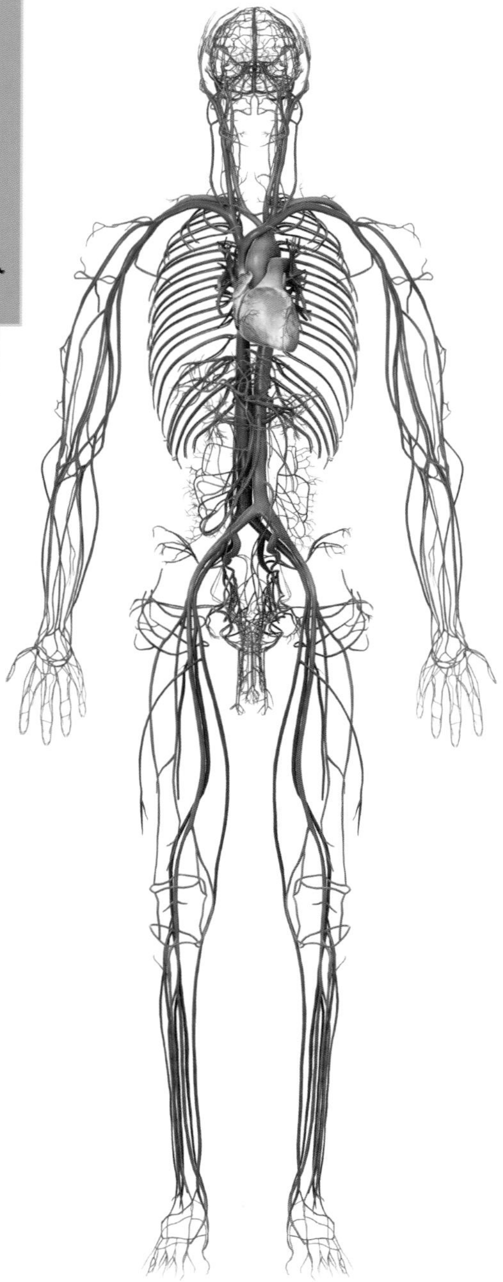

▲ **循环** 你的心脏把血液泵出，沿着分布范围极广的血管网流遍你的全身。

皮脂 一种油性的液体，能使你的皮肤保持柔软，富有弹性，并能防水。

平衡觉 对自身身体平衡状态、头部运动速度和方向的感觉。平衡觉与内耳的前庭器官有关，也与视觉和自身感觉有关。

葡萄糖 一种简单的糖类，在血流中循环，是身体细胞的主要能源。

气管 从咽喉后部通到肺的重要气道。由气管软骨、平滑肌和结缔组织构成。

器官 由各种组织构成的身体部分，完成特定的任务。你的心脏就是一个器官。

情绪 大脑产生的内心感觉，包括愉快、恐惧和愤怒。

染色体 包含 DNA 的线状结构，位于身体细胞的核内。每个细胞都有 46 条染色体。

韧带 坚韧的扁带状组织，多见于关节处。韧带多在骨膜或关节囊处附着。

蠕动 中空脏器壁上肌肉收缩，呈波状向前推进的运动。例如，吞咽时，食管收缩，把食物向下推。

软骨 一种坚韧、有弹性的结缔组织，覆盖在骨端的关节面，起支持和保护作用。

扫描 任何用来显示身体内部软组织和器官的影像技术。

神经冲动 一种微小的电信号，沿着神经细胞高速传递。

神经递质 由神经元产生的化学物质，能使神经脉冲越过突触间隙传递下去。

神经元 又称神经细胞。神经元携带着表现为电信号的信息，并把它传遍全身。

肾上腺素 一种激素，在遇到危险或兴奋的情况下，能使你的身体做好准备，以采取突然行动。肾上腺素由位于肾上方的一对腺体——肾上腺分泌。

声带 喉头里的一对黏膜皱襞。讲话时从气管冲出的气流不断冲击声带，引起振动，产生语音。

视网膜 眼球后壁的内层，包含感光细胞。视网膜捕捉影像，把它转变为电信号，传往大脑。

受精 来自女性的卵子与来自男性的精子结合，制造新个体的过程。

受孕期 从卵子与精子结合（受精）到胚胎在子宫内膜着床之间的这段时间。

树突 从神经元突出的短突起，接收从其他神经元传来的电信号。

胎儿 从受精后第 9 周到出生前这个时期发育中的宝宝。

碳水化合物 食物营养成分的一类，包括糖类、淀粉类，是你身体能量的主要来源。

突触 两个神经元之间的特异性接头。两个细胞并非直接接触，而是隔以微细的空隙。

脱氧核糖核酸 身体细胞核内的长分子，包含控制着细胞如何工作和你的身体如何生长发育的代码指令。简称为 DNA。

唾液 由唾液腺分泌到口腔的液体。能帮助你尝味、吞咽和消化食物。

维生素 需要量不大，但有助于保持健康的营养物质。维生素有许多种，包括维生素 A、维生素 C 等。

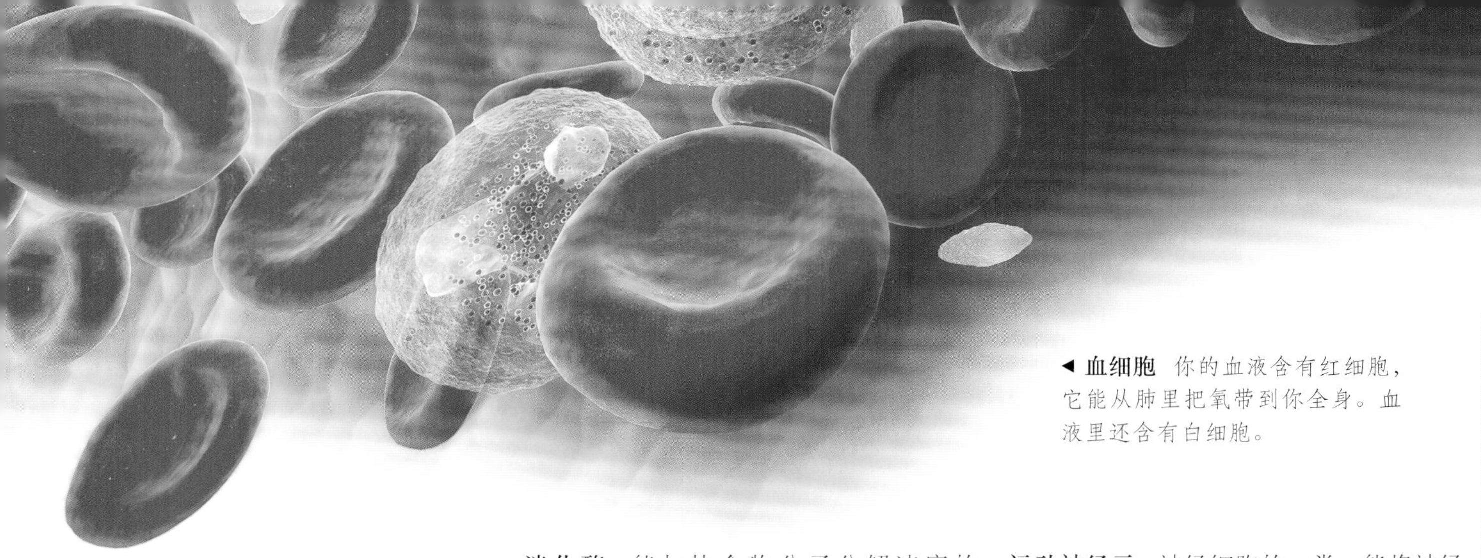

◀ **血细胞** 你的血液含有红细胞，它能从肺里把氧带到你全身。血液里还含有白细胞。

吸收 已消化的食物中的营养物质被摄取，通过小肠壁进入血流的过程。

系统 一群完成共同任务的器官。例如，你的口腔、胃、肠等器官组成你的消化系统。

细胞 你身体里最小的生命单位。

细胞核 所有细胞的控制中心，包含携带DNA的染色体。

细胞器 细胞内的微小结构，完成一些重要的功能。细胞核就是包含遗传信息的细胞器。

细菌 一类形态很小的微生物。有些类型的细菌能使人生病，但有些对人有益。

下丘脑 位于脑底部的一个小型结构，控制许多身体活动，包括体温和口渴的感觉等。

线粒体 细胞内一个微小的结构，能将能量从葡萄糖中释出。

腺体 能制造并分泌一些特定物质（如酶或激素）的特化的细胞群。

消化 把食物分解成身体能够吸收、利用的微粒的过程。

消化酶 能加快食物分子分解速度的物质。

小脑 脑后部底面的一个不大的花椰菜状的结构。它能帮助协调身体运动和保持平衡。

心理 思维、感觉、信念、想法和自我感觉等的总和就组成我们所说的心理。

性染色体 每个身体细胞都有的一对染色体，决定你是男性还是女性。

血管 任何携带着血液流遍你全身的管道。

血液 一种液态的组织，里面包含着各种不同类型的细胞。血液携带着氧气、盐分、营养物质、矿物质和激素流遍全身，又能收集代谢废物以将它们排出体外，如把二氧化碳收集起来送到肺，通过呼吸排出。

氧气 空气中的一种气体，对生命至关重要。氧气被吸进肺部，被血液吸收，被细胞用来从葡萄糖释放出能量。

营养物质 组成食物的基本化学物质。你的身体摄取营养物质，用于生长和修复。

有丝分裂 细胞分裂的一种方式，普遍见于高等动植物。细胞经过有丝分裂，成为两个相同的细胞。

运动神经元 神经细胞的一类，能将神经冲动从中枢神经系统带到肌肉。

脂肪 能提供能量的一种物质，见于许多食物中。也是细胞的重要成分，位于皮下的一层细胞富含脂肪。

致病微生物 微小的生物体，能进入你的身体引起疾病。

中枢神经系统 你的脑和脊髓一起构成你的中枢神经系统。中枢神经系统是神经系统中两个主要部分之一。

重力 把物体拉向地面的力。

轴索 从神经元伸出的长纤维，携带着电信号离开神经细胞。

自主神经系统 神经系统的一部分，控制着无意识的功能，如心率和瞳孔的放大和缩小。

组织 由许多形态和功能相同的细胞和细胞间质组合而成的细胞群体。肌肉就是组织的一个类型。

X射线 一种辐射形式，把X射线发射到照相底片上，并使它透过身体，在底片上显示出骨骼的影像。

索引

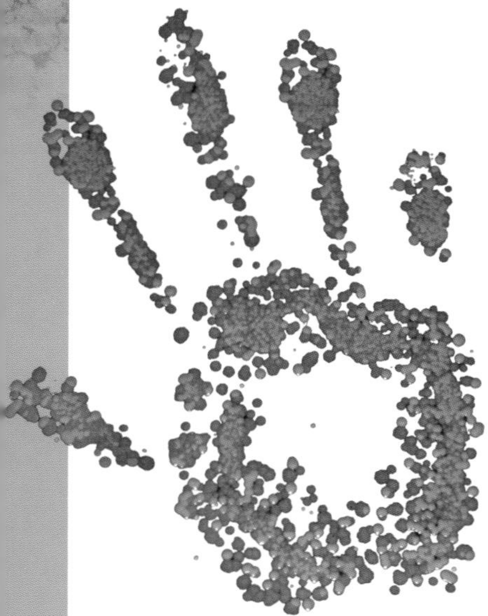

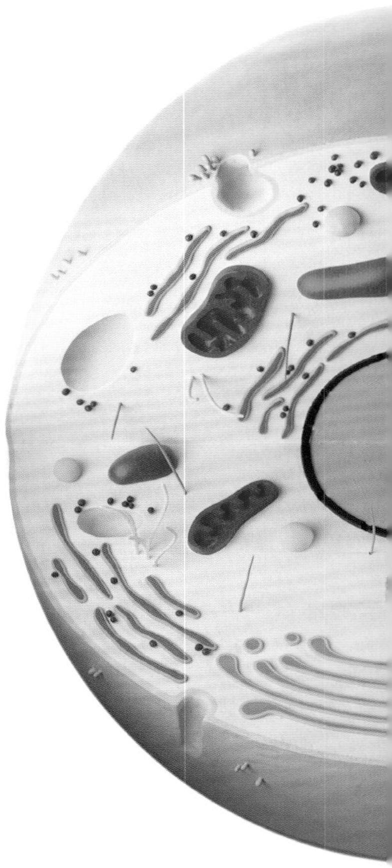

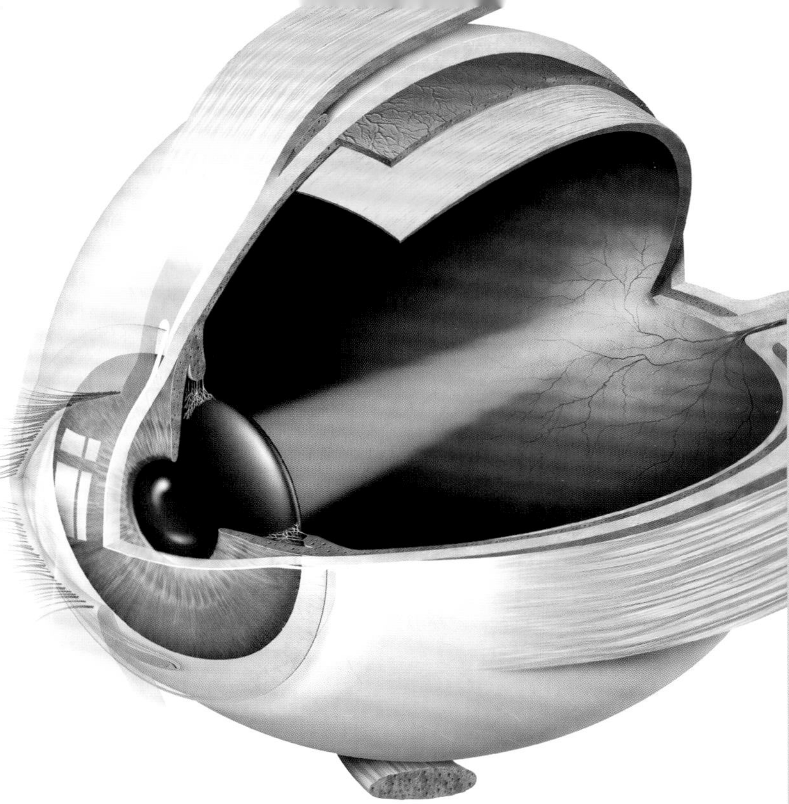

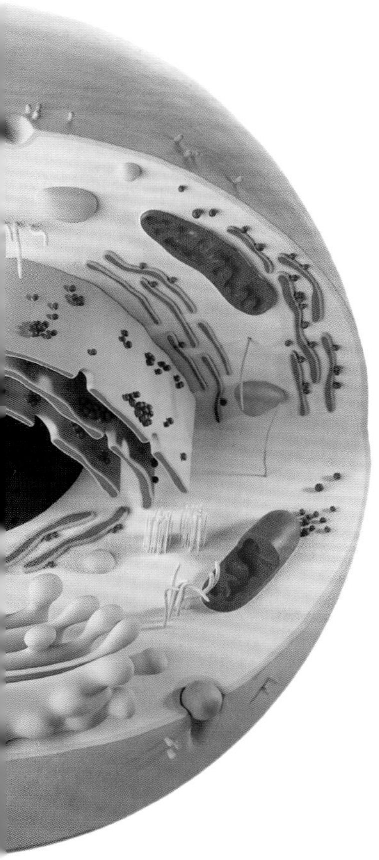

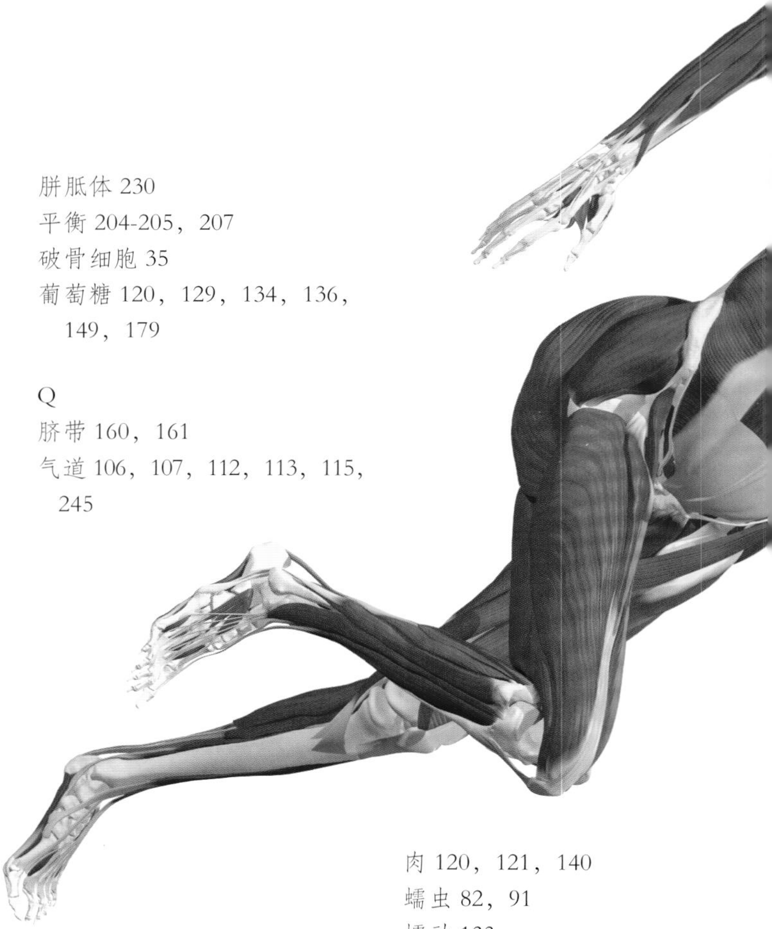

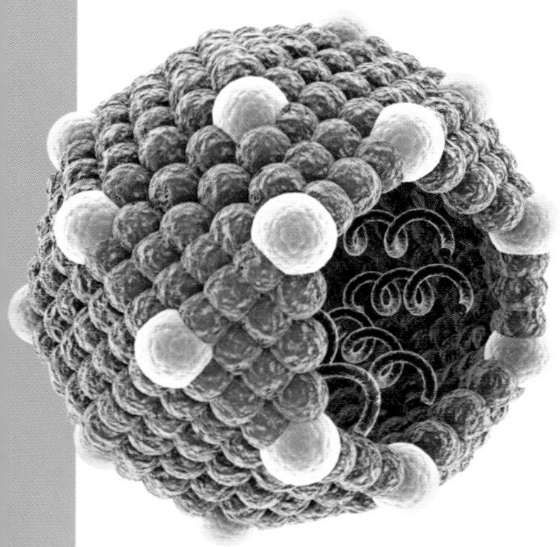

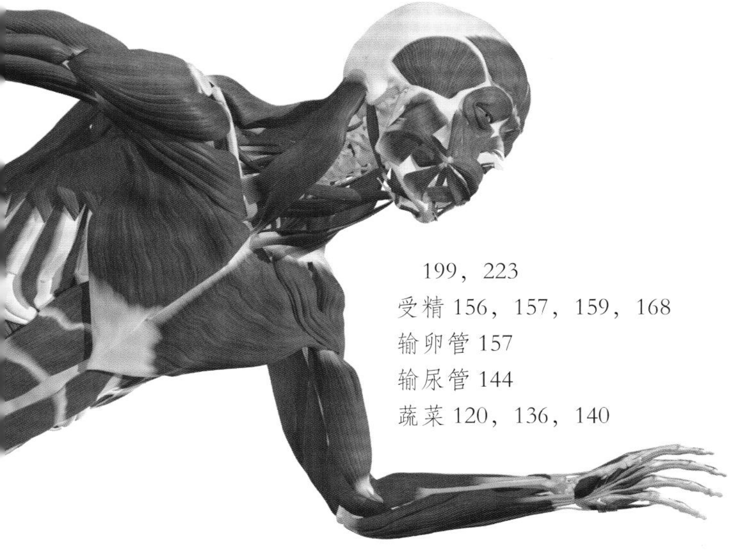

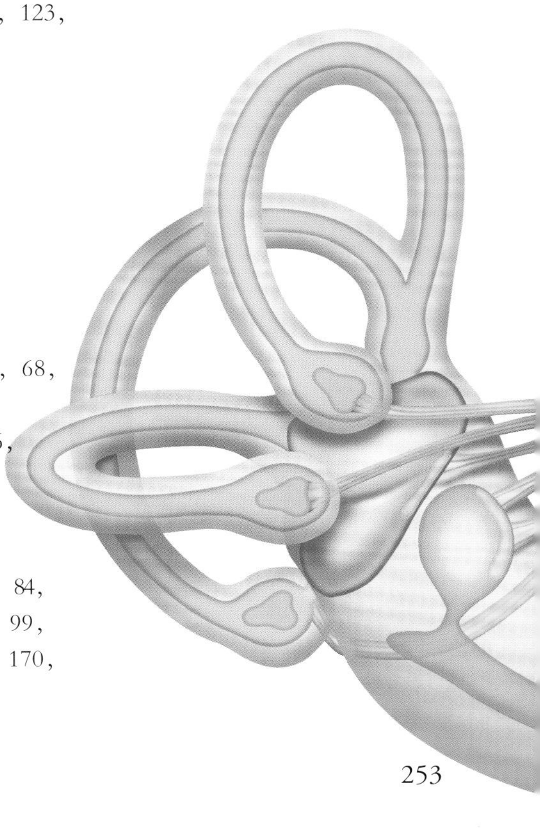

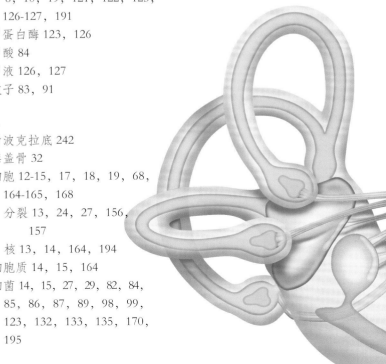

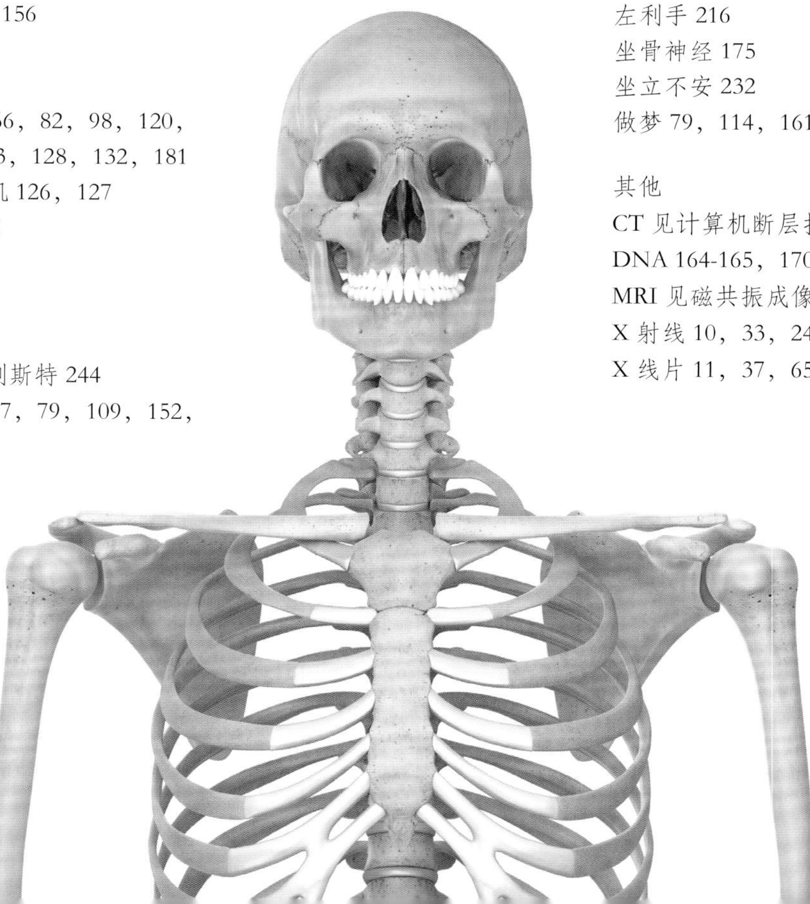

致谢

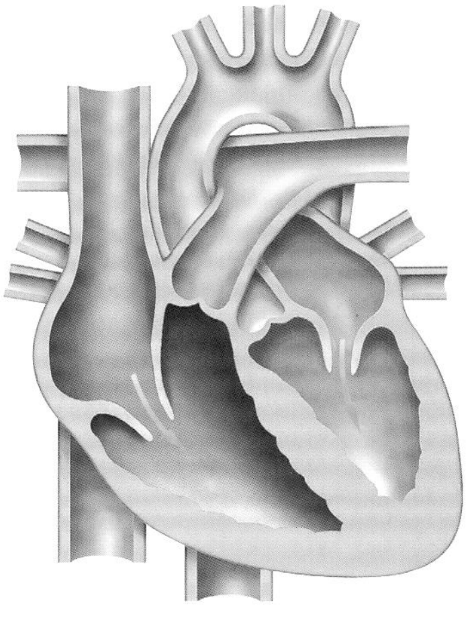

出版商感谢以下人员对本书的帮助：
补充编著：Jolyon Goddard 和 Wendy Horobin
补充设计：Ralph Pitchford 和 Peter Radcliffe
图片研究：Deepak Negi
校对：Jane Yorke
索引：Carron Brown
美国版编辑：John Searcy

出版商感谢以下名单中的人员和机构为本书提供图片使用权：
（缩与说明：a-上方；b-下方/底部；c-中间；f-底图；l-左侧；r-右侧；t-顶部）

2 Science Photo Library: Gustoimages. **4 Corbis:** Ocean (c); Image Source (tc). **Science Photo Library:** Professors P. Motta and T. Naguro (cb); Susumu Nishinaga (ca); Power and Syred (cb/blood cells); Faye Norman (bc). **5 Corbis:** Luc Beziat / cultura (tr/holding hands); Ian Hooton / Science Photo Library (clb); Radius Images (cr). **Getty Images:** Eric Audras (c); Image Source (tl); Andreas Kuehn (crb). **Science Photo Library:** Nancy Kedersha (br); NIBSC (tl/virus); D. Phillips (bl); Mehau Kulyk (tr). **6-7 Science Photo Library:** Professors P.M. Motta, K.R. Porter and P.M. Andrews. **7 Science Photo Library:** David Scharf (tl); Power and Syred (tr). **8 The Bridgeman Art Library:** Alinari (bl). **Dorling Kindersley:** The Trustees of the British Museum (cr, c, c/Hapy, cl). **8-9 Science Museum / Science & Society Picture Library**. **9 Corbis:** Bettmann (c). **10 Science Photo Library:** Pasieka (bl). **10-11 Science Photo Library:** Gustoimages. **11 Science Photo Library:** Manfred Kage (br). **12-13 Science Photo Library:** David Scharf. **12 Science Photo Library:** (br); Eye of Science (bl); Steve Gschmeissner (bc). **13 Science Photo Library:** Dr. Jeremy Burgess (crb); Steve Gschmeissner (bl, bc); Power and Syred (br). **14 Science Photo Library:** P. Sole, ISM (bc); Science Source (br). **15 Corbis:** Ocean (br). **Science Photo Library:** Steve Gschmeissner (bl); Professors P. Motta and T. Naguro (tc, c). **16-17 Science Photo Library:** Dr. Torsten Wittmann. **18 Science Photo Library:** Steve Gschmeissner (bc); Manfred Kage (c). **19 Science Photo Library:** CNRI (tl); Innerspace Imaging (c). **20 Getty Images:** Lane Oatey (l). **22-23 Science Photo Library:** Simon Fraser. **24 Getty Images:** Ebby May (bc). **Science Photo Library:** Dr. Wolf Fahrenbach, Visuals Unlimited (bl). **25 Science Photo Library:** Power and Syred (tl). **26 Alamy Images:** Nigel Cattlin (crb). **Science Photo Library:** Steve Gschmeissner (tr). **27 Science Photo Library:** Steve Gschmeissner (tl); Susumu Nishinaga (bl). **28 Science Photo Library:** David Scharf. **29 Corbis:** David Scharf / Science Faction (cr). **Getty Images:** Visuals Unlimited, Inc. / Alex Wild (br). **Science Photo Library:** Power and Syred. **30-31 Corbis:** Image Source. **31 Science Photo Library:** Biology Media (tr). **33 Getty Images:** MedicalRF.com (tr); Library of Congress / digital version by Science Faction (cr). **Science Photo Library:** Pasieka (bl). **34 Science Photo Library:** Steve Gschmeissner (br); Susumu Nishinaga (bl); Power and Syred (tr). **35 Science Photo Library:** Steve Gschmeissner (tr, cr). **37 Science Photo Library:** Gustoimages (br). **39 Getty Images:** AFP (cr). **Science Photo Library:** Du Cane Medical Imaging Ltd. (br). **41 Science Photo Library:** Sovereign, ISM (tr). **44-45 Corbis:** Munson, John / Star Ledger. **46 Science Photo Library:** (bl); Prof. P. Motta / Dept. of Anatomy / University "La Sapienza", Rome (cl); Steve Gschmeissner (clb). **47 Corbis:** Thom Lang (bl). **Science Photo Library:** Ted Kinsman (cr). **49 Dreamstime.com:** Galina Barskaya (tc). **Science Photo Library:** Don Fawcett (tl). **50-51 Science Photo Library:** Martin Oeggerli. **52 Corbis:** Hulton-Deutsch Collection (br). **53 Corbis:** Chris Carroll (cla); Image Source (bl). **Science Photo Library:** Michael Donne, University of manchester (tr). **57 Corbis:** moodboard (crb). **58 Corbis:** Xinhua (cl). **58-59 Corbis:** NASA / Roger Ressmeyer. **59 Corbis:** Xinhua / Xinhua Photos (br). **NASA:** (cra). **60-61 Science Photo Library:** Professors P.S. Motta and S. Correr. **61 Science Photo Library:** (tc); GJLP / CNRI (tl); Faye Norman (tr). **62 Getty Images:** SSPL via Getty Images (cla). **63 Getty Images:** Getty Images (br). **64-65 Science Photo Library:** GJLP / CNRI. **67 Science Photo Library:** Saturn Stills (tr). **68 Corbis:** Micro Discovery (b). **69 Getty Images:** Gamma-Keystone via Getty Images (crb). **71 Science Photo Library:** Dr. Richard Kessel and Dr. Gene Shih, Visuals Unlimited (tl). **72-73 Science Photo Library:** Thomas Derrinck, NCMIR. **74 Getty Images:** Popperfoto (clb). **Science Photo Library:** (c); Philippe Plailly (br). **75 Science Photo Library:** (cra); Steve Gschmeissner (clb). **77 Science Photo Library:** Faye Norman (br). **78-79 Getty Images:** The Washington Post. **79 Alamy Images:** Hugh Threlfall (br). **Getty Images:** Bambu Productions (tl). **80-81 Science Photo Library:** Sciepro. **81 Getty Images:** John Molloy (tl). **Science Photo Library:** (tc). **82 Science Photo Library:** UCSF Chimera (cla); Dr. Richard Kessel and Dr. Gene Shih, Visuals Unlimited (bl); AMI Images (c). **82-83 Getty Images:** John Molloy. **83 Getty Images:** Science Picture Co (tr). **Science Photo Library:** Biophoto Associates (tc). **84 Corbis:** The Gallery Collection (bl). **Science Photo Library:** Professors P.M. Motta, K.R. Porter and P.M. Andrews (bc); J.L. Carson, Custom Medical Stock Photo (c). **85 Corbis:** JGI / Blend Images (tl). **Getty Images:** Image Source (r). **86 Science Photo Library:** (clb); NIBSC (cla, bl). **86-87 Science Photo Library:** Eye of Science. **88-89 Science Photo Library**. **90 Corbis:** Doctor Stock / Science Faction (bl). **91 Science Photo Library:** Dr. P. Marazzi (tc); Eye of Science (br). **92 Science Photo Library:** Steve Gschmeissner (c). **93 Corbis:** Ariel Skelley / Blend Images (bl). **Science Photo Library:** Steve Gschmeissner (crb). **94-95 Science Photo Library:** NIBSC. **96-97 Science Photo Library:** David Schraf. **97 Corbis:** doc-stock (br); Klaus Tiedge (tr). **98 Corbis:** Matthias Bein / dpa (clb); Frank Siteman / Science Faction (cla); Mediscan (bl). **Getty Images:** Tom Grill (cl). **98-99 Getty Images:** London Scientific Films. **99 Corbis:** Mauritius, GMBH / MedNet (tr). **Getty Images:** Mark Kostich (br). **100 Corbis:** Photomorgana (br). **Science Photo Library:** (bc); Mauro Fermariello (clb). **101 Corbis:** Charles O'Rear (cl); **Getty Images:** Hagen Hopkins (cra). **Getty Images:** Barcroft Media via Getty Images (tl). **Science Photo Library:** Arno Massee (br). **102 Corbis:** Strauss / Curtis (cla). **102-103 Science Photo Library:** CCI Archives. **103 Corbis:** Grigoris Siamidis / X01290 / Reuters (br); Keren Su (tl). **Dorling Kindersley:** Science Museum, London (tr). **Science Photo Library:** Jean-Loup Charmet (c). **104-105 Science Photo Library:** Pasieka. **105 Alamy Images:** Ace Stock Limited (tr). **106 Corbis:** Blue Jean Images (bl). **Science Photo Library:** CNRI (cr). **107 Science Photo Library:** Proff. Motta, Correr & Nottola / University "La Sapienza", Rome (tc). **109 Getty Images:** Ty Allison (cr).

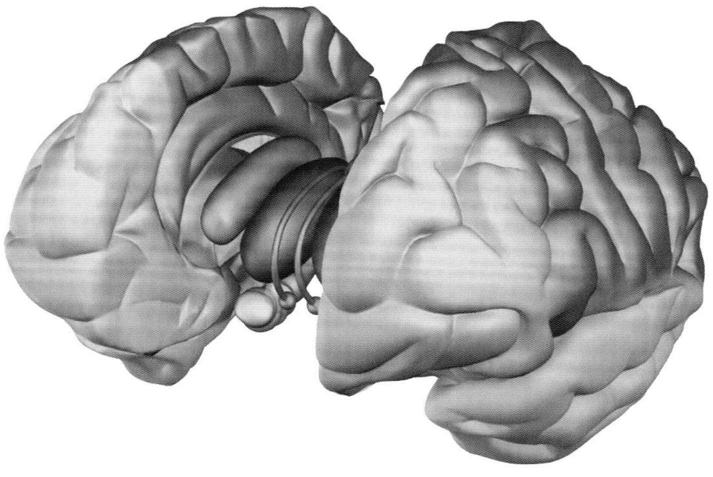

Science Photo Library: Roger Harris (cra). **110-111 Corbis:** . **113 Science Photo Library:** Steve Gschmeissner (cr). **114 Science Photo Library:** Damien Lovegrove. **117 Getty Images:** TTH / a.collectionRF (bl). **Science Photo Library:** Welcome Dept. of Cognitive Neurology (c). **118-119 Corbis:** Atlantide Phototravel. **119 Science Photo Library:** Alain POL, ISM (tr); USDA (tl); Eye of Science (tc). **120-121 Science Photo Library:** Maximilian Stock ltd.. **121 Corbis:** Bettmann (cra). **Getty Images:** Eric Audras (br). **Science Photo Library:** Biophoto Associates (tc). **123 Science Photo Library:** USDA (br). **125 Science Photo Library:** Photo Insolite Realite (tr); Eye of Science (cr). **126 Science Photo Library:** Dr. K.F.R. Schiller (tc). **127 Corbis:** Bettmann (tr). **Science Photo Library:** Steve Gschmeissner (bl). **129 Science Photo Library:** Eye of Science (cra). **130-131 Science Photo Library:** Steve Gschmeissner. **132 Science Photo Library:** Professors P. Motta & F. Carpino / Univer- Sity "La Sapienza", Rome (b). **133 Science Photo Library:** Alain POL, ISM (br). **134 Science Photo Library:** A. Dowsett, Health Protection Agency (br). **135 Science Photo Library:** Prof. P. Motta / Dept. of Anatomy / University "La Sapienza", Rome (cra). **137 Getty Images:** Alex Cao (crb). **138-139 Corbis:** Steven Vidler / Eurasia Press. **140 Corbis:** the food passionates (bc). **141 AlltheSky.com:** Till Credner (tl). **Corbis:** Layne Kennedy (c). **142-143 Science Photo Library:** 3D4Medical.com. **145 Corbis:** Juice Images (cl). **Getty Images:** Buena Vista Images (t). **Science Photo Library:** Life in View (br). **146-147 Mary Evans Picture Library:** Interfoto / Sammlung Rauch. **149 Corbis:** Digital Art (l); Ian Hooton / Science Photo Library (cr). **150 Getty Images:** Steve Gschmeissner (cr). **151 Corbis:** John Lund / Annabelle Breakey / Blend Images (tl). **Getty Images:** Alex Cao (c). **152 Corbis:** Tetra Images (cr); Warren Morgan (bl). **153 Corbis:** Clouds Hill Imaging Ltd. (bc); Photo Quest Ltd / Science Photo Library (bc/brown image). **Getty Images:** Bartosz Hadyniak (cl). **154-155 Corbis:** 3d4Medical.com. **155 Science Photo Library:** Christian Darkin (tc). **157 Science Photo Library:** Christian Darkin (tc); D. Phillips (tl); Dr. Yorgas Nikas (tc/Morula); Dr. Yorgos Nikas (tr). **158-159 Science Photo Library:** Don Fawcett. **161 Getty Images:** UHB Trust (c). **165 Alamy Images:** Inmagine (tr). **Getty Images:** AFP (br). **Science Photo Library:** Pasieka (bl). **166-167 Science Photo Library:** L. Williatt, East Anglian Regional Genetics Service. **168 Corbis:** Hola Images (clb). **168-169 Corbis:** 3d4Medical.com. **169 Getty Images:** altrendo images (br); Image Source (tc). **170 Science Photo Library:** David Parker (l); Philippe Plailly (cr). **171 Science Photo Library:** Jan Van De Vel / Reporters (tl). **172-173 Science Photo Library:** Claus Lunau. **173 Corbis:** Imagemore Co., Ltd. (tr); Zena Holloway (tc). **Science Photo Library:** Nancy Kedersha (tl). **174 Corbis:** Kim Kyung-Hoon / Reuters (cr). **Getty Images:** Time & Life Pictures (bl). **176-177 Dreamstime.com:** Sebastian Kaulitzki. **176 Corbis:** Charles O'Rear (br). **Science Photo Library:** Sciepro (bc). **177 Science Photo Library:** Gary Carlson (c); Jacopin (t). **178 Corbis:** Sprint (cr). **Science Photo Library:** D. Roberts (b). **179 Getty Images:** Roger Harris (br). **Science Photo Library:** Pasieka (cr). **180-181 Science Photo Library:** Nancy Kedersha. **183 Corbis:** Visuals Unlimited (cr). **Science Photo Library:** Patrick Landmann (tc); Natural History Museum, London (bl). **185 Corbis:** Peter Ginter / Science Faction (tr). **187 Corbis:** Zena Holloway (bl); Bob Krist (br). **188-189 Science Photo Library:** Mehau Kulyk. **190 Corbis:** moodboard (tr); Ocean (b). **Science Photo Library:** Henning Dalhoff (crb). **191 Alamy Images:** imagebroker (cla). **Corbis:** Imagemore Co., Ltd. (br). **193 Corbis:** Luc Beziat / cultura (bl); Robert Michael (cr). **Science Photo Library:** Lea Paterson (tc). **195 Corbis:** Bettmann (br). **Science Photo Library:** (tr); Steve Gschmeissner (bl); AJ Photo (tl); Pasieka (cl). **196-197 Corbis:** Suren Manvelyan / Visuals Unlimited. **197 Corbis:** Radius Images (tl). **198 Getty Images:** Mary C. Legg (b). **199 Corbis:** Ondrea Barbe (bl/Heat and cold); Dewitt Jones (bc); Radius Images (br/Faint touch). **Getty Images:** Paul Piebinga (bl). **Dr. Hunter Hoffman, U.W.:** Ari Hollander / www.vrpain.com (cl). **The Natural History Museum, London:** Natural History Museum, London (tl). **200 Science Photo Library:** Steve Gschmeissner (c); Dr. Richard Kessel and Dr. Randy Kardon / Visuals Unlimited, Inc. (bc). **201 Corbis:** Envision (clb); David Ponton / Design Pics (tr); Annika Erickson / Blend Images (br). **203 Corbis:** Radius Images (tl); Image Source (bc); Robert & Linda Mostyn / Eye Ubiquitous (bc/Pneumatic drill). **Getty Images:** Stephen Strathdee (br). **Science Photo Library:** Dr. David Furness, Keele University (cr); Susumu Nishinaga (tr). **205 Corbis:** Dave G. Houser (cl); Mike Kemp / Tetra Images (br). **Getty Images:** jld3 Photography (cr). **206-207 Getty Images:** Tyler Stableford. **209 Getty Images:** Junior Gonzalez (tr). **Science Photo Library:** Omikkron (cl). **211 Corbis:** moodboard (cl). **Getty Images:** Thinkstock (tr). **212 Fotolia:** Tristan3D (clb). **Getty Images:** Juergen Richter (tr). **212-213 Ian Loxley / TORRO / The Cloud Appreciation Society**. **213 Getty Images:** (tl). **214-215 Corbis:** Sean Davey / Australian Picture Library. **215 Corbis:** Doug Berry / Blend Images (tr). **Getty Images:** Tek Image (tc). **216 Getty Images:** (bl). **217 Getty Images:** Russell Sadur (bc); Jonathan Storey (tl). **219 Corbis:** Imagemore Co., Ltd. (bl); Edith Held (crb); Lisbeth Hjort / cultura (br). **Getty Images:** Dennis Kitchen (c). **220 Dreamstime.com:** Natalia7 (cl). **Getty Images:** Nick Dolding (crb). **221 Alamy Images:** Eileen Langsley Gymnastics (bc). **Corbis:** Bettmann (tl). **222 Getty Images:** Digital Zoo (cra). **223 Getty Images:** Ian McKinnell (cla). **224 Corbis:** Fabio Cardoso. **225 Corbis:** Strauss / Curtis (cla); FBP / Tetra Images (ca); Lawrence Manning (cra). **Getty Images:** Tek Image (br); Andreas Kuehn (tc); Anna Summa (tr). **226-227 Corbis:** Randy Lincks. **229 Corbis:** Peter Ginter / Science Faction (tl); Alain Nogues / Sygma (bl). **230 Corbis:** Ocean (b). **231 Corbis:** Doug Berry / Blend Images (cr). **Getty Images:** Red Chopsticks (bc). **234-235 Science Photo Library:** Pasieka. **235 Corbis:** CDC / PHIL (tr). **242 Corbis:** Bettmann (tc, br); Ocean (cb) (br/Cerebrum); Gianni Dagli Orti (cra, cla). **Getty Images:** Leemage (bc). **242-243 Getty Images:** Leemage (c). **243 Corbis:** Bettmann (cla) (tc). **Getty Images:** Gaston Melingue (br); French School (cr). **Science Photo Library:** (cb); Sheila Terry (ca, tr); Adam Hart-Davis (bl). **244 Corbis:** Bettmann (cra, bl, bc); Image Source (tc); Leonard Gertz (crb). **Getty Images:** Wilhelm Roentgen (cb); English School (clb). **Science Photo Library:** (cla, tl); St. Mary's Hospital Medical School (br). **244-245 Corbis:** CDC / PHIL (t). **245 Corbis:** Scott Camazine / Visuals Unlimited (tr); Skip Nall (cb). **Getty Images:** NY Daily News via Getty Images (tc); Imagemore Co., Ltd (cla). **Science Photo Library:** A. Barrington Brown (bl); Henning Dalhoff (bc). **246-247 Alamy Images:** John Schwegel. **247 Corbis:** 3d4Medical.com (br). **250 Getty Images:** London Scientific Films (cr)

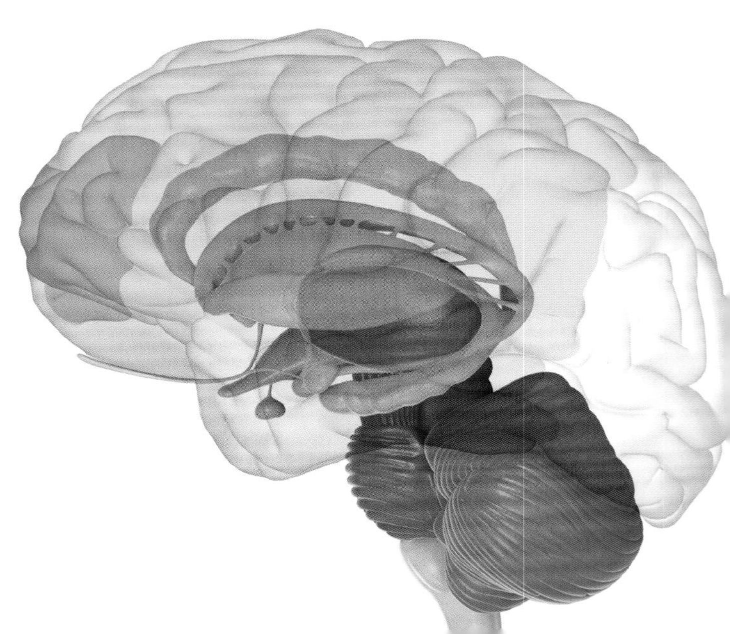